黃帝內經白話詳解

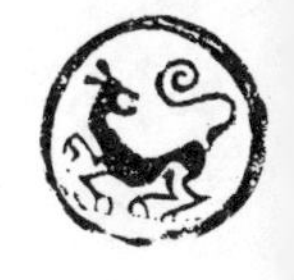

主編簡介

鄭紅斌　男，1963年11月出生，浙江省磐安縣人，醫學博士、教授、博士研究生導師。1983年浙江中醫藥大學中醫系本科畢業，1986年浙江中醫藥大學中醫基礎理論專業《黃帝內經·素問》方向碩士研究生畢業，2000年上海中醫藥大學中醫內科學專業脾胃病方向博士研究生畢業，2001年國家教育部公派日本東京大學醫學部訪問學者。

現爲浙江省中醫基礎理論分會理事、浙江中醫藥大學《內經選讀》精品課程負責人。

從事《中醫基礎理論》、《黃帝內經》教學及脾胃病中醫臨床、科研工作20餘年，具有紮實的中醫理論基礎與豐富的《黃帝內經》教學經驗，編寫出版中醫專著多部，發表論文近百篇，運用《黃帝內經》理論指導中醫內科臨床治療效果顯著。

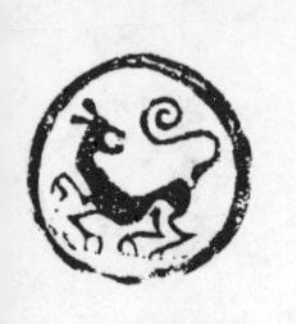

主　編　鄭紅斌

副主編　丁　曦

編　委　顧春燕　陳　霞　林　翔
　　　　葉知鋒　楊思福　朱文佩

製　圖　劉立克　林　玉　李　斌

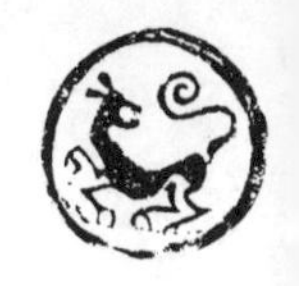

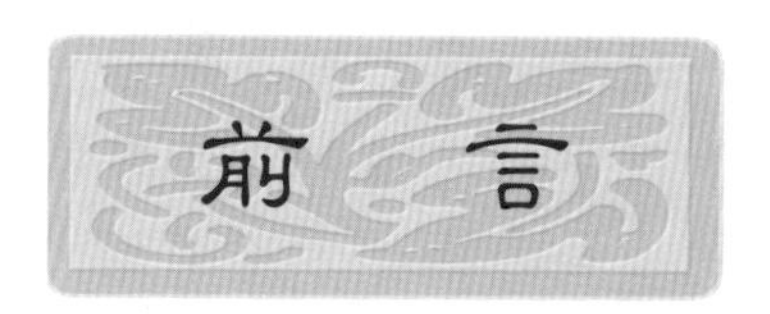

要學中醫須讀經典，欲做臨床必讀經典。近年來，「讀經典，做臨床」已漸成公識。中醫之精髓凝結在經典，中醫之靈魂依託在臨床，傳承學術，發揚中醫，捨經典則爲無本之木，無源之水，是以讀經典非但初學中醫者爲必需，凡做臨床者亦當所必爲。

品讀經典，可以鑒古，可以知今，可以明志，可以治心，可資運用，可能創新……

中醫經典，代有大家，廣而論之，有汗牛充棟之稱，其中公允者則有四大經典之說。《黃帝內經》以其成書早，影響大，旨意遠，內涵深而無疑問領經典之首。後學之人，欲推本求真，溯源浚流，不讀《內經》，似無捷徑。唯其文辭古奧，文義深邃，理解不易，精通實難。故自全元起、王太僕始，代有敷暢作注，發揮演義者，方使後人得窺奧遠，不失其旨，厥功之偉，可謂巨大！

所可惜者，古人注釋，至今讀之，已有隔閡，若不白話譯解，更加應用舉例，則不足以發蒙解惑，更難貟推廣發揚之重任。於是精選篇章，援引釋義，又加白話詳解，並添加按語應用以引證，編成是書，爲其名曰《黃帝內經白話詳解》，著力在輔助經典誦讀，發揚中醫學術，並爲讀者入室窺奧作抛磚引玉之舉，亦啓玄子所謂「將升岱嶽，非徑奚爲；欲詣扶桑，無舟莫適」之意耳。

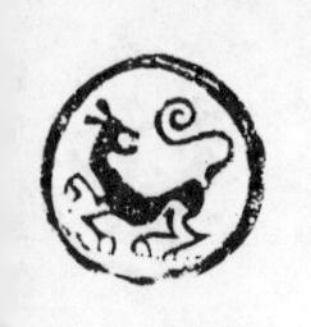

本書之編多借丁曦等諸研究生之力，諸學子者，熱愛中醫，耽嗜典籍，網羅搜尋，提要鉤玄，其努力之勤，用功之深，已可謂無愧中醫之後生。是書畢功，全賴衆人協力，於此謹致謝忱。又因編者才淺學疏，加以時不我待，雖三易稿，終未臻善，書中所選所注所引所按，定有諸多失當錯誤之處，懇請讀者指教賜正，將不勝感激之至。諸賢君子倘能展卷而有用於萬一，實屬至哉幸甚。

浙江中醫藥大學
鄭紅斌　謹識

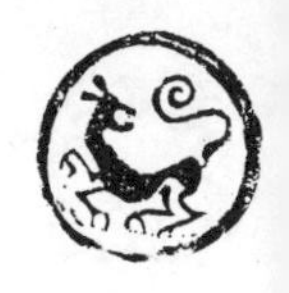

編寫說明

《黃帝內經》（簡稱《內經》）是我國現存最早、最完整、內容最豐富的醫學巨著，集漢以前醫學之大成，它的成書標誌著我國古老的醫學體系由單純醫療知識積累發展爲系統的醫學理論，是中醫學理論體系形成的標誌，一直以來被尊爲「醫家之宗」、「群經之祖」。本書共有18卷，分爲《素問》、《靈樞》二部，每部各81篇，共計162篇，是一部以醫學理論爲主，多學科相互滲透、相互融合的文獻彙編。

《內經》不僅記載了我國古代當時的社會背景、意識形態、學派主張及醫學成就，也爲數千年來中醫學的發展奠定了堅實的基礎。幾千年來，《內經》的醫學理論——古代自然科學知識與哲學思辨方法，一直指導著中醫理論的發展與中醫臨床的實踐，歷代名醫也都以《內經》學說爲指導而創新發展中醫，如被譽爲經方之祖的張仲景，其所撰的《傷寒雜病論》即是參考了《素問》、《九卷》的成果，後世之名醫更是將《內經》作爲理論與實踐的圭臬，有甚者直至奉其書乃字字珠璣不能稍有改易的地步，足見其在中醫學上的至高地位，誠如徐靈胎云：「自古醫者，皆祖《內經》。」

然而，《黃帝內經》畢竟是兩千多年前的古代典籍，其文辭古奧、內容浩瀚、義理深微，對於初學醫者，往往

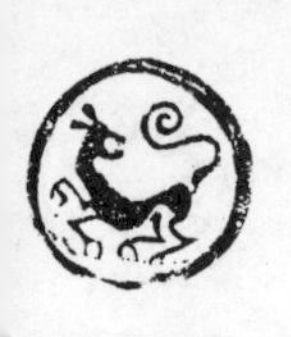

視爲畏途。因此，精選篇章，並進行白話譯釋的通俗解讀，對於當今諸多研究中醫學習經典者，就顯得十分必要而迫切，透過白話譯釋並加按語與引證，一方面可以解決艱難字詞的音訓句讀，節省讀者大量查閱字典的時間，再者，也能由按語分析與圖示說明等，引導初學者較好理解並掌握中醫經典的精華，用以指導臨床實踐的開展。

本書既有白話解說，又有圖示說明，復加按語應用，較之傳統白話譯解讀物更具通俗明白易讀易懂的特點，故而命名爲《黃帝內經白話詳解》，其目的在於更好地解讀《內經》，輔助中醫經典著作選讀，進而爲傳播中醫傳統文化作出應有努力。

全書在體例上按以下4個部分編寫：

（1）原文部分：精選《素問》26篇，《靈樞》12篇，其中多數爲學習中醫必修選讀篇目，內容涉及陰陽五行、藏象經絡、氣血津液、病因病機、診法病證以及養生康復等醫學理論，也包含了古代天文、曆法、氣象及時間醫學、心理學、社會學等多學科基礎知識，已能較好地反映《內經》原著的基本面貌，同時全篇選注爲主也保存了原有篇目的完整性，原文選用簡化字則在於方便閱讀理解。

（2）注釋部分：針對原文中難解之字、詞、醫學術語等加以注釋，難讀字詞採用拼音注音方便誦讀，名詞術語及難句則選取歷代諸家之確當者作注，偶有歧義者則分別列出，以備參考。

（3）白話詳解部分：以通俗易懂之白話語言詳細翻譯原文大意，譯釋以直白爲主，間有爲通暢文義而採取大意譯解者，務求以通俗語言詮釋《內經》原旨。另於部分

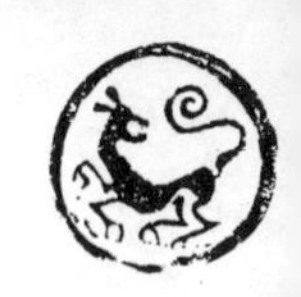

白話解後添加插圖，俾使經文大義更爲形象明瞭。

（4）按語部分：係本書特別著力之所在，內容包括對原文大意的提要鉤玄，醫學理論、學術觀點的闡釋與發揮，以及對後世注家學術見解的評述與經文的臨床指導意義等。

爲了深入闡發《內經》學術的實際指導意義，按語中還專門另立「應用舉例」一欄，廣泛引用歷代名著相關論述及古今臨床驗案，旨在進一步說明《內經》原理的應用價值與實踐指導意義，並爲經典應用研究提供借鑒。

本書精選篇目，通俗解讀，圖文並茂，廣泛引證，力求反映《內經》理論整體面貌與學術研究成果，並在傳統白話譯釋的基礎上有所創新，所以既適合於初學中醫經典的入門者閱讀，也適合於有經驗的臨床工作者與廣大中醫愛好者研究參考。

本書由浙江中醫藥大學鄭紅斌確定編寫體例與篇目，負責全書的修改與統稿工作，並由丁曦、顧春燕、陳霞、林翔、葉知鋒、楊思福等人分工編寫完成。使本書在《內經》通俗讀物中頗具特點，在此謹致謝忱。

由於編者水準所限，加之時間倉促，書中錯誤之處肯定難免，敬請讀者予以批評指正。

編者

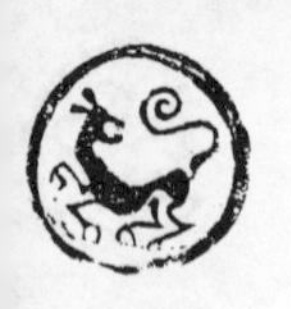

目錄

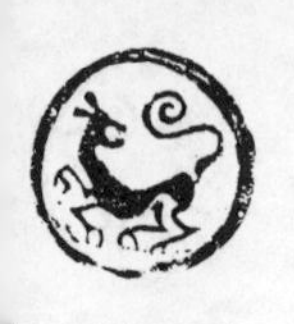

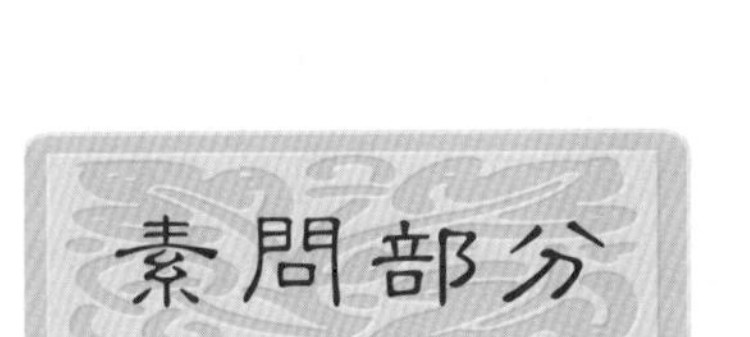

上古天真論篇第一

【原文】

昔在黃帝，生而神靈，弱而能言，幼而徇齊，長而敦敏，成而登天。乃問於天師[1]曰：余聞上古之人，春秋皆度百歲，而動作不衰；今時之人，年半百而動作皆衰者，時世異耶？人將失之耶？岐伯對曰：上古之人，其知道者，法於陰陽[2]，和於術數[3]，食飲有節，起居有常，不妄作勞，故能形與神俱，而盡終其天年[4]，度百歲乃去。今時之人不然也，以酒為漿，以妄為常，醉以入房，以欲竭其精，以耗散其真，不知持滿，不時御神[5]，務快其心，逆於生樂，起居無節，故半百而衰也。

【注釋】

（1）天師：黃帝對岐伯的尊稱。

（2）陰陽：天地自然變化之規律。

（3）術數：指修身養性之法，如導引、按摩。

（4）天年：指天賦的自然壽命。

（5）不時御神：時，善也。御，統攝、治理的意思。不時御神，即指不善於把握和調養精神的意思。

【白話詳解】

古代的黃帝，生下來就很聰明，幼年時就善於言辭、思維

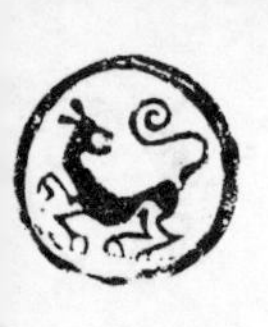

敏捷，長大以後，既踏實而又敏達，到了成年時就做了天子。他問岐伯說：「我聽說上古時代的人，大多能活到100歲，而且他們的動作沒有衰退的現象。現在的人，年齡才過50歲，形體動作就顯衰老，這是由於時代的改變和環境的不同呢？還是人們違反了養生之道呢？」

岐伯回答說：「上古時代的人，懂得養生之道，能適應天地陰陽自然變化的規律，飲食有一定的節制，起居有一定的時間，不做過分的勞作，所以能使形體與精神都互相協調健康，而活到其生命能夠達到的年齡。現在的人就不是這樣了，把酒當做水漿那樣無節制地濫飲，把不正常的事當做經常的生活習慣，酒後頻於房事，以致精氣欲竭，真元耗散，也不知道保持真元的充實，不善於統馭精神，只顧一時的快樂，違反正常的生活習慣，作息沒有一定的規律，所以50歲左右就衰老了。」

【按語】

本節論述了中醫養生的法則與意義，提出了五種養生法則，一曰法於陰陽，即養生要效法自然界陰陽的變化規律，使自身陽氣的運動符合「春生、夏長、秋收、冬藏」的自然規律，以增加對自然界寒暑變化的適應能力，使人體與自然渾然一體，做到「道法自然」。二曰和於術數，即指恰當地運用養生的方法來鍛鍊身體，比如導引、按摩、氣功、武術、太極拳等運動方法，以達到健身防病的目的。三曰食飲有節，強調節制飲食並注意飲食衛生，切勿暴飲暴食、偏嗜挑食和酗酒等，以保持良好的飲食習慣和飲食結構，做到食養結合，使飲食的攝入為養生服務。四曰起居有常，即生活起居、工作要有規律，建立一套科學、合理、規律的日常生活作息制度，如臥起時間、工作節奏、運動鍛鍊規律等，以保持自身氣血運行的節律而強身健體延年益壽。五曰不妄作勞，即無論是勞心、勞力

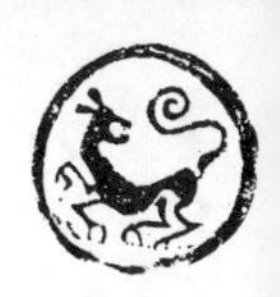

和房勞，都應做到「形勞而不倦」，以免傷精耗氣。掌握了以上的養生法則，才可以保持形體與精神的統一協調，最終達到「盡終其天年，度百歲乃去」的目的。

隨著社會的發展和人們生活水準的提高，渴望健康長壽成為人們追求的目標，而中醫養生的理論和方法有助於這一目標的實現。中醫養生理論的基本法則包括順應自然規律、注意飲食與運動、調攝身心健康、保持生活規律等多個方面，是古代醫家長期臨床實踐的經驗總結，它源自於本篇，發展在後世，故王冰將其作為養生得道的重要篇章而列為《內經》諸篇第一，足見其重要的學術價值。

本篇有關中醫養生理論的論述，對後世中醫養生保健的影響極大，具有極其重要的理論指導意義。

【應用舉例】

黃帝者，少典之子，姓公孫，名曰軒轅。生而神靈，弱而能言，幼而徇齊，長而敦敏，成而聰明。軒轅之時，神農氏世衰。諸侯相侵伐，暴虐百姓，而神農氏弗能征。於是軒轅乃慣用干戈，以征不享，諸侯咸來賓從，而蚩尤最為暴，莫能伐。炎帝欲侵陵諸侯，諸侯咸歸軒轅。軒轅乃修德振兵，治五氣，藝五種，撫萬民，度四方，教熊羆貔貅貙虎，以與炎帝戰於阪泉之野。三戰，然後得其志。蚩尤作亂，不用帝命。於是黃帝乃征師諸侯，與蚩尤戰於涿鹿之野，遂禽殺蚩尤。而諸侯咸尊軒轅為天子，代神農氏，是為黃帝。

天下有不順者，黃帝從而征之，平者去之，披山通道，未嘗甯居。東至於海，登丸山，及岱宗。西至於空桐，登雞頭。南至於江，登熊、湘。北逐葷粥，合符釜山，而邑於涿鹿之阿。遷徙往來無常處，以師兵為營衛。官名皆以雲命，為雲師。置左右大監，監於萬國。萬國和，而鬼神山川封禪與為多

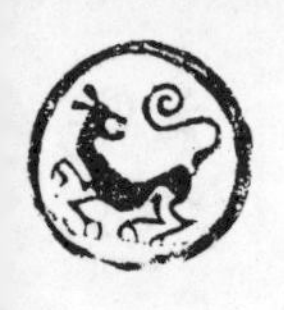

焉。獲寶鼎，迎日推筴。

舉風後、力牧、常先、大鴻以治民。順天地之紀，幽明之占，死生之說，存亡之難。時播百穀草木，淳化鳥獸蟲蛾，旁羅日月星辰水波土石金玉，勞勤心力耳目，節用水火材物。有土德之瑞，故號黃帝。（《史記・五帝本紀第一》）

【原文】

夫上古聖人之教下也，皆謂之虛邪賊風[1]，避之有時，恬淡虛無[2]，真氣從之，精神內守，病安從來？是以志閑而少欲，心安而不懼，形勞而不倦，氣從[3]以順，各從其欲，皆得所願。故美其食[4]，任其服，樂其俗，高下不相慕，其民故曰樸。是以嗜欲不能勞其目，淫邪不能惑其心，愚智賢不肖不懼於物，故合於道。所以能年皆度百歲而動作不衰者，以其德全不危也。

【注釋】

（1）虛邪賊風：「邪乘虛入，是謂虛邪；竊害中和，謂之賊風。」（王冰注）泛指外感病邪。

（2）恬淡虛無：恬淡，靜也。虛無，就是無欲無求。

（3）從：從容。

（4）美其食：即以其食為美，指所食不擇粗精。

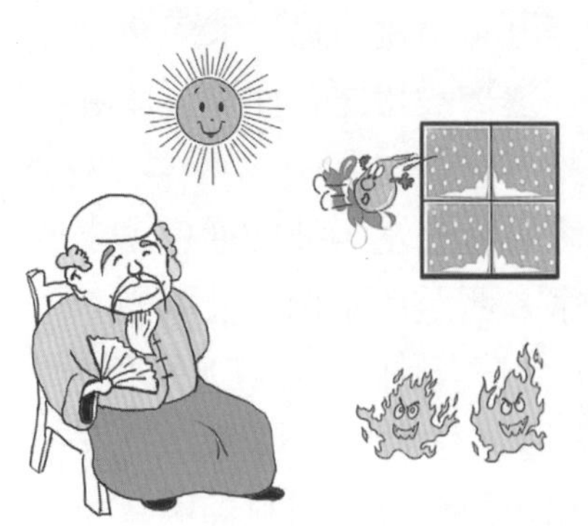

【白話詳解】

上古時代懂得養生之道的人，經常教導人們說：要及時避開外界不正常的氣候和有害的致病因素，思想要安定清靜，排除雜念妄想，體內才能真氣和順，若是精與神都

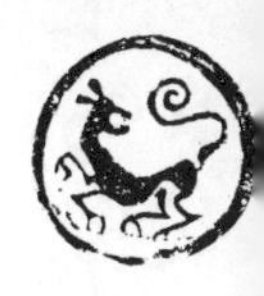

能守持於體內，疾病又從哪裏發生呢？所以他們精神安閒，很少慾望，心境安定而沒有恐懼，形體勞動但不過分疲倦，真氣就能平和調順，每個人都能隨其所願而滿足慾望，吃的覺得甘美，穿的也很隨和，安樂於當地的風俗，社會地位不論高低都能和諧相處，這些人稱得上樸實無華。所以，不正當的嗜好不會擾動他的視聽，淫亂邪道不能誘惑他的心性，不論是愚笨的人還是聰明的人，在任何情況下都沒有恐懼心理，符合於養生之道。他們之所以活到百歲而動作不衰，就是因為他們比較全面地實行了養生之道，才不致受衰老的危害。

【按語】

本節提出兩點養生法則，即對外界的環境要「虛邪賊風，避之有時」，對內在的機體要「精神內守」。「虛邪賊風」是指外界的致病因素，一般情況下，多是因為人體正氣虧虛，外邪乘虛侵襲而發病，如春季傳染病增多，氣候變化較大，常有時暖時寒的天氣，再加之人體的皮膚腠理已隨陽氣升布而疏泄，對寒邪抵禦能力有所減弱，就容易引發外感疾病。

「精神內守」主要是指人對自己的意識思維活動及心理狀態進行自我調節，使之與環境保持協調平衡，這是強調精神的安定對正氣禦邪以及人體健康的重要作用。

這些論述對於中醫養生理論的奠定與發展具有提綱挈領的作用，對中醫養生學的發展具有重要的理論指導意義。

分析《內經》養生的基本方法，無論是養神志、調飲食，還是適起居、節勞逸，乃至運用術數養生等，無不從充實真氣或暢達真氣運行立論，即使是「避虛邪」，也為達到「安其正」的目的，從而體現出以內因養正為主的辨證思想。後世在這一思想指導下，發明了許多健身術，如五禽戲、太極拳、武術、氣功等，都由自我鍛鍊來達到健康長壽的目的。

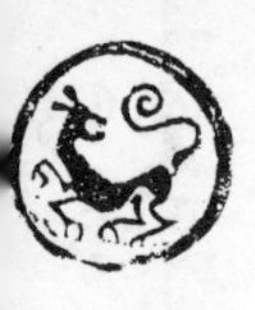

【應用舉例】

《上古天真論》曰：飲食有節，起居有常，不妄作勞，精神內守，病安從來？故形與神居而盡終天年，度百歲乃去，此保養之正宗也。蓋有節有常，則氣血從軌，而無事於搬運之煩；精神內守，則身心寧定，而無事於制伏之強。形與神居，而神不離形，形不離神，而無損天年之慮。保養既若是之易且顯，何今之夭者多而壽者少歟？蓋香醪美酒陳於前，雖病所忌也而弗顧；情況意興動於中，雖病所禁也而難遏；貪名競利之心急，雖勞傷過度而不覺，何況心神百結，斫耗多端。

劉孔昭曰：萬人操弧而向一鵠，鵠能無中乎？萬物炫耀以惑一生，生能無傷乎？即有少知收斂精神，安居靜養者，又不知百年機括，希求不死。雖終日閉目，只是一團私意，靜亦動也。若識透百年定分，而事事循理，不貪不躁不妄，可以卻未病而盡天年矣。蓋主乎私則生死念重，而昏昧錯妄，愈求靜而不靜。主乎理則人欲消亡，而心清神悅，不求靜而自靜，此吾所以但言保養，而不言修養也。然則保養之法，不亦盡廢諸書乎。避風寒以保其皮膚六腑，則麻黃、桂枝、溫中、四逆之劑不必服矣；節勞逸以保其筋骨五臟，則補中益氣、劫勞健步之劑不必服矣；戒色欲以養精，正思慮以養神，則滋陰降火、養營凝神等湯又何用哉？薄滋味以養血，寡言語以養氣，則四物、四君、十全、三和等湯又何用哉？要之，血由氣生，氣由神全，神乎心乎，養心莫善於寡欲。吾聞是語，未見其人，不得已而仍從一萬三千一百餘卷中，更覓一治已病之法也。（《葉選醫衡》）

【原文】

帝曰：人年老而無子者，材力(1)盡耶？將天數(2)然也？岐

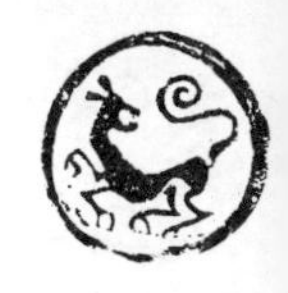

伯曰：女子七歲，腎氣盛，齒更髮長；二七而天癸至，任脈通，太衝脈盛，月事以時下，故有子；三七，腎氣平均，故真牙[(3)]生而長極；四七，筋骨堅，髮長極，身體盛壯；五七，陽明脈衰，面始焦[(4)]，髮始墮；六七，三陽脈衰於上，面皆焦，髮始白；七七，任脈虛，太衝脈衰少，天癸竭，地道不通[(5)]，故形壞而無子也。丈夫八歲，腎氣實，髮長齒更；二八，腎氣盛，天癸至，精氣溢瀉，陰陽和，故能有子；三八，腎氣平均，筋骨勁強，故真牙生而長極；四八，筋骨隆盛，肌肉滿壯；五八，腎氣衰，髮墮齒槁；六八，陽氣[(6)]衰竭於上，面焦，髮鬢頒白[(7)]；七八，肝氣衰，筋不能動，天癸竭，精少，腎臟衰，形體皆極；八八，則齒髮去。腎者主水，受五臟六腑之精而藏之，故五臟盛，乃能瀉。今五臟皆衰，筋骨解墮，天癸盡矣，故髮鬢白，身體重，行步不正，而無子耳。

【注釋】

（1）材力：精力。

（2）天數：即自然所賦之壽數。張介賓：「天數，天賦之限數也。」

（3）眞牙：智齒，最裏邊的兩對白齒。

（4）焦：「憔」之假借字，枯槁之意。

（5）地道不通：指腎氣衰，月經停止來潮。

（6）陽氣：指陽明經氣。

（7）頒白：頒，同「斑」。斑白，即黑白相間。

【白話詳解】

黃帝說：「人到老年不能生育子女，是因為精力不夠了呢？還是由於生理上自然規律的限定呢？」

岐伯說：「女子到了 7 歲，腎氣開始充盛，乳齒更換，頭髮開始茂盛；到了14歲，任脈通達，太衝脈旺盛，月經按時來

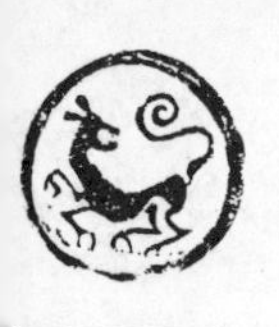

潮，所以能夠生育；到了21歲，腎氣充滿，智齒生長，全部牙齒也已發育齊全；到了28歲，筋骨堅強，頭髮生長已達極點，是身體最強壯的時期；到了35歲，陽明經脈的氣血漸衰，面部開始憔悴，頭髮開始脫落；到了42歲，上行的三陽經脈氣血衰退了，整個面部都憔悴，頭髮也開始變白；到了49歲，任脈虛，太衝脈氣血衰減，天癸竭盡，月經斷絕，所以形體衰老而不能生育了。男子到了 8 歲，腎氣充實，頭髮生長，乳齒更換；到了16歲，腎氣旺盛，性機能成熟，精氣充滿而能泄出，這時候起如兩性交合，就能生育子女；到了24歲，腎氣充滿，筋骨堅強有力，所以智齒生長，牙齒生長齊全；到了32歲，全身發育已達頂點，筋骨更加強盛，肌肉壯實而豐滿；到了40歲，腎氣開始衰退，頭髮脫落，牙齒枯槁；到了48歲，陽氣衰竭於上部，面色枯槁，髮鬢花白；到了56歲，肝氣衰退，筋脈活動不便，天癸枯竭，精氣也少，腎臟之氣衰退，身體形態疲極；到了64歲，整個身體都到了衰竭的地步，牙齒與頭髮都脫落了。腎臟在五行屬水，主管閉藏精氣，它接受五臟六腑的精氣而貯藏起來，所以五臟功能旺盛，精氣充盈，就能藏蓄於腎，腎臟也才能輸泄精氣。如今五臟都衰敗了，筋骨懈惰乏力，生殖功能衰竭，所以髮鬢皆白，身體沉重活動不靈便，步態不穩，就不能生育子女了。」

【按語】

本節闡述了人體生長發育生殖規律及其與腎中精氣的關係。認為人體生長發育生殖規律在女性以 7 歲為年齡段，在男性以 8 歲為年齡段，大致可劃分為三期：一是生長發育期。女性7～14歲，男性8～16歲。二是壯盛生育期。女性為21～28歲，男性為24～32歲。三是逐漸衰退期。女性為35～49歲，男性為40～64歲。人的生長發育和生殖機能，是以腎中精氣的盛

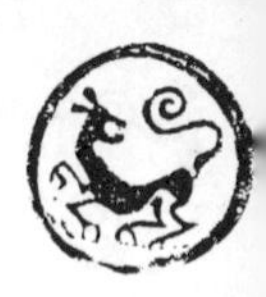

衰為根本的，腎中精氣在整個生命活動過程中佔有十分重要的地位，故後世亦將腎稱之為先天之本。

文中還論及天癸、衝脈、任脈與月經生殖的關係。天癸代表生殖功能，由腎中精氣所化生。天癸的作用除直接促進生殖機能與副性徵發育外，尚能與腎氣共同激發推動人體整體的生長、強壯與衰老變化進程。

衝為血海，任主胞胎，衝脈蓄溢陰血，任脈運行通暢，則月經如常，能完成其孕育胎兒的生理功能。故《景岳全書・婦人規》說：「經本陰血也，何臟無之，惟臟腑之血皆歸衝脈，而衝為五臟六腑之血海，故經言太衝脈盛則月事以時下，此可見衝脈為月經之本也。」所以，衝、任二脈的盛衰對於婦女胎、產、經、帶的生理病理至關重要，也是治療多種婦科病證的依據，如張錫純治療婦科的理衝湯、安衝湯、固衝湯、溫衝湯，用於治療婦女經閉、經多、崩漏、不孕等，就是本著這一理論制定的。後世醫家把補腎及調理衝脈、任脈作為治療婦科疾病的重要原則，也是這一理論的具體應用。

【原文】

黃帝曰：余聞上古有真人[(1)]者，提挈天地，把握陰陽，呼吸精氣，獨立守神[(2)]，肌肉若一，故能壽敝天地，無有終時，此其道生。中古之時，有至人[(3)]者，淳德全道，和於陰陽，調於四時，去世離俗，積精全神[(4)]，遊行天地之間，視聽八達之外，此蓋益其壽命而強者也，亦歸於真人。其次有聖人者，處天地之和，從八風[(5)]之理，適嗜欲於世俗之間，無恚嗔之心，行不欲離於世，被服章，舉不欲觀於俗，外不勞形於事，內無思想之患，以恬愉為務，以自得為功，形體不敝，精神不散，亦可以百數。其次有賢人者，法則天地，象似日月，辨列星

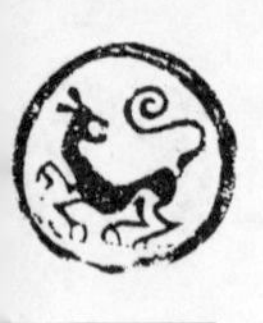

辰，逆從陰陽，分別四時，將從上古合同於道，亦可使益壽而有極時。

【注釋】

（1）眞人：至眞之人。

（2）獨立守神：既能吐納調氣，則精化氣，氣化神，神氣都化，只有神存。

（3）至人：至道之人。

（4）積精全神：謂積聚精氣，健全精神。

（5）八風：即東、南、西、北、東南、西南、西北、東北八方之風。

【白話詳解】

黃帝說：我聽說上古時代有一種叫真人的，能掌握和運用天地之間的規律，把握陰陽的變化，吸收外界的精氣，使他的身體與精神協調如一，所以他的壽命同於天地一樣沒有終了的時候，這是由於他掌握養生之道的緣故。

中古時代有一種叫至人的，有淳厚的道德品質，全面掌握養生之道，能夠調和天地陰陽和四時氣候的變化，避開世俗的紛擾，集中全部精神來保全天真之氣，自由自在地神遊天地之間，其視覺、聽覺能豁達於八方之外，所以能夠使壽命延長、身體強壯，這種人的修身養性程度也和「真人」差不多。

其次有叫做聖人的，他能夠安處於天地之中，順從於八風的變化規律，適應於一般世俗的生活方式和習慣，沒有惱怒和憤恨的情感變化，行為不脫離世俗，穿著服飾亦同常人，在外不使形體過度勞累，在內沒有任何思想負擔，以安靜、愉快為要務，以悠然自得為滿足，所以其形體不易衰老，精神不易耗散，壽命也可以達到100歲。

再次有一種賢人，他亦可以依據天地、日月、星辰、陰

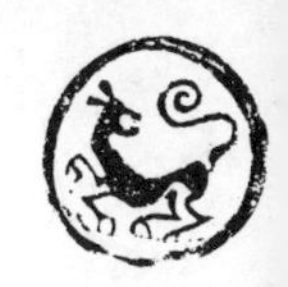

陽、四時等變化的規律，來進行調養身體，以求符合上古真人的養生之道，也可以使壽命延長到最長限度。

【按語】

本節與首段相呼應，以四種養生家為例，說明養生的結果與境界。論述了養生的方法，一是要把握天地陰陽的變化規律，強調順應四時節氣，指導養生活動。二是要重視精神的調攝，無論身處何種境地，都應保持恬淡虛無的心境。三是要施行專門的養生技術。如此，即能達到真人、聖人、至人、賢人的高深境界。

在養生的方法上，順四時、和陰陽、去世離俗、恬淡虛無，以及吐納、導引、養生等都屬於道家方法，可以說道家學說對《內經》理論的形成具有很大的影響。

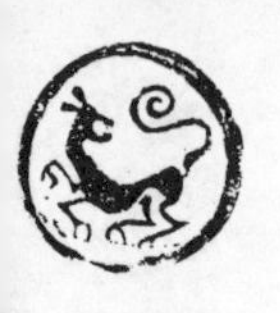

四氣調神大論篇第二

【原文】

春三月，此謂發陳[(1)]，天地俱生，萬物以榮[(2)]，夜臥早起，廣步於庭[(3)]，被髮緩形[(4)]，以使志生[(5)]，生而勿殺，予而勿奪，賞而勿罰[(6)]，此春氣之應，養生[(7)]之道也。逆之則傷肝，夏為寒變[(8)]，奉長者少[(9)]。

夏三月，此謂蕃秀[(10)]，天地氣交，萬物華實[(11)]，夜臥早起，無厭於日，使志無怒，使華英成秀[(12)]，使氣得泄，若所愛在外，此夏氣之應，養長之道也。逆之則傷心，秋為痎瘧[(13)]，奉收者少，冬至重病。

秋三月，此謂容平[(14)]，天氣以急，地氣以明[(15)]，早臥早起，與雞俱興[(16)]，使志安寧，以緩秋刑[(17)]，收斂神氣，使秋氣平，無外其志，使肺氣清，此秋氣之應，養收之道也。逆之則傷肺，冬為飧泄[(18)]，奉藏者少。

冬三月，此為閉藏[(19)]，水冰地坼[(20)]，無擾乎陽，早臥晚起，必待日光，使志若伏若匿，若有私意，若已有得[(21)]，去寒就溫，無泄皮膚，使氣亟奪[(22)]，此冬氣之應，養藏之道也。逆之則傷腎，春為痿厥[(23)]，奉生者少。

【注釋】

（1）發陳：發，指草木發芽。陳，敷陳。發陳，指草木枝葉舒展。

（2）天地俱生，萬物以榮：指自然界煥發生機，萬物因此欣欣向榮。

（3）廣步於庭：廣步，緩步而行。

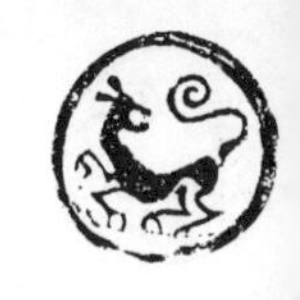

（4）被髮緩形：被，同「披」，披散，散開。披散頭髮，解開衣服，使形體舒緩無拘束。

（5）以使志生：使意志如春天生發之氣宣發舒暢。

（6）生而勿殺，予而勿奪，賞而勿罰：生、予、賞，是指精神、行為活動需順應春陽生發之氣。殺、奪、罰，是指違逆春陽生發之氣。全句強調春之養生需要與春陽生發之氣相順和，不可相左。

（7）養生：此處養生強調養護春生之氣。

（8）夏為寒變：春季失於調養，生發之氣不足而導致夏日發生的寒性病變。

（9）奉長者少：奉，奉養。春氣不能生發，便不能奉養夏令長氣。下文奉收、奉藏、奉生之義皆仿此。

（10）蕃秀：蕃，繁茂之義。秀，華美。形容萬物茂盛壯美。

（11）天地氣交，萬物華實：華，開花。實，果實。指天地陰陽之氣相交合。萬物繁茂充實。

（12）使華英成秀：華英與成秀是對比詞。華英，人的容色神氣。秀，草木開花，形容人精神容光煥發之意。

（13）痎（ㄐㄧㄝ）瘧：瘧疾的總稱。

（14）容平：容，生態，相貌。平，平定。形容萬物成熟，形態平定不再生長的自然景象。

（15）天氣以急，地氣以明：秋令天氣清涼勁急，大地萬物蕭條，山川清肅景淨。

（16）俱興：興，起身，起床。

（17）以緩秋刑：秋刑，指深秋的肅殺之氣。緩，減緩，減少。

（18）飧泄：指完穀不化的泄瀉。

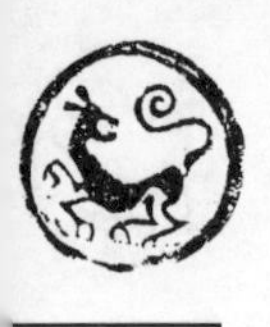

（19）閉藏：冬季陽氣內伏，萬物潛藏。

（20）坼：裂開。

（21）使志若伏若匿，若有私意，若已有得：使神志內藏，安靜自若。

（22）亟奪：亟，頻數，多次之意。奪，耗奪，剝奪。

（23）痿厥：四肢痿軟無力而逆冷的病症。

【白話詳解】

春天3個月，草木發芽，天地一派生機，萬物欣欣向榮。此時人們應該晚睡早起，在庭院緩步而行，披散頭髮，舒展形體，使意志順應春生之氣而舒暢條達，而不要損害、克伐它。要順應春天的生養法則，違背這個法則，就要傷及肝氣，生長之氣不足，到夏天就會發生寒性病變。

夏季3個月，是萬物繁盛的季節。天地陰陽之氣不斷相交，植物開花結果。此時人們應該晚睡早起，適應夏天的陽光，讓精神充實飽滿，並使腠理宣通，衛氣疏泄，使人心舒暢向外，如同所喜歡的東西在外界。這是與夏季相應的保養「長氣」的道理，如果違背了這個道理，就要傷及心氣。到了秋天就容易發生瘧疾，供給秋天收養的精力就少了，冬天就會得重病。

秋天3個月，是萬物成實的季節。此時天高氣爽，西風漸起，地氣清肅明朗，此時人們應該早睡早起，聞雞起床，精神內守不急不躁，使秋天肅殺之氣得以平和，意志不外越，從而使得肺氣清平。這是與秋季相適應的保養方法，如果與之相違背，肺氣則會受傷，到了冬天就會變生腹瀉完穀不化的疾病，供給冬季閉藏的精氣就少了。

冬季3個月，是萬物潛伏的季節。此時水結成冰，地凍開裂，這時節，人們不要擾亂陽氣，要早睡晚起，早晨等待太陽升起後而起床，使精神內守伏藏而不外露，保持若有所得的心

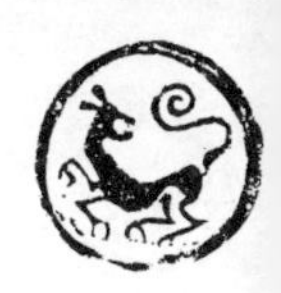

態，還要避免寒氣侵襲，保持溫暖，但不要過熱而致皮膚開泄出汗，以致陽氣頻繁耗傷。這是與冬氣相適應的保養藏蓄的道理，若違背這一原則，就會傷及腎氣，到了春天，就會得痿厥一類的疾病，供給春季發生的精氣也就少了。

五 行	季 節	五 臟	人的活動
木	春	肝	晚睡早起
火	夏	心	晚睡早起
金	秋	肺	早睡早起
水	冬	腎	早睡晚起

【按語】

本節主要敘述了四時生長收藏的氣候物候變化規律及特點，指出四季之中，一定的氣候因素與某種疾病的發生有具體的內在聯繫，春溫、夏熱、秋燥、冬寒各有特點，對於人體的影響也是各有不同。從而體現了《內經》所強調的「天人合一」的觀點，進一步指出人體應當順應四時的變化規律，並且達到機體與自然界變化的相互協調而養生調神。

人的五臟通應於四時，一旦違逆，則內傷五臟，並且在下一季節發生不同病變。這在上述條文中已有詳細的論述。《內

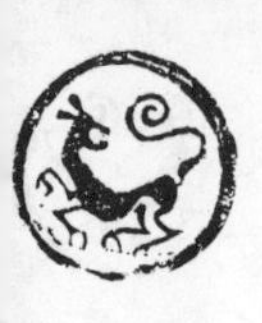

經》中有關順四時變化而積極調整情緒、作息從而達到保養身體的觀點，為養生學的發展奠定了基本原則，在此基礎上後人多有所發揮，並在預防養生以及病人病後調養等方面取得較大成就。

【應用舉例】

當春之時，食味宜減酸益甘以養脾氣。高年之人，多有宿疾，春氣所攻，則精神昏倦，宿病發動。又兼冬時，擁爐熏衣，啗炙炊煿成積，至春發洩。體熱頭昏，壅隔疫嗽，四肢倦怠，腰腳無力，皆冬所蓄之疾，常當體候。春日融和，當眺園林亭閣，虛敞之處，用攄滯懷，以暢生氣。不可兀坐，以生抑鬱。飯酒不可過多，米麵團餅，不可多食，致傷脾胃，難以消化。天氣寒暄不一，不可頓去棉衣。老人氣弱骨疏體怯，風冷易傷腠理，時備夾衣，遇暖易之一重，漸減一重，不可暴去。

當夏飲食之味，宜減苦增辛以養肺。三伏內腹中常冷時，忌下利，恐泄陰氣，故不宜針灸，惟宜發汗。夏季心旺腎衰，雖大熱，不宜吃冷淘冰雪、密冰、涼粉、冷粥，飽腹受寒，必起霍亂。平居簷下、過廊、街堂、破窗，皆不可納涼，此等所在雖涼，賊風中人最暴，惟宜虛堂、淨室、水亭、木陰潔淨空敞之處，自然清涼。更宜調息淨心，常如冰雪在心，炎熱亦於吾心少減。不可以熱為熱，更生熱矣。夏三月，每日梳頭一二百下，不得梳著頭皮，當在無風處梳之，自然去風明目矣。

當秋之時，飲食之味，宜減辛增酸以養肝氣。肺盛則用呬以泄之。秋間不宜吐並發汗，令人消爍，以致臟腑不安。惟宜針灸，下利進湯散以助陽氣。又若患積勞、五痔、消渴等病，不宜吃乾飯炙煿，並自死牛肉、生鱠雞豬、濁酒陳臭、鹹醋黏滑難消之物，及生菜、瓜果、鮓醬之類，若風氣、冷病、痃癖之人，亦不宜食。又當清晨，睡覺閉目叩齒21下，咽津，以兩

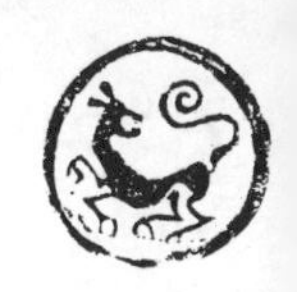

手搓熱熨眼數次，多於秋三月行此，極能明目。

冬月腎水味鹹，恐水剋火，心受病耳，故宜養心。宜居處密室，溫暖衣衾，調其飲食，適其寒溫，不可冒觸寒風。老人尤甚，恐寒邪感冒，為嗽逆麻痹昏眩等疾；冬月陽氣在內，陰氣在外，老人多有上熱下冷之患；不宜沐浴，陽氣內蘊之時，若加湯火所逼，必出大汗，高年骨肉疏薄，易於感動，多生外疾，不可早出，以犯霜威；早起，服醇酒一杯以禦寒，晚服消痰涼膈之藥以平和心氣，不令熱氣上湧，切忌房事，不可多食炙煿肉麵餛飩之類。（《攝生消息論》）

【原文】

天氣清淨光明者也，藏德不止(1)，故不下(2)也。天明則日月不明(3)，邪害空竅(4)，陽氣者閉塞，地氣者冒明(5)，雲霧不精(6)，則上應白露(7)不下，交通不表(8)，萬物命故不施(9)，不施則名(10)木多死。惡氣不發(11)，風雨不節，白露不下，則菀槀(12)不榮，賊風(13)數至，暴雨數起，天地四時不相保(14)，與道相失，則未央(15)絕滅。唯聖人從之，故身無奇病(16)，萬物不失，生氣不竭。逆春氣則少陽(17)不生，肝氣內變(18)；逆夏氣則太陽不長，心氣內洞(19)；逆秋氣則太陰不收，肺氣焦滿(20)；逆冬氣則少陰不藏，腎氣獨沉(21)。

【注釋】

（1）藏德不止：藏，蓄也，隱藏不露也。德，推動自然萬物生化的作用和力量。全句意指天蓄藏這樣的力量，運行不息，稱之為藏德不止。

（2）下：去，衰弱，衰減之意。

（3）天明則日月不明：天明之明，通「萌」、「蒙」，盲也，昏暗之義。全句指天空陰霾晦塞，日月失去光輝。

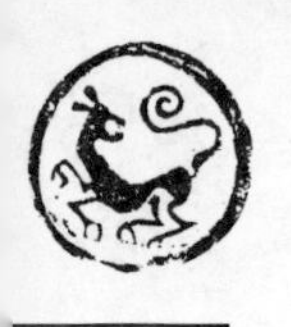

（4）邪害空竅：空竅，孔竅之意。此處指天地之間的廣大空間。

（5）冒明：即冒瞑，隱蔽不清。喜多村直寬注：「冒明疑似冒瞑。蓋明、瞑古音相通，否則與閉塞之義不相涉。」

（6）雲霧不精：指雲霧彌漫，日光不清。精，通「晴」。

（7）白露：泛指雨露，《太素》作「甘露」。

（8）交通不表：交通，天地陰陽之氣相互升降交感。表，呈現。

（9）萬物命故不施（一丶）：施，延續。即言萬物的生命不能延續。

（10）名：高大，巨大。

（11）惡氣不發：惡氣，指有害萬物生長的惡劣氣候。不，《太素》無「不」字。

（12）菀槀：菀，茂盛。槀，泛指禾苗。菀槀，即茂盛的禾苗。

（13）賊風：指自然界中不正常的，會給萬物帶來危害的邪氣。

（14）天地四時不相保：指四時陰陽紊亂。

（15）未央：不到一半。

（16）奇病：胡澍注：「奇，當為『苛』字，形似而誤也。苛，亦病也。古人自有復語耳。」

（17）少陽、太陽、太陰、少陰：代表四時陰陽之氣的多少。少陽代表春令之陽氣，太陽代表夏令之陽氣，太陰代表秋令之陽氣，少陰代表冬令之陽氣。

（18）肝氣內變：肝氣內鬱發生病變。

（19）心氣內洞：心氣內虛不足。

（20）肺氣焦滿：肺熱葉張，形容肺氣被火邪灼傷。

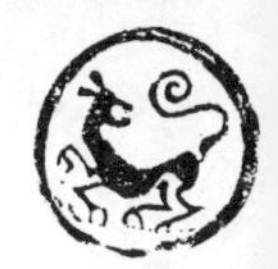

（21）腎氣獨沉：腎氣失藏而見注、泄、沉、寒之症。

【白話詳解】

蒼天之氣是清淨光明的，蘊藏著生化萬物之德，如此健運不息，所以可以長盛而不衰。如果天氣陰霾晦暗，日月失去光明，天地之間阻隔不通，陽氣閉塞而不可下降，地氣隱蔽而不能上升，雲霧彌漫，日光不清，雨露不降，天地陰陽之氣不相交通，萬物生命不能延續，高大的樹木多會死亡，有害生物的邪氣和暴雨不斷襲擊，天地四時陰陽變化失調，違背正常變化規律，萬物不得終時。在這樣的情況下，只有聖人能夠順應自然變化，注意養生，所以不會發生重病。要是萬物都能不失保養之道，則會保全不竭的生氣。

如果與春令之氣相違逆，那麼少陽之氣就不能生發，人體肝氣內鬱，發生病變。如果與夏令之氣相違逆，那麼太陽之氣就不能長養，人體就會發生心虛的病。如果與秋令之氣相違逆，那麼太陰之氣就不能收斂，人體就會發生肺部灼傷，脹滿不適的病變。如果與冬令之氣相違逆，那麼少陰之氣就不能潛藏，從而腎氣下陷而發生注瀉等功能衰減的疾病。

【按語】

本節主要闡述了自然界天地四時不斷運動變化從而影響萬物生長收藏規律以及自然與人體生理病理相關聯的學說。在正常情況下，自然界是清淨光明而天氣晴朗的，因而萬物生化不止，健運不息。但是一旦陰陽升降失常，天地之氣不相交通，則風雨不調，萬物失養。人體的調養應當順應自然界的這一運行變化規律，做到與天地相參應，這樣才能生氣不竭，苛疾不起。若違逆這一規律，就會少陽不生、太陽不長、少陰不收、太陰不藏，

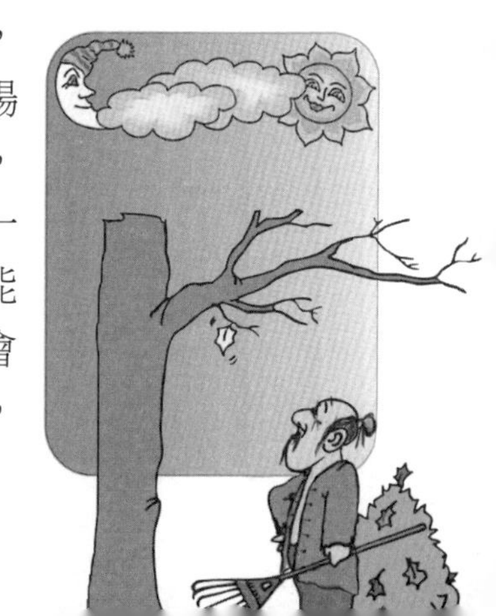

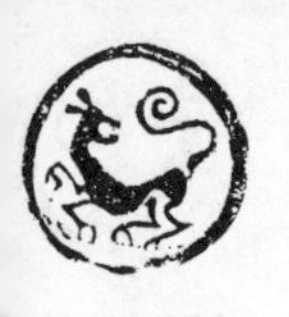

從而相應發生「肝氣內變」、「心氣內洞」、「肺氣焦滿」、「腎氣獨沉」等病理變化，導致身體健康狀況下降，正氣內虛而最終致病。謹告人們遵守四時規律為養生的第一要務。

【原文】

夫四時陰陽者，萬物之根本也。所以聖人春夏養陽，秋冬養陰[(1)]，以從其根[(2)]；故與萬物沉浮於生長之門[(3)]。逆其根，則伐其本，壞其真[(4)]矣。故陰陽四時者，萬物之終始也；死生之本也，逆之則災害生，從之則苛疾[(5)]不起，是謂得道[(6)]。道者，聖人行之，愚者佩[(7)]之。從陰陽則生，逆之則死；從之則治，逆之則亂。反順為逆，是謂內格[(8)]。是故聖人不治已病治未病，不治已亂治未亂，此之謂也。夫病已成而後藥之，亂已成而後治之，譬猶渴而穿井，鬥而鑄錐[(9)]，不亦晚乎？

【注釋】

（1）春夏養陽，秋冬養陰：春夏之時順應自然界生長之氣蓄養陽氣，秋冬順應自然界收藏之氣蓄養陰氣，即春養生、夏養長、秋養收、冬養藏。

（2）以從其根：順應萬物生存的根本。

（3）與萬物沉浮於生長之門：沉浮，沉，隱沒；浮，與沉相對，此指生長。門，門徑。全句指人與萬物一樣，在生長收藏的生命過程之中運動發展。

（4）眞：通「身」。

（5）苛疾：嚴重的疾病。

（6）得道：掌握養生的道理。

（7）佩：通「背」，違背之義。

（8）內格：格，拒也。指人體臟腑氣血陰陽活動與自然界陰陽變化不相協調。

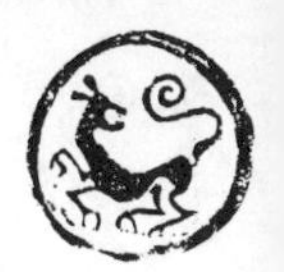

(9)鑄錐：鑄，鑄造。錐，通「兵」，兵器。

【白話詳解】

四時陰陽的變化，是萬物生長收藏的根本。所以，聖人遵循這一規律，在春夏之時重視保護陽氣，秋冬之節重視固護陰氣，與萬物共同順應四時生長收藏規律。違反這個規律，就破壞了生命的根本，摧殘身體本元。因此，天地四時陰陽之氣的變化是萬物終而復始的本源，一旦違反，就會變生災害；順從這一規律則不會發生重病，這樣才可謂掌握了養生之道，聖人能夠奉行這一道理和規律，而愚昧的人則背道而馳。

人若能順從陰陽則生，違背陰陽則死，順從它就會平調，違背它就會出現逆亂。如果把違逆當成順從，就會使人體與自然界失去協調而變成為相互格拒。所以聖人不是得病了再去治療，而是在沒有發病之前就積極預防和調節身體，這如同一個國家，在未出現混亂之前就加以治理，並積極予以防止的道理一樣。如果疾病已經形成後再治療，動亂已發生再加以治理，這就好像口渴了才去挖井，臨陣格鬥才去鑄造兵器，豈不是太晚了嗎？

【按語】

本節強調了順應四時陰陽養生以及治未病的重要性。文中提出「春夏養陽，秋冬養陰」的原則，歷代醫家有不同的理解和論述，王冰認為春夏陽盛，當食寒涼以制其盛陽；秋冬陰盛，當食溫熱以制其陰，強調養就是制，根據外在變化，由對人身體內在飲食、作息等習性的調製達到養生目的。張景岳強調要先期對陰陽之氣加以保護和強化，以應對後期的不足。張志聰認為春夏二季自然界陽氣漸旺，人體陽氣以日漸旺盛於外，所以當以養內虛之陽；秋冬之時氣候轉寒，陰氣

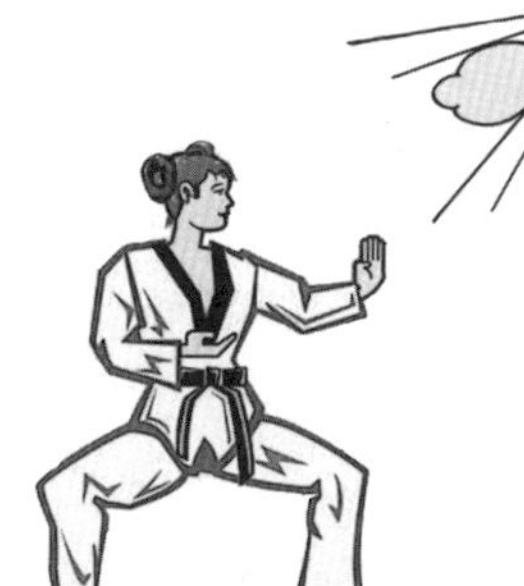

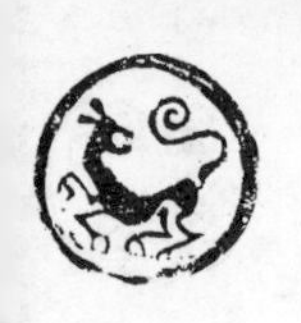

漸旺，而人體的陰氣外盛而內虛，所以當順應收藏之氣以養陰。李時珍從四時用藥規律強調了順時之治的原則，主張「春月宜加辛溫之藥……夏月宜加辛熱之藥」等，即是對經文精神的發展。因此，「春夏養陽，秋冬養陰」的原則，無論對於後世養生醫學的發展，還是對臨床藥物的應用均具有重要的指導意義。

經文最後由「渴而穿井」、「鬥而鑄錐」的比喻論述了未病先防的重要性，強調「不治已病治未病」的防治原則，為後世的預防保健醫學奠定了思想基礎，一直為後世醫家所遵從。

【應用舉例】

春月宜加辛溫之藥，薄荷、荊芥之類，以順春升之氣；夏月宜加辛熱之藥，香薷、生薑之類，以順夏浮之氣；長夏宜加甘苦辛溫之藥，人參、白朮、蒼朮、黃柏之類，以順化成之氣；秋月宜加酸溫之藥，芍藥、烏梅之類，以順秋降之氣；冬月宜加苦寒之藥，黃芩、知母之類，以順冬沉之氣。所謂順四時而養天和也。（《本草綱目•四時用藥例》）

與其求療於有疾之後，不若攝養於無疾之先。蓋疾成而後藥者，徒勞而已。是故已病而不治，所以為醫家之法；未病而先治，所以明攝生之理。長如是則思患而預防之者，何患之有哉？此聖人不治已病治未病之意也。嘗謂備土以防水也，苟不以閉塞其涓涓之流，則滔天之勢不能遏；備水以防火也，若不以撲滅其熒熒之光，則燎原之焰不能止。其水火既盛，尚不能止遏，況病之已成，豈能治歟？……不治已病治未病之說，著於《四氣調神大論》，厥有旨哉！昔黃帝與天師難疑答問之書，未嘗不以攝養為先，始論乎《天真》，次論乎《調神》，既以法於陰陽，而繼之以調於四氣，既曰食飲有節，而又繼之以起居有常，諄諄然以養生為急務者，意欲治未然之病，無使至於已病難圖也。（《丹溪心法•不治已病治未病》）

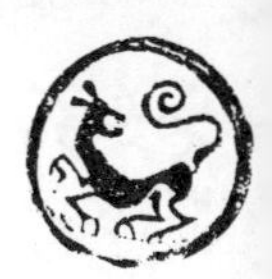

生氣通天論篇第三

【原文】

黃帝曰：夫自古通天者，生之本，本於陰陽。天地之間，六合[(1)]之內，其氣九州[(2)]、九竅、五臟、十二節[(3)]，皆通乎天氣，其生五，其氣三[(4)]。數犯此者，則邪氣傷人，此壽命之本也。

蒼天之氣，清淨則志意治，順之則陽氣固，雖有賊邪，弗能害也。此因時之序。故聖人傳精神[(5)]，服天氣，而通神明，失之則內閉九竅，外壅肌肉，衛氣[(6)]散解，此謂自傷，氣之削也。

【注釋】

（1）六合：指東、南、西、北四方及上、下方位。

（2）九州：指兗、青、徐、揚、豫、荊、梁、冀、壅。

（3）十二節：即人體左右兩側的肩、肘、髖、膝、踝十二個大關節。

（4）其生五，其氣三：五，即木火土金水五行。三，即三陰三陽。

（5）傳（ㄊㄨㄢ）精神：傳，即摶，聚也。傳精神，即精神專一之意。

（6）衛氣：指陽氣。

【白話詳解】

黃帝說：自古以來，認為人與自然界的結合是生命的根本，而這個根本本源於陰陽。天地之間，六合之內，大至九州之

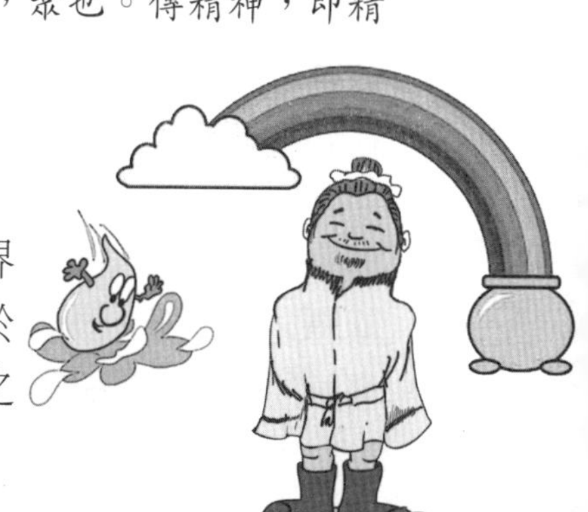

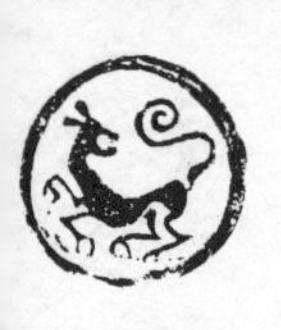

域，小至人的九竅、五臟和軀體四肢，都與自然之氣相通。天氣衍生五行，陰陽之氣又依盛衰消長的不同而分為三陰三陽。如果經常違背陰陽五行的變化規律，那麼邪氣就會傷害人體。因此，適應這個規律是壽命得以延續的根本。

蒼天之氣清淨，人的精神就相應地調暢平和，順應天氣的變化，就會陽氣固密，即使有賊風邪氣，也不能加害於人，這是適應時序陰陽變化的結果。所以聖人能夠專心致志，順應自然四時，而通達陰陽變化。如果違逆了適應自然的原則，就會內使九竅不通，外使肌肉壅塞，衛氣渙散不固，這是由於人們不能適應自然變化所致，稱為自傷，陽氣也會因此而受到削弱。

【按語】

本節從生命來源於自然界陰陽二氣的觀點，論述了人與自然的密切關係。人體生命活動與自然界陰陽二氣相通應，生命的根本在於陰陽二氣的協調統一，即「生氣通天」。文中「生之本，本於陰陽」即是生命源於自然的體現，而「其氣九州、九竅、五臟、十二節，皆通乎天氣」則明確指出了人與自然相通應的整體觀念。這種人與天地相參，生命活動與陰陽變化息息相通的觀點，是《內經》的基本學術思想之一，貫穿於中醫生理、病理、診斷、治療等理論的各個方面。

人類為萬物之靈，與萬物一樣共同存在天地之間，以自然界的物質為其生存條件，故其生命活動必須與自然界的變化規律保持協調和適應，但同時人類又有別於其他萬物，主要表現在於能主動自覺地適應自然變化，做到「傳精神，服天氣，而通神明」。如此則能「志意治，陽氣固，雖有賊邪，弗能為害」。若違背了四時陰陽的變化規律，就會損傷人體正氣，使陰陽之氣失調，陽氣不固，則會出現「內閉九竅，外壅肌肉，衛氣散解」等種種病變。

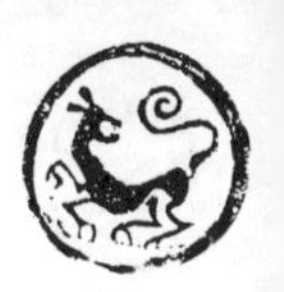

提示我們養生防病需從順應四時陰陽變化入手，主動自覺地適應自然變化，以保養陽氣為「生氣通天」的重點。

【原文】

陽氣者，若天與日，失其所，則折壽而不彰，故天運當以日光明，是故陽因而上，衛外者也。

因於寒，欲如運樞，起居如驚，神氣乃浮。因於暑，汗、煩則喘喝，靜則多言，體若燔炭[(1)]，汗出而散。因於濕，首如裹，濕熱不攘，大筋軟短，小筋弛長，軟短為拘，弛長為痿。因於氣[(2)]，為腫，四維相代[(3)]，陽氣乃竭。

【注釋】

（1）體若燔（ㄈㄢˊ）炭：燔，焚燒的意思。形容身體熱得像燃燒的炭火一樣。

（2）氣：指風氣。高士宗注：「氣，猶風也。」

（3）四維相代：維，維繫。代，更代。意即寒、暑、濕、風四種邪氣更替傷人。

【白話詳解】

人身的陽氣像天上的太陽一樣重要，假如太陽不能正常運行，萬物就不能生存。人體陽氣失其運行，就會減損壽命或夭折。天體的正常運行，是因太陽的光明普照而顯現出來，所以人的陽氣也應起到保護身體、抵禦外邪的作用。

人若受到寒邪侵襲，陽氣就會立即奮起抗爭，保護機體。若起居猝急，擾動陽氣，則易使神氣外越。如受到暑邪侵襲，則汗多煩躁，甚則喘促，或神昏、譫語，身體發高熱，像炭火燒灼一樣，汗出，高熱才能退去。如受到濕邪侵襲，則可見頭部像有物蒙裹一樣沉

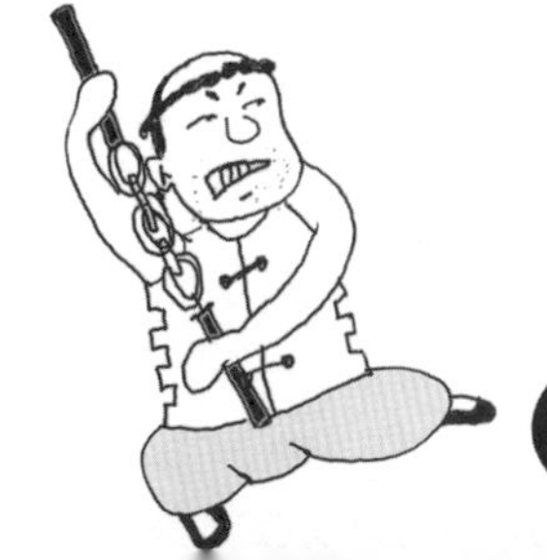

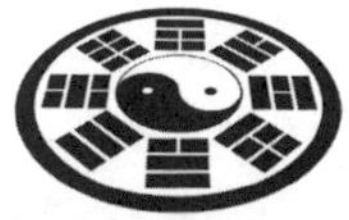

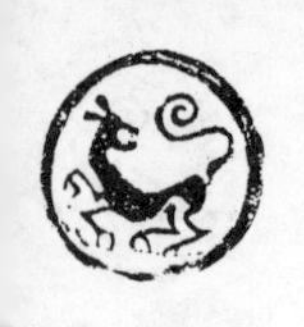

重。若濕熱相兼而不得排除，則傷害大小諸筋，出現短縮或弛縱，短縮會造成拘攣，弛縱會造成痿弱。若受到風邪侵襲，則可致浮腫。以上四種邪氣維繫纏綿不離，相互更代傷人，就會使陽氣傾竭。

【按語】

本節說明了陽氣的重要性，將人之陽氣類比天之太陽，具有抗禦外邪、護衛生命、促進機體生命活動的作用。五臟氣機的運行，津液的氣化，均賴陽氣的溫煦和推動。可見，陽氣在人體的生命活動中起著主導的作用。這種重視陽氣的觀點影響後世醫家，成為溫補學派的理論淵源。

文中還提及了濕邪犯人的表現，指出濕邪致病的特點為濕性重濁，故頭重。濕為陰邪，易傷陽氣，陽虛不能溫養筋脈，或為攣急，或為筋痿。臨床上筋脈的拘痿病變並無大小之別，大筋亦可弛長，小筋也能軟短，故本句的理解要注意「互文」的特殊文法，即大筋、小筋或者收縮變短，或者鬆弛變長。

【原文】

陽氣者，煩勞則張(1)，精絕，辟積(2)於夏，使人煎厥(3)。目盲不可以視，耳閉不可以聽，潰潰乎若壞都，汩汩(4)乎不可止。

陽氣者，大怒則形氣絕，而血菀於上，使人薄厥(5)，有傷於筋，縱，其若不容(6)，汗出偏沮(7)，使人偏枯(8)。汗出見濕，乃生痤疿。膏粱之變，足生大丁，受如持虛。勞汗當風，寒薄為皶，鬱乃痤。

【注釋】

(1)煩勞則張：煩勞，即過度勞作。意為陽氣因過勞而亢盛於外。

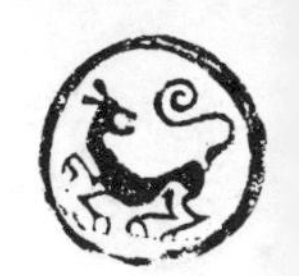

（2）辟積：反覆發作的意思。

（3）煎厥：是煩勞傷陰，陰精竭絕而致氣逆昏厥的一種病證。

（4）汩汩：水勢急流的樣子。

（5）薄厥：薄，迫也。薄厥，是因大怒而迫使氣血上逆所致的昏厥證。

（6）不容：容，通用。不容，即肢體不能隨意運動。

（7）偏沮：沮，阻止。汗出偏沮，指汗出偏於身體半側。

（8）偏枯：即半身不遂。

【白話詳解】

在人體煩勞過度時，陽氣就會亢盛，使陰精逐漸耗竭。如此多次重複，陽愈盛而陰愈虧，到夏季暑熱之時，便易使人發生昏厥。發作的時候眼睛昏蒙看不見東西，耳朵閉塞聽不到聲音，病情緊急就像堤壩崩毀、大水急流奔瀉一樣不可收拾。

人的陽氣，在大怒時就會上逆，血隨氣升而鬱積於頭部，形氣阻絕不通，使人發生薄厥。若傷及諸筋，使筋弛縱不收，而不能隨意運動。經常半身出汗，可以演變為半身不遂。出汗的時候，遇到濕邪阻遏就容易發生小的癤瘡和痱子。經常吃肥肉精米厚味，則易生疔瘡。陽氣失常，經脈空虛，就很容易發生各種病變。若在勞動汗出時遇到風寒之邪，迫聚於皮膚形成粉刺，鬱積化熱而成瘡癤。

【按語】

本節強調了陽氣受損，功能失常而發生多種疾病表現及機制，從病理的角度進一步說明了陽氣對人體的重要性。文中首先提出了厥證的兩種證型，即煎厥和薄厥。煎厥是由於過度煩勞，陽氣亢盛，煎

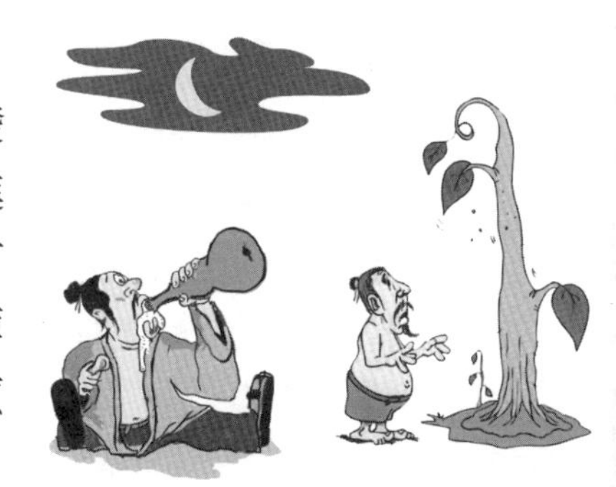

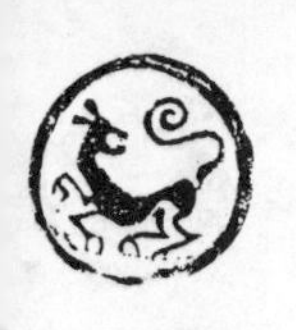

灼陰液而陰虧，加之夏季復感暑熱，陰愈虛而陽愈亢，氣逆而昏厥，常伴有耳鳴耳聾、視力障礙等，類似於現代之中暑。薄厥多由於大怒而陽氣上逆，血隨氣湧，氣血逆亂而致突然昏厥。由於薄厥者氣血上逆鬱積於上，筋脈失於陽氣的溫煦和血液的濡養，以致筋脈弛縱，四肢不能隨意運動，甚則出現半身不遂之症，類似於現代之中風。兩者的鑒別在於：薄厥多發病於惱怒後氣血逆亂，病情危重急迫，且損傷經脈易發生偏癱；煎厥係煩勞後生內熱，發病在盛夏，雖然昏厥，因不動血和損傷經脈，故復蘇後不留下偏癱等後遺症。

之後，文章又提及了偏枯和痤證，偏枯是由偏身汗出不暢以致半身不遂、口眼喎斜、肌肉不用且痛、言不變、智不亂，病在分腠之間。痤相當現代醫學痱子、夏季皮炎，為外界氣溫增高，汗液排泄不良所致的炎症性皮膚病。其病機是暑熱薰蒸，內蘊濕熱，肌膚汗出不暢。

【應用舉例】

汪某，女，47歲。初診：2002年5月15日。患者平素抑鬱易怒，4個月前與丈夫吵架，大怒後導致手足顫動，突然暈倒。救醒後即感手足麻木。現夜間心煩欲死，雙下肢乏力，手足抖動，腰酸脹，食少，小便微黃，大便可，舌暗紅，苔微黃，脈細。辨證分析：因大怒而昏厥為薄厥，是由於大怒而氣血上沖，臟腑經脈之氣阻絕不通而導致的昏厥。患者平時抑鬱易怒，肝鬱日久，化火傷陰；舌暗紅、小便微黃、苔微黃為陰虛火旺；手足抖動為肝風內動的徵象；腰者腎之府，腰酸脹為腎虛；心煩欲死為心陰虧虛，心神失養；雙下肢乏力為筋脈失養。基本病機是心肝腎虛，陰虛血少，虛火內擾。治擬補益肝腎，養心安神，佐以疏肝解鬱。方藥：丹參、茯神、白芍、枳殼、酸棗仁、桑枝各15g，杜仲、懷牛膝各10g，川貝母、遠

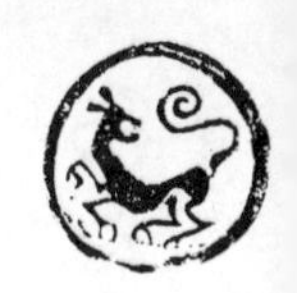

志、澤瀉、桔梗各8g。7劑，每天1劑，水煎服。

二診：諸症好轉，因家貧難以堅持服藥，求一方可以長期服用。觀患者兩顴潮紅，舌暗苔微黃，脈細，即遵服天王補心丹和六味地黃丸各5瓶。以天王補心丹滋陰養血、補心安神，六味地黃丸滋陰補益肝腎、滋精補髓，以壯筋骨，兩者合用滋補肝腎、養血安神，以固療效。（河北中醫雜誌，2003，3）

【原文】

陽氣者，精則養神，柔則養筋[(1)]。開闔不得，寒氣從之，乃生大僂[(2)]。陷脈為瘻[(3)]，留連肉腠，俞氣化薄，傳為善畏，及為驚駭。營氣不從，逆於肉理，乃生癰腫。魄汗未盡，形弱而氣爍，穴俞以閉，發為風瘧。

故風者，百病之始也，清靜則肉腠閉拒，雖有大風苛毒，弗之能害，此因時之序也。故病久則傳化，上下不並[(4)]，良醫弗為。故陽蓄積病死，而陽氣當隔，隔者當瀉，不亟正治，粗乃敗之。

故陽氣者，一日而主外，平旦人氣生，日中而陽氣隆，日西而陽氣已虛，氣門[(5)]乃閉。是故暮而收拒，無擾筋骨，無見霧露。反此三時，形乃困薄。

【注釋】

（1）精則養神，柔則養筋：精指精神爽慧。此句做「養神則精，養筋則柔」理解。

（2）大僂：僂，曲背。大僂，指腰背和下肢彎曲而不能直起。

（3）陷脈為瘻：即寒氣陷入脈中，久而形成漏下膿水之瘻管。

（4）上下不並：是指人體上部和下部之氣不相交通，即後

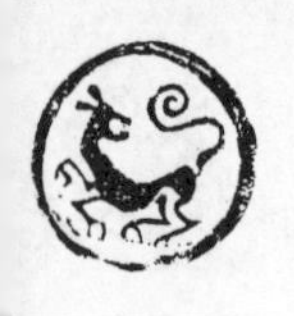

文之「陽氣相隔」。

(5)氣門:即汗孔。

【白話詳解】

人的陽氣,既能養神而使精神慧爽,又能養筋而使諸筋柔韌。汗孔的開閉調節失常,寒氣就會隨之侵入,損傷陽氣,以致筋失所養,造成身體俯屈不伸。寒氣深陷脈中,留連肌肉之間,氣血不通而鬱積,久而成為瘡瘺。從俞穴侵入的寒氣內傳而迫及五臟,損傷神志,就會出現恐懼和驚駭的徵象。由於寒氣的稽留,營氣不能順利地運行,阻逆於肌肉之間,就會發生癰腫。汗出未止的時候,形體與陽氣都受到一定的削弱,若風寒內侵,俞穴閉阻,就會發生風瘧。

風能夠引起各種疾病,但只要人能遵守保持精神的安定和勞逸適度等養生的原則,那麼,肌肉腠理就會密閉而有抗拒外邪的能力,縱然有大風苛毒的侵染,也不能傷害,這正是循著時序的變化規律保養正氣的結果。所以病久不癒,邪留體內,則會內傳並進一步演變,變生別的證候,到了上下之氣不通、陰陽阻隔的時候,即使是良醫,也無能為力了。所以陽氣蓄積,鬱阻不通時,也會致死。應採用通瀉的方法治療,如不迅速正確施治,而被粗疏的醫生所誤,就會導致死亡。

人身的陽氣,白天運行於外部,也有其盛衰的規律,清晨的時候,陽氣開始活躍,並趨向於外;中午時,陽氣達到最旺盛的階段;太陽偏西時,體表的陽氣逐漸虛少,汗孔也開始閉合,到了晚上,陽氣收斂拒守於內,就應當休息,日中勞動時不要過度擾動筋骨,而清晨也不要接近霧露。如果違反了一天之內這3個時間的陽氣活動規律,身體被邪氣侵擾就會生病而憔悴損壞。

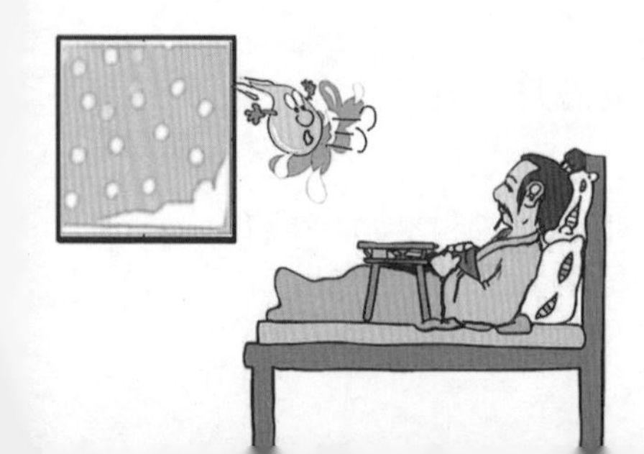

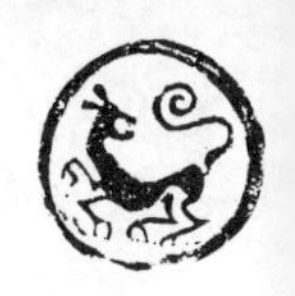

【按語】

本節說明了陽氣的生理作用和一日中的消長變化規律。人的一身，無非內而五臟六腑，外而筋骨皮毛，陽氣對內，可生化精微，使五臟藏精不瀉，五志得養，故曰養神；對外則溫煦柔潤筋骨，使筋得養，故曰養筋。言神與筋，是舉例說明，實則陽氣在人體無處不到。病理上，陽氣若失去上述功能，陰寒則將乘虛而入，先由筋骨皮毛入，而「乃生大僂」，繼則「留連肉腠」，進而「俞氣化薄」由背俞而內迫臟腑，使人出現善畏、驚駭等內臟見證。

在病理情況下，病情也會隨陽氣變化而改變。與本篇所論相似，《靈樞・順氣一日分四時》又有所謂「旦慧、晝安、夕加、夜甚」的論述，意即疾病發生後，病人多數在早晨感覺病情減輕，神氣爽快。白晝較安靜，病情繼續減輕穩定，部分症狀可暫時消除而恢復正常；傍晚病勢漸漸加重，白晝消除或減輕的症狀又復出現或加重；夜間病勢最甚，不僅已有的病症加劇，某些危重的症狀也可能在此時突然發作，有時還可導致死亡。這種疾病的變化規律與人體陽氣的晝夜消長節律有關的理論，對指導養生防病有重要意義。

【應用舉例】

一人年逾30歲，神色清減，初以傷寒過汗，嗣後兩足時冷，身多惡寒，食則易饑，日見消瘦，頻頻夢遺，筋骨疼痛，久伏枕榻。醫用滋陰降火罔效。汪視左脈浮虛而緩，右則浮弦而緩，此陽虛耳。病者曰易饑、善食、夢遺，似屬陰虛，若作陽虛而用參耆，恐益予病。

汪曰：古人謂脈數而無力者，陰虛也；脈緩而無力者，陽虛也。今脈浮虛弦緩，則為陽虛可知。……《內經》曰：陽氣者，精則養神，柔則養筋。今陽即虛，則陽之精氣不能養神。

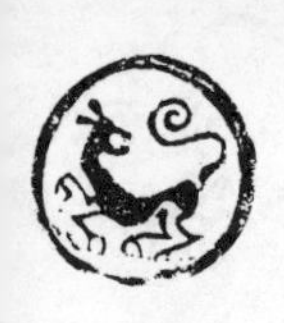

心以藏神，神失所養，飄盪飛揚而多夢。陽之柔氣不能養筋，肝主筋以藏魂，筋失所養，則渾身筋骨因以疼痛，魂亦不藏，故夢寐弗甯，安得而不遺乎？……今若助陽以使其固，養胃以守其關，何慮遺之不止。乃以黨參、黃耆各15g，白朮6g，甘草1.5g，枳實、香附、山楂、韭子各9g，煎服。半載，隨時令寒暄升降而易其佐使，調查乃安。（《柳選四家醫案》）

【原文】

岐伯曰：陰者，藏精而起亟(1)也；陽者，衛外而為固也。陰不勝其陽，則脈流薄疾，並乃狂；陽不勝其陰，則五臟氣爭，九竅不通。是以聖人陳陰陽，筋脈和同，骨髓堅固，氣血皆從；如是則內外調和，邪不能害，耳目聰明，氣立如故(2)。

風客淫氣，精乃亡，邪傷肝也。因而飽食，筋脈橫解(3)，腸澼(4)為痔；因而大飲，則氣逆；因而強力，腎氣乃傷，高骨乃壞。

凡陰陽之要，陽密乃固，兩者不和，若春無秋，若冬無夏，因而和之，是謂聖度(5)。故陽強不能密，陰氣乃絕。陰平陽秘，精神乃治；陰陽離決，精氣乃絕。

因於露風，乃生寒熱。是以春傷於風，邪氣留連，乃為洞泄；夏傷於暑，秋為痎瘧；秋傷於濕，上逆而咳，發為痿厥；冬傷於寒，春必溫病。四時之氣，更傷五臟。

【注釋】

（1）起亟：亟，頻數。起亟，指陰精不斷滋生而與陽氣相應。

（2）氣立如故：立，行也。指臟腑經絡之氣運如常。

（3）筋脈橫解：橫，放縱。解，通「懈」。筋脈橫解，即筋脈縱馳不收。

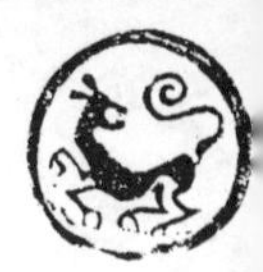

（4）腸澼（ㄆㄧˋ）：指下利膿血的痢疾等病。

（5）聖度：指最好的養生法度。

【白話詳解】

岐伯說：陰是藏精於內不斷地扶持陽氣的；陽是衛護於外使體表固密的。如果陰不勝陽，陽氣亢盛，就使血脈流動迫促，若再受熱邪，陽氣更盛就會發為狂證。如果陽不勝陰，陰氣亢盛，就會使五臟之氣不調，以致九竅不通。所以聖人使陰陽平衡，無所偏勝，從而達到筋脈調和、骨髓堅固、血氣暢順。這樣，就會內外調和，邪氣不能侵害，耳目聰明，氣機運行正常。

風邪侵犯人體，傷及陽氣，並逐步侵入內臟，陰精也就日漸消亡，這是由於邪氣傷肝所致。若飲食過飽，腸胃筋脈縱馳不收，就會發生腸澼及痔瘡等病症。若飲酒過量，會造成肺氣上逆。若過度用力，會損傷腎氣，腰部脊骨也會受到損傷。

大凡陰陽的關鍵，以陽氣的緻密最為重要。陽氣緻密，陰氣就能固守於內。若陰陽不協調，就像一年之中，只有春天而沒有秋天，只有冬天而沒有夏天一樣。因此，陰陽的協調配合，相互為用，是維持正常生理狀態的最高標準。所以陽氣亢盛，不能固密，陰氣就會竭絕。陰氣和平，陽氣固密，人的精神才會正常。如果陰陽分離決絕，人的精氣就會隨之而竭絕。

由於霧露風寒之邪的侵犯，就會發生寒熱。春天傷於風邪，留而不去，夏季會發生急驟的泄瀉。夏天傷於暑邪，到秋天會發生瘧疾。秋天傷於濕邪，邪氣上逆，到冬天會發生咳嗽，並且可能發展為痿厥病。冬天傷於寒氣，到來年的春天，就要發生溫病。四時的邪氣，會交替傷害人的五臟。

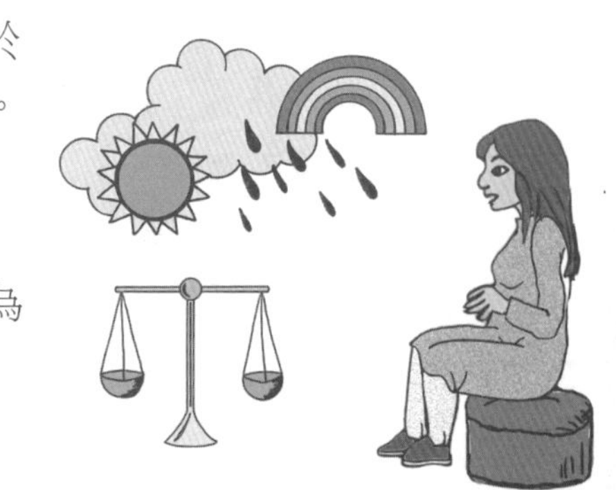

【按語】

本節闡述了陰精與陽氣之間相互為

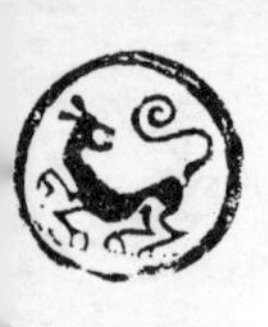

用、相互依存、相互制約的關係以及陰陽平衡的重要性。陰是內藏的精氣，不斷地供給陽氣之用；陽氣能保衛體表，抵禦外邪，使機體固密，保護陰精的正常化生。如果陰精和陽氣這種互根互用的關係遭到破壞，則「孤陽不生，獨陰不長」，臨床可見「陽損及陰」、「陰損及陽」的病理變化。陰陽之間的和諧協調，是萬物自身運動所形成的最佳狀態。它體現著陰陽雙方在相互消長的狀態中彼此相互作用，保持著穩定性。對人體來說，陰平陽秘是健康的保證。只有陰精寧靜不耗，陽氣固密不散，陰陽雙方保持動態平衡，才能使人精神旺盛，生命活動正常。陰陽平衡的破壞，就意味著生命功能的失常，即為疾病現象。

【原文】

陰之所生，本在五味，陰之五宮[(1)]，傷在五味。是故味過於酸，肝氣以津，脾氣乃絕；味過於鹹，大骨氣勞，短肌[(2)]，心氣抑；味過於甘，心氣喘滿，色黑，腎氣不衡；味過於苦，脾氣不濡，胃氣乃厚；味過於辛，筋脈沮馳[(3)]，精神乃央。是故謹和五味，骨正筋柔，氣血以流，腠理以密，如是則骨氣以精[(4)]。謹道如法，長有天命。

【注釋】

（1）五宮：即五臟。

（2）短肌：指皮膚乾枯毫無潤澤。

（3）沮馳：敗壞。沮馳，敗壞馳縱。

（4）骨氣以精：骨氣，泛指上文之骨、筋、氣、血、腠理。精，強盛。此句是說骨、筋、氣、血、腠理受到五味的滋養而強盛不衰。

【白話詳解】

陰精的產生，來源於飲食五味。貯藏陰精的五臟，也會因

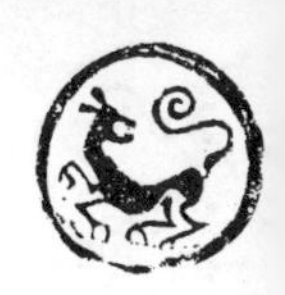

五味而受傷。若過食酸味，會使肝氣淫溢而亢盛，從而導致脾氣受到克伐而衰弱；過食鹹味，會使骨骼損傷，肌肉乾枯，情緒抑鬱；過食甜味，會使心氣滿悶，氣逆作喘，顏面發黑，腎氣受傷；過食苦味，會使脾氣過燥而不濡潤，從而使胃氣壅滯；過食辛味，會使筋脈敗壞，發生弛縱，精神受損。因此謹慎地調和五味，會使骨骼強健、筋脈柔和、氣血通暢、腠理緻密，這樣，骨、筋、氣、血、腠理皆可強盛不衰了。所以重視養生之道，並且依照正確的方法加以實行，就會長期保有天賦的壽命了。

【按語】

本節論述了飲食五味與五臟陰精的關係。飲食五味由脾胃的腐熟運化，其精微輸布於全身以起營養作用，同時亦進入五臟以化生五臟精氣，故說「陰之所生，本在五味」。若飲食失調、五味偏嗜，則可成為損傷五臟精氣的重要原因。臨床上飲食所傷，除能直接傷害腸胃以影響五臟外，還可因五味偏嗜引起相關臟腑發生病理變化，並進一步影響到其他臟腑。

【應用舉例】

酸入肝，苦入心，甘入脾，辛入肺，鹹入腎。酸先入肝，餘仿此。入肝為溫，入心為熱，入肺為涼，入腎為寒，入脾為至陰，而四氣兼之，皆為增其味而益其氣。故各從其臟之氣，久則從化。故久服苦，反熱從苦化，餘味仿此。氣不已則臟氣偏勝，必有偏絕，臟有偏絕，必有暴夭。藥不具五味，不備四氣，而久服之，必致夭。……藥之五味，隨五臟所入而為補瀉，亦不過因其性而調之。五味之本性一定而不變也，其補瀉則因五臟四時而迭加施用者也。溫涼寒熱四時之本性也，其於五臟補瀉亦迭相施用也。五味之於五臟，各有損益。一味過食，則安一臟，虧一臟。（《紅爐點雪》）

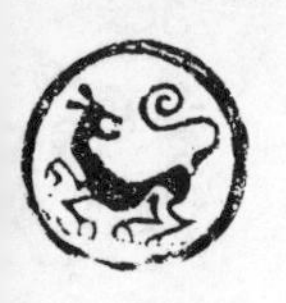

金匱真言論篇第四

【原文】

黃帝曰：天有八風[1]，經有五風[2]，何謂？岐伯對曰：八風發邪，以為經風[3]，觸五臟，邪氣發病。所謂得四時之勝者，春勝長夏，長夏勝冬，冬勝夏，夏勝秋，秋勝春，所謂四時之勝也。東風生於春，病在肝，俞[4]在頸項；南風生於夏，病在心，俞在胸脇；西風生於秋，病在肺，俞在肩背；北風生於冬，病在腎，俞在腰股；中央為土，病在脾，俞在脊。故春氣者病在頭，夏氣者病在臟[5]，秋氣者病在肩背，冬氣者病在四支。故春善病鼽衄[6]，仲夏善病胸脇，長夏善病洞泄寒中[7]，秋善病風瘧，冬善病痹厥[8]。故冬不按蹻[9]，春不鼽衄。春不病頸項，仲夏不病胸脇，長夏不病洞泄寒中，秋不病風瘧，冬不病痹厥，飧泄[10]而汗出也。夫精者，身之本也。故藏於精者，春不病溫。夏暑汗不出者，秋成風瘧。此平人脈法也。

【注釋】

（1）八風：見《上古天眞論篇第一》注釋。

（2）五風：五臟之風也，即指外風侵入經脈，傷人五臟。分別稱為肝風、脾風、心風 肺風、腎風。

（3）經風：經脈感受的風邪。

（4）俞：俞穴，是經氣輸注之處，也是邪氣侵入的門戶。

（5）臟：此指心臟。

（6）鼽（ㄑㄧˊㄡ）衄：鼻塞。衄，鼻中出血也。

（7）寒中：指裏寒證。

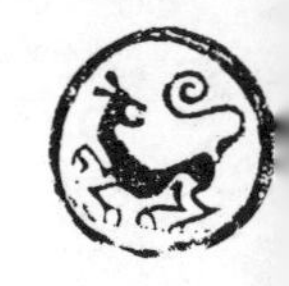

（8）痹厥：痹，痹證，此處指寒痹。厥，厥證，此處指四肢逆冷的寒厥證。

（9）按蹻：指擾動筋骨。

（10）飧泄：指泄瀉清稀，完穀不化。

【白話詳解】

黃帝問道：「自然界有八風，人的經脈病變又有五風的說法，這是怎麼回事呢？」

岐伯答說：「自然界的八風是外部的致病邪氣，它侵犯經脈，產生經脈的風病，風邪還會繼續循經脈而侵害五臟，使五臟發生病變。一年的四個季節，有相剋的關係，如春勝長夏、長夏勝冬、冬勝夏、夏勝秋、秋勝春，某個季節出現了克制它的季節氣候，這就是所謂四時相勝。東風生於春季，病多發生在肝，肝的經氣輸注於頸項。南風生於夏季，病多發生於心，心的經氣輸注於胸脇。西風生於秋季，病多發生在肺，肺的經氣輸注於肩背。北風生於冬季，病多發生在腎，腎的經氣輸注於腰股。長夏季節和中央的方位屬於土，病多發生在脾，脾的經氣輸注於脊。所以春季邪氣傷人，多病在頭部；夏季邪氣傷人，多病在心；秋季邪氣傷人，多病在肩背；冬季邪氣傷人，多病在四肢。春天多發生鼽衄，夏天多發生胸脇疾患，長夏季多發生洞泄等裏寒證，秋天多發生風瘧，冬天多發生痹厥。故冬天不進行按蹻等擾動筋骨損傷陽氣，春天也不會發生鼽衄和頸項部位的疾病，夏天就不會發生胸脇的疾患，長夏季節就不會發生洞泄一類的裏寒病，秋天就不會發生風瘧病，冬天也不會發生痹厥、飧泄、汗出過多等病症。腎精，是人體的根本，所以冬天時陰精內藏而不妄泄，春天就不會得溫熱病。夏暑陽盛，如果不能排汗散熱，到秋天就會釀成風瘧病。這是診察普通人四季發病的一般規律。」

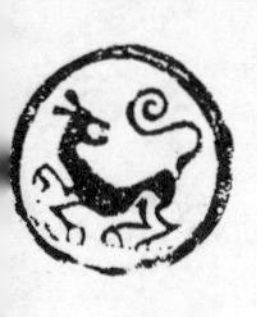

【按語】

本節根據陰陽四時消長變化推論疾病傳變，認為不同性質、不同季節的病因往往侵襲與之同類的部位。季節性發病是說四時氣候有異，每一季節各有不同特點，因此除了一般疾病外，還有些季節性多發病。此外，某些慢性宿疾，往往在氣候劇變或季節交換的時候發作或增劇，如痹證、哮喘等。疾病的發病及其演變也與四時季節的陰陽盛衰消長變化和五行生剋規律有一定的內在聯繫。如春季多風、氣候轉暖，多發風病、熱病；夏季炎熱多雨，多病濕熱、瀉痢；秋季多燥、氣溫轉涼，多發燥病、咳喘；冬季寒冷，多病腎虛、痹病。

【應用舉例】

精為至寶，精與氣相養，氣聚則精盈，精盈則氣盛，日啖飲食之華美者為精，故從米從青。夫精者，極好之稱，人之精最貴而甚少，……人之可寶者命，可惜者身，可重者精。肝精不固目眩無光，肺精不足肌肉消瘦，腎精不固神氣減少，脾精不堅齒髮浮落。若真精耗散，疾病即生，死亡隨至。精能生氣，氣能生神，榮衛一身，莫大於此。

養生之士，先寶其精，精滿則氣壯，氣壯則神旺，神旺則身健，身健而少病，內則五臟敷華，外則肌膚潤澤，容顏光彩，耳目聰明，老當益壯矣。（《東醫寶鑒•內景篇》）

【原文】

故曰：陰中有陰，陽中有陽。平旦至日中(1)，天之陽，陽中之陽也；日中至黃昏(2)，天之陽，陽中之陰也；合夜至雞鳴(3)，天之陰，陰中之陰也；雞鳴至平旦(4)，天之陰，陰中之陽也，故人亦應之。夫言人之陰陽，則外為陽，內為陰；言人身之陰陽，則背為陽，腹為陰；言人身之臟腑中陰陽，則臟者

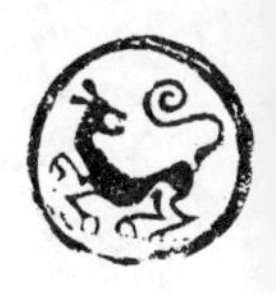

為陰，腑者為陽；肝、心、脾、肺、腎五臟皆為陰，膽、胃、大腸、小腸、膀胱三焦六腑皆為陽。所以欲知陰中之陰、陽中之陽者何也？為冬病在陰(5)，夏病在陽(6)，春病在陰(7)，秋病在陽(8)，皆視其所在，為施針石也。故背為陽，陽中之陽，心也；背為陽，陽中之陰，肺也；腹為陰，陰中之陰，腎也；腹為陰，陰中之陽，肝也；腹為陰，陰中之至陰，脾也。此皆陰陽表裏內外雌雄相輸應(9)也，故以應天之陰陽也。

【注釋】

(1) 平旦至日中：指早晨卯時至中午午時。

(2) 日中至黃昏：指中午午時至日落酉時。

(3) 合夜至雞鳴：指日落酉時至夜半子時。

(4) 雞鳴至平旦：指夜半子時至早晨卯時。

(5) 陰：指腎，腎居下焦屬陰。

(6) 陽：指心，心居上焦屬陽。

(7) 陰：指肝，肝居下焦屬陰。

(8) 陽：指肺，肺居上焦屬陽。

(9) 輸應：輸，聯繫。應，對應。

【白話詳解】

所以說：陰陽之中，還各有陰陽。白晝屬陽，平旦到中午，為陽中之陽；中午到黃昏，則屬陽中之陰。黑夜屬陰，合夜到雞鳴，為陰中之陰；雞鳴到平旦，則屬陰中之陽，人的情況也與此相應。就人體陰陽而論，外部屬陽，內部屬陰；就身體的部位來分陰陽，則背為陽，腹為陰；從臟腑的陰陽劃分來說，則臟屬陰，腑屬陽，肝、心、脾、肺、腎五臟都屬陰，膽、胃、大腸、小腸、膀胱、三焦六腑都屬陽。怎樣理解陰陽之中復有陰陽的道理呢？這是要分析四時疾病在陰在陽，以作為治療的依據，如冬病在陰、夏病在陽、春病在陰、秋病在

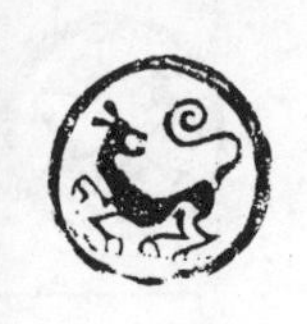

陽，都要根據疾病的部位來施用針刺和砭石。所以，背為陽，陽中之陽為心，陽中之陰為肺；腹為陰，陰中之陰為腎，陰中之陽為肝，陰中的至陰為脾。以上這些都是人體陰陽表裏、內外雌雄相互聯繫又相互通應的例證，所以人與自然界的陰陽是相應的。

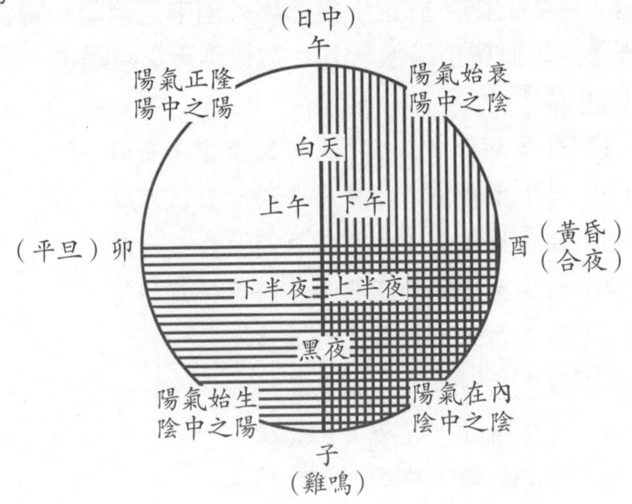

【按語】

本節所論述的晝夜陰陽氣消長運動的規律，揭示了兩個問題，一是說明陰陽之中，又可以分為陰陽，事物的陰陽兩方是相對的而不是絕對的。二是闡明了自然界陰陽消長變化對人體的影響，人體的一晝夜陰陽氣的消長運動，與自然界一晝夜消長運動必然相應，所以文中指出「人亦應之」。

人體的組織結構，上下內外部位以及內臟與外在環境複雜聯繫中的陰陽可分性與天人相應規律，是陰陽學說在醫學中的重要應用。因為天與人的陰陽氣升降消長運動是相應的，因而自然界陰陽消長運動所形成的氣候變化，與人體的生理活動、病理變化有著密切的聯繫。因此，在進行臨證時應充分考慮到

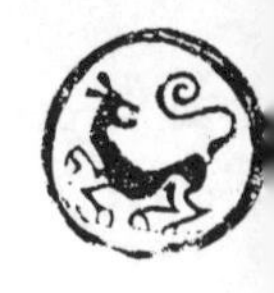

人體陰陽與天之陰陽相應的關係，這是《內經》四時陰陽五臟理論的重要內容。

【原文】

帝曰：五臟應四時，各有收受[1]乎？岐伯曰：有。東方青色，入通於肝，開竅於目，藏精於肝，其病發驚駭；其味酸，其類草木，其畜雞，其穀麥，其應四時，上為歲星[2]，是以春氣在頭也，其音角[3]，其數八[4]，是以知病之在筋也，其臭臊[5]。南方赤色，入通於心，開竅於耳，藏精於心，故病在五臟；其味苦，其類火，其畜羊，其穀黍，其應四時，上為熒惑星，是以知病之在脈也，其音徵，其數七，其臭焦。中央黃色，入通於脾，開竅於口，藏精於脾，故病在舌本；其味甘，其類土，其畜牛，其穀稷，其應四時，上為鎮星，是以知病在肉也，其音宮，其數五，其臭香。西方白色，入通於肺，開竅於鼻，藏精於肺，故病在背；其味辛，其類金，其畜馬，其穀稻，其應四時，上為太白星，是以知病之在皮毛也，其音商，其數九，其臭腥。北方黑色，入通於腎，開竅於二陰，藏精於腎，故病在谿；其味鹹，其類水，其畜彘，其穀豆，其應四時，上為辰星，是以知病之在骨也，其音羽，其數六，其臭腐。故善為脈[6]者，謹察五臟六腑，一逆一從，陰陽、表裏、雌雄之紀，藏之心意，合心於精，非其人勿教，非其真勿授，是謂得道。

【注釋】

（1）收受：此處指通應。

（2）歲星、熒惑星、鎮星、太白星、辰星：分別指木星、火星、土星、金星、水星。

（3）角、徵、宮、商、羽：古代五音的名稱。

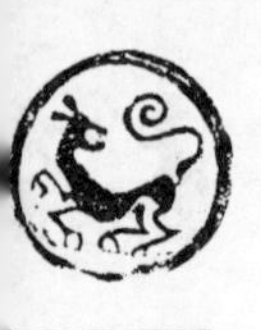

（4）八、七、五、九、六：古代以數表示五行的生成，其生數為水一、火二、木三、金四、土五。土為萬物之母，五行非土不成，即五行生數只有加上土的生數五，五行才可以成，這樣五行的成數便為水六、火七、木八、金九、土十。因五行以土而成，盛數為十，故文中木、火、金、水均言其成數八、七、九、六，唯土言其生數五。

（5）臊、焦、香、腥、腐：此稱五臭，亦稱五氣，實指五種氣味。

（6）脈：此指診法。

【白話詳解】

黃帝說：「五臟除與四時相應外，它們各自還有相類似的事物可以歸納起來嗎？」

岐伯說：「有。比如東方青色，與肝相通，肝開竅於目，精氣內藏於肝，發病常表現為驚駭，在五味為酸，與草木同類，在五畜為雞，在五穀為麥，與四時中的春季相應，在天體為歲星，春天陽氣上升，所以其氣在頭，在五音為角，其成數為八，因肝主筋所以它的疾病多發生在筋。此外，在氣味為臊。南方赤色，與心相通，心開竅於耳，精氣內藏於心，在五味為苦，與火同類，在五畜為羊，在五穀為黍，與四時中的夏季相應，在天體為熒惑星，心的疾病多發生在血脈連及五臟，在五音為徵，其成數為七，其氣味為焦。中央黃色，與脾相通，脾開竅於口，精氣內藏於脾，在五味為甘，與土同類，在五畜為牛，在五穀為稷，與四時中的長夏相應，在天體為鎮星，脾的疾病多發生在舌和肌肉，在五音為宮，其生數為五，其氣味為香。西方白色，與肺相通，肺開竅於鼻，精氣內藏於肺，在五味為辛，與金同類，在五畜為馬，在五穀為稻，與四時中的秋季相應，在天體為太白星，肺的疾病多發生在背部和

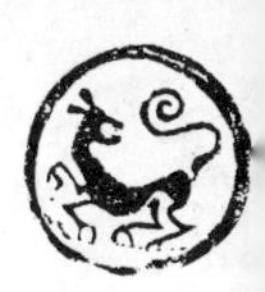

皮毛，在五音為商，其成數為九，其氣味為腥。北方黑色，與腎相同，腎開竅於前後二陰，精氣內藏於腎，在五味為鹹，與水同類，在五畜為彘，在五穀為豆，與四時中的冬季相應，在天體為辰星，腎的疾病多發生在四肢關節與骨骼，在五音為羽，其成數為六，其氣味為腐。

所以善於診脈的醫生，能夠謹慎細心地審查五臟六腑的變化，瞭解其順逆的情況，把握陰陽、表裏、雌雄的對應和聯繫，並把這些精深的道理，深深地記在心中達到融會貫通。但是這些理論，至為寶貴，對於那些不是真心實意地學習而又不具備一定條件的人，切勿輕易傳授，這才是愛護和珍視這門學問的正確態度」。

五臟收受關係見下表。

五行	木	火	土	金	水
五臟	肝	心	脾	肺	腎
五味	酸	苦	甘	辛	鹹
五畜	雞	羊	牛	馬	彘
五穀	麥	黍	稷	稻	豆
季節	春	夏	長夏	秋	冬
星宿	歲星	熒惑星	鎮星	太白星	辰星
五音	角	徵	宮	商	羽
生成數	八	七	五	九	六
五嗅	臊	焦	香	腥	腐
五竅	目	舌	口	鼻	耳
五體	筋	脈	肉	皮毛	骨

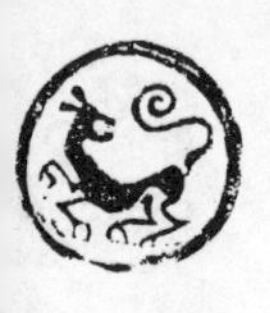

【按語】

本節以五臟為中心，按自然事物的五行歸類，闡明了人體五臟系統外應五方、五時、五味等五臟與自然界各有收受的理論，是五行學說應用於醫學的範例，也是重點闡發「四時五臟陰陽」理論的重要篇章。

【應用舉例】

耳者腎之竅，足少陰之所主。人身十二經絡中，除足太陽、手厥陰，其餘十經絡皆入於耳，惟腎開竅於耳，故治耳者以腎為主。或曰：心亦開竅於耳，何也？蓋心竅本在舌，以舌無孔竅，因寄於耳，此腎為耳竅之主，心為耳竅之客爾。（《醫貫•論耳諸病》）

耳者腎之候。腎乃宗脈之所聚，其氣通於耳。腎氣和平，則聞五音而聰矣。腎氣不平，則耳為之受病也。醫經云：腎氣通耳，心寄竅於耳。風寒暑濕燥熱，得之於外，應乎腎；憂愁思慮得之於內，生瘡，或為聤耳，或為焮焮腫。六淫傷之調乎腎，七情所感治乎心。醫療之法，寧心順氣，欲其氣順心寧，則耳為之聽矣。宜用《局方》妙香散，以石菖蒲煎湯調服，以順心氣；參、丹、蜜、砂，以寧心君。（《濟生方•耳論治》）

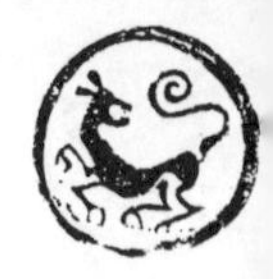

陰陽應象大論篇第五

【原文】

黃帝曰：陰陽者，天地之道[1]也，萬物之綱紀，變化之父母[2]，生殺之本始[3]，神明之府[4]也，治病必求於本[5]。

故積陽為天，積陰為地，陰靜陽躁，陽生陰長，陽殺陰藏[6]。陽化氣，陰成形[7]。寒極生熱，熱極生寒[8]。寒氣生濁，熱氣生清[9]。清氣在下，則生飧泄[10]；濁氣在上，則生䐜脹[11]。此陰陽反作，病之逆從[12]也。

故清陽為天，濁陰為地。地氣上為雲，天氣下為雨，雨出地氣，雲出天氣。故清陽[13]出上竅，濁陰[14]出下竅；清陽發腠理，濁陰走五臟；清陽實四支，濁陰歸六腑。

【注釋】

（1）天地之道：天地，泛指自然界。道，本源。一說為法則，規律。

（2）變化之父母：物質之漸變為化，物之突變為變。父母，喻本源，起源。

（3）生殺之本始：生，生長。殺，肅殺，滅亡。本始，即本源。

（4）神明之府：神明，自然萬物運動變化的內在動力。府，即藏聚之所。

（5）本：此指陰陽。

（6）陽生陰長，陽殺陰藏：此就陰陽二氣的作用而言，意為陽主萬物的生長，陰主萬物的長養；陽主萬物的肅殺，陰主萬物的閉藏。一說為互文。

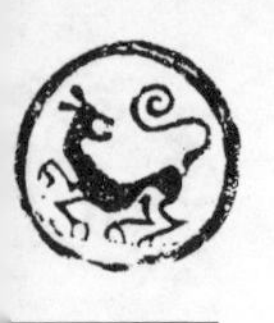

（7）陽化氣，陰成形：指陽主化生無形之氣，陰主生成有形萬物。

（8）寒極生熱，熱極生寒：此以寒熱互變的現象，說明陰陽在一定條件下相互轉化的關係。

（9）寒氣生濁，熱氣生清：張介賓注：「寒氣凝滯，故生濁陰；熱氣生散，故生清陽。」

（10）飧泄：指大便泄瀉清稀，並有不消化的食物殘渣。

（11）䐜（ㄔㄣ）脹：即脹滿。

（12）逆從：偏義複詞，此側重「逆」義。吳崑注：「逆從，不順也。」

（13）清陽：此指維持上竅功能的精微物質，與下文「清陽發腠理」所指衛氣，「清陽實四支」所指水穀精微不同。

（14）濁陰：此指二便，與下文「濁陰走五臟」所指精血津液，「濁陰歸六腑」所指飲食物及其變化的糟粕不同。

【白話詳解】

黃帝說道：陰陽是自然界運動發展的規律，是一切事物的綱紀，是萬物變化的基礎，生長衰亡的根本，有極大道理蘊含其中。凡醫治疾病，必須探求疾病變化的根本，其道理也不外乎陰陽二字。

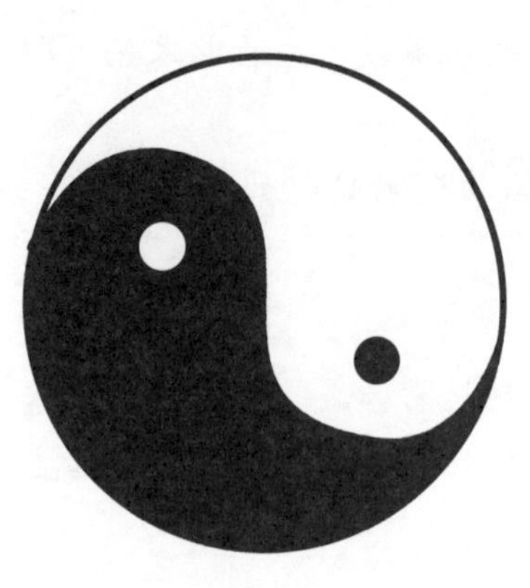

以自然界變化來比喻，清陽之氣聚於上而成為天，濁陰之氣積於下而成為地。陰相對安靜，而陽相對躁動；陽主生成，陰主成長；陽主肅殺，陰主收藏。陽能化生功能，陰能構成形體。寒到極點會生熱，熱到極點會生寒；寒氣能產生濁陰，熱氣能產生清陽；清陽之氣

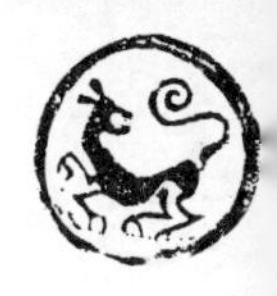

居下而不升，就會發生泄瀉之病，濁陰之氣居上而不降，就會發生脹滿之病。這就是陰陽的正常和反常變化，因此疾病也就有逆證和順證的分別。

所以清陽之氣上升成為天，濁陰之氣下降成為地。地氣蒸發上升成為雲，天氣凝聚下降成為雨。雨是地氣上升之雲轉變而成，雲為天氣蒸發水氣而成。人體的變化也是這樣，清陽之氣上出於竅，濁陰之氣下走於前後二陰；清陽的衛氣發洩於腠理，濁陰的營血內注於五臟；清陽的精氣充實於四肢，濁陰的水穀入歸於六腑。

【按語】

本節闡明了陰陽的基本含義。陰和陽是兩種既相關聯又相對立的屬性，代表了兩種截然相反的狀態共存於一體而不能分離，進而構成一個整體。如以人體功能和物質為例，功能屬陽、物質屬陰，功能以物質為基礎，物質以功能為表現，功能表現於外、物質鎮守於內，兩者相互依存，不可分割。這是一種普遍的規律，世界上的萬事萬物正是由此而產生。人體陰陽的升降出入運動同於天地雲雨的形成，故「清陽出上竅，濁陰出下竅；清陽發腠理，濁陰走五臟；清陽實四支，濁陰歸六腑」。這對後世醫學的發展產生了深遠的影響，例如臨床上治療耳目不聰，用益氣升陽法；治療腸胃積滯，用蕩滌攻下法。李杲的脾胃升降理論，黃元御的五臟升降理論等，也都是在此理論的啟發下，在臨床實踐中發展而成的。

文中的「治病必求於本」是中醫辨證施治的一項基本原則，它對中醫學的發展產生了深遠的影響。這裏的「本」是指陰陽。陰陽就是指疾病的本質、根本，也就是疾病之所以發生的根本原因。因此「治病必求於本」的實質含義，就是在疾病診治過程中要善於分析和處理主要矛盾，找出並消除根本的病

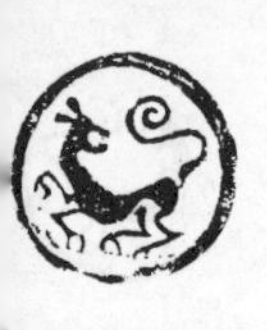

因。比如出血，常見的病因就有熱傷營絡、氣虛不攝、暴怒氣逆、淤阻經隧等，出血雖同而病本各異，所以不宜一見出血就用止血藥，而應探本求源，從根本上消除病因，這樣才能藥到病除。

【應用舉例】

《經》曰：「治病必求於本。本之為言根也，世未有無源之流，無根之本。澄其源而流自清，灌其根而枝乃茂，自然之經也。故善為醫者，必責根本，而本有先天、後天之辨。先天之本在腎，腎應北方之水，水為天一之源；後天之本在脾，脾為中宮之土，土為萬物之母。」（《醫宗必讀•卷之一》）

萬病皆有本，而治病之法，尤惟求本為首務。所謂本者，惟一而無兩也。蓋或因外感者，本於表也；或因內傷者，本於裏也；或病熱者，本於火也；或病冷者，本於寒也；邪有餘者，本於實也；正不足者，本於虛也。……萬病之本，只此表、裏、寒、熱、虛、實六者而已。知此六者，則表有表證，裏有裏證，寒、熱、虛、實無不皆然。（《景岳全書•卷之二》）

【原文】

水為陰，火為陽。陽為氣(1)，陰為味(2)。味歸形，形歸氣，氣歸精，精歸化(3)，精食氣，形食味，化生精，氣生形。味傷形，氣傷精，精化為氣，氣傷於味。陰味出下竅，陽氣出上竅。味厚者為陰，薄為陰之陽；氣厚者為陽，薄為陽之陰。味厚則泄，薄則通；氣薄則發泄，厚則發熱。壯火(4)之氣衰，少火(5)之氣壯，壯火食氣，氣食(6)少火，壯火散氣，少火生氣。氣味辛甘發散為陽，酸苦湧泄(7)為陰。

陰勝則陽病，陽勝則陰病。陽勝則熱，陰勝則寒。重寒則熱，重熱則寒。寒傷形，熱傷氣；氣傷痛，形傷腫。故先痛而

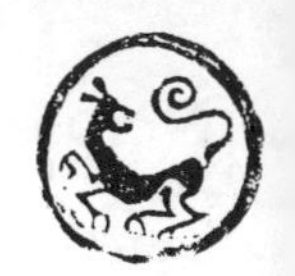

後腫者，氣傷形也；先腫而後痛者，形傷氣也。

【注釋】

（1）氣：氣性，指藥物飲食之氣性。

（2）味：指藥物飲食之五味。

（3）氣歸精，精歸化：氣，指藥食之氣。化，指氣化、化生。藥物飲食之氣生成人體的陰精，人體的陰精又依賴氣化而產生。

（4）壯火：指藥食氣味之純厚者。

（5）少火：指藥食氣味溫和者。

（6）食：音義同「飼」，仰賴的意思。

（7）湧泄：指瀉下。

【白話詳解】

水屬於陰，火屬於陽。藥物、飲食的氣味屬於陽，而它的五味屬於陰。五味可以滋養形體，而形體又需要元氣的充養。氣可以生成人體的陰精，而人體的陰精又依賴氣化而產生。陰精仰賴於氣而產生，形體全靠五味來滋養。

藥物飲食經過生化變成陰精，經氣化作用而生成形體。然而味太過，又會傷害形體；氣偏亢盛，也可損傷陰精。陰精化生人體的元氣，但五味太過，又會耗傷元氣。藥物飲食的味屬於陰，多沉降而走下竅；氣屬於陽，多升散而達上竅。

味厚的屬陰中之陰（純陰），味薄的屬於陰中之陽；氣厚的屬陽中之陽（純陽），氣薄的屬於陽中之陰。味厚的有瀉下作用，味薄的有疏通作用；氣薄的能向外發泄，氣厚的能助陽生熱。氣味純陽的，使人元氣衰弱；氣味溫和的，使人元氣壯盛。氣味純陽的消耗人的元氣，而人的元氣又仰飼於氣味溫和者的資助。凡氣味辛甘而有發散功用的，屬於陽，氣味酸苦而有通泄功用的，屬於陰。

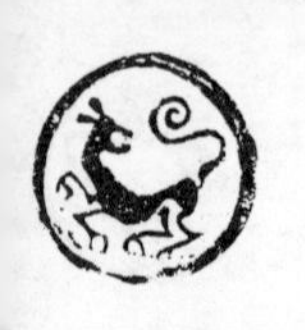

人體的陰陽是相對平衡的。如果陰氣偏勝，則使陽氣受損而為病；陽氣偏勝，則使陰氣耗損而為病。陽偏勝則表現為發熱，陰偏勝則表現為寒冷。寒到極點，會表現熱象；熱到極點就會出現寒象。寒能傷形體，熱能傷氣分。氣分受傷，可以產生疼痛，形體受傷，可以發生腫脹。所以先痛而後腫的，是氣分先傷而後及於形體；先腫而後痛的，是形體先病後及於氣分。

【按語】

本節論述藥物氣味的陰陽分類及其特性。其中氣屬陽，味屬陰。藥食當中，氣厚者為陽中之陽，氣薄者為陽中之陰；味厚的為陰中之陰，味薄的為陰中之陽。氣厚者有助陽增熱作用，如附子；氣薄者有發汗解表的作用，如麻黃；味厚者有泄瀉的作用，如大黃；味薄者有淡泄通利的作用，如茯苓。這是用陰陽理論指導分析藥物性味的原理。

此外，文中反覆論述味、形、氣、精的相互轉化，重在說明人體物質與功能之間的辨證關係，對養生與治療均有重要的指導意義。

文中的「陰勝則陽病，陽勝則陰病，陽勝則熱，陰勝則寒。重寒則熱，重熱則寒」，原指藥食氣味相勝而言，引申作為中醫病理學論述寒熱證的基本病機，亦是診治寒熱病證的基本依據。常用於說明在外邪作用下，人體陰陽失調的表現。

其中「陰勝則陽病」、「陰勝則寒」，常由外感陰寒之邪所致，導致陰寒偏盛，陽氣偏衰，陽氣溫煦功能失常，所以出現寒象；「陽勝則陰病」、「陽勝則熱」，則由外感溫熱陽邪所致，使陽氣偏盛，陰氣耗傷，陰氣不能制陽，所以出現熱象。「重寒則熱，重熱則寒」則表明當陰陽消長達到一個極限的水準時，可引起陰陽的轉化，即寒甚之極，可以出現熱象；

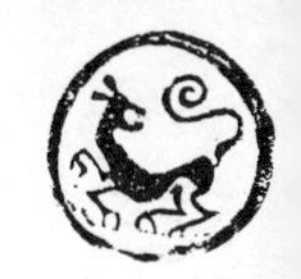

熱甚之極，也可以出現寒象等。

【應用舉例】

陰陽治驗案1：范某，男，42歲，1996年元月15日初診。患有支氣管哮喘12年。伴肢冷畏寒，每遇冷受涼發作，既往用氨茶鹼、撲爾敏，抗感染的西藥治療，效果尚好，近2個月來，發作頻繁，用西藥效果欠佳，遂要求中藥治療。診見：咳嗽哮喘，張口抬肩，呼吸困難，不能平臥，夜間尤甚，伴神疲乏力，氣怯聲低，四肢冰涼，咳嗽甚則二便自遺，舌淡，苔薄白，脈沉弱。中醫診斷：喘證。證屬下元虧損，命門火衰。

處方：製附子、桂枝各5g，熟地20g，山藥、山茱萸、紫菀、蘇子各12g，茯苓30g，澤瀉、丹皮、麻黃各10g，萊菔子9g，五味子、白芥子各6g，麻黃根15g。水煎服，每日1劑，服藥6劑，咳嗽氣喘稍減，仍訴神疲乏力，四肢冰涼，二便自遺，舌脈如前，效不更方，守上方再服7劑，咳嗽消失，氣喘明顯緩解，已能平臥，轉用成藥金匱腎氣丸調理1個月，以鞏固療效，隨訪3年，未再復發。（陝西中醫，2005，9）

陰陽治驗案 2：萃翁公郎，稟質向虧，誦讀煩勞，心神傷耗。初病浮火上升，繼則陽強不密，精時自下。診脈虛細無力，方定六味地黃湯。除茯苓、澤瀉，加麥冬、五味、遠志、棗仁、牡蠣、芡實，期以功成。百日服藥數劑未應，更醫病狀依然，復召診視。

予曰：此水火失濟象也，豈能速效。仍用前方再加龍骨、蒺藜、桑螵蛸、蓮蕊鬚，合乎滑者澀之之意。守服兩旬，虛陽漸斂，精下日減。但病久形羸食少，究由脾胃有虧。

經云：腎者主水，受五臟六腑之精而藏之。是精藏於腎，非生於腎也，譬諸錢糧，雖貯庫中，然非庫中自出，須補脾胃化源，欲於前方內參入脾藥，嫌其雜而不專，乃從脾腎分治之

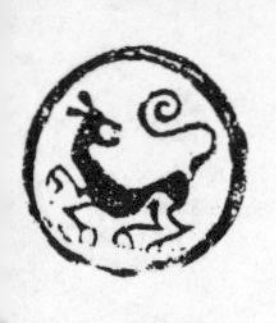

法，早用參苓白朮散，晚間仍進前藥。服之益效，續擬丸方，調養而瘳。（《程杏軒醫案》）

【原文】

風勝則動，熱勝則腫[(1)]，燥勝則乾，寒勝則浮[(2)]，濕勝則濡瀉[(3)]。天有四時五行，以生長收藏，以生寒暑燥濕風。人有五臟化五氣，以生喜怒悲憂恐。故喜怒[(4)]傷氣，寒暑[(5)]傷形。暴怒傷陰[(6)]，暴喜傷陽[(7)]。厥氣上行，滿脈去形[(8)]。喜怒不節，寒暑過度，生乃不固。故重陰必陽，重陽必陰。故曰：冬傷於寒，春必溫病；春傷於風，夏生飧泄；夏傷於暑，秋必痎瘧[(9)]；秋傷於濕，冬生咳嗽。

【注釋】

（1）熱勝則腫：火熱內鬱，營氣壅滯肌肉腠理，聚為癰瘍紅腫。

（2）寒勝則浮：浮，浮腫。寒為陰邪，易傷陽氣，陽氣不行，聚水成為浮腫。

（3）濕勝則濡瀉：濡瀉，又稱濕瀉。脾被濕困，不能運化水穀，故泄瀉稀溏。

（4）喜怒：概指七情。

（5）寒暑：概指六淫。

（6）陰：指肝。

（7）陽：指心。

（8）厥氣上行，滿脈去形：厥氣，逆行之氣。滿脈，邪氣亢盛，充斥脈體。去形，神氣浮越，去離形骸。全句言逆行之氣上行，滿於經脈，神氣耗散。

（9）痎（ㄐㄧㄝ）瘧：瘧疾的總稱。

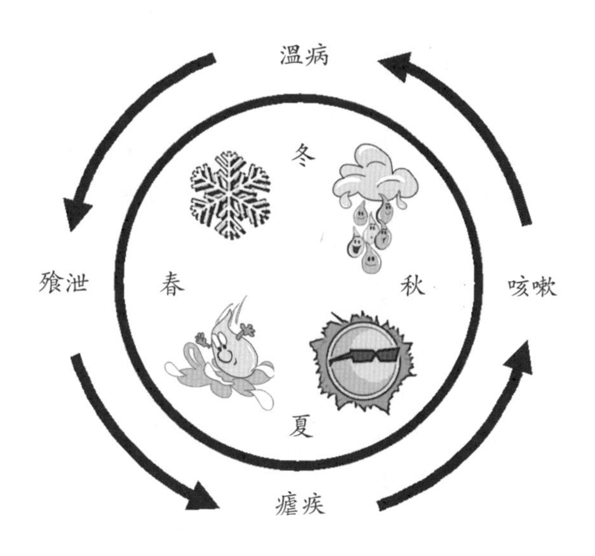

【白話詳解】

風邪太過，則能發生痙攣動搖；熱邪太過，則能發生紅腫；燥氣太過，則能發生乾枯；寒氣太過，則能發生浮腫；濕氣太過，則能發生濡瀉。大自然的變化，有春、夏、秋、冬四時的交替，有木、火、土、金、水五行的變化，因此產生了寒、暑、燥、濕、風的氣候，它影響了自然界的萬物，形成了生、長、化、收、藏的規律。人有肝、心、脾、肺、腎五臟，五臟之氣化生五志，產生了喜、怒、悲、憂、恐五種不同的情志活動。

喜怒等情志變化，可以傷氣；寒暑外侵，可以傷形。暴怒則肝氣橫逆而血亂，故傷陰；暴喜則心氣遲緩而神逸，故傷陽。氣逆上行，充滿經脈，則神氣浮越，離開形體而去。所以喜怒不加以節制，寒暑不善於調適，生命就不能牢固。陰極可以轉化為陽，陽極可以轉化為陰。所以冬季受了寒氣的傷害，春天就容易發生溫病；春天受了風氣的傷害，夏季就容易發生殗泄；夏季受了暑氣的傷害，秋天就容易發生瘧疾；秋季受了

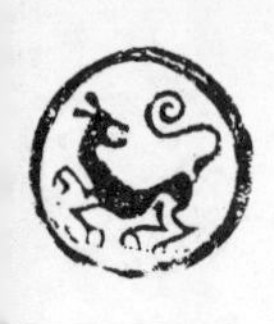

濕氣的傷害，冬天就容易發生咳嗽。

【按語】

本節論述了六淫的性質致病特點、五臟與七情的關係，以及伏邪發病的特點等。不僅揭示病因辨證要點，而且為後世病因學的發展奠定了基礎。如後世將動搖振顫的症狀，視為內風之象；將津液乾涸的表現，歸為內燥等，皆為本文的發展。劉完素補充《素問》病機十九條，而提出「諸澀枯涸，乾勁皴揭，皆屬於燥」的理論，就是對本文「燥勝則乾」論述的發揮。以上六淫病因致病特性的論述，對於臨床治療亦有重要的指導作用，例如臨床治療泄瀉，無不從濕入手，或芳香化濕，或苦溫燥濕，或淡滲利濕，或補陽以化寒濕，或苦寒以清熱利濕等治法，即是源自於「濕勝則濡瀉」之論。

文中「人有五臟化五氣……滿脈去形」的論述，是說明人的情志活動以五臟精氣為物質基礎，馬蒔說「人有肝心脾肺腎之五臟，以化五臟之氣，而喜怒憂悲恐之五志而生焉。」七情太過直接可以影響人體臟腑的氣機運行，「暴怒傷陰，暴喜傷陽」，甚至可致神志喪失，生命垂危，「厥氣上行，滿脈去形」可以導致神氣耗散等。這些描述反映了《內經》時代對情志致病的深刻認識。此外，「冬傷於寒，春必溫病……冬生咳嗽」一句，《生氣通天論》亦有所論，文義基本一致，均為後世「伏邪」病因發病學的理論根據，也對後世伏邪發病，尤其是溫病伏邪發病學說的發展奠定了理論基礎。

【應用舉例】

風勝則庶物皆搖，故為動。熱盛則陽氣內鬱，故紅腫暴作，甚至則榮氣逆於肉裏，聚為癰膿之腫。燥勝則津液竭涸，故皮膚乾燥。寒盛則陰氣結於玄府，玄府閉密，陽氣內攻，故為浮。濕勝則內攻於脾胃，脾胃受濕則水穀不分，水穀相和故

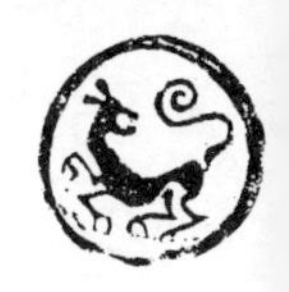

大腸傳導而注瀉也。以濕內盛而瀉故謂之濡瀉。（王冰《黃帝內經素問》）

暴怒傷陰案：劉某，男，29歲，工人。因與同事經濟糾紛，大怒傷肝，氣怒而嗆咳，頓吐鮮血數口，面紅目赤，性情煩躁，胸悶。半小時後，又復咳吐鮮血數口，口渴喜飲，胸脇疼痛，進食無味，舌紅苔薄黃，脈弦數。證屬肝火犯肺，肺絡受損而咳血，治以柔肝瀉肺，寧血止咳，方擬丹梔逍遙散加味。處方：當歸、茯苓、丹皮各12g，梔子、白芍、藕節各15g，柴胡、薄荷（後下）各8g，龍膽草6g，煨薑4g，3劑。咳嗽稍帶血絲，6劑病除。（陝西中醫，2003）

【原文】

帝曰：余聞上古聖人，論理人形[(1)]，列別臟腑，端絡經脈[(2)]，會通六合[(3)]，各從其經[(4)]；氣穴所發，各有處名；谿谷屬骨[(5)]，皆有所起；分部逆從[(6)]，各有條理；四時陰陽，盡有經紀；內外之應[(7)]，皆有表裏，其信然[(8)]乎？

岐伯對曰：東方生風[(9)]，風生木[(10)]，木生酸[(11)]，酸生肝[(12)]，肝生筋[(13)]，筋生心[(14)]，肝主目。其在天為玄，在人為道，在地為化；化生五味，道生智，玄生神[(15)]。神在天為風，在地為木，在體為筋，在臟為肝，在色為蒼[(16)]，在音為角[(17)]，在聲為呼[(18)]，在變動為握[(19)]，在竅為目，在味為酸，在志為怒。怒傷肝，悲勝怒；風傷筋，燥勝風；酸傷筋，辛勝酸。

南方生熱，熱生火，火生苦，苦生心，心生血，血生脾，心主舌。其在天為熱，在地為火，在體為脈，在臟為心，在色為赤，在音為徵，在聲為笑，在變動為憂，在竅為舌，在味為苦，在志為喜。喜傷心，恐勝喜；熱傷氣，寒勝熱；苦傷氣，鹹勝苦。

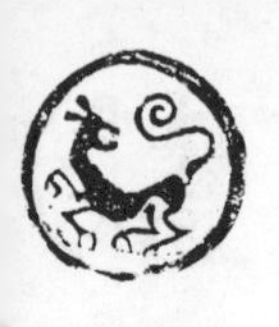

中央生濕，濕生土，土生甘，甘生脾，脾生肉，肉生肺，脾主口。其在天為濕，在地為土，在體為肉，在臟為脾，在色為黃，在音為宮，在聲為歌，在變動為噦，在竅為口，在味為甘，在志為思。思傷脾，怒勝思；濕傷肉，風勝濕；甘傷肉，酸勝甘。

西方生燥，燥生金，金生辛，辛生肺，肺生皮毛，皮毛生腎，肺主鼻。其在天為燥，在地為金，在體為皮毛，在臟為肺，在色為白，在音為商，在聲為哭，在變動為咳，在竅為鼻，在味為辛，在志為憂。憂傷肺，喜勝憂；熱傷皮毛，寒勝熱；辛傷皮毛，苦勝辛。

北方生寒，寒生水，水生鹹，鹹生腎，腎生骨髓，髓生肝，腎主耳。其在天為寒，在地為水，在體為骨，在臟為腎，在色為黑，在音為羽，在聲為呻，在變動為慄，在竅為耳，在味為鹹，在志為恐。恐傷腎，思勝恐；寒傷血，燥勝寒；鹹傷血，甘勝鹹。

故曰：天地者，萬物之上下也；陰陽者，血氣之男女也；左右者，陰陽之道路也；水火者，陰陽之徵兆也；陰陽者，萬物之能始[20]也。故曰：陰在內，陽之守也；陽在外，陰之使也。

【注釋】

（1）論理人形：討論、推理人的形體臟腑。

（2）列別臟腑，端絡經脈：區分臟腑的性質，加以歸類，綜合經脈的內容，找出頭緒。

（3）會通六合：融會貫通十二經脈表裏兩經相配的六對組合。

（4）各從其經：各依循經脈及其所屬臟腑的聯繫。

（5）谿谷屬（ㄓˇㄨ）骨：谿谷，泛指肌肉。屬，連接。指

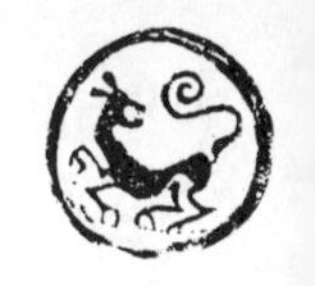

人體骨骼由肌肉相連接。

（6）分部逆從：分部，皮之分部。皮部中的浮絡，分三陰三陽，有順行與逆行的不同。

（7）內外之應：外指天地四時陰陽，內指臟腑身形，內外相互通應。

（8）信然：眞實的樣子。

（9）東方生風、南方生熱、中央生濕、西方生燥、北方生寒：東南中西北，稱為五方，也有五時的含義，對應風熱濕燥寒這五時的主氣。

（10）風生木、熱生火、濕生土、燥生金、寒生水：風、熱、濕、燥、寒，是在天的五氣；木、火、土、金、水，是在地的五行。在天的五氣，化生在地的五行。

（11）木生酸、火生苦、土生甘、金生辛、水生鹹：酸、苦、甘、辛、鹹，稱為五味；五行之氣化生五味。

（12）酸生肝、苦生心、甘生脾、辛生肺、鹹生腎：酸、苦、甘、辛、鹹，稱為五味；肝、心、脾、肺、腎，稱為五臟，五味生五臟。

（13）肝生筋、心生血、脾生肉、肺生皮毛、腎生骨髓：肝、心、脾、肺、腎，稱為五臟；筋、血、肉、皮毛、骨髓，稱為五體，五臟生五體。

（14）筋生心、血生脾、肉生肺、皮毛生腎、髓生肝：筋、血、肉、皮毛、骨髓分別代指肝、心、脾、肺、腎，即五行相生。

（15）其在天為玄，在人為道，在地為化；化生五味，道生智，玄生神：陰陽的變化，在天表現為幽遠微妙的自然現象，在人成為事物的抽象規律，在地呈現萬物的生化，而生化的作用產生食物的滋味，通曉事物的規律可以產生智慧，幽遠

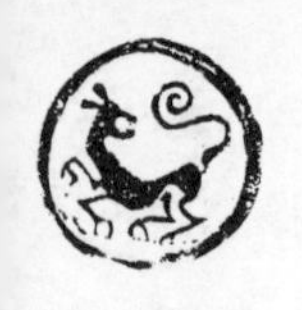

微妙的天象產生陰陽不測的變化。

（16）在色為蒼：蒼、赤、黃、白、黑，為五色。

（17）在音為角：角、徵（ㄓˇ）、宮、商、羽，為古代五音。

（18）在聲為呼：呼、笑、歌、哭、呻，為五聲，即五臟所主情志的情感特徵。

（19）在變動為握：握憂噦（ㄏㄨˋㄟ）咳栗，為五種病變表現。握，手足抽搐的樣子；憂，氣逆；噦，呃逆；咳，咳嗽；栗，戰慄。

（20）能（ㄊㄞ）始：元始，本原。

【白話詳解】

黃帝說：「我聽說古代聖人很注重研究人體的形態，區別臟腑的性質而加以歸類，綜合經脈的內容，並理出頭緒，融會十二經脈表裏關係的六合理論，使各條經脈依一定的次序溝通聯繫起來。脈氣所發的氣穴，各有一定的部位和名稱。肌肉的彙聚及其骨骼的聯屬，都有一定的起止點。皮部浮絡的分屬和氣血循環的順逆，都有一定的條理。自然界的四時陰陽，都有一定的綱紀。人體內外的聯繫，都有一定的表裏層次。這些說法是正確的嗎？」

岐伯回答說：「東方是風氣發生的地方，風氣產生木氣，木氣產生酸味，酸味滋養肝氣，肝氣養筋，而木生火，肝又主目。這些都是陰陽變化的作用，這種作用，在天是深遠微妙的，它含蓄著主宰萬物變化的無窮力量，在人表現為通曉自然事物陰陽五行變化的道理和規律，在地表現為萬物的生化。生化的作用產生了五味，通曉了自然陰陽五行變化的道理，就產生了智慧，天的深微含蓄的力量，產生了各種莫測的變化。這些變化，在天空中為風氣，在地面上為木氣，在人體為筋，在

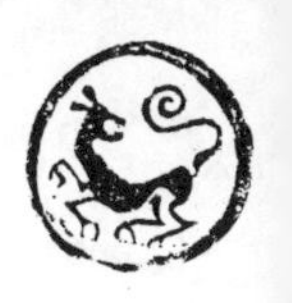

五臟為肝，在五色為蒼，在五音為角，在五聲為呼，在病變的表現為握，在七竅為目，在五味為酸，在情志的變動為怒。怒氣能傷肝，悲能夠抑制怒；風氣能傷筋，燥能夠抑制風；過食酸味能傷筋，辛味能抑制酸味。

南方對應夏季，陽氣盛而生熱，熱盛則生火，火氣能產生苦味，苦味能滋長心氣，心氣能化生血氣，火生土，心主舌。它的變化在天為熱，在地為火氣，在人體為血脈，在五臟為心，在五色為赤，在五音為徵，在五聲為笑，在病變的表現為憂，在七竅為舌，在五味為苦，在情志的變動為喜。喜能傷心，恐懼能抑制喜；熱能傷心氣，寒氣能抑制熱；苦能傷氣，鹹味能抑制苦味。

中央對應長夏，長夏生濕，濕與土氣相應，土氣能產生甘味，甘味能滋養脾氣，脾氣能滋養肌肉，土生金，脾氣關聯於口。它的變化在天為濕氣，在地為土氣，在人體為肌肉，在五臟為脾，在五色為黃，在五音為宮，在五聲為歌，在病變的表現為噦，在七竅為口，在五味為甘，在情志的變動為思。思慮傷脾，怒能抑制思慮；濕氣能傷肌肉，風氣能抑制濕氣；甘味能傷脾，酸味能抑制甘味。

西方對應秋季，秋天氣急而生燥，燥與金氣相應，金能產生辛味，辛味能滋養肺氣，肺氣能滋養皮毛，金生水，肺氣關聯於鼻。它的變化在天為燥氣，在地為金氣，在人體為皮毛，在五臟為肺，在五色為白，在五音為商，在五聲為哭，在病變的表現為咳，在七竅為鼻，在五味為辛，在情志的變動為憂。憂能傷脾，以喜抑制憂；熱能傷皮毛，寒能抑制熱；辛味能傷皮毛，苦味能抑制辛味。

北方對應冬季，冬天生寒，寒氣與水氣相應，水氣能產生鹹味，鹹味能滋養腎氣，腎氣能滋養骨髓，骨髓充實，則又能

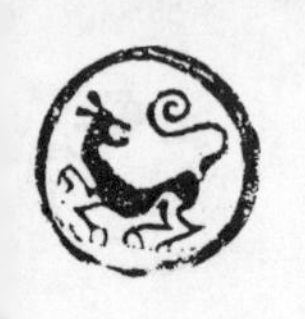

養肝，腎氣關聯於耳。它的變化在天為寒氣，在地為水氣，在人體為骨髓，在五臟為腎，在五色為黑，在五音為羽，在五聲為呻，在病變的表現為戰慄，在七竅為耳，在五味為鹹，在情志的變動為恐。恐能傷腎，思能抑制恐；寒能傷血，燥能抑制寒；鹹能傷血，甘味能抑制鹹味。

所以說，天和地，分別居於萬物的上下；陰和陽，在人作氣血和男女之分；左和右，是天體陰陽升降的道路；水和火，是陰陽的象徵；陰陽的運動，是萬物產生的本始。所以說，陰氣藏於內，為陽氣之鎮守；陽氣行於表，為陰氣之役使。」

自然界陰陽五行與人體五臟六腑對應關係見下頁圖表。

【按語】

本節著重從事物的五行屬性歸類和五行生剋制化的角度，揭示了四時五臟陰陽應象關係，同時還體現了陰陽與五行的互相結合應用。五行，是指金、木、水、火、土五類物質的運動，它是用來闡釋事物之間相互關係的抽象概念，具有廣泛的涵義，並非僅指五種具體物質本身。凡具有生長、升發、條達舒暢等作用或性質的事物，均歸屬於木；具有溫熱、升騰作用或性質的事物，均歸屬於火；具有承載、生化、受納作用的事物，均歸屬於土；具有清潔、肅降、收斂等作用的事物，均歸屬於金；具有寒涼、滋潤、向下運行的事物，均歸屬於水。五行學說用五行之間的生剋關係來闡釋事物之間的相互關係，認為任何事物都不是孤立、靜止的，而是在不斷的相生、相剋的運動中維持協調平衡的。

五行相生關係為金生水，水生木，木生火，火生土，土生金。包括：「筋生心」、「血生脾」、「肉生肺」、「皮毛生腎」、「髓生肝」；

五行相剋關係為金剋木，木剋土，土剋水，水剋火，火剋

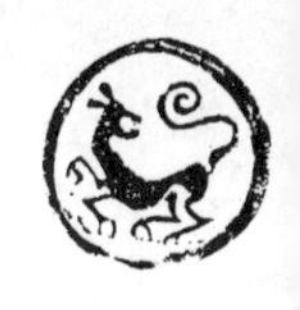

五行	木	火	土	金	水
五方	東	南	中	西	北
五氣	風	暑	濕	燥	寒
五臟	肝	心	脾	肺	腎
五竅	目	舌	口	鼻	耳
五體	筋	脈	肉	皮毛	骨
五志	怒	喜	思	憂	恐
五色	青	赤	黃	白	黑

金。包括：「悲勝怒，燥勝風，辛勝酸」、「恐勝喜，寒勝熱，鹹勝苦」、「怒勝思，風勝濕，酸勝甘」、「喜勝憂，寒勝熱，苦勝辛」、「思勝恐，燥勝寒，甘勝鹹」。

按五行的特性而將人體本身組織結構及與自然界歸納為一個有機統一的整體，成為中醫基礎理論的重要組成部分。

【應用舉例】

喜勝憂案：汪石山治一人，縣差拿犯人，以鐵索鎖犯，行

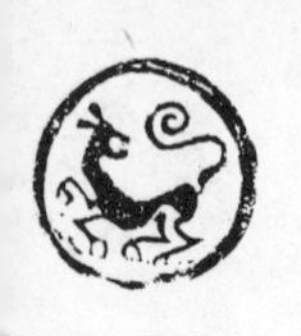

至中途投河而死，犯家告所差人，索騙威逼致死，所差脫罪，未免費財，憂憤成病，如醉如癡，謬言妄語，無復知識。診之曰：此以費財而憂，必得喜乃癒，藥豈能治哉？令其熔錫作銀數錠，置其側，病者見之果喜，握視不置，後病遂癒。此以喜勝憂也。（《續名醫類案•癲狂》）

怒勝思案：一女子病不食，而北臥者且半載，醫告術窮。翁診之，肝脈弦出寸口，曰：此思男子不得，氣結於脾故耳。叩之則許嫁丈夫入廣且五年。翁謂其父曰：是病惟怒可解，蓋怒之氣急而屬木，故能沖其土之結，今宜觸之使怒耳。父以為然。翁入而掌指面者三，責其不當有外思。女子號泣大怒，怒已進食。翁復潛謂其父曰：思氣雖解，然必得喜，則庶不再結。及詐以其夫有書，旦夕且歸。後三月，夫果歸，而病不作。（《九靈山房集•丹溪翁傳》）

思勝恐案：盧不遠治沈君魚，終日畏死，龜卜筮數無不叩，名醫之門無不造。一日就診，盧為之立方用藥，導諭千萬言，略覺釋。然次日晨又就診，以卜當十日死。盧留宿齋中，大壯其膽，指菁山叩問谷禪師授參究法。參百日，念頭始定而全安矣。……情志何物？非世間草木所能變易其性，帷參禪了著，內忘思慮，外息境緣，研究性命之原，不為生死所感，是君魚對症之大藥也。（《續名醫類案•驚悸》）

悲勝喜案：鹿邑李大諫，世為農家，獲售於鄉，父以喜故，失聲大笑，及舉進士，其笑彌甚，歷十年，擢諫垣，遂成痼疾，宵旦不休，太醫院某，令家人紿其父曰：大諫已歿。其父慟絕幾殞，如是者十日，病漸瘳，佯為郵語曰：大諫治以趙大夫，絕而復蘇。其父因悲而笑症永不作，此悲勝喜也。（《冷廬醫案》）

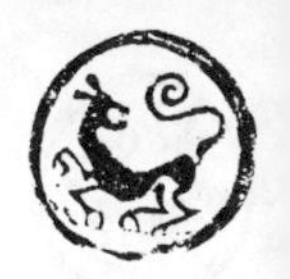

【原文】

帝曰：法[1]陰陽奈何？岐伯曰：陽勝則身熱，腠理閉，喘粗為之俯仰[2]，汗不出而熱，齒乾以煩寃[3]，腹滿死，能[4]冬不能夏；陰勝則身寒，汗出，身常清[5]，數慄而寒，寒則厥[6]，厥則腹滿死，能夏不能冬。此陰陽更勝之變，病之形能[7]也。

【注釋】

（1）法：取法，效法。

（2）喘粗為之俯仰：喘息氣粗，呼吸困難之狀。

（3）煩寃：寃，通「悗」，悶之意。即心胸煩悶。

（4）能：通「耐」，耐受。

（5）清：通「凊」，寒冷。

（6）厥：四肢厥冷。

（7）形能：即表現出來的症狀。「能」，通「態」。

【白話詳解】

黃帝問道：「陰陽的法則怎樣運用於醫學上呢？」

岐伯回答說：「如陽氣太過，則身體發熱，腠理緊閉，氣粗喘促，呼吸困難，身體亦為之俯仰擺動，無汗發熱，牙齒乾燥，煩悶，如見腹部脹滿，是死症，這是屬於陽勝之病，所以冬天尚能支持，夏天就不能耐受了。陰氣勝則身發冷而汗多，或身體常覺冷而不時戰慄發寒，甚至手足厥逆，如見手足厥逆而腹部脹滿的，是死症，這是屬於陰勝的病，所以夏天尚能支持，冬天就不能耐受了。這就是陰陽互相勝負變化所表現的病態表現。」

【按語】

本節論述了陰陽偏勝病機變化所

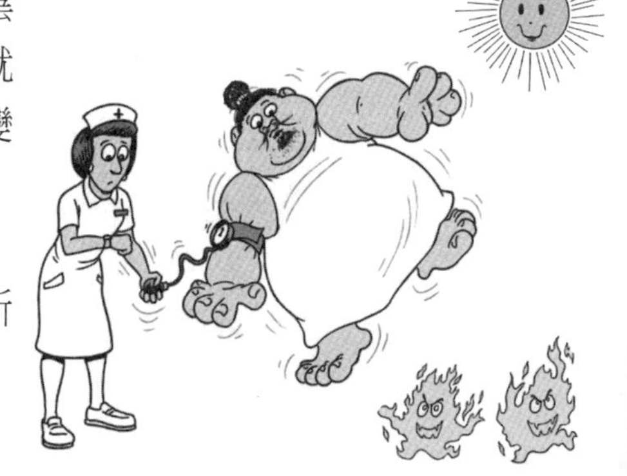

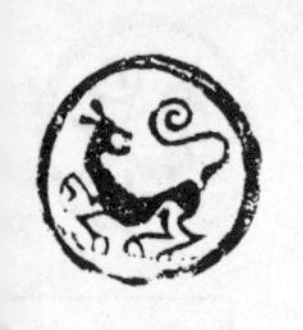

產生的臨床表現和預後。可分為兩種類型。一種為陽氣偏亢，多由感受溫熱陽邪，或感受陰邪而從陽化熱，或七情內傷、五志過極而化火，或因氣滯、血淤、痰濁、食積等鬱而化熱化火所致。另一種為陰氣偏盛，多由感受寒濕陰邪，或過食生冷，寒滯中阻，陽不制陰而致陰寒內盛之故。

受自然界四時節律的影響，人體陰陽也同樣表現出與自然陰陽同步的消長盛衰節律，因此陰陽偏盛所致的寒熱也與自然界陰陽的變動密切相關。機體陽勝的病人，身熱為主症。逢春夏陽盛之際，自然界的陽熱也盛極，陽盛傷陰，兩陽相合，陽邪熾盛，容易導致陰陽離決的後果。如逢冬季，自然界陰寒之氣勝，能夠抑制人體陽邪，使陽勝的病症不易於惡化，而機體易因陰盛，陽邪不易耗竭陰液，因此，疾病能耐受冬氣而不能耐受夏氣。反之，陰勝的病證不能耐冬氣而在夏季陽盛時較為穩定。這就是原文所謂「能冬不能夏」與「能夏不能冬」的意義所在，提示自然界的陰陽節律總是隨時影響著人體的陰陽氣血而在病理上面表現出來，臨床診治疾病過程中，應當將疾病與自然環境的影響結合起來進行分析，並採取相應的治療措施，這也就是《內經》之所以強調「因時制宜」治療原則的一個原因。

【原文】

帝曰：調此二者[1]奈何？岐伯曰：能知七損八益[2]，則二者可調；不知用此，則早衰之節[3]也。年四十，而陰氣自半[4]也，起居衰矣；年五十，體重，耳目不聰明矣；年六十，陰痿[5]，氣大衰，九竅不利[6]，下虛上實[7]，涕泣俱出矣。故曰：知之則強，不知則老，故同出而名異耳。智者察同，愚者察異；愚者不足，智者有餘。有餘則耳目聰明，身體輕強，老

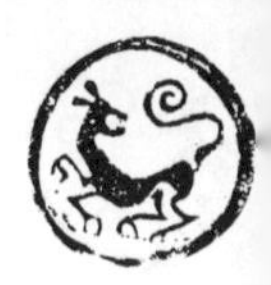

者復壯，壯者益治。是以聖人為無為[8]之事，樂恬淡之能[9]，從欲快志於虛無之守[10]，故壽命無窮，與天地終，此聖人之治身也。

【注釋】

（1）二者：指陰陽。

（2）七損八益：據馬王堆漢墓簡書係房中術。

（3）節：謂證驗。《禮記・禮器》鄭注：「節，猶驗也。」

（4）陰氣自半：指腎中精氣衰減其半。

（5）陰痿：即陽痿，即性功能減退，陽事不舉。

（6）九竅不利：指頭面七竅及前後二陰功能減退。

（7）下虛上實：指腎氣衰於下，濁陰壅塞於上。

（8）無為：即順乎萬物之自然，遵從事物發展的必然趨勢。

（9）恬淡之能：即清靜淡泊的態度。能，通「態」。

（10）虛無之守：指恬淡空淨，無欲無求的境地。守，胡澍曰：「當作宇。」意為境地。

【白話詳解】

黃帝問道：「怎樣才能使陰陽得以調和呢？」

岐伯說：「如果懂得了七損八益的養生之道，就可以做到陰陽調和，如果不懂得這些道理，就會發生早衰的現象。就一般人說，到了40歲，陰氣已經衰減一半，其起居動作漸漸衰退；到了50歲，身體覺得沉重，耳不聰，眼不明了；到了60歲，陰氣萎弱，腎氣大衰，九竅不能通利，出現下虛上實的現象，會常常流著眼淚鼻涕。所以說，知道調和的人身體就強健，不知道的人身體就容易衰老，本來是同樣的身體，結果卻

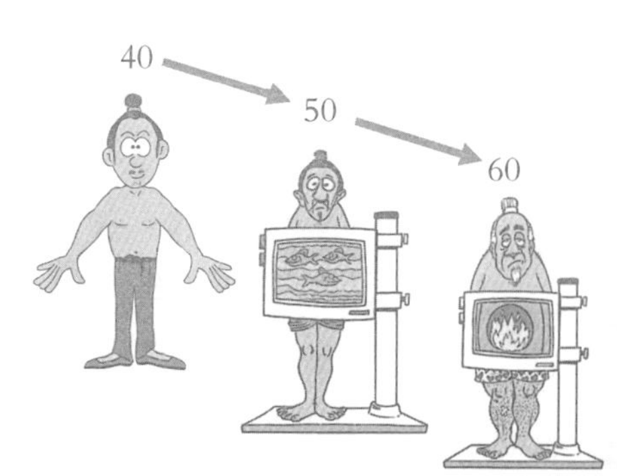

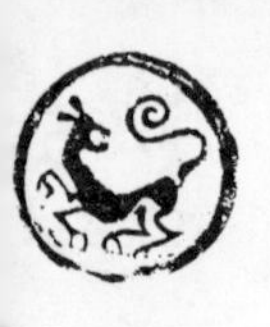

出現了強弱不同的兩種情況。懂得養生之道的人，能夠注意共有的健康本能；不懂得養生之道的人，體味不出健康的道理。不善於調和的人，常感精力不足，而重視調和的人，就常能精力旺盛。精力有餘則耳目聰明，身輕體強，即使已經年老，亦有壯容，當然本來強壯的就更加強健了。所以聖人不做勉強的事情，不胡思亂想，有樂觀愉快的旨趣，常使自已心曠神怡，保持著寧靜的生活，所以能夠壽命無窮，盡享天年。這就是聖人保養身體的方法。」

【按語】

本節討論了以陰陽理論指導的養生法則，指出調理陰陽是養生的重要內容，其中特別要注意房事的「七損八益」，這也是防止早衰的關鍵。至於養生的具體方法，要重視中年後的養生。40歲以前，陰陽和諧，精氣旺盛，抗邪能力強，不易生病，而40歲以後精氣漸衰，陰陽逐漸趨向失衡，故當重視調養身體，特別要注意保養腎精。這是古人在當時情況下總結出來的。由於現代社會，人們的營養越來越好，身體素質也逐漸增強，60歲還算作中年人，因此，此段《內經》原文僅指上古人們的一般規律。

【原文】

天不足西北，故西北方陰也，而人右耳目不如左明也；地不滿東南，故東南方陽也，而人左手足不如右強也。帝曰：何以然？岐伯曰：東方，陽也，陽者其精並於上，並於上則上明(1)而下虛，故使耳目聰明，而手足不便(2)也。西方，陰也，陰者其精並於下，並於下則下盛而上虛，故其耳目不聰明，而手足便也。故俱感於邪，其在上則右甚，在下則左甚，此天地陰陽所不能全也，故邪居之。

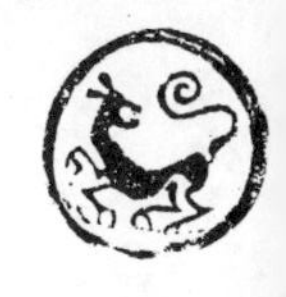

故天有精[3]，地有形；天有八紀[4]，地有五里[5]，故能為萬物之父母。清陽上天，濁陰歸地，是故天地之動靜，神明[6]為之綱紀，故能以生長收藏，終而復始。惟賢人[7]上配天以養頭，下象地以養足，中傍人事以養五臟。天氣通於肺，地氣通於嗌[8]，風氣通於肝，雷氣[9]通於心，谷氣[10]通於脾，雨氣通於腎。六經為川，腸胃為海，九竅為水注之氣[11]。以天地為之陰陽，陽之汗，以天地之雨名之；陽之氣，以天地之疾風名之。暴氣[12]象雷，逆氣象陽[13]。故治[14]不法天之紀，不用地之理，則災害至矣。

【注釋】

（1）明：盛之意。

（2）便：便利，靈活，強健便捷。

（3）精：氣之精粹的部分。

（4）八紀：即一年四季的立春、立夏、立秋、立冬、春分、秋分、夏至、冬至八個節氣。

（5）五里：指東、南、西、北、中央五方。

（6）神明：指陰陽。

（7）賢人：指懂得順應陰陽變化以養生的人。

（8）嗌：即咽。

（9）雷氣：指火氣。

（10）谷氣：指土氣。谷，山谷。

（11）九竅為水注之氣：張介賓注：「水注之氣，言水氣之注也，如目之淚，鼻之涕，口之津，二陰之尿穢皆是也。雖耳若無水，而耳中津氣濕而成垢，是即水氣所致。氣至水必至，水至氣必至，故言水注之氣。」

（12）暴氣：指人的憤怒暴躁之氣。

（13）逆氣象陽：比喻人體上逆之氣如自然氣候之久晴不

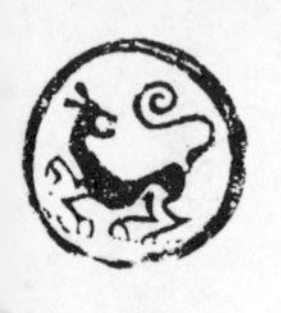

降雨。陽，通「暘」，久晴不雨。

（14）治：指養生和治病而言。

【白話詳解】

天氣在西北方是不足的，所以西北方屬陰，而人的右耳也不及左邊的聰明；地氣在東南方是不滿的，所以東南方屬陽，而人的左邊手足也不及右邊的靈活。

黃帝問道：「這是什麼道理？」

岐伯說：「東方屬陽，陽性向上，所以人體的精氣集合於上部，集合於上部則上部聰明而下部虛弱，所以使耳目聰明，而手足不便利；西方屬陰，陰性向下，所以人體的精氣集合於下部，則下部強盛而上部虛弱，所以耳目不聰明而手足便利。如雖左右同樣感受了外邪，但在上部則身體的右側受邪較重，在下部則身體的左側受邪較重，這是天地陰陽之所不能全，而人身亦有陰陽左右之不同，身體哪裏較為虛弱，邪氣就會乘虛而滯留在那裏。

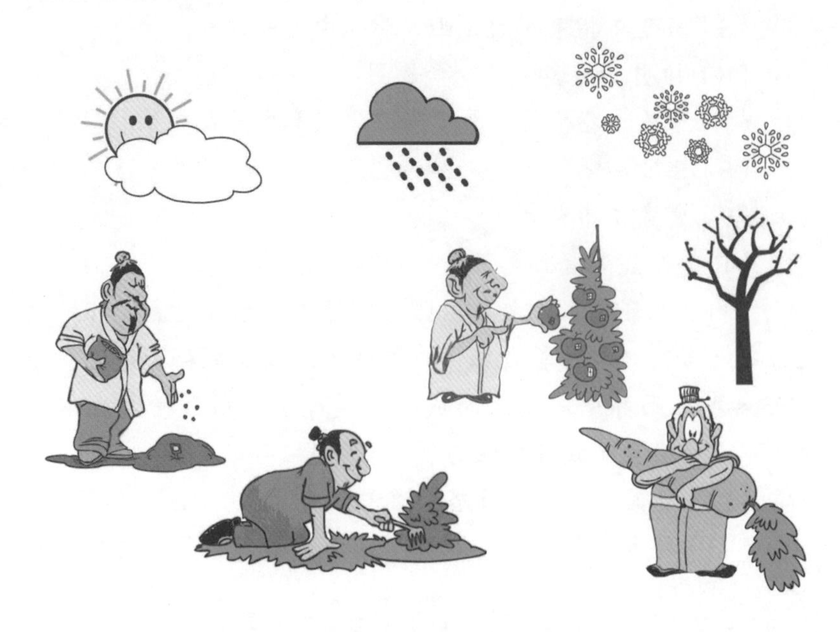

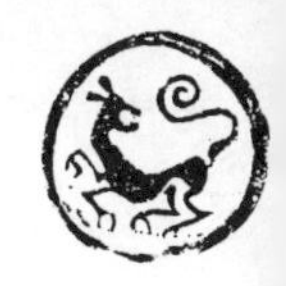

所以天有精氣，地有形體；天有八節之綱紀，地有五方之道理，因此天地能夠成為萬物生長的根本。無形的清陽上升於天，有形的濁陰下歸於地，所以天地的運動與靜止，是由陰陽的神妙變化來把握的，因而能使萬物春生、夏長、秋收、冬藏，終而復始，循環不休。懂得這些道理的人，對上，順應天氣來養護頭顱；對下，順應地氣來養護雙腳；居中，則依傍人事，來養護五臟。天的輕清之氣通於肺，地的水谷之氣通於咽，風木之氣通於肝，雷火之氣通於心，五穀之氣通於脾，雨水之氣通於腎。六經猶如河流，腸胃猶如大海，上下九竅以水津之氣貫注。如以天地來比類人體的陰陽，那麼人的汗，好像天地間的雨；人的氣，好像天地間的風。人的暴怒之氣，好像雷霆；人的逆氣，好像天陽亢盛。所以調養身體而不取法於自然，那麼疾病災害就要發生了。」

【按語】

古人運用地理學的知識，近取諸身，遠取諸物，採用觀察研究與取象比類的方法說明人體生理病理現象，取法不同地域陰陽之氣偏頗不全的規律，闡釋人們普遍均為右手足比左手足靈活的現象，提出人身左右陰陽不對稱等辨證生理觀，體現了「天人相應」的中醫理論整體觀。

《內經》理論認為人是應天地之氣而生，所謂「人生一小天地」。這種觀點，在《靈樞・邪客》中，論述得更為詳盡，它說：「天圓地方，人頭圓足方以應之。天有日月，人有兩目；地有九州，人有九竅；天有風雨，人有喜怒；天有雷電，人有音聲；天有四時，人有四肢；天有五音，人有五藏；天有六律，人有六府；天有冬夏，人有寒熱；天有十日，人有手十指；辰有十二，人有足十指，以應之……天有陰陽，人有夫妻；歲有三百六十五日，人有三百六十節；地有高山，人有肩

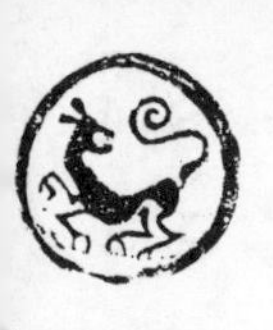

膝；地有深谷，人有胞胭；地有十二經水，人有十二經脈；地有泉脈，人有衛氣；地有草黃，人有毫毛；天有晝夜，人有臥起；天有列星，人有牙齒；地有小山，人有小節；地有山石，人有高骨；地有林木，人有募筋；地有聚邑，人有服肉；歲有十二月，人有十二節；地有四時不生草，人有無子，此人與天地相應者也。」上述人與天地相應觀可結合理解。

【原文】

故邪風[1]之至，疾如風雨，故善治者治皮毛，其次治肌膚，其次治筋脈，其次治六府，其次治五臟。治五臟者，半死半生也。故天之邪氣，感則害人五臟；水穀之寒熱，感則害於六腑；地之濕氣，感則害皮肉筋脈。

故善用針者，從陰引陽，從陽引陰[2]，以右治左，以左治右[3]，以我知彼[4]，以表知裏，以觀過與不及之理，見微得過，用之不殆[5]。善診者，察色按脈，先別陰陽；審清濁而知部分[6]；視喘息、聽音聲而知所苦；觀權衡規矩[7]而知病所主；按尺寸[8]、觀浮沉滑澀而知病所生。以治無過，以診則不失矣。

【注釋】

（1）邪風：泛指外來的致病因素。

（2）從陰引陽，從陽引陰：引，指引導經絡之氣來調節虛實。由於人身的陰陽氣血內外上下交互貫通，所以針刺陽分或陰分，能夠調節相對一方經脈的虛實。

（3）以右治左，以左治右：三陰三陽經脈，左右貫通，故可以左病刺右，右病刺左。

（4）以我知彼：以醫者的正常狀況，測度病者之異常變化。

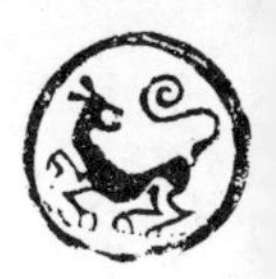

（5）殆：危險。

（6）審清濁而知部分：清濁，指色澤的明潤和晦暗。部分，《千金要方．卷十九》作「分部」，指面部病色的分部。

（7）權衡規矩：指四時不同的正常脈象，即冬脈沉如權、秋脈浮如衡、春脈弦如規、夏脈洪如矩。

（8）尺寸：尺指尺膚，寸指寸口脈。

【白話詳解】

所以外感致病因素傷害人體，急如疾風暴雨。善於治病的醫生，在病邪剛侵犯皮毛的時候，就給予治療；醫術較差的，病邪侵犯肌膚才治療；更差的，病邪侵到筋脈才治療；再差的，病邪侵到六腑才治療；最差的，病邪侵到五臟才治療。假如病邪傳入到五臟，就非常嚴重，這時治療的效果，只有半死半生了。所以天之邪氣，侵襲人體就會傷害五臟；飲食或寒或熱，就會損害人的六腑；地之濕氣，感受了就能損害皮肉筋脈。

所以善於運用針法的，觀察經脈虛實，病在陽，從陰以誘導之，病在陰，從陽以誘導之；取右邊以治療左邊的病，取左邊以治療右邊的病；以自己的正常狀態來比較病人的異常狀態；以在表的症狀，瞭解裏面的病變；這些都是為了觀察疾病的虛實，發現其中輕微的跡象，診得疾病的所在，這樣進行治療，就不會使病情發展到危險的地步了。所以善於診治的醫生，由診察病人的色澤和脈搏，先辨別病證的屬陰屬陽；審察五色的浮澤或重濁，以知道疾病的部位；觀察病人的呼吸和發出的聲音，可以得知所患的病情；診察四時色脈的正常是否，來分析為何臟何腑的病，診察寸口的脈和尺部的皮膚，從它的

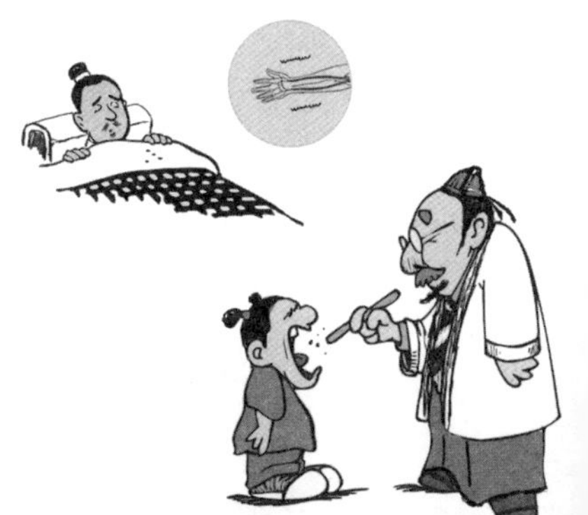

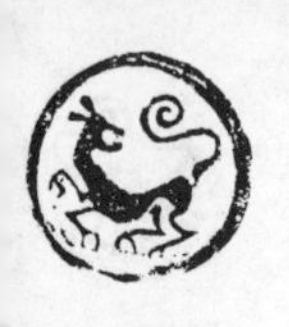

浮、沉、滑、澀，來瞭解疾病所產生之原因。這樣在診斷上就不會有差錯，治療也沒有過失了。

【按語】

本節進一步提示了「既病防變」的早期診治思想。告訴人們在防治疾病過程中，一定要掌握疾病發生發展的規律及其傳變途徑，做到早期診治。

文中提出以陰陽的理論指導針刺，在針刺中可採用「從陰引陽，從陽引陰」的方法，這是《內經》的整體觀在針刺治法上的應用。循此原則，臨床可避免頭痛醫頭，腳痛醫腳。如小兒遺尿，針刺百會穴，這是下病上治，從陽引陰；肝陽上亢，頭痛欲裂，針刺三陰交，是上病下治，從陰引陽；胸悶如窒，心痛如絞，針刺心俞，是胸部的病證治背部，從陽引陰等。而用陰陽的理論指導診法，則強調把握陰陽總綱，使辨證準確，具體方法則有望聞問切，如「察色按脈」、「審清濁」、「視喘息、聽聲音」、「觀權衡規矩」、「按尺寸」等。

【原文】

故曰：病之始起也，可刺而已[(1)]；其盛，可待衰而已。故因其輕而揚之，因其重而減之，因其衰而彰之[(2)]。形不足者，溫之以氣；精不足者，補之以味。其高者，因而越之[(3)]；其下者，引而竭之[(4)]；中滿者，瀉之於內；其有邪者，漬形[(5)]以為汗；其在皮者，汗而發之；其慓悍者，按而收之；其實者，散而瀉之。審其陰陽，以別柔剛[(6)]，陽病治陰，陰病治陽[(7)]，定其血氣，各守其鄉[(8)]。血實宜決之，氣虛宜掣引[(9)]之。

【注釋】

（1）已：指痊癒。

（2）衰而彰之：衰，正氣衰弱。彰之，指補益法。

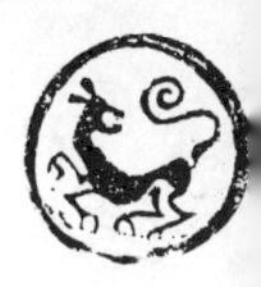

（3）其高者，因而越之：高者，病邪壅遏於胸膈以上。越之，指湧吐法。

（4）其下者，引而竭之：下者，指病邪在下部。引而竭之，指用蕩滌疏利的方法驅邪。

（5）漬形：指用煎藥薰蒸、浸浴一類的方法，以取汗驅邪。

（6）柔剛：李中梓注：「審病之陰陽，施藥之剛柔。」句意指柔劑、剛劑。

（7）陽病治陰，陰病治陽：指陰陽的病變因其對方異常所致，要從其相對一方施治，以治病求本。

（8）鄉：指部位。

（9）掣引：指升提補氣之法。

【白話詳解】

所以說，病在初起的時候，用刺法就可以治癒；若病勢正盛，則必須待其稍微衰退，才可以針刺治療。依據病勢，病輕的，使用發散輕揚之法治之；病重的，使用消減之法治之；其

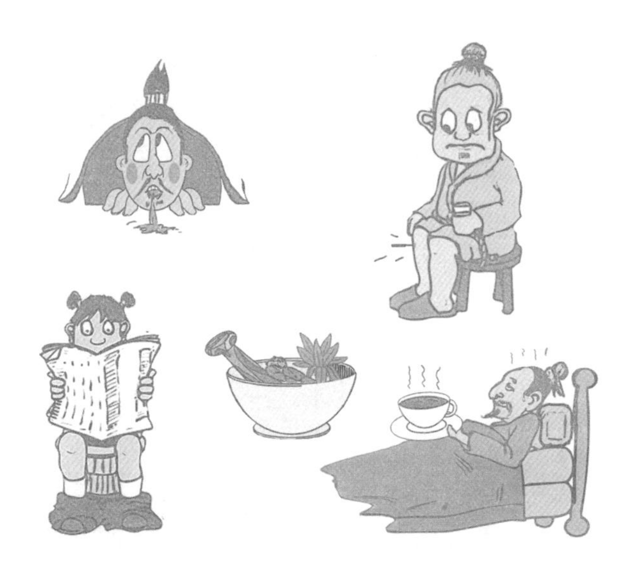

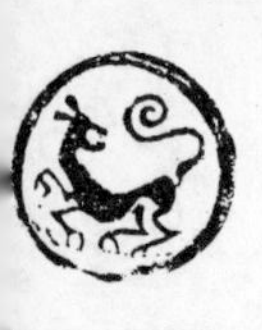

氣血衰弱的，應用補益之法治之。對於病人，形體虛弱的，當以溫補其氣；精氣不足的，當補之以厚味。如病在膈上的，可用吐法；病在下焦的，可用疏導之法；病在胸腹脹滿的，可用瀉下之法；若邪在外表，可用湯藥浸泡或薰蒸的方法；邪在皮膚，可用發汗之法。病勢急暴的，可用抑收法；病為實證，則用散法或瀉法。

根據病的陰陽所在，來決定用藥的剛柔。陽病可以治其陰；陰病可以治其陽。辨明血分和氣分，把握發病的部位，血分的宜用針刺放血法治療，氣虛的宜用升補法治療。

【按語】

本節論述了陰陽理論指導的臨床治療法則。治病要辨別病的輕重，分別採用宣散解表、攻下逐瘀之法；辨別形虛和精虧，選擇溫補陽氣或填補陰精的治法；辨別病在上、中、下的不同部位，運用因勢利導的治則，分別採用湧吐、消導、攻瀉等方法；辨別邪實的不同情況，在表用汗法，入裏用瀉法，急而猛者宜及時制伏病勢；辨別病之陰陽不同，從相對的一方治之；辨別氣血之虛實，分別以活血、升提補氣法治之。其中「陰病治陽，陽病治陰」的治則，主要是從陰陽對立統一的關係而言，陰陽一方的失調，常會導致另一方的病變，如陰虛不能制約陽而致陽熱相對偏盛，表現為虛熱，治療重點當在滋補陰液之不足，即滋陰清熱，此即「陽病治陰」。若陽虛不能制約陰而致陰寒相對偏盛，表現為虛寒證，治療重點當在溫補陽氣之不足，即溫陽散寒，此即「陰病治陽」。對此，王冰《素問・至真要大論》注稱：「壯水之主，以制陽光；抑火之源，以消陰翳。」

文中「其下者，引而竭之」的治法對後世醫家的提示頗多。張仲景在《傷寒論》中所云：「傷寒噦而腹滿，視其前

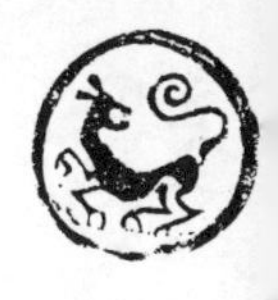

後，知何部不利，利之則癒。」強調實邪在下者，可遵循因勢利導的原則，使病邪從下而出。他因此創製了瀉下方30餘首，如正盛邪實，燥熱與糟粕相結，燥實為主者以調胃承氣緩下；痞滿為主者以小承氣輕下；痞滿燥實者大承氣峻下；津虧腸燥者麻子仁丸潤下；嘔不止，心下急，鬱鬱微煩者，大柴胡湯下之。此外，《金匱》對此項治則，也佔用多篇闡述。如《金匱・腹滿寒疝宿食篇》：「脇下偏痛，發熱，脈弦緊，以溫藥下之，宜大黃附子湯。」《金匱・水氣病篇》：「病水腹大，小便不利，脈沉絕者，可下之。」若水邪停於脇下之懸飲，用十棗湯峻瀉逐水。若水飲內停，正盛邪實，二便不利者，可通利二便驅逐水濕，如防己茯苓湯治皮水，真武湯溫陽利水，治腎虛水泛等。

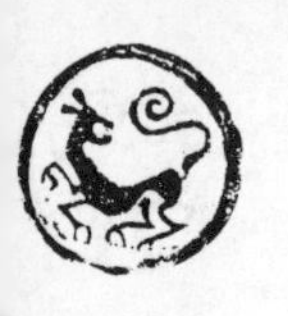

陰陽離合論篇第六

【原文】

黃帝問曰：余聞天為陽，地為陰，日為陽，月為陰，大小月三百六十日成一歲，人亦應之。今三陰三陽，不應陰陽，其故何也？岐伯對曰：陰陽者，數之可十，推[1]之可百，數之可千，推之可萬，萬之大不可勝數，然其要一也[2]。天覆地載，萬物方生，未出地者，命曰陰處，名曰陰中之陰；則出地者，命曰陰中之陽。陽予之正，陰為之主[3]，故生因春，長因夏，收因秋，藏因冬，失常則天地四塞[4]。陰陽之變，其在人者，亦數之可數。

【注釋】

（1）推：推廣演繹的意思。

（2）其要一也：它的要領只有一點，那就是陰陽對立統一的普遍規律。

（3）陽予之正，陰為之主：正，主的意思，與下主字為互詞。全句指陰陽各司其責，陽氣主發生，陰氣主成形。

（4）天地四塞：塞，止的意思。天地四塞，天地間生長收藏的變化停止。

【白話詳解】

黃帝問道：「我聽說天屬陽，地屬陰，日屬陽，月屬陰，大月和小月合起來360天而成為一年，人體也與此相應。如今聽說人體的三陰三陽，和天地陰陽之數不相符合，這是什麼道理？」

岐伯回答說：「天地陰陽的範圍極其廣泛，在具體運用

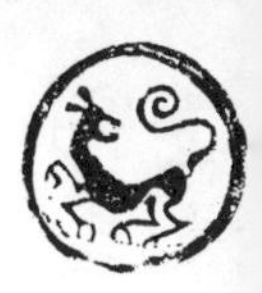

時，經過進一步推演，則可以由一及十，由十及百，由百及千，由千及萬，再演繹下去，甚至是數也數不盡的，但是概括起來，它的規律卻只有一個。天地之間，萬物初生，未長出地面的時候叫做陰處，稱之為陰中之陰；若已長出地面的，就叫做陰中之陽。在萬物的生長中，陽和陰各有其職責，陽主發生，陰主成形，所以萬物的生發因於春氣的溫暖，萬物的生長因於夏氣的炎熱，萬物的收成因於秋氣的清涼，萬物的閉藏因於冬氣的寒冷。如果四時陰陽的消長失於正常，則天地間的生長收藏的變化就要止息。這種陰陽的消長變化，在人說來，也有一定的規律，並且是可以推知的。」

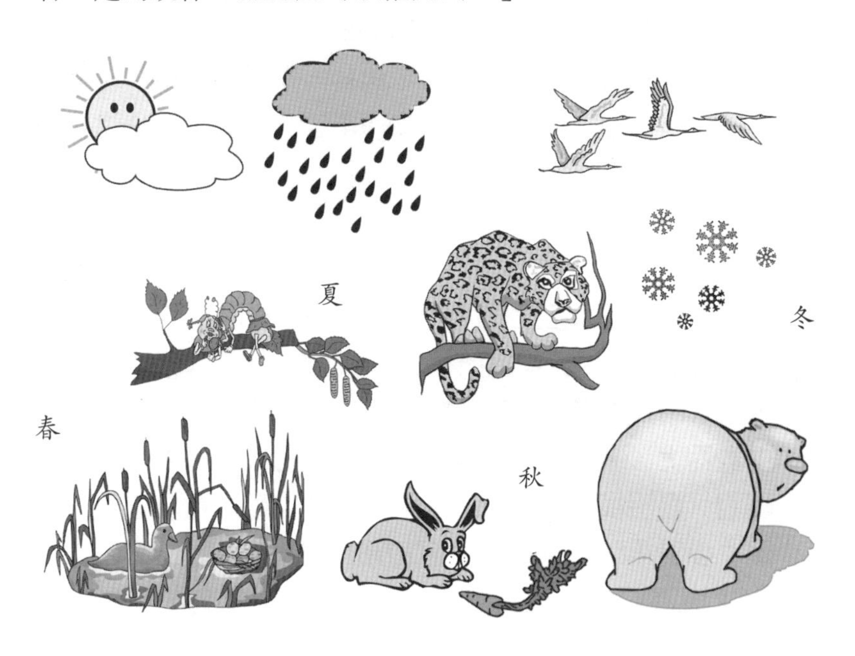

【按語】

本節主要論述天地陰陽與人體三陰三陽的關係。人體的三陰三陽與天地陰陽之數不相符合，是因為天地陰陽的範圍極其

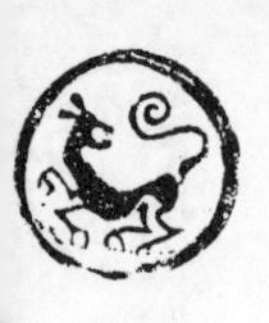

廣泛，應用之時又可以經過進一步推演，由一及十及百，以至成千及萬，再演繹下去則難以勝數，體現了陰陽的無限可分性，但概括起來，規律卻只有一個，就是陰和陽各司其責，概括說明事物屬性。正如高士宗所言：「離則有三，合則為一，從三而十百千萬，皆離也；三陽歸於一陽，三陰歸於一陰，皆合也。」四時陰陽，要與四時相應，如果四時陰陽的消長失於正常，則天地間的生長收藏的變化就將止息。天地間陰陽消長的變化，對於人來說，人體的三陰三陽，也是有一定的規律的，並且是可以推知的。

四時季節交替，陰陽消長對萬物和人的生命活動有著密切的聯繫，四時陰陽為萬物與人生死之本。天為陽，地為陰，天為生命的起源和維持提供了生機，地為人類生存提供了必要的物質，於是生命便在天地陰陽交互作用下而形成，在陰陽和諧狀態下孕育生息。

【原文】

帝曰：願聞三陰三陽之離合(1)也。岐伯曰：聖人南面而立，前曰廣明(2)，後曰太衝(3)，太衝之地，名曰少陰；少陰之上，名曰太陽；太陽根起於至陰(4)，結於命門(5)，名曰陰中之陽。中身而上，名曰廣明，廣明之下，名曰太陰，太陰之前，名曰陽明，陽明根起於厲兌(6)，名曰陰中之陽。厥陰之表，名曰少陽；少陽根起於竅陰(7)，名曰陰中之少陽。是故三陽之離合也，太陽為開，陽明為闔，少陽為樞。三經者，不得相失也，搏而勿浮(8)，命曰一陽。

【注釋】

（1）三陰三陽之離合：離，分離，離開。合，合併，結合。三陰三陽之離合，指人體有三陰經、三陽經，分開可為六

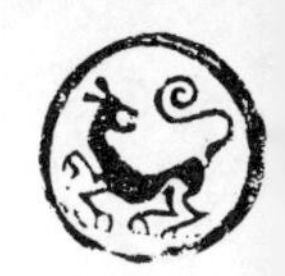

經，合之即為表裏。

（2）廣明：陽氣盛大之意。

（3）太衝：屬陰的部位，陰氣集聚之意。

（4）根起於至陰：根，指經脈的下端。至陰，穴名，在足小趾外側端爪甲角處，為足太陽經最下端的穴位。

（5）結於命門：結，指經脈的上端。命門，指目。

（6）厲兌：穴名，在足大趾側次趾之端，為陽明經最下端的穴位。

（7）竅陰：穴名，在足第四趾外側端，為足少陽經最下端的穴位。

（8）搏而勿浮：指三經之脈搏手有力，但不過浮。

【白話詳解】

黃帝說：「我願意聽你講講三陰三陽的離合情況。」

岐伯說：「聖人面向南方站立，前方名叫廣明，後方名叫太衝，行於太衝部位的經脈，叫做少陰，在少陰經上面的經脈，名叫太陽，太陽經的下端起於足小趾外側的是至陰穴，其上端結於目，故稱為陰中之陽。身半以上屬陽，名叫廣明，廣明之下的經脈，稱為太陰，太陰前面的經脈，名叫陽明，陽明經的下端起於足大趾側次趾之端的厲兌穴，稱為陰中之陽。厥陰經脈之表，叫做少陽，少陽經下端起於竅陰穴，稱為陰中之少陽。所以三陽經的離合，分開來看，太陽主表為開，陽明主裏為闔，少陽主表裏之間為樞。這三經相互為用，而不能背離，其脈象如果表現為搏指有力而不過浮，說明三陽經氣統一協調，這樣，合起來稱為一陽。」

【按語】

本節主要講三陰三陽離合中三陽的離合情況。分而論之則為離，其作用又應相互協調，故並而論之則為合。人體有三陰

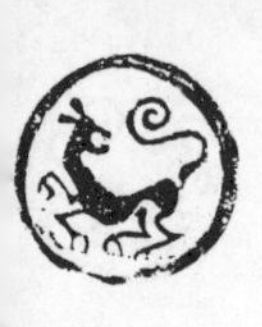

經、三陽經，分開可為六經，合之即為表裏，這就是三陰三陽離合的含義。自然界的方位，以南為陽，以北為陰，人應之，面南而立則前為陽，故稱廣明；上為陽，下為陰，以人論之，身半以上為陽，故稱廣明。

此節中的命門指目而言，目為命門的原因是，首先眼睛是臟腑精氣彙集之處，是生命現象集中體現的部位，是觀察生命現象的門戶；其次，神是生命的主宰，得神者生，失神者死，眼睛是「神」的窗戶，可判斷人之死生；再次，眼睛是太陽膀胱經之「結」或「標」，而與之相表裏的少陰腎經是太陽經氣之根，腎的陽氣通過太陽經上行入腦，聚結於目，故眼睛能反映生命力的強弱。「太陽為開，陽明為闔，少陽為樞」，《類經卷九・第二十九》注：「太陽為開，謂陽氣發於外，為三陽之表也。陽明為闔，謂陽氣蓄於內，為三陽之裏也。少陽為樞，謂陽氣在表裏之間，可出可入，如樞機也。」三陽經的脈象雖各有不同，但陽脈多浮，而浮之太過則為病脈，若雖搏手有力而不至過浮，是三陽協調，合而為一的徵兆，所以稱為一陽。

【原文】

帝曰：願聞三陰？岐伯曰：外者為陽，內者為陰，然則中為陰，其衝在下(1)，名曰太陰，太陰根起於隱白(2)，名曰陰中之陰。太陰之後，名曰少陰，少陰根起於湧泉(3)，名曰陰中之少陰。

少陰之前，名曰厥陰，厥陰根起於大敦(4)，陰之絕陽，名曰陰之絕陰。是故三陰之離合也，太陰為開，厥陰為闔，少陰為樞。三經者，不得相失也，搏而勿沉，名曰一陰。陰陽{5}(5)，積傳為一周(6)，氣裏形表而為相成也。

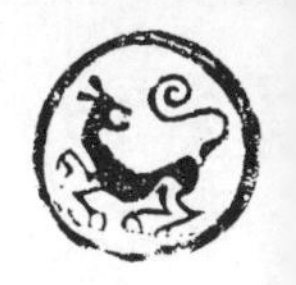

【注釋】

（1）其衝在下：衝脈在脾之下，故言其衝在下。

（2）隱白：穴名，在足大趾內側端爪甲角，為足太陰經最下端的穴位。

（3）湧泉：穴名，在足心下，蜷趾宛宛中，為足少陰經最下端的穴位。

（4）大敦：穴名，在足大趾外側端爪甲角部位，為足厥陰經最下端的穴位。

（5）陰陽曈曈（ㄓㄨㄥ）：形容陰陽之氣運行不息。

（6）積傳為一周：各經氣血傳注，連續累計而周於一身，一晝夜可行50周次。

【白話詳解】

黃帝說：「願意再聽你講講三陰的離合情況。」

岐伯說：「在外的為陽，在內的為陰，所以在裏的經脈稱為陰經。衝脈在下，而它上部的經脈叫做太陰，太陰經的下端起於足大趾之端的隱白穴，稱為陰中之陰；太陰後面的經脈，叫做少陰，少陰的下端起於足心的湧泉穴，稱為陰中之少陰；少陰前面的經脈，稱為厥陰，厥陰的下端起於足大趾之端的大敦穴，此經有陰而無陽，且已至陰的盡端，故稱之為陰之絕陰。因而三陰經的離合，分開來看，太陰為三陰之表為開，厥陰為主陰之裏為闔，少陰位於主表裏之間為樞。這三經相互為用，而不能背離，其脈象如果表現為沉搏有神而不是過沉，說明三陰經氣統一協調，如果合起來講稱為一陰。陰陽之氣，運行不息，遞相傳注於全身，這樣，氣運於裏而形立於表，形氣二者是相輔相成的。」

【按語】

本節講述了三陰的離合情況。在外的為陽，在內的為陰，

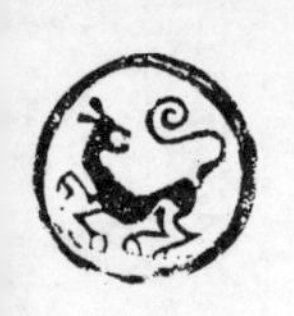

所以在裏的經脈稱為陰經。三陰經的離合，分開來看，太陰為三陰之表為開，厥陰為三陰之裏為闔，少陰位於表裏之間為樞。「太陰為開，厥陰為闔，少陰為樞」，《類經・卷九・第二十九》注：「此總三陰為言，也有內外之分也。太陰為開，居陰分之表也；厥陰為闔，居陰分之裏也；少陰為樞，居陰分之中也。開者主出，合者主入，樞者主出入之間，亦與三陽之義同。」三陰經脈相互為用，又各司其責，而不能背離，其脈象如果表現為沉搏有神而不是過沉，說明三陰經氣統一協調。陰陽之氣，運行不息，各經氣血遞相傳注，連續累計而周於全身，一晝夜可行50周，這樣，形以氣而成，氣以形而聚，氣運於裏而形立於表，交相為用，陰陽表裏，離合相成。

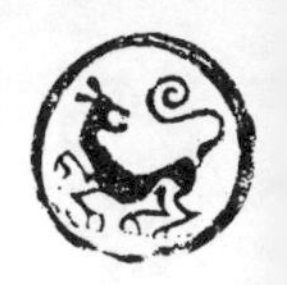

靈蘭秘典論篇第八

【原文】

黃帝問曰：願聞十二臟之相使[(1)]，貴賤何如？岐伯對曰：悉乎哉問也！請遂言之。心者，君主之官也，神明[(2)]出焉。肺者，相傅[(3)]之官，治節[(4)]出焉。肝者，將軍之官，謀慮出焉。膽者，中正[(5)]之官，決斷出焉。膻中[(6)]者，臣使[(7)]之官，喜樂出焉。脾胃者，倉廩[(8)]之官，五味出焉。大腸者，傳導[(9)]之官，變化出焉。小腸者，受盛[(10)]之官，化物[(11)]出焉。腎者，作強[(12)]之官，伎巧[(13)]出焉。三焦者，決瀆[(14)]之官，水道出焉。膀胱者，州都[(15)]之官，津液藏焉，氣化[(16)]則能出矣。凡此十二官者，不得相失也。故主明則下安，以此養生則壽，歿世不殆[(17)]，以為天下則大昌。主不明則十二官危，使道[(18)]閉塞而不通，形乃大傷，以此養生則殃，以為天下者，其宗大危，戒之戒之！

至道在微，變化無窮，孰知其原！窘[(19)]乎哉，消者瞿瞿[(20)]，孰知其要！閔閔[(21)]之當，孰者為良！恍惚之數，生於毫氂，毫氂之數，起於度量，千之萬之，可以益大，推之大之，其形乃制。

黃帝曰：善哉。余聞精光[(22)]之道，大聖之業，而宣明大道，非齋戒吉日，不敢受也。黃帝乃擇吉日良兆，而藏靈蘭之室，以傳保焉。

【注釋】

（1）十二臟之相使：十二臟，指心、肺、肝、脾、腎、膻中、膽、胃、大腸、小腸、三焦、膀胱十二臟器。十二臟之相

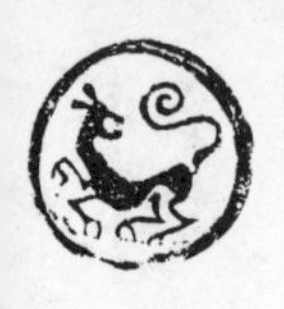

使，即十二臟腑的功能及其相互聯繫。

（2）神明：指人的精神意識思維活動。

（3）相傅：古代官名，輔助君主而治國者，如相國、宰相、太傅。

（4）治節：治理、調節之意。

（5）中正：不偏不倚之義。

（6）膻中：此指心包絡。

（7）臣使：即使令之臣。

（8）倉廩：貯藏糧食的倉庫。

（9）傳導：轉送運輸。

（10）受盛：指小腸承受容納胃傳來的食物的功能。

（11）化物：指小腸變化物質將飲食物分清別濁的功能。

（12）作強：指精力充沛，作用強力，偏指體力活動。

（13）伎巧：伎，同「技」，多能之義。巧，精巧。指人的智巧能力。

（14）決瀆：疏通水道的意思。

（15）州都：為蓄水之地。

（16）氣化：指腎氣對膀胱所藏津液的蒸化和升降清濁功能，包括津液的升騰、輸布和尿液的形成、排泄。

（17）歿世不殆：歿，通「沒」，終也。歿世，終身的意思。殆，疾危。意為終身不會有疾危。

（18）使道：十二臟腑相互聯繫的道路。

（19）窘：困難的意思。

（20）瞿瞿：不易審查的意思。

（21）閔閔：「深遠也。」王冰注。

（22）精光：純粹光明的意思。

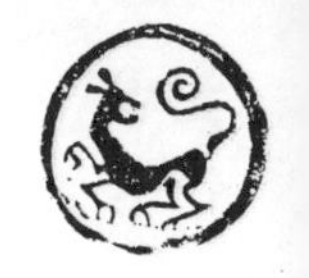

【自話詳解】

黃帝說：「我希望聽你講一下十二臟器在人體內的相互作用，有無主次的區別？」

岐伯說：「你問得真詳細啊！我逐一予以講解。心是人體的中樞，為君主之官，人的精神意識思維活動都是心的功能作用。肺是宰相，人體內呼吸運動、氣血津液運行等活動，都需要它來調節。肝是將軍之臟，謀略智慮是從它那裏產生。膽擬似司法之官，具有決斷的能力。膻中像個內臣，君主的喜樂，都由它來透露。脾胃受納水穀，好像掌管倉庫之官，精微營養是從它那裏產生的。大腸主管傳輸，食物的傳化、排泄過程是在它那裏完成的。小腸的功能，是接受脾胃已消化的食物，進一步起到分化清濁作用。腎是精力的源泉，能產生智能和技巧。三焦主疏通水液，主管周身行水的道路。膀胱是水液聚會的地方，經過氣化作用，才能排出體外。以上十二臟器的作用，不能失去協調關係。如心的功能正常，則諸臟安和。如果依據這個道理來養生，就能長壽，就會壽終天年而無危殆。如果根據這個道理來治天下，國家就會繁榮昌盛。反之，如果心臟不健康，那麼十二臟器就危險。而各個臟器的活動一旦失去聯繫，形體就會受到傷害。對於養生來說，必然出禍殃。對比治國來說，國家就有敗亡的危險，實在值得警惕！

養生的道理極其微妙，變化是沒有窮盡的，又有誰能真正瞭解它的本源呢！只有智者勤奮的探索，才能知道它的精要。道理深微玄妙，幽暗難明，誰能理解它的好處！最微小的物體，可以用毫氂來計算，毫氂的積累，便要用尺來度量了，然後推廣擴大，形器才成法度。」

黃帝說：「很好。聽了精純明晰的大道理，聖人的事業，可以宣揚推廣經論至理。不是誠心齋戒，選擇吉日，是不敢接

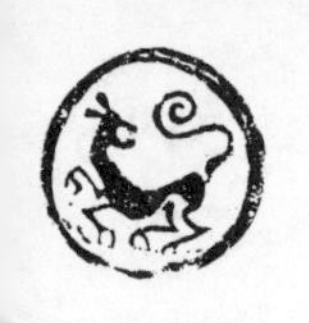

受的。於是，黃帝選擇了吉日良辰，把這些醫學至理，保存在靈蘭之室，如同寶物一般，使它傳流下去。」

【按語】

靈蘭，指靈台蘭室，相傳為黃帝藏書之所；秘典，秘藏之典籍。本篇所論內容至關重要，當「藏靈蘭之室，以傳保焉」，故篇名曰「靈蘭秘典論」。篇中引用古代官制，以取類比象的方法，論述了臟腑各自的功能，強調在心的主宰下，十二臟腑功能相互聯繫，相互為用，構成統一體。人體正常的生命活動，一方面要靠各臟腑正常地發揮自己的功能；另一方面，要依靠臟腑間的相輔相成的協同作用和相反相成的制約作用，才能維持協調平衡。

文中所述，是《內經》中論述臟腑功能的重要內容，也是中醫藏象學說的理論基礎。可以看出，古人對臟腑功能的認識，在一定程度上也是基於古代解剖學的研究。如以上所述各個臟腑，實際皆包含各個臟腑組織的形態實質。但必須指出，古人對臟腑功能的認識，並不完全依賴於形體解剖學，它是由長期的生活與醫療實踐，對生活著的人體進行觀察研究，並運用古代樸素的辨證思想和系統整體的方法加以歸納而總結出來的。因此，它的特點是以整體功能為基礎的，這與西醫以解剖學的器官組織為基礎有很大的差別，這一點必須有明確認識。

【應用舉例】

十二官各有所司，而為心最貴。心得其職，則十二官皆得其宜，猶孟子為耳目之官不思則蔽於物，心之官則思，思則得之。蓋心與百體，分言之則各有所官，統言之則心為百體之主，即此義也。故曰君主之官。（《素問•識》）

吳某，積學勞心，……或悲或歌，或鼓掌或頓足，甚則罵詈不避親疏。診之面白而青，兩寸短澀，左關弦，右關滑，兩

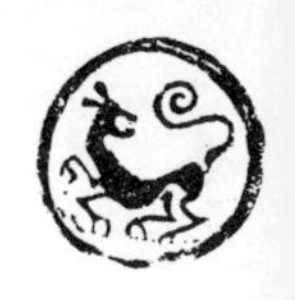

尺平。此心肺之神不足，志願高而不遂，鬱結不舒，津液生痰而不生血，又攻克伐太過，心神不得養，故神昏無所攝持。經云：主不明則十二官危。

按此則宜補養，收斂精神，兼以清痰，可萬全也。用棗仁、人參、茯苓、甘草、丹參、當歸，以補心安神；黃連、竹茹，以清肝膽之火，玄參佐之。外以龍齒、 珍珠、 羚羊角、牛黃、膽星、天麻、青黛、辰砂、全蠍、冰片、黃連、甘草膏為丸，金箔為衣，調理而癒。（《續名醫類案•癲狂》）

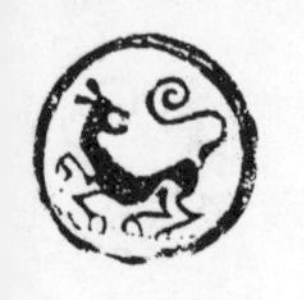

六節臟象論篇第九

【原文】

黃帝問曰：余聞天以六六[1]之節，以成一歲，人以九九制會[2]，計人亦有三百六十五節[3]，以為天地久矣，不知其所謂也？岐伯對曰：昭乎哉問也！請遂言之。夫六六之節，九九制會者，所以正天之度[4]，氣之數[5]也。天度者，所以制日月之行也；氣數者，所以紀化生之用也。天為陽，地為陰，日為陽，月為陰，行有分紀[6]，周有道理[7]，日行一度，月行十三度而有奇焉，故大小月三百六十五日而成歲，積氣餘而盈閏矣。立端[8]於始，表正[9]於中，推餘於終，而天度畢矣。

【注釋】

（1）六六：六十日為一甲子，是為一節。「六六」就是六個甲子。

（2）人以九九制會：指人與地以九竅、九州為準度，以配合天之六六之節。

（3）節：指俞穴。是人體氣血交會出入的地方。

（4）度：指周天三百六十五度。

（5）數：指一年二十四節氣的常數。

（6）分紀：即天體所劃分的區域和度數。

（7）周有道理：周，指環周。道理，指軌道。周有道理，指日月環周的運行有一定的軌道。

（8）立端：端，指歲首。立端，即確定冬至節。

（9）表正：表，即圭表，古代天文儀器之一。正，是校正或確實。

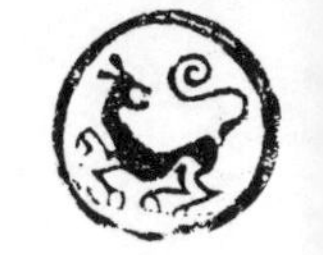

【白話詳解】

黃帝問道：「我聽說天體的運行是以 6 個甲子構成一年，人則以九九極數的變化來配合天道的準度，而人又有365穴，與天地相應，這些說法，已聽到很久了，但不知是什麼道理？」

岐伯答道：「你提的問題很高明啊！請讓我就此問題談談看法。六六之節和九九制會，是用來確定天度和氣數的。天度，是計算日月行程的。氣數，是標誌萬物化生之用的。天屬陽，地屬陰，日屬陽，月屬陰。它們的運行有一定的部位和秩序，其環周也有一定的道路。每一晝夜，日行一度，月行十三度有餘，所以大月、小月合起來365天成為一年，由於月份的不足，節氣有盈餘，於是產生了閏月。確定了歲首冬至並以此為開始，用圭表的日影以推正中氣的時間，隨著日月的運行而推算節氣的盈餘，直到歲尾，整個天度的變化就可以完全計算出來了。」

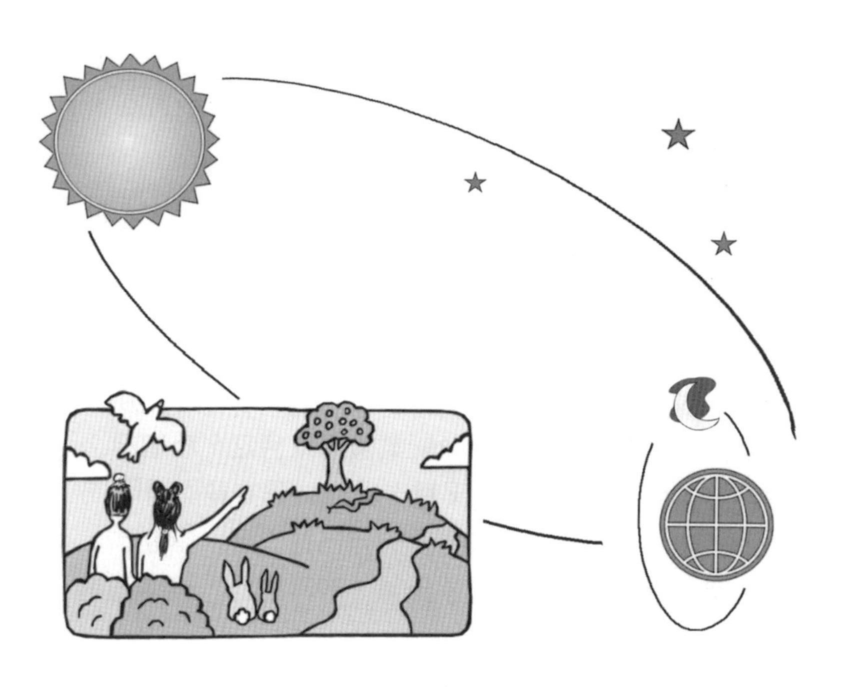

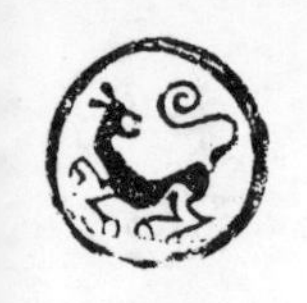

【按語】

節，度也，即週期之義。古人用甲子紀天度，甲子一周為六十日，是為一節，六節為一年，故曰六節。臟，指藏於體內的臟腑。象，徵象，指臟腑功能活動反映於外的各種徵象。本篇首先以六六制節、九九制會論天之度、氣之數。繼之又論臟象，故篇名曰「六節臟象論」。

文中談及了古代中國對時間的計數，我國在漢武帝以前用干支紀年；從漢武帝到清末，用皇帝年號加天干地支紀年。干支紀年，一個週期的第一年為「甲子」，第二年為「乙丑」，依此類推，60年一個週期。一個週期完了重複使用，週而復始，循環下去。同時干支紀年是以立春作為一年即歲次的開始，是為歲首，不是以農曆正月初一作為一年的開始。

此外，出現相同月面所間隔的時間稱為朔望月，也就是從滿月（望）到下一個滿月，從新月（朔）到下一個新月，從娥眉月（弦）到下一個同樣的蛾眉月所間隔的時間。地球繞日一周需365.2422天，朔望月是29.5306天。兩者相除，所得數為一年中應該有的月數，也就是多於12個月，因此農曆有些年是12個月，而有些年有13個月，稱為閏年。

所謂「月行十三度而有奇焉，故大小月三百六十五日而成歲，積氣餘而盈閏矣」以及「天以六六之節，以成一歲」等論述即指以上年度時間運行節律而言。

【原文】

帝曰：余已聞天度矣，願聞氣數何以合之？岐伯曰：天以六六為節，地以九九制會。天有十日[1]，日六竟而周甲[2]，甲六復而終歲，三百六十日法也。夫自古通天者，生之本，本於陰陽。其氣九州九竅，皆通乎天氣，故其生五，其氣三。三而

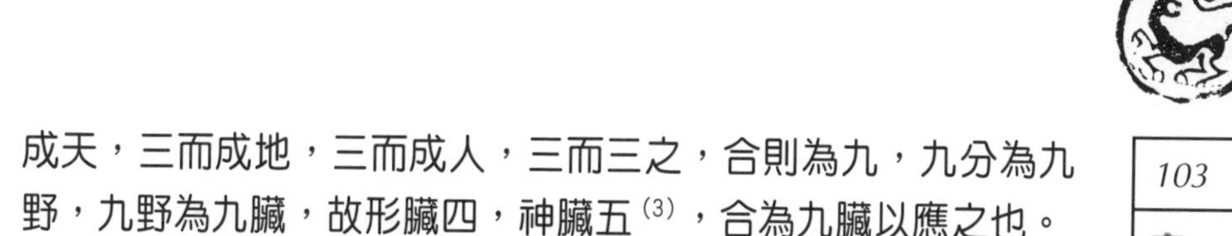

成天，三而成地，三而成人，三而三之，合則為九，九分為九野，九野為九臟，故形臟四，神臟五[3]，合為九臟以應之也。

帝曰：善。余聞氣合而有形，因變以正名，天地之運，陰陽之化，其於萬物，孰少孰多，可得聞乎？岐伯曰：悉乎哉問也！天至廣不可度，地至大不可量，大神靈問[4]，請陳其方。草生五色，五色之變，不可勝視；草生五味，五味之美，不可勝極。嗜欲不同，各有所通。天食人以五氣，地食人以五味。五氣入鼻，藏於心肺，上使五色修明，音聲能彰；五味入口，藏於腸胃，味有所藏，以養五氣。氣和而生，津液相成，神乃自生。

【注釋】

（1）天有十日：天，指天干。十日，指甲、乙、丙、丁、戊、已、庚、辛、壬、癸十個天干。

（2）日六竟而周甲：即十個天干與十二個地支相合，凡六十日為甲子一周。

（3）形藏四，神藏五：形藏，指藏有形之物的臟器，即胃、大腸、小腸、膀胱。神藏，指藏神的臟器，即心藏神，肝藏魂，脾藏意，肺藏魄，腎藏志。

（4）大神靈問：指所提問題涉及天地陰陽，變化莫測，微妙難窮的大問題。

【白話詳解】

黃帝說：「我已經明白了天度，還想知道氣數是怎樣與天度配合的？」

岐伯說：「天以六六為節制，地以九九之數，配合天道的準度，天有十干，代表10日，十干循環六次而成一個周甲，周甲重複 6 次而一年終了，這是360日的計算方法。自古以來，都以通於天氣而為生命的根本，而這個根本不外天之陰陽。地的

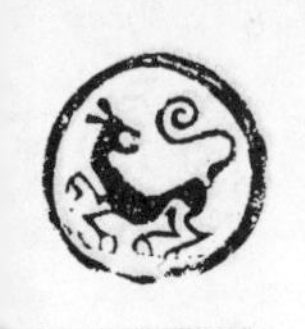

九州，人的九竅，都與天氣相通，天衍生五行，而陰陽又依盛衰消長而各分為三。三氣合而成天，三氣合而成地，三氣合而成人，三三而合成九氣，在地分為九野，在人體分為九臟，形臟四，神臟五，合成九臟，以應天氣。」

黃帝說：「好。我聽說由於天地之氣的和合而有萬物的形體，又由於其變化多端以至萬物形態差異而定有不同的名稱。天地的氣運，陰陽的變化，它們對於萬物的生成，就其作用而言，哪個多，哪個少，可以聽你講一講嗎？」

岐伯說：「問的實在詳細呀！天極其廣闊，不可測度，地極其博大，也很難計量，像這樣深奧玄妙的問題，就請讓我來陳述一下其中的道理吧。草木顯現五色，而五色的變化，是看也看不盡的；草木產生五味，而五味的醇美，是嘗也嘗不完的。人們對色味的嗜欲各有不同，而色味是分別與五臟相通的。天供給人們以五氣，地供給人們以五味。五氣由鼻吸入，貯藏於心肺，其氣上升，使面部五色明潤，聲音洪亮。五味入於口中，貯藏於腸胃，經消化吸收，五味精微內注五臟以養五

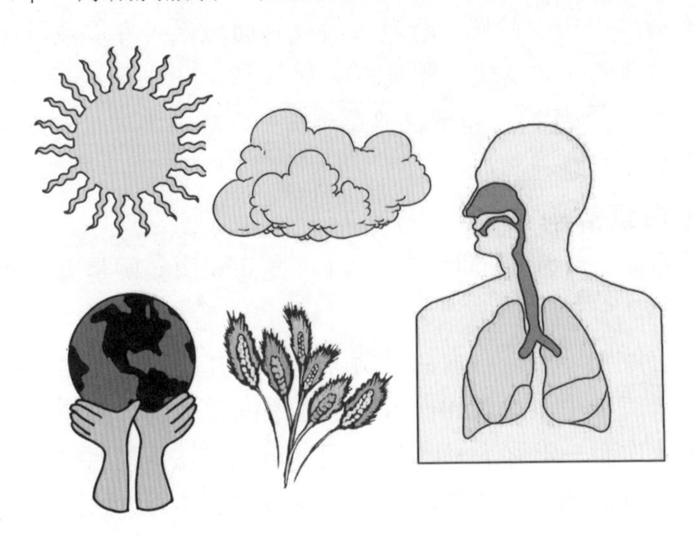

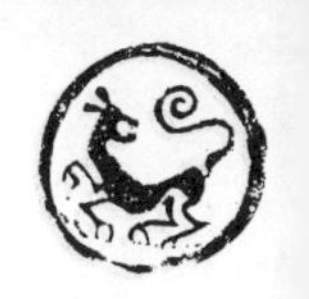

臟之氣，臟氣和諧而保有生化機能，津液隨之生成，神氣也就在此基礎上自然產生了。」

【按語】

本節提及天以六六之節為天度，地和人以九九制會為氣數以應天數，從而達到天地人三才合一。說明天地人是一個統一體，統一於陰陽。

文章中的「三才合一」思想把天地人作為宇宙間並列的三大要數，又把它們聯結為一個整體，認為天地人相應。它更加接近我們現在所說的人與自然的關係，更能體現中國傳統中和諧統一的自然觀特點，明確了因天、因地、因人而審證求因，辨證診病的三因制宜基本觀點。

從現代醫學的角度而言，因天制宜包含有關時間醫學、醫學氣象學等方面的內容；因地制宜包含有關醫學地理學等方面的內容；因人制宜包含有關體質學、醫學心理學等方面的內容。當我們以治病求本為基本原則，掌握了疾病變化的一般規律，又能因天、因地、因人全面看待問題，對具體情況做出具體分析，就能制定出最適宜病情的治療方法。

【原文】

帝曰：余已聞六六九九之會也，夫子言積氣盈閏，願聞何謂氣？請夫子發蒙解惑焉。岐伯曰：此上帝所秘，先師傳之也。帝曰：請遂聞之。岐伯曰：五日謂之候，三候謂之氣(1)，六氣謂之時，四時謂之歲，而各從其主治(2)焉。五運相襲，而皆治之，終期(3)之日，週而復始。時立氣布，如環無端，候亦同法。故曰：不知年之所加，氣之盛衰，虛實之所起，不可以為工矣。

帝曰：五運之始，如環無端，其太過不及何如？岐伯曰：

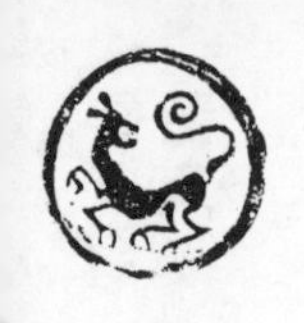

五氣更立，各有所勝，盛虛之變，此其常也。帝曰：平氣何如？岐伯曰：無過者也。帝曰：太過不及奈何？岐伯曰：在經有也。

帝曰：何謂所勝？岐伯曰：春勝長夏，長夏勝冬，冬勝夏，夏勝秋，秋勝春，所謂得五行時之勝，各以氣命其臟。帝曰：何以知其勝？岐伯曰：求其至也，皆歸始春。未至而至，此謂太過，則薄所不勝，而乘所勝也，命曰氣淫，不分邪僻內生，工不能禁；至而不至，此謂不及，則所勝妄行，而所生受病，所不勝薄之也，命曰氣迫。所謂求其至者，氣至之時也。謹候其時，氣可與期，失時反候，五治不分，邪僻內生，工不能禁也。

帝曰：有不襲乎？岐伯曰：蒼天之氣，不得無常也。氣之不襲，是謂非常，非常則變矣。帝曰：非常而變奈何？岐伯曰：變至則病，所勝則微，所不勝則甚，因而重感於邪則死矣，故非其時則微，當其時則甚也。

【注釋】

（1）氣：指節氣，三候為一節氣。

（2）主治：主管，當令。

（3）終期（ㄐㄧ）：一周年的意思。

【白話詳解】

黃帝說：「我已經明白了六六九九配合的道理，先生說氣的盈餘積累成為閏月，我想聽您講一下是什麼氣？請您來啟發我的蒙昧，解開我的疑惑！」岐伯說：「這是上帝秘而不宣的理論，先師傳授給我的。」黃帝說：「就請全部講給我聽。」岐伯說：「五日稱為候，三候稱為氣，六氣稱為時，四時稱為歲，一年四時，各隨其五行的配合而分別當旺。木、火、土、金、水五行隨時間的變化而遞相承襲，各有當旺之時，到一年

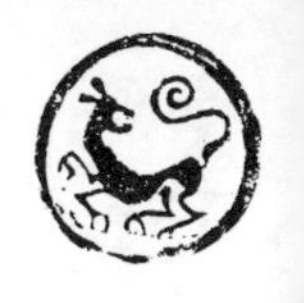

終結時，再從頭開始循環。一年分為四時，四時分佈節氣，逐步推移，如環無端，節氣中再分候，也是這樣的推移下去。所以說，不知當年的氣候變化、氣的盛衰、虛實的起因等情況，就不能做個好醫生。」

黃帝說：「五行的推移，週而復始，如環無端，它的太過與不及是怎樣的呢？」岐伯說：「五行之氣更迭主時，互有勝克，從而有盛衰的變化，這是正常的現象。」黃帝說：「平氣是怎樣的呢？」岐伯說：「這是沒有太過和不及。」黃帝說：「太過和不及的情況怎樣呢？」岐伯說：「這些情況在經書中已有記載。」

黃帝說：「什麼叫做所勝？」岐伯說：「春勝長夏，長夏勝冬，冬勝夏，夏勝秋，秋勝春，這就是時令根據五行規律而互相勝負的情況。同時，時令又依其五行之氣的屬性來分別影響各臟。」黃帝說：「怎樣知道它們之間的相勝情況呢？」岐伯說：「首先要推求氣候到來的時間，一般從立春開始向下推算。如果時令未到而氣候先期來過，稱為太過，某氣太過就會侵侮其所不勝之氣，欺凌其所勝之氣，這就叫做氣淫；時令已到而氣候未到，稱為不及，某氣不及，則其所勝之氣因缺乏制約而妄行，其所生之氣因缺乏資助而困弱，其所不勝則更會加以侵迫，這就叫做氣迫。所謂求其至，就是要根據時令推求氣候到來的早晚，要謹慎地等候時令的變化，氣候的到來是可以預期的。如果搞錯了時令或違反了時令與氣候相合的關係，以至於分不出五行之氣當旺的時間，那麼，當邪氣內擾，病及於人的時候，好的醫生也不能控制了。」

黃帝說：「五行之氣有不相承襲的嗎？」岐伯說：「天的五行之氣，在四時中的分佈不能沒有常規。如果五行之氣不按規律依次相承，就是反常的現象。」黃帝問：「反常而變會怎

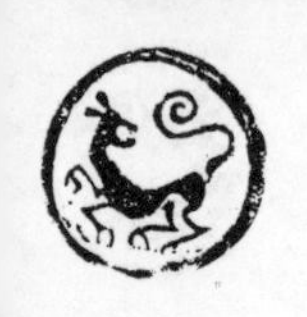

麼樣？」岐伯說：「反常就會使人發生病變，如在某一時令出現的反常氣候，為當旺之氣之所勝者，則其病輕微，若為當旺之氣之所不勝者，則其病深重，而若同時感受其他邪氣，就會造成死亡。所以反常氣候的出現，不在其所克制的某氣當旺之時令，病就輕微，若恰在其所克制的某氣當旺之時令發病，則病深重。」

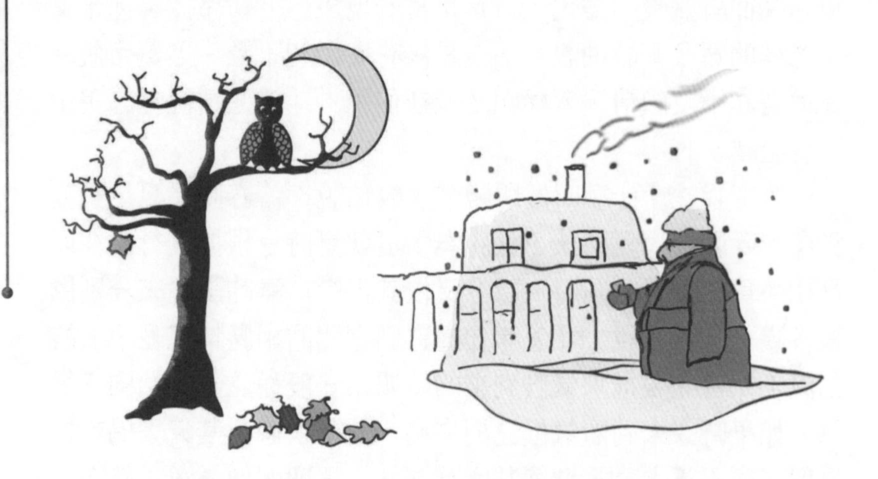

【按語】

本節論述了四時五氣的確立以及對人體的影響。五日就是一候，三候就是一氣，六氣就是一時，四時就是一歲，一年四時如環無端的不斷循環，各隨其木火土金水五行的配合而分別當旺。由於五行相生相剋，所以在時季和主氣的配合上又會出現不及和太過。不及就是在時季已至而主氣未至，導致它所克的氣缺乏克制而妄行，由它所生的氣由於生而乏源導致不足，它本就不勝被克的氣則更加以侵搏。若時季未至而其主氣卻已至，那就是太過，若氣太過就會與其所不勝的相搏，欺凌其所勝的氣。雖然四時各有其主氣，但是亦有客氣在四時中存在。

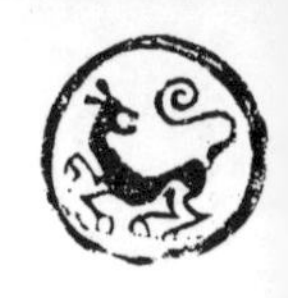

若為主氣所克制的氣則病輕；若客氣勝過主氣，且客氣為克主之氣則其病重。如風木之氣，變為濕暑，則有土濕之病，因木能勝土，所以病微；如風木之氣變為肅殺，則為燥金之病，金能克木，則病甚。

總而言之，虛實所起，因氣之盛衰，而病之虛實，則由此所起，作為醫生，應該掌握自然界的氣候變化以及人體發病的關係。如1955年，石家莊地區流行日本腦炎，根據當年火氣偏旺的氣候特點，按暑濕證以白虎湯治療，取得顯效。第二年，北京地區也流行日本腦炎，仍以白虎湯治療，效果卻不佳，蒲輔周老中醫根據北京當年雨水，濕氣偏重的氣候特點，按濕溫證以蒼朮白虎湯加減治療取得卓效。

【原文】

帝曰：臟象何如？岐伯曰：心者，生之本，神之變[(1)]也；其華在面，其充在血脈，為陽中之太陽，通於夏氣。肺者，氣之本，魄之處也；其華在毛，其充在皮，為陽中之太陰[(2)]，通於秋氣。腎者，主蟄[(3)]，封藏[(4)]之本，精之處也；其華在髮，其充在骨，為陰中之少陰[(5)]，通於冬氣。肝者，罷極[(6)]之本，魂之居也；其華在爪，其充在筋，以生血氣，其味酸，其色蒼，此為陽中之少陽[(7)]，通於春氣。脾、胃、大腸、小腸、三焦、膀胱者，倉廩[(8)]之本，營之居也，名曰器，能化糟粕，轉味而入出者也；其華在唇四白[(9)]，其充在肌，其味甘，其色黃，此至陰之類，通於土氣。凡十一臟，取決於膽也。

【注釋】

(1) 神之變：《太素》作「神之處」。按下文作「處」義勝。

(2) 太陰：《甲乙經》、《太素》均作「少陰」。當是。

(3) 蟄：指冬眠伏藏之蟲。在此比喻腎氣閉藏和藏精的功

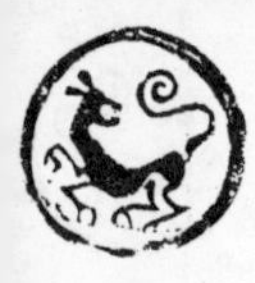

能。

（4）封藏：貯藏，指腎藏精氣功能。

（5）少陰：《甲乙經》、《太素》均作「太陰」。當是。

（6）罷（ㄆㄧ）極：罷，通「疲」。極，通「亟」。罷極，即耐受疲勞與困急之意。

（7）陽中之少陽：《靈樞·陰陽系日月》篇說：「肝為陰中之少陽。」為是。

（8）倉廩：藏穀曰倉，藏米曰廩。即指貯藏糧食的處所。

（9）唇四白：口唇四周的白肉。

【白話詳解】

黃帝說：「藏象是怎樣的呢？」

岐伯說：「心是生命的根本，為神所居之處，其榮華表現於面部，其充養的組織在血脈，為陽中的太陽，與夏氣相通。肺是氣的根本，為魄所居之處，其榮華表現在毫毛，其充養的組織在皮膚，是陽中的太陰，與秋氣相通。腎主蟄伏，是封藏經氣的根本，為精所居之處，其榮華表現在頭髮，其充養的組織在骨，為陰中之少陰，與冬氣相通。肝，是罷極之本，為魄所居之處，其榮華表現在爪甲，其充養的組織在筋，可以生養血氣，其味酸，其色蒼青，為陰中之少陽，與春氣相通。脾、胃、大腸、小腸、三焦、膀胱，是倉廩之本，為營氣所居之處，因其功能像是盛貯食物的器皿，故稱為器，它們能吸收水穀精微，化生為糟粕，管理飲食五味的轉化、吸收和排泄，其榮華在口唇四旁的白肉，其充養的組織在肌肉，其味甘，其色黃，屬於至陰之類，與土氣相通。以上十一臟功能的發揮，都取決於膽氣的升發。」

【按語】

關於藏象理論，《靈蘭秘典論》重點論及十二臟的功能及

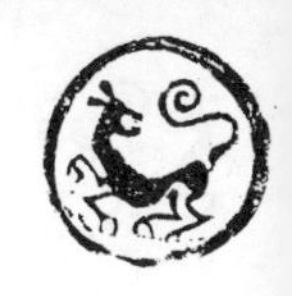

其相互之間的關係，本篇則進一步論及五臟的基本性能，補充了五臟「其華」、「其充」，陰陽區分，以及與季節氣候特點聯繫關係，使藏象理論更加完善。五臟系統功能歸納見下表。

系統	生理功能	外在聯繫	陰陽屬性	季節通應
心	生之本、神之變	其華在面、其充在血脈	陽中之太陽	夏氣
肺	氣之本、魄之處	其華在毛、其充在皮	陽中之少陰	秋氣
腎	封藏之本、精之處	其華在髮、其充在骨	陰中之太陰	冬氣
肝	罷極之本、魂之居	其華在爪、其充在筋	陰中之少陽	春氣
脾（胃、大腸、小腸、三焦、膀胱）	倉廩之本、營之居	其華在脣四白、其充在肌	陰中之至陰	土氣

文中「肝者，罷極之本」的解釋，諸家多有爭議。高世栻《素問直解》認為「罷」即「羆」，云：「肝者，將軍之官，如熊羆之任勞，故為罷極之本。」「熊」與「羆」皆是猛獸，因以比喻勇士以及雄獅勁旅，高氏所言「如熊羆之任勞」，言肝為將軍，耐勞而多勇，故為任勞之本。日本丹波元簡認為：「罷極，當作四極，……即言四支。肝其充在筋，故云四極之本也。」是從文字錯簡的角度進行解釋。諸家各有說法，也各有道理，可作參考。

正常情況下，肝血充足，則筋得所養而強勁有力，肢體的運動也就靈活有力，且能耐受疲勞。若肝血不足，則會導致筋膜失養，可表現為筋力不健、運動不利、不能耐受疲勞等，所以說「肝為罷極之本」。

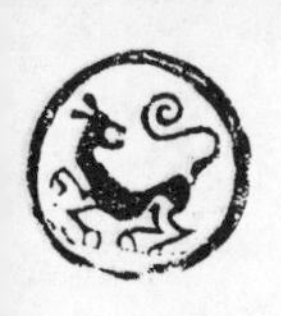

文中「腎者主蟄」的理解，《說文解字》注：「蟄，藏也。藏者，善也，善必自隱……凡蟲之伏為蟄。」指腎主藏精，蘊含強大的生命力，腎又為陰中之陰，內蘊強大生機，人的生長發育和生殖能力是由腎中所藏的精氣所決定的。人從幼年開始，隨著腎氣的逐漸充盛而有齒更髮長的變化，機體開始不斷發育壯大。到青春期，又激發產生天癸，使生殖功能趨於成熟，從而具備生殖能力。另外，腎中精氣是生命的動力基礎，衛氣根於腎，才能有效發揮其衛外抗邪的作用，故腎中精氣充足，則人的抗病力、免疫力就強，也就少病或健康無病。

關於文中提出「凡十一臟，取決於膽」的觀點。綜合各家之言，近十年來大致可概括為尊經說、疑古說和創新說三種。尊經說者肯定「凡十一臟，取決於膽」的合理性。疑古說者認為，以五臟為中心，以心為主導是中醫學一貫的觀點。創新說者在對「凡十一臟，取決於膽」提出質疑的同時，近年來一些醫家從文字校勘角度進行考證，並在此基礎上提出新見，認為「十一臟」即「土臟」之誤，指脾胃。後人大多認為其中尊經說中的「膽通春氣」說較為符合理論與臨證，此說立足於中醫「天人相應」整體觀，以李東垣之言為據，認為「膽者，少陽春升之氣，春氣升則萬化安」在十一臟器中像春天陽氣升發、夜半子時一陽萌生同樣重要。膽氣升發，則諸臟之氣生，猶如春暖花開，萬物生榮。膽氣不升，則影響諸臟而致病，猶如有冬無春萬物不生。證之臨床，常運用升提膽氣的柴胡以調理下陷氣機，即是其觀點的體現。

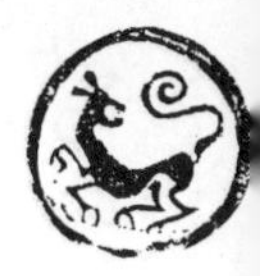

五臟生成論篇第十

【原文】

心之合[1]脈也，其榮[2]色也，其主[3]腎也。肺之合皮也，其榮毛也，其主心也。肝之合筋也，其榮爪也，其主肺也。脾之合肉也，其榮唇也，其主肝也。腎之合骨也，其榮髮也，其主脾也。

是故多食鹹，則脈凝泣[4]而變色；多食苦，則皮槁而毛拔[5]；多食辛，則筋急[6]而爪枯；多食酸，則肉胝䐢而唇揭[7]；多食甘，則骨痛而髮落，此五味之所傷也。故心欲苦，肺欲辛，肝欲酸，脾欲甘，腎欲鹹，此五味之所合五臟之氣也。

【注釋】

（1）合：配合，指臟腑與組織相配合。

（2）榮：榮華，指臟腑精氣外榮。

（3）主：克制之意。

（4）凝泣：泣，同「澀」。凝泣，即是凝結而不通暢的意思。

（5）拔：除也，有脫落之意。

（6）急：拘攣。

（7）肉胝（ㄓ）䐢而唇揭：指肉厚並且唇縮。

【白話詳解】

與心臟相配合的是脈，它的榮華表現於面部，而克制心的是腎。與肺臟相配合的是皮，它的榮華表現於毛，克制肺的是心。與肝臟相配合的是筋，它的榮華表現在爪甲，克制肝的是

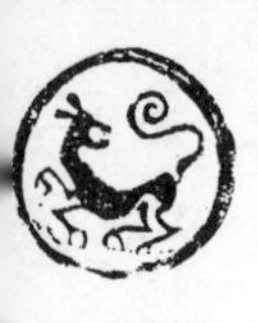

肺。與脾臟相配合的是肉，它的榮華表現於唇，克制脾的是肝。與腎臟相配合的是骨，它的榮華表現於髮，克制腎臟的是脾。

所以多吃鹹味的東西，會使血脈凝滯，而面色失去光澤；多吃苦味的東西，會使皮膚乾燥而毫毛脫落；多吃辛味的東西，會使筋脈拘攣而爪甲枯槁；多吃酸味的東西，會使肉堅厚而唇縮；多吃甜味的東西，會使骨骼疼痛而頭髮脫落。這些都是由於飲食五味的偏嗜而受到傷害的情況。所以心喜苦味，肺喜辛味，肝喜酸味，脾喜甘味，腎喜鹹味，這就是五味和五臟的對應關係。

五臟	五體	外華	克制	五味所傷
心	脈	面色	腎（水）	多食鹹，脈澀而皮膚晦暗
肺	皮	毛	心（火）	多食苦，皮膚乾燥，毛髮脫落
肝	筋	爪	肺（金）	多食辛，筋脈拘攣，爪甲枯槁
脾	肉	唇	肝（木）	多食酸，肌肉堅厚
腎	骨	髮	脾（土）	多食甘，骨痛而髮落

【按語】

中醫學運用了五行類比聯繫的方法，根據臟腑組織的性能和特點，將人體的組織結構分屬於五行系統，從而形成了以五臟為中心，配合六腑，主司五體，開竅五官，外榮於體表的臟腑組織結構系統，為臟象學說的系統化奠定了基礎。

依據五行相剋規律，臟腑之間有相互制約的關係，如肺氣肅降，氣機調暢，可以抑制肝氣之上逆和肝陽之上亢，此即金剋木；肝氣的條達，可以疏泄脾濕之壅滯，此即木剋土；脾氣

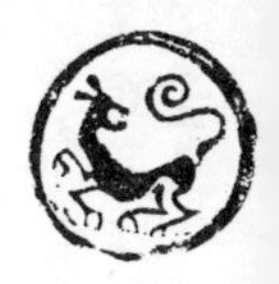

運化，可以調節腎主水功能，以防止水濕之氾濫，此即土剋水；腎水的滋潤，上濟於心，以制約心火的亢炎，此即水剋火；心之陽熱，可以制約肺氣的清肅太過，此即火剋金。中醫認為飲食中五味入五臟，能充養五臟，但五味不均衡、五味太過則會傷及五臟。

【原文】

故色見青如草茲者死，黃如枳實(1)者死，黑如炱(2)者死，赤如衃(3)血者死，白如枯骨者死，此五色之見死也。青如翠羽者生，赤如雞冠者生，黃如蟹腹者生，白如豕膏(4)者生，黑如烏羽者生，此五色之見生也。生於心，如以縞(5)裹朱；生於肺，如以縞裹紅；生於肝，如以縞裹紺(6)；生於脾，如以縞裹栝樓實，生於腎，如以縞裹紫，此五臟所生之外榮也。

色味當(7)五臟：白當肺，辛；赤當心，苦；青當肝，酸；黃當脾，甘；黑當腎，鹹。故白當皮，赤當脈，青當筋，黃當肉，黑當骨。諸脈者皆屬於目，諸髓者皆屬於腦，諸筋者皆屬於節，諸血者皆屬於心，諸氣者皆屬於肺，此四支八溪(8)之朝夕(9)也。

【注釋】

（1）枳實：藥名，色青黃。

（2）炱（ㄊㄞˊ）：黑煤煙灰，晦暗無光。

（3）衃（ㄆㄧ）血：敗惡凝聚之血，色赤黑。

（4）豕膏：豬的脂肪，白而潤澤有光。

（5）縞：指白色絲綢。

（6）紺：青中而含赤色。

（7）當：有「合」之義。

（8）八溪：上肢的肘腕，下肢的膝踝。

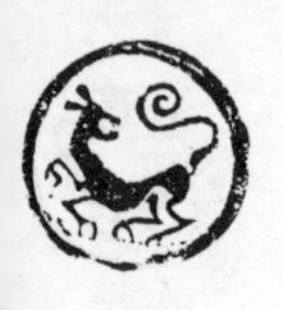

（9）朝夕：通假字，即「潮汐」。早潮曰潮，晚潮曰汐。

【白話詳解】

五臟榮於面上的氣色，表現出的青黑色像死草一樣，那是死徵；表現出的黃色像枳實一樣，那是死徵；表現出的黑色像煤一樣，那是死徵；表現出的赤色像敗血凝結一樣，那是死徵；表現出的白色像枯骨一樣，那是死徵，這是從五種色澤來判斷死徵的情況。面上的氣色，如果青得像翠鳥的羽毛，那是生色；赤得像雞冠，那是生色；黃得像蟹腹，那是生色；白得像豬脂，那是生色；黑得像烏鴉的羽毛，那是生色，這是從五種色澤來判斷有生氣的情況。

凡是心臟有生氣的色澤，就像白絹裹著朱砂一樣；肺臟有生氣的色澤，就像白絹裹著紅色的東西一樣；肝臟有生氣的色澤，就像白絹裹著紺色的東西一樣；脾臟有生氣的色澤，就像白絹裹著栝樓實一樣；腎臟有生氣的色澤，就像白絹裹著紫色的東西一樣，這些是五臟有生氣的表現。

五色、五味和五臟是相合的，白色是合於肺臟，其味為辛；赤色是合於心臟，其味為苦；青色是合於肝臟，其味為酸；黃色是合於脾臟，其味為甘；黑色是合於腎臟，其味為鹹。所以白色又合於皮，赤色又合於脈，青色又合於筋，黃色又合於肉，黑色又合於骨。

人身的經脈皆上注於目，所有的精髓皆上注於腦，所有的筋皆注於骨節，所有的血液皆歸屬於心，所有的氣皆注於肺，氣血經脈向四肢八溪的流注就像潮水一樣。

【按語】

本節論述了五臟、五味、五色的關係，指出五色是五臟之氣的外榮，五臟之氣化於五味。因而五味的太過不及，可以影響五臟之氣的盛衰，五臟之氣的盛衰，反映於五色的枯榮。故

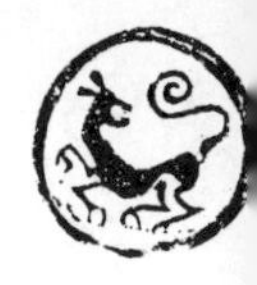

此觀察五色的變化，可以推斷五臟之氣的盛衰及其病變，這一理論為中醫診斷學的望診，奠定了理論基礎，至今仍為中醫望診所遵循的基本原則。五色生死榮枯歸納見下表。

五色	生	死
青色	青如翠羽 以縞裹紺	青如草茲
黃色	赤如雞冠 以縞裹栝樓實	黃如枳實
黑色	黃如蟹腹 如縞裹紫	黑如炱
赤色	白如豕膏 以縞裹朱	赤如衃血
白色	黑如鳥羽 以縞裹紅	白如枯骨

望色就是醫生觀察面部、絡脈、皮膚等部位的顏色與光澤的望診方法，主要指面部色澤的變化而言。人體是一個有機的整體，內在臟腑的氣血活動，由經絡反映於面部色澤之上，因此臨床上透過觀察病人的面部色澤變化以瞭解體內臟腑血氣的運行狀況，就是醫生的首要工作。

《內經》對望色診病不但非常重視，而且也積累了相當豐富的經驗，其論述涉及皮膚絡脈眼耳唇鼻口舌等等，但因五色變化以面部最為突出，加之面部又與臟腑經絡相應，觀察又最為方便，所以望面色的內容最多。

《內經》採取五行學說取象比類的方法進行演繹，最後歸類到五臟氣血以判斷其盛衰多少，寒熱虛實。它的內容涉及到自然、社會和人體三方面，認為五色是天地人三才統一系統的反映，在觀察時應當密切聯繫天地自然社會的變化，根據色澤變化的浮沉夭澤、太過不及、生剋順逆推斷體內各種複雜的生

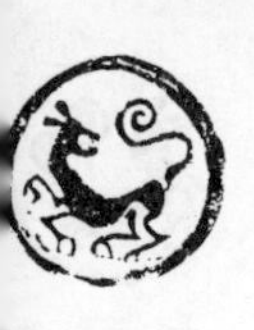

理和病理變化，判斷臟腑氣血的盛衰多少而確切地診斷疾病。根據陰陽五行學說的類比關係，結合臟腑經絡的相合理論以及精氣血神的關係等，《內經》望色診斷給我們提供了豐富的材料，成為臨床診斷疾病的重要方法。

凡診色的要領，總以滋潤光澤，含蓄不露，隱現於皮下為有生氣，這是五臟之氣的正常反應。如果色澤枯槁不澤，晦暗無神則為敗象，是五臟之氣衰敗的外現，預後不良。如果五色暴露於外，毫無隱然含蓄之象的，這便是胃氣竭絕的徵象，叫做「真臟象」，屬於死徵。

【應用舉例】

望色之法，明瑩者吉，昏晦者凶。然陳希夷云：凡色之無光者，不足謂之色。蓋光即虛色，災喜皆不成，不必斷也。然則望色者，必於有光中分別明晦，以定吉凶，然後可耳。春青、夏赤、秋白、冬黑，以四時判之，得時者生，失時者凶。四色之中，又須常帶黃潤之色乃佳，脾氣無不在也。準頭赤，肺中有火；耳半黑，腎中有邪；年壽赤，則心火炎；眼下青，則脾氣逆也，由此而推，思過半矣。鼻準黃明，脾氣強也；鼻尖青黃，淋也，白者亡血也，赤者血熱也。望而知之為之神，《內經》明堂篇言之詳矣。（《肯堂醫論•論望色》）

【原文】

故人臥血歸於肝，肝受血而能視，足受血而能步，掌受血而能握，指受血而能攝。臥出而風吹之，血凝於膚者為痹，凝於脈者為泣，凝於足者為厥(1)。此三者，血行而不得反其空(2)，故為痹厥也。人有大谷十二分(3)，小溪(4)三百五十四名，少十二俞(5)，此皆衛氣之所留止，邪氣之所客也，針石緣而去之。

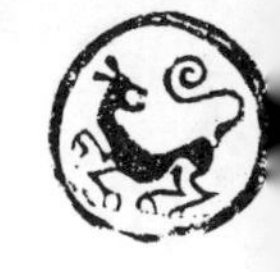

【注釋】

（1）厥：指下肢厥冷。

（2）空：空，通「孔」，即孔穴。指氣血運行的脈道。

（3）大谷十二分：肉之大會有十二處。

（4）小溪：肉之小會。

（5）少十二俞：即指大谷十二分。又此四字，疑是後人旁注誤入正文者。

【白話詳解】

人在躺臥安靜的時候，血就歸於肝臟。肝臟貯藏了血液，滋養眼睛就能看東西，腳得到血就能行走，手得到血就能握物，手指得到血就能拿東西。到屋外起床後被風吹著，則血凝結在膚表上，就要發生風濕病；如果凝結在經脈裏，就會使得血行遲滯；如果凝結在足部，就會發生下肢厥冷，這三種疾患，都是由於血液不能在脈道中通暢流行，所以發生痹厥。在人身上肉之大會有12處，肉之小會有354處。這些都是衛氣所留止的地方，也是邪氣容易留止的處所，如果受了邪氣的侵襲，就趕緊用針刺或砭石除掉它。

【按語】

中醫認為肝具有藏血的功能，肝臟將貯藏的血液由疏泄作用將血液輸送到全身器官和四肢。全身各個臟氣只有得到血液的滋養才能使功能正常。

【原文】

診病之始，五決為紀，欲知其始，先建其母。所謂五決者，五脈也。是以頭痛巔疾，下虛上實，過(1)在足少陰、巨陽，甚則入腎。徇蒙(2)招尤(3)，目冥耳聾，下實上虛，過在足少陽、厥陰，甚則入肝。腹滿䐜脹，支鬲胠脇(4)，下厥上冒(5)，過在

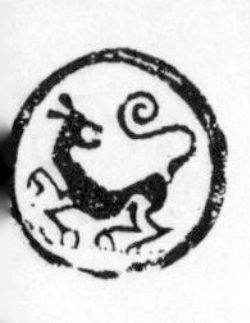

足太陰、陽明。咳嗽上氣，厥在胸中，過在手陽明、太陰，甚則入肺。心煩頭痛，病在鬲中，過在手巨陽、少陰，甚則入心。

夫脈之小大滑澀浮沉，可以指別；五臟之象，可以類推；五臟相音，可以意識；五色微診，可以目察。能合脈色，可以萬全。赤脈之至也，喘而堅[6]，診曰有積氣在中，時害於食，名曰心痹[7]，得之外疾，思慮而心虛，故邪從之。白脈之至也，喘而浮，上虛下實，驚，有積氣在胸中，喘而虛，名曰肺痹寒熱，得之醉而使內[8]也。青脈之至也，長而左右彈，有積氣在心下支胠，名曰肝痹，得之寒濕，與疝同法，腰痛足清[9]頭痛。黃脈之至也，大而虛，有積氣在腹中，有厥氣，名曰厥疝，女子同法，得之疾使四支汗出當風。黑脈之至也，上堅而大，有積氣在小腹與陰[10]，名曰腎痹，得之沐浴清水而臥。

凡相[11]五色之奇脈，面黃目青，面黃目赤，面黃目白，面黃目黑者，皆不死也。面青目赤，面赤目白，面青目黑，面黑目白，面赤目青，皆死也。

【注釋】

（1）過：作「病」解。

（2）徇蒙：兩目昏花。

（3）招尤：搖掉不定。

（4）胠脇：腋下為胠，胠下為脇，即脇肋部。

（5）冒：冒通「瞀」，眩暈。

（6）喘而堅：此指脈象。喘，有振動、急促之義，此指脈來急疾。堅，指脈象堅實有力。

（7）心痹：痹，閉也。心痹，指心氣閉阻不宣。下文肺痹、肝痹、腎痹均仿此。

（8）使內：指入房性交。

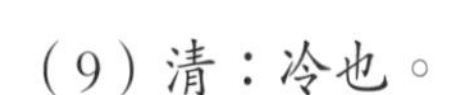
（9）清：冷也。

（10）陰：指前陰。

（11）相：視，看。

【白話詳解】

在開始診斷病時，應當把五決作為綱紀。想知道某病是從哪臟發生的，先要考察那一臟脈的胃氣怎樣。五決是指五臟之脈，所以頭痛顛頂的疾病，屬於下虛上實，病在足少陰、足太陽兩經；如病勢加劇，就會傳入腎臟。眼花搖頭、發病急驟的，或者目暗耳聾，病程較長的，屬於下實上虛，病在足少陰、厥陰兩經；如病勢加劇，就會傳入肝臟。腹滿脹起，胸膈肋間像撐柱一樣，下體厥冷，上體眩暈，病在足太陰、陽明兩經。咳嗽逆喘，胸中有病，病在手陽明、太陰兩經，如病勢加劇就會傳入肺臟。心煩頭痛胸中不適，病在手太陽、少陰兩經，如病勢加劇就會傳入心臟。

脈搏的大小滑澀浮沉等表像，可以憑手指分辨出來。五臟的氣象，可以從類比中去推求。察聽從五臟反映出的聲音，可以意會而分析它。五色雖然精微，可以用眼來觀察。在診斷中如果能參合色、脈，就能夠萬無一失。

如果面上出現赤色，脈搏躁數而又堅實，在診斷上來說，就是病氣積聚在腹中，常常妨礙飲食，這種病叫做心痹，它的致病原因是由於過於思慮，傷了心氣，所以病邪乘虛而入。如果面上出現白色，同時脈搏躁數而浮大，上虛下實，這是病氣積聚在胸中，喘而虛驚。這種病叫做肺痹，它的致病原因，是由於寒熱，並在醉後入房。如果面上出現青色，同時脈搏長，並且左右彈指，這是病氣積聚在心下，撐柱兩腋，這種病叫做肝痹，它的致病原因是由於受了寒濕，所以病理機轉像疝氣一樣，並有腰痛、足冷、頭痛等症狀。如果面上出現黃色，同時

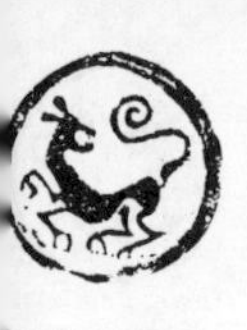

脈搏大而虛，這是病氣積在腹中，自覺有逆氣，這種病叫做厥疝；女子同樣有這種情況，它的致病原因是由於四肢過勞，出汗後受了風的侵襲。如果面上出現黑色，同時下部堅實而大，這是病氣積在小腹和前陰，這種病叫做腎痹，它的致病原因，是由於涼水沐浴後就睡覺而得的。

【按語】

色脈合參是《內經》的一條極其重要的診療原則。因為色與脈都是疾病發生、發展過程中的客觀反映，所以察色按脈、色脈合參是臨床診療過程中必須特別重視的一個環節。如果能將色、脈與自然四時的變化規律結合起來進行診療，則是掌握「要極」和「大則」的高明醫生。

正如本段所講到的，能夠把色與脈參合起來分析，對疾病的認識與處理，就可以說是達到「萬全」的境界了。可見，在《內經》時代是非常重視色脈合參的，而其最基本的診察方法就是望目察色。《素問・脈要精微論》開篇即有「切脈動靜而視精明，察五色，觀五臟有餘不足，六腑強弱，形之盛衰，以此參伍，決死生之分」之論。

古人把面色分為五種：青、赤、黃、白、黑。青色主肝、赤色主心、白色主肺、黃色主脾胃、黑色主腎，當面色異常時，便表示色澤所代表的器官可能出現問題，稱為「五色診」。常常可以根據面部眼睛的色澤變化來判斷預後生死。

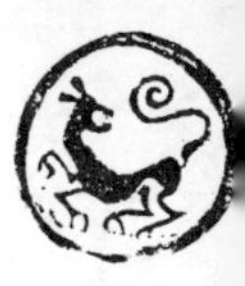

五臟別論篇第十一

【原文】

黃帝問曰：余聞方士[1]，或以腦髓為臟，或以腸胃為臟，或以為腑。敢問更相反，皆自謂是。不知其道，願聞其說。岐伯對曰：腦、髓、骨、脈、膽、女子胞[2]，此六者，地氣[3]之所生也，皆藏於陰而象於地，故藏而不瀉[4]，名曰奇恒之府[5]。夫胃、大腸、小腸、三焦、膀胱，此五者，天氣[6]之所生也，其氣象天，故瀉而不藏。此受五臟濁氣，名曰傳化[7]之腑，此不能久留，輸瀉者也。魄門亦為五臟使[8]，水穀不得久藏。所謂五臟者，藏精氣而不瀉也，故滿而不能實[9]。六腑者，傳化物而不藏，故實而不能滿也。所以然者，水穀入口，則胃實而腸虛；食下，則腸實而胃虛。故曰實而不滿，滿而不實也。

【注釋】

（1）方士：此處指懂得醫理的人，或醫生。

（2）女子胞：即胞宮，現稱子宮。

（3）地氣：即陰氣。

（4）藏而不瀉：藏，貯藏。瀉，輸瀉。指奇恒之府能貯藏精氣，無輸瀉功能。

（5）奇恒之府：奇，異也。恒，常也。指腦等六者，似臟非臟，似腑非腑，其形態、功能異於尋常之臟腑。

（6）天氣：即陽氣。

（7）傳化：傳輸轉化，傳導、消化水穀及糟粕。

（8）魄門亦為五臟使：魄，通「粕」。魄門，指排泄糟粕之門，即肛門。使，役也。魄門亦為五臟使，指魄門也為五臟

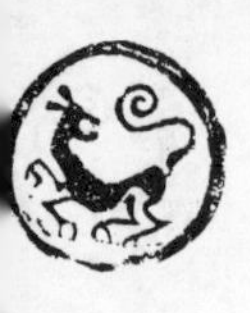

主使和使用，與五臟有著密切的關係。

（9）滿而不能實：滿，指精氣盈滿。實，指精氣壅實、呆實。意為五臟精氣宜盈滿，但不能壅實不行。

【白話詳解】

黃帝問道：「我聽到醫生對臟腑的議論，有的把腦髓作為臟，有的將腸胃作為臟，或者作為腑。我冒昧地提出彼此相反的疑問，但都認為自己是對的。不知道這是什麼道理，希望聽一聽其中的理由。」

岐伯回答：「腦、髓、骨、脈、膽、女子胞這六種組織器官，是秉承陰氣所生的。它們都能貯藏陰精，好像大地貯藏萬物一樣，所以是主貯藏而不傳瀉，名為奇恒之腑。胃、大腸、小腸、三焦、膀胱，這五種器官是秉承陽氣所生的，像天陽之氣運轉不息，所以主傳瀉而不貯藏。它們還能接受五臟濁氣，名為傳化之腑。濁氣不能長久停留，而應輸瀉。肛門也是五臟的役使，水穀糟粕不能長時間留藏。所謂五臟是貯藏精氣而不是主傳瀉水穀的，所以，五臟精氣宜盈滿，但不能壅實不行。六腑是主傳導消化水穀而不是主貯藏精氣的，所以，六腑水穀和糟粕宜暫時充實，但不能滿滯不行。之所以這樣，是因為飲食入口至胃，則胃中充實而腸中尚空虛，飲食從胃而下，則腸中充實而胃中空虛了。所以說：實而不滿，滿而不實。」

五臟六腑的功能見下表。

【按語】

本節討論了奇恒之腑、五臟、六腑的生理功能特點。奇恒之腑的名稱主要由其結構功能所決定的。在性能上，它們屬陰像地，主藏蓄陰精，與五臟性能相似，但臟與腑之間有表裏配偶關係，而它們卻沒有。因此，既與一般的臟與腑有相似之處，又異於一般臟腑，故稱「奇恒之腑」。

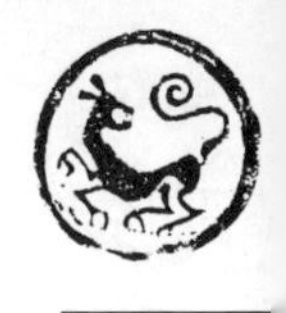

奇恒之腑	腦　髓　骨　脈　膽　子宮	象地	貯藏作用
傳化之腑	胃　大腸　小腸　三焦　膀胱　魄門	象天	傳瀉作用

五臟的功能主藏精氣，故精氣宜充滿。同時，精氣又要保持運行流暢，不能壅實不行，才能灌注營養全身器官組織，故其功能特點是「滿而不能實」。所以，五臟病理不外乎精氣不滿和臟氣壅實兩端。

臨床上臟病多虛，虛則補之，但不可純補、峻補、壅補，應該補中寓通，靜中寓動。如補脾當配和胃消導之品，養心宜佐以和血活血之品，補肺應伍以宣肅之品等；臟亦有實證，主要為精氣壅實不行所致，如肝氣鬱結、肺氣壅滯、心血瘀阻等，治療當以疏通為大法，寓補於通。

六腑主傳化物而不藏，傳化物包括水穀及其糟粕，還有五臟代謝後的濁氣。為保持傳瀉的通暢，六腑應處於一種「虛實」的狀態，如「胃實而腸虛」、「腸實而胃虛」。這種「實」是暫時的，水穀和糟粕在六腑中不可久留，消化道不能同時充滿，需要按時排空，故其功能特點概括為「實而不能滿」。因此，臨床上六腑以滿而不通為其主要病理特徵，多見食積、便秘、癃閉、黃疸、水腫等實證病變，故凡治六腑病以通降去實為大法，所以後世有六腑「以通為用」、「以降為順」的說法。

「魄門亦為五臟使」的理論對臨床意義頗有指導意義。由於魄門與五臟有密切的關係，所以臨床無論外感、內傷病變，

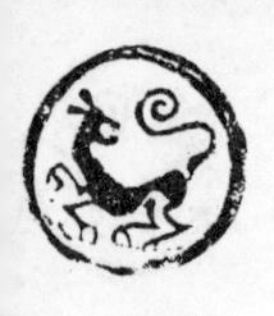

下查魄門是不可忽略的方面。

首先，對於疾病預後的判斷，查魄門可知其吉凶。如昏厥證，二便失禁者，為臟氣衰敗之象，預後多不良，治當急固其氣；而大便秘結不通者，多為實證，治需急通其便，以泄其邪。

其二，在疾病治療中，魄門病變，調理五臟；五臟病變，通調魄門。如魄門輸瀉失常所致的泄瀉證，治有溫中健脾的附子理中湯，溫補腎陽的腎氣丸，疏肝解鬱的逍遙散、痛瀉藥方等。便秘證治有針對腎陽虛的濟川煎、半硫丸，治療肝氣鬱滯的五磨飲子，治療熱傳大腸的麻杏甘石湯等。五臟病變，通調魄門，如心經火盛，導熱下行，方用導赤散；肝膽火盛方用龍膽瀉肝湯；邪熱壅肺方用涼膈散、防風通聖散；胃腸熱結方用大承氣湯等。

其三，在治療原則的確立上，臟腑病變引起的泄瀉、便秘，當求其本，調理五臟，但因二便失調直接影響臟腑功能者，則應急先調治魄門，先治其標，正如《素問・標本病傳論》所說：「小大不利治其標，小大利者治其本。」

【原文】

帝曰：氣口(1)何以獨為五臟主？岐伯說：胃者，水穀之海，六腑之大源也。五味入口，藏於胃，以養五臟氣，氣口亦太陰也(2)。是以五臟六腑之氣味，皆出於胃，變見(3)於氣口，故五氣(4)入鼻，藏於心肺。心肺有病，而鼻為之不利也。

凡治病必察其下(5)，適(6)其脈，觀其志意，與其病也。拘於鬼神者，不可與言至德(7)；惡於針石者，不可與言至巧(8)；病不許治者，病必不治，治之無功矣。

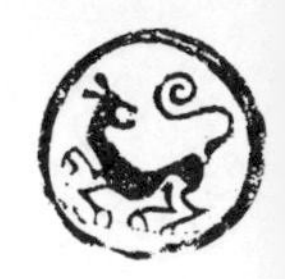

【注釋】

（1）氣口：診脈部位，在手腕上橈骨內側的橈動脈上。

（2）氣口亦太陰也：氣口本為手太陰肺經所過之處，然足太陰脾布行胃氣，脾氣上歸於肺，而後經肺布散全身，故氣口亦為足太陰脾之所歸，反映脾胃後天之本的盛衰狀況。

（3）變見：見，通「現」。變見，即變化表現。

（4）五氣：指五臟之氣。

（5）必察其下：《黃帝內經・太素》作「必察其上下」，即上察鼻竅，下察魄門。

（6）適：觀察，審視。

（7）至德：最科學的醫學道理。

（8）至巧：最巧妙的針刺技術。

【白話詳解】

黃帝問：「為什麼僅從脈象就能知道五臟的主病呢？」

岐伯回答：「胃是容納飲食物的處所，六腑的源泉。飲食五味入口後，儲留於胃，用以滋養五臟之氣。脈象也屬於手太陰肺經。所以五臟六腑的氣血，都源於胃，臟腑氣血的變化可以從脈象上表現出來。自然界清氣從鼻而入，儲藏於心肺，所以心肺有病，鼻的功能因此就變得不利了。

大凡治療疾病，必須診察病人全身上下的情況，測候脈象，觀察患者精神情志變化，以及症狀表現。對於迷信鬼神的病人，無須談論科學的醫學理論；對於厭惡針石療法病人，無須談論高超的醫療技術；對於不願接受治療的病人，病一定不能治好，即使治療也是沒有效果的。」

【按語】

本節主要論述了獨取寸口脈診察臟腑疾病的原理，強調臨證要全面診察病情及注意觀察病人的志意精神狀態。《內經》

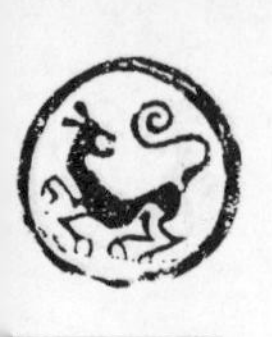

時代，尚有全身三部九候及人迎寸口脈等，這裏提出僅取寸口就能瞭解全身臟腑氣血盛衰的脈法，是診脈法的一大進步。其基本理由有二：

① 寸口部位是手太陰肺經的動脈，肺經起於中焦脾胃，脾胃運化的水穀精微，經肺氣之宣發，輸布到全身，而脾胃是五臟六腑精氣之源泉，所以全身臟腑經脈氣血的情況，可以從寸口脈反映出來。

② 肺主氣司呼吸，肺朝百脈，全身百脈的氣血皆朝會於肺，以吸收自然清氣，吐故納新。所以全身臟腑經脈氣血盛衰及功能狀態可以從肺脈寸口反映出來。

另外，文中還強調了全面診察的重要性。「凡治病，必察

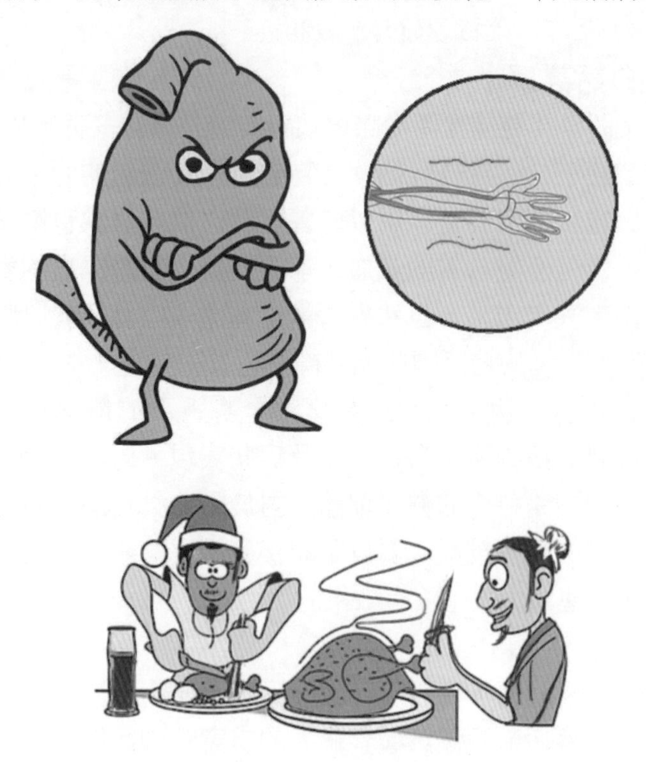

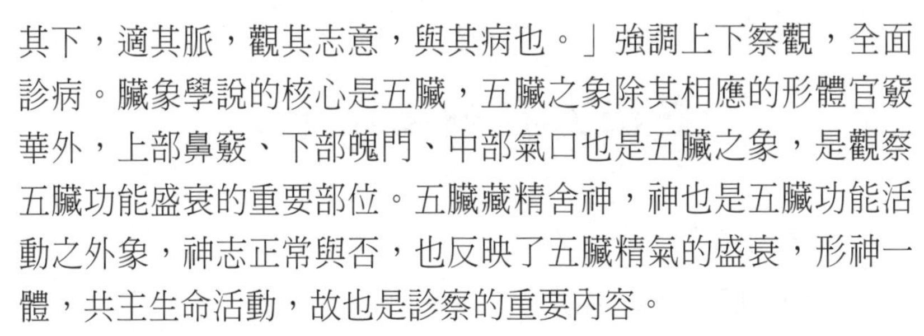

其下，適其脈，觀其志意，與其病也。」強調上下察觀，全面診病。臟象學說的核心是五臟，五臟之象除其相應的形體官竅華外，上部鼻竅、下部魄門、中部氣口也是五臟之象，是觀察五臟功能盛衰的重要部位。五臟藏精舍神，神也是五臟功能活動之外象，神志正常與否，也反映了五臟精氣的盛衰，形神一體，共主生命活動，故也是診察的重要內容。

臨床治療的效果，一方面取決於針對病人形體的具體狀況辨證施治的手段，另一方面取決於病人的心理神志狀態。積極的精神心理狀態，可以充分調動機體的反應性，增強療效，促使疾病向癒；消極的精神心理狀態，則會降低機體的反應性，降低療效，甚至使疾病惡化。

故臨床用針藥等手段施治時，特別要重視心理作用對療效的影響，正如《靈樞・本神》所強調的「凡刺之法，先必本於神」。要使病人相信醫學科學，消除恐懼心理，端正態度，正確對待疾病，積極配合治療。否則諱疾忌醫，神不能發揮對形的作用，只能延誤病情，使疾病難癒。

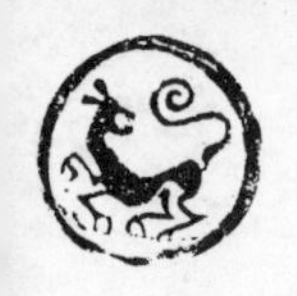

異法方宜論篇第十二

【原文】

黃帝問曰：醫之治病也，一病而治各不同，皆癒何也？岐伯對曰：地勢[(1)]使然也。故東方之域，天地之所始生也。魚鹽之地，海濱傍水，其民食魚而嗜鹹，皆安其處，美其食。魚者使人熱中[(2)]，鹽者勝血[(3)]，故其民皆黑色疏理，其病皆為癰瘍，其治宜砭石。故砭石者，亦[(4)]從東方來。

西方者，金玉之域，沙石之處，天地之所收引也。其民陵居[(5)]而多風，水土剛強，其民不衣[(6)]而褐薦[(7)]，其民華食[(8)]而脂肥[(9)]，故邪不能傷其形體，其病生於內，其治宜毒藥[(10)]。故毒藥者，亦從西方來。

北方者，天地所閉藏之域也。其地高陵居，風寒冰冽，其民樂野處[(11)]而乳食。臟寒生滿病，其治宜灸焫。故灸焫[(12)]者，亦從北方來。

南方者，天地所長養[(13)]，陽之所盛處也。其地下[(14)]，水土弱[(15)]，霧露之所聚也，其民嗜酸而食胕[(16)]。故其民皆致理[(17)]而赤色，其病攣痹，其治宜微針。故九針者，亦從南方來。

中央者，其地平以濕，天地所以生萬物也眾。其民食雜而不勞，故其病多痿厥寒熱，其治宜導引[(18)]按蹻[(19)]。故導引按蹻者，亦從中央出也。

【注釋】

（1）地勢：指地表高低起伏和大氣燥濕等因素。

（2）熱中：又稱為中熱，指臟腑有熱。

（3）勝血：指傷血。

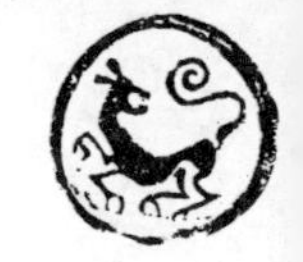

（4）亦：語首助詞，無實際意義。

（5）陵居：依山而居。

（6）不衣：穿衣服不講究。

（7）褐薦：披獸皮或麻草編製的短衣，褐，獸皮毛布。薦，麻草。

（8）華食：指吃鮮美酥酪骨肉類食物。

（9）脂肥：指身體健壯。

（10）毒藥：指作用峻烈的藥物。

（11）樂野處：樂於野外居住，即遊牧生活。

（12）炙焫（ㄖㄨˋㄛ）：一種治療方法，即用艾葉灼燒皮膚。焫，燒的意思。

（13）長養：生長養育萬物。

（14）地下：地勢低窪。

（15）弱：潮濕。

（16）胕：同「腐」，指經發酵的食物。

（17）致理：腠理緻密，皮膚細膩。

（18）導引：搖動肢節筋骨。

（19）按蹻：按摩皮肉，捷舉手足。

【白話詳解】

黃帝問道：「醫生治療疾病，同樣的病，採取各種不同的治療方法，但結果都能痊癒，這是什麼原因？」

岐伯回答說：「這是因為地理形式不同，而使治法各有所差異。

例如東方地區，屬木而類似於春天的氣象，為生發之氣，氣候溫和，是出產魚和鹽的地方。由於地處海濱而接近於水，所以該地方的人們嗜吃魚類而喜歡鹹味，他們安居在這個地方，以魚鹽為美食。魚性屬火，多吃魚類，會使人熱積於中。

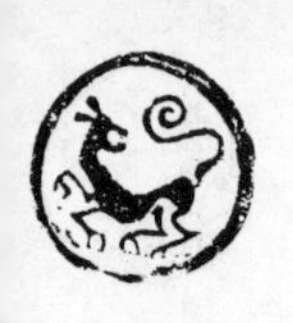

鹹能走血，過多的吃鹽，又會耗傷血液，所以該地的人們，大都皮膚色黑，肌理鬆疏，多發癰瘍之類的疾病。對其治療，大都宜用砭石刺法。因此，砭石的治病方法，是從東方傳來的。

西方地區，地處高原而多山，盛產金玉，遍地沙石，這裏的自然環境，像秋令之氣，有一種肅殺收斂的氣象。該地的人們，依山陵而住，其地多風沙，水土的性質又屬剛強，而他們的生活，不考究衣服，穿獸皮麻草，睡草席，但飲食都是鮮美酥酪骨肉之類，因此體肥，外邪不容易侵犯他們的形體，他們發病，大都屬於內傷類疾病。對其治療，宜用藥物。所以藥物療法，是從西方傳來的。

北方地區，地勢較高，自然氣候如同冬天的閉藏氣象。人們居住在山上，經常處在風寒凜冽的環境中。該地的人們，喜好遊牧生活，隨時在野外住宿，吃的是牛羊乳汁，因此內臟就會受寒，易生脹滿類似的疾病。對其治療，宜用艾火灸灼。所以艾火灸灼的治療方法，是從北方傳來的。

南方地區，氣候炎熱，像自然界萬物長養的夏季氣候，是陽氣最盛的地方。地勢低下，水土潮濕，霧露經常聚集。該地的人們，喜歡吃酸類和發酵過的食品，其皮膚腠理緻密而帶紅色，易發生筋脈拘急、麻木不仁等疾病。對其治療，宜用微針針刺。所以九針的治病方法，是從南方傳來的。

中央之地，地形平坦而潮濕，物產豐富，所以人們的食物種類很多，生活比較安逸，並不感覺煩勞，這裏發生的疾病，多是痿弱、厥逆、寒熱等病，這些病的治療，宜用導引按蹻的方法。所以導引按蹻的治法，是從中央地區推廣出去的。」

不同區域常見病治療方法見下表。

【按語】

本節論述了地域差異性及其不同致病特點，分析了五方的

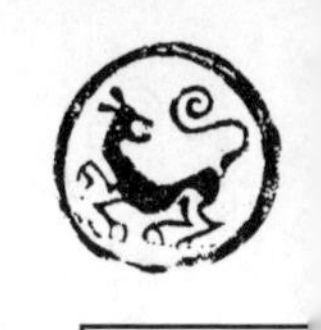

地區	五行	地理位置	食物	易患疾病	治療方法
東	木	沿海	魚，鹽	熱中	砭石療法
西	金	高原	酥酪骨肉	內傷	藥物療法
北	水	高山	牛羊肉	滿病	艾灸療法
南	火	潮濕	酸味	攣痺	九針療法
中	土	平坦	品種多	痿厥寒熱	導引療法

地勢不同而有地理、氣候、物產差異性，這些差異性決定五方之人的居住條件與環境、飲食結構及飲食習慣各自不同。天人兩方面因素直接影響人體的形質強弱和發生疾病的種類與性質，因而五方之人得病各異，治法各有所宜。地勢有高低，地域有南北，氣候有寒溫，病發有不同。

《內經》中有關飲食五味所傷論述較多，如《素問・生氣通天論》：「膏粱之變，足生大丁。」《素向・奇病論》：「肥者令人內熱，甘者令人中滿。」《素問・五臟生成論》、《素問・生氣通天論》均記載偏嗜五味太過引起臟腑氣血發病等。文中砭石、毒藥、灸焫、微針、導引、按蹻，是針對五個區域常見病、多發病而在實踐中創建的治療工具與方法，對不同疾病各有其治療的優勢。

【原文】

故聖人雜合(1)以治，各得其所宜，故治所以異而病皆癒

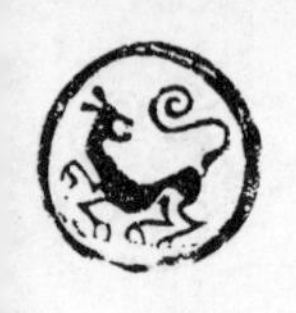

者，得病之情，知治之大體也。

【注釋】

(1) 雜合：集合各種治療方法。

【白話詳解】

所以一個高明的醫生，能夠將許多治病方法綜合起來，根據具體情況，隨機應變，靈活運用，使患者得到適宜的治療。所以治法儘管各有不同，而結果是疾病都能痊癒。這是由於醫生能夠瞭解病情，採用恰當的治療方法的緣故。

【按語】

文中提出了中醫綜合治療、因地制宜的治療原則，宣導各治法結合運用，並使所運用的治法對治療的物件發揮其應有的作用。「雜合以治」的運用在《內經》中已經得到證實，如：藥物與食療結合治療疾病，《素問・五常政大論》「大毒治病，十去其六；常毒治病，十去其七；小毒治病，十去其八；無毒治病，十去其九。穀肉果菜，食養盡之，無使過之，傷其正也。不盡，行復如法。」又有針刺與湯液或熱飲結合治療，如《素問・評熱病論》對風厥的治療為「表裏刺之，飲之服湯」。針砭與藥物、灸法結合運用，如《靈樞・禁服》「代則取血絡且飲藥」，「緊則灸刺且飲藥」，「不盛不虛，以經取之，名曰經刺……所謂經治者，飲藥，亦曰灸刺」。

雜合以治，並非治療手段在形式上的結合，而是根據病情的需要，根據各種療法的治療作用，合理的配合，而達到治療疾病的目的。《素問・湯液醪醴論》治療陽虛水腫，即將按摩、溫衣、藥物、針刺、食療綜合運用，共奏扶正祛邪的治療作用。

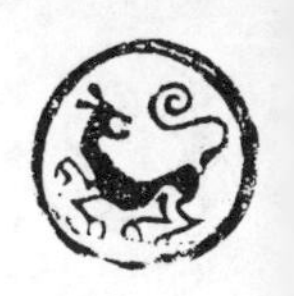

湯液醪醴論篇第十四

【原文】

黃帝問曰：為五穀湯液及醪醴[(1)]奈何？岐伯對曰：必以稻米，炊之稻薪，稻米者完，稻薪者堅。帝曰：何以然？岐伯曰：此得天地之和，高下之宜，故能至完，伐取得時，故能至堅也。

帝曰：上古聖人作湯液醪醴，為而不用何也？岐伯曰：自古聖人之作湯液醪醴者，以為備耳，夫上古作湯液，故為而弗服也。中古之世，道德[(2)]稍衰，邪氣時至，服之萬全。帝曰：今之世不必已何也？岐伯曰：當今之世，必齊[(3)]毒藥攻其中，鑱石[(4)]針艾治其外也。

【注釋】

（1）醪醴（ㄌㄠˊ　ㄌㄧˇ）：濁酒叫醪，濁酒味甘謂之醴。

（2）道德：這裏指養生之道。

（3）齊：通「劑」，以……為劑。

（4）鑱（ㄔㄢˊ）石：尖而銳的石針。

【白話詳解】

黃帝問道：「怎樣用五穀來製作清酒、醪酒及醴酒這些用於治病的酒類呢？」

岐伯回答說：「一定要以稻米為原料，以稻稈為燃料來製作，這樣的品質才會最好。稻米要選用完整不碎裂的，稻稈要選取質地堅實的。」

黃帝問道：「為什麼是這樣的呢？」岐伯回答說：「這是由於稻米受了天地陰陽四時的和諧之氣，生在高下適宜的地

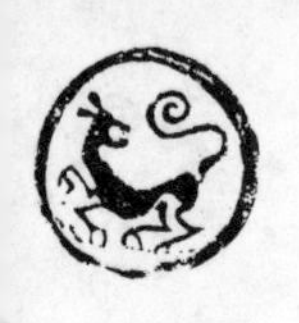

方，所以能夠完整，又由於是在秋季這一當令季節收割，所以稻稈質地最為堅實。」

黃帝問道：「上古時代，聖人雖然製成了清酒與醪酒、醴酒，但卻製成而不用，這是為什麼呢？」

岐伯回答說：「上古時代的聖人釀製清酒與醪酒、醴酒是用來作為治病而預備的，由於那時的人們淳樸淡泊、精神健旺，沒有什麼需用酒劑才能治療的疾患，所以上古時候的聖人備而不用。到了中古的時代，人們的養生之道已經有所下降，追求名利物欲的思想開始妄行，正氣已不健旺，所以邪氣才會不時地侵入人體而造成疾患，但只要飲服一些清酒、醪酒或醴酒，還是能夠使身體得以痊癒的。」

黃帝問道：「那麼當今之世的人們患了病後去服用這些酒劑卻不一定能夠全部康復，這是為什麼呢？」岐伯回答說：「當今之世的人們患了病以後，必須用湯藥來治療於內部病症，用砭石、針灸治療於外部，才能夠使他們恢復健康。」

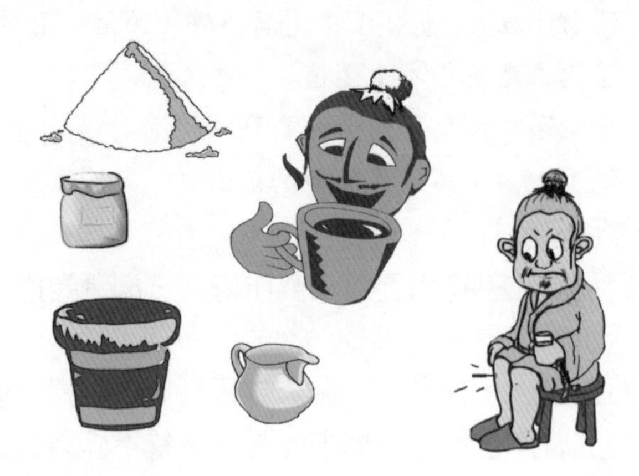

【按語】

本節論述了製作湯液醪醴的原料及其用途。關於湯液醪醴的製作，因本篇著重於論述其治病機制，所以僅就與治療效果

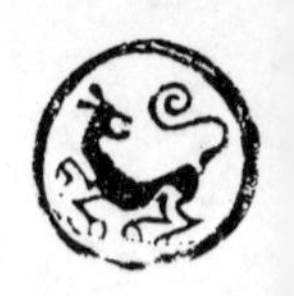

密切相關的製作用料作了簡單敘述，未論及詳細的製作過程，也未反映出當時釀酒的工藝水準。

酒具有活血散瘀、通經禦寒、舒筋活絡、開結祛邪、消除疲勞等作用，古代用來養生保健及治療簡單疾病，已普遍使用。

本節還論述了精神因素對療效的影響，說明了精神因素是導致疾病複雜難治的重要因素，提示人們要注意精神情志的調攝，避免患得患失，克服私心雜念，恬淡虛無，思想安閒清靜，從而儘量避免和減少精神因素對機體的影響。

還說明了隨著時代的發展，疾病譜也發生變化，治療的方法和措施也應隨之調整，如湯液醪醴酒類這種治法雖能解決單純簡單的疾病問題，對於複雜難治之病，應採用多種方法綜合治療，醫務工作者要善於把握疾病的變化情況進行靈活施治。反映了疾病隨著時代的發展而發展，治法也隨著時代發展而完備的變化發展觀點。《內經》中有關酒或酒劑的記載，成為後世醫家用酒治病的導源。再從「醫」字從「酉」來看，也可見酒與醫學的關係是非常密切的。

【應用舉例】

米酒，氣味苦、甘、辛，大熱，有毒。……行藥勢，殺百邪惡毒瓦斯。通血脈，濃腸胃，潤皮膚，散濕氣，消憂發怒，宣言暢意。養脾氣，扶肝，除風下氣。解馬肉、桐油毒，丹石發動諸病，熱飲之糟底酒（三年臘糟下取之）開胃下食，暖水臟，溫腸胃，消宿食，禦風寒，殺一切蔬菜毒。止嘔噦，摩風瘙、老酒（臘月釀造者，可經數十年不壞）和血養氣，春酒（清明釀造者亦可經久）常服令人肥白。（《本草綱目•酒》）

【原文】

帝曰：形弊血盡而功不立者何？岐伯曰：神不使[(1)]也。帝

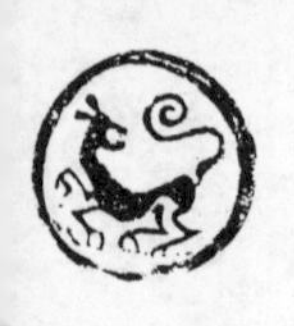

曰：何謂神不使？岐伯曰：針石，道也。精神不進，志意不治，故病不可癒。今精壞神去，榮衛不可復收。何者？嗜欲無窮，而憂患不止，精氣弛壞，榮泣[2]衛除，故神去之而病不癒也。

【注釋】

（1）神不使：使，役使、運用。神不使，即人體臟腑氣血的功能作用不能對各種治療作出反應。

（2）泣：通「澀」，澀滯，指營氣乾涸澀滯。

【白話詳解】

黃帝問道：「如果患者身體衰敝，氣血枯竭，治療時就不能見效，其中的道理是什麼呢？」

岐伯回答說：「這是由於患者的神氣已經不能發揮應有的作用了。」

黃帝問道：「什麼是神氣不能發揮應有的作用呢？」

岐伯回答說：「用針刺治病，不過是通導人體的氣機而已。患者要是精神衰退，意志散亂，其病就不能治療了。患者的身體已經衰敝，氣血也已枯竭，說明精神已衰，神氣已失，營氣衛氣也不能再恢復了，這是為什麼呢？是由於出現這種情況的患者對物質的嗜好與慾望沒有窮盡，對名利地位的憂患無休無止，這樣就必使精氣外泄衰敗，使營氣枯澀而衛氣消亡，所以神氣就會喪失而疾病不能痊癒。」

【按語】

本節論述了病人神機對療效的影響。原文從「形弊血盡而功不立」一句引出了「神不使」的重要觀點，從而強調病人「神使」或「神不使」是影響臨床治療成敗的關鍵因素。這裏所說的「神」，是指神機。《素問・五常政大論》說：「根於中者，命曰神機，神去則機息。」可見，它是人體內在機能活動及對內對外調節作用的總主宰。

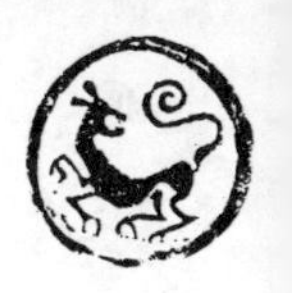

神，是指精神、神氣、意志，這些都來源於神機，是神機外在的反映，也就是人體生理功能、生命活動的總體現。因此，凡是人的精神意志，臟腑經絡，營衛氣血等活動，以及抗禦外邪的功能，都是在神機的主宰下所起的作用，醫學上各種治療措施也是依賴神機而發揮其效能。因此，可以說神機的存廢是一切治療措施是否取效的決定性因素。

導致神不使的原因，經文指出兩點，一是精壞神去，營衛不可復收，也就是說精氣、營衛極度虛耗。二是嗜欲無窮，而憂患不止，也就是指精神意志的過度刺激。

由於神機的作用是以精氣、營衛為其物質基礎的，所以經文明確指出：「精氣弛壞，營泣衛除，故神去之而病不癒也。」而精神、營衛、氣血之所以會衰敗弛壞，又與起居失常，情志變化有密切關係。因此「嗜欲無窮，而憂患不止」是造成「精氣損壞，營泣衛除」的主要因素。這些都說明人體的精氣營衛和精神意志與神機的重要關係。因此在臨床治療中既要調理五臟氣血的功能作用，還要注意病人的精神意識狀態，使針藥之於人，效如桴鼓相應，即「神使」也。否則，如果屢用針藥難以奏效，便為「神不使」。所以就治病結局而言，可謂「得神者昌，失神者亡」。原文從形體和精神意識兩個方面論述神機對療效影響的意義正在於此。

【應用舉例】

凡治病之道，攻邪在乎針藥，行藥在乎神氣。故治施於外，則神應於中，使之升則升，使之降則降，是其神之可使也。若以藥劑治其內，而臟氣不應，針艾治其外而經氣不應，此其神氣已去而無可使矣。雖竭力治之，終成虛廢已爾，是即所謂不使也。（《類經•疾病類》）

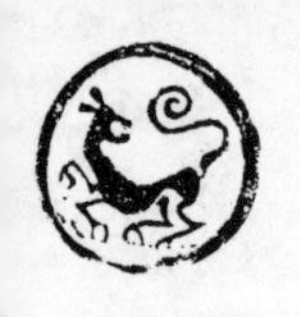

【原文】

帝曰：夫病之始生也，極微極精，必先入結於皮膚。今良工皆稱曰病成，名曰逆[1]，則針石不能治，良藥不能及也。今良工皆得其法，守其數，親戚兄弟遠近，音聲日聞於耳，五色日見於目，而病不癒者，亦何暇不早乎？岐伯曰：病為本，工為標，標本不得[2]，邪氣不服，此之謂也。

【注釋】

（1）逆：逆證，指病情反常、危重而預後不良的病證。

（2）標本不得：醫生的診斷、治療與病人的病情不相符合。

【白話詳解】

黃帝說：「疾病初起的時候，是極其隱微的。邪氣侵犯人體，必先傷及皮膚。如果高明的醫生都說病已形成，叫做逆證，那麼針刺就不能治療，湯藥也無法奏效了。要是高明的醫生都懂得治病的道理，能夠運用他們的醫術，病人的父母兄弟守候在旁，醫生也每天能夠聽到病人的聲音，每天能夠看到病人的氣色，可是疾病卻不能痊癒，這難道是由於治療不夠及時的原因嗎？」

岐伯回答說：「病人是本，醫生是標。標本之間如果不能配合，即使是高明的醫生，病邪也不能被制伏的。這說的就是您所詢問的情況了。」

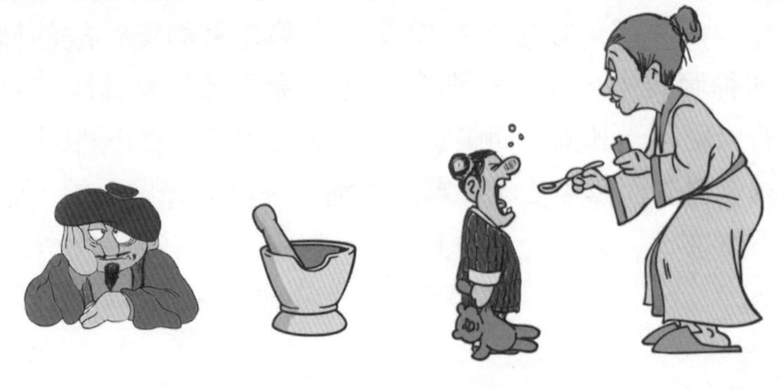

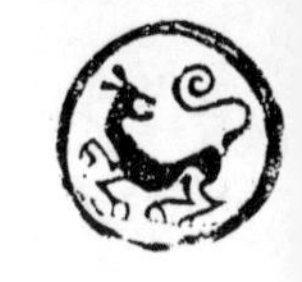

【按語】

本節論述了醫患標本關係在治療中的作用，臨床治療不能取得滿意療效的原因，除「神不使」外，還有未能處理好醫患標本之間的關係。原文說：「病為本，工為標，標本不得，邪氣不服。」說明醫患之間存在著標本關係。「病為本」的「病」，是指病人的病情，也包含病人的神機。「工為標」的「工」，指醫生的治療方法和措施。

「標本不得」，其一，指病人的病情與醫生的治療不相契合。病情決定治療，治療取決於診斷，隨病情而定。作為醫生，首先要「得其法，守其數」，具有高超的診療技術和認真的醫療態度，視病人「親戚兄弟遠近」，將其音聲日聞於耳，五色日見於目，對影響病人病情的精神情志，體質氣質，起居飲食，習慣嗜好盡可能地全面瞭解，從而把握病變發展規律，全面掌握病情，準確進行診斷。如原文說：「夫病之始生也，極微極精，必先入於皮膚。」如果不知道病變規律，不瞭解病情，未抓住根本，誤認為逆證，必然治療措施不合病情，故雖經針石、良藥治療均不能治癒。顯然，對病情的瞭解和正確診斷是決定治療效果的主要因素，故為本，而醫生的治療手段則相對而言處於次要地位，為標。

其二，指病人的神機與醫生的治療不相契合，神機即病人機體的反應性，在此著重於精神意識的調節控制作用。疾病治療效果的好壞，絕非僅取決於醫生一方，誠然，醫生精湛的醫技，特效的藥物，完善的醫療條件是有效治療的必要保證，但「今良工皆得其法，守其數……而病不癒者，亦何暇不早乎？」病在病人身上，一切藥物針石均要由病人本人才能起作用。病人能否在情志、起居、服藥、飲食等各方面予以積極主動，良好的配合極為重要，醫患雙方必須密切合作，才能制伏

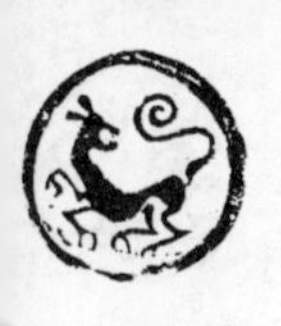

邪氣。如《素問・針解》在講針刺注意事項時，專門強調針刺過程中應設法使病人情緒安定，精神內守。醫生用針時，不僅自己要「手如握虎」、「如臨深淵」、「神無營於眾物」，還要「瞻病人目以制其神」，這樣醫患雙方精神集中，配合默契，就會「令氣易行」，針到病除。如果病家在治療過程中不遵醫囑，自行其是，或者諱疾忌醫，哄騙欺瞞，那麼醫術再高明的醫生也無可奈何。故病人的神機對治療效果至關重要，而為本，醫生的治療方法和措施相對處於次要地位，是為標。

【應用舉例】

病必得醫而後癒，故病為本，工為標，然必病與醫相得，則情能相浹，才能勝任，庶乎得濟而病無不癒。惟是用者未必良，良者未必用，是為標本不相得，不相得則邪氣不能平服，而病之不癒者以此也。（《類經•論治類》）

【原文】

帝曰：其有不從毫毛而生，五臟陽以竭也。津液充郭[(1)]，其魄獨居，孤精於內，氣耗於外，形不可與衣相保，此四極急而動中，是氣拒於內而形施[(2)]於外，治之奈何？

岐伯曰：平治於權衡，去宛陳莝[(3)]，微動四極，溫衣，繆刺[(4)]其處，以復其形。開鬼門[(5)]，潔淨府[(6)]，精以時服，五陽已布，疏滌五臟，故精自生，形自盛，骨肉相保，巨氣乃平。帝曰：善。

【注釋】

（1）郭：這裏指人的形體或胸腹。

（2）施（ㄧˋ）：音義通「易」，改變的意思。此指身形改變而浮腫。

（3）去宛陳莝（ㄘㄨˋㄛ）：宛，通「鬱」，瘀血。陳，陳

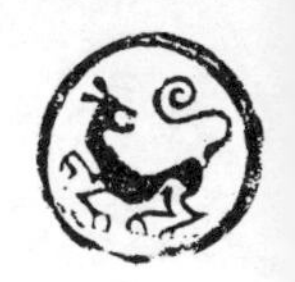

腐。莝，鍘草。意謂去除體內的瘀血與陳腐積水就如斬草一樣。

（4）繆（ㄇㄧˋㄡ）刺：刺絡脈以治絡脈疾病的刺法，多採用左病刺右、右病刺左、淺刺或放血的方法，是《內經》中的一種祛除大絡之留邪的方法。

（5）鬼門：指汗孔。

（6）潔淨府：指通利小便。

【自話詳解】

黃帝問道：「有的疾病不是從人的體表毫毛之間而生的，是由於五臟的陽氣衰竭之後，以致水液充滿胸腹，魂魄無所依附，氣機困阻於內，陽氣耗散於外，身體浮腫而不能穿上衣服，四肢拘急而影響到五臟。對這種氣機困阻於內而身體浮腫在外的病情，治療時應該怎麼辦呢？」

岐伯回答說：「只要調治臟腑陰陽二脈，去除瘀血所致的浮腫就如鍘草一樣乾脆徹底。方法為：使患者輕微地活動四肢，穿上溫暖的衣服，並用繆刺法針刺患處，來恢復他們原來的體態。之後，再用發汗和利小便的方法，開啟患者的汗孔，瀉盡膀胱的積水，這樣，患者的正氣就能及時恢復。等到其五臟的陽氣正常輸布以後，患者的精氣就會自然生發，身體就會恢復強健，骨肉能夠彼此相護，正氣就會最終恢復。」

黃帝說道：「講得好啊。」

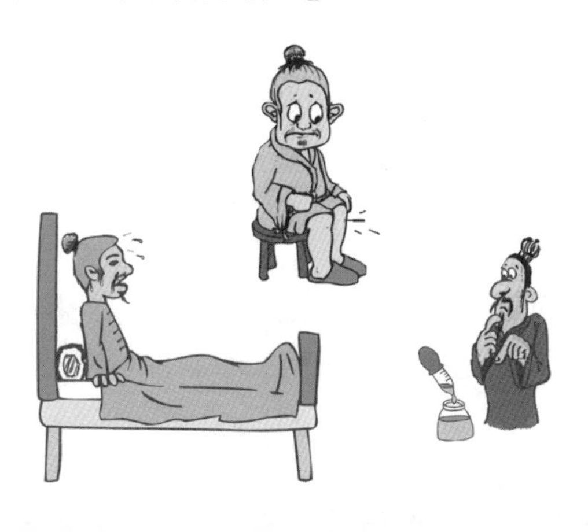

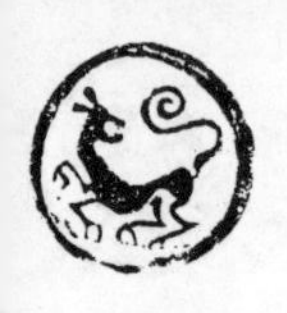

【按語】

本節論述了水腫病病因病機，臨床表現，治法和護理。提示水腫病可發於外感，也可發於內傷。發於外感者如《素問·水熱穴論》：「腎汗出逢於風……名曰風水。」而此處之水腫，屬內傷所致，並與精神因素有關。因為精神過度刺激，情志所傷，引起氣機不暢，陽氣遏阻，進而發生水腫。「五臟陽以竭」是對水腫病病機的概括。說明五臟陽氣被傷，導致氣機失調，津液代謝障礙而致病。「孤精於內，氣耗於外」是對水腫病病機的補充。其臨床表現特徵為全身水腫，以四肢為甚，從原文所描述的水腫嚴重程度分析，西醫學所說的肝硬化腹水、心功能衰竭、腎炎、癌性水腫、肺心病等水腫與此相似。

關於水腫病的治療，原文對其治療原則、治法和臨床護理做了較詳細的論述，總的治療原則是「平治於權衡」。方法有：去宛陳莝，是指去除瘀積之血的方法。用活血利水法治療，可截斷水腫病臟腑氣化功能失常，為治療水腫的一個重要環節。後世醫家對此治法十分重視，如《金匱要略》用活血化瘀利水的蒲灰散、當歸芍藥散，治療水氣病。

現代臨床對腎炎水腫用活血化瘀法治療，如益腎湯（當歸、赤芍、川芎、紅花、桃仁、益母草、板藍根、銀花、白茅根、紫花地丁等），腎炎化瘀湯（當歸、川芎、赤芍、桃仁、紅花、益母草等），均取得了滿意療效。對心源性水腫，活血化瘀法更為臨床首選之法。除此以外，原文還提出「開鬼門，潔淨府」的治療方法。所謂「開鬼門」，即指發汗。肺為水之上源，主一身氣機的調節，又主宣發外合皮毛，發汗即宣開肺氣，亦即開肺利水法。「潔淨府」為利小便之法。這是治療水腫的基本方法，通過利尿，可將瀦留於體內的水濕排出體外，腎主水而為胃之關，尿液的排泄賴腎的氣化功能，因此，「潔

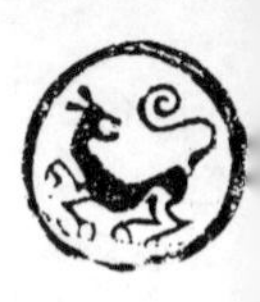

淨府」是水腫病治氣的又一方面。但是，發汗利小便的方法有它的局限性，它只能用於陽證實證，而不適於陰證虛證。因此，臨診時還當根據患者的體質差異以及臟腑的相互影響等情況，結合其他方法進行治療。例如脾虛用健脾制水法，肺鬱用宣肺調氣法，腎陽虛用溫腎化水法，肝腎陰虛用滋陰逐水法等，這樣才能收到良好的效果。

對於水腫病的臨床護理，原文指出「微動四極，溫衣」為其護理措施。水液的代謝過程，是陽氣與陰精相互作用的過程，此護理措施則是著眼於陽氣，助陽氣蒸化的輔助之法，也是針對「五臟陽以竭」的基本病機所開展的方法。故《類經·論治類》說：「微動之，欲其流通而氣易行也。溫衣，欲助肌表之陽，陰凝易散也。」總在於調理五臟氣機，促進五臟功能的恢復，有利於病情痊癒。

【應用舉例】

夫水腫之症，皆因脾虛不能制水……亦因乎腎虛不能行水。故治者當補脾胃之虛，使脾氣得實，則自能升降運動其樞機而水自行；次當補腎之虛，使腎氣實，受五臟六腑之精而藏之，水有所歸而不至泛溢。夫如是，則土堅水運，腫亦不治而自消。如徒曰病者急於取效，專以破氣去水為功，勢必至竭其陰陽，絕其胃氣，或得暫癒，將必復發，遂成蠱脹，吾未見其有能生者矣。……凡五臟水，如身重而少氣，煩躁，不得臥，其陰大腫者，心水也；脇下腹中皆痛，腹大不能轉側者，肝水也；四肢重，津液不生，少氣，小便難者，脾水也；小便難，大便溏者，肺水也；腰痛，臍腫，陰下濕，足冷不得溺者，腎水也。仲景云：諸有水者，腰以上腫，當發汗；腰以下腫者，當利小便，乃癒。《內經》所謂開鬼門、潔淨府者，此也。（《醫林正印•水腫》）

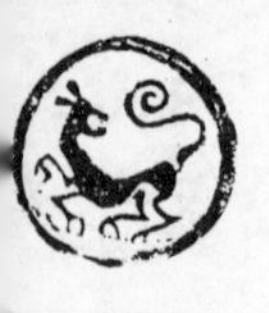

玉版論要篇第十五

【原文】

黃帝問曰：余聞《揆度》、《奇恒》[1]，所指不同，用之奈何？岐伯對曰：《揆度》者，度病之淺深也；《奇恒》者，言奇病也。請言道之至數[2]，《五色》、《脈變》、《揆度》、《奇恒》，道在於一[3]。神轉不回[4]，回則不轉，乃失其機。至數[5]之要，迫近以微，著之玉版[6]，命曰合玉機[7]。

【注釋】

（1）《揆度》、《奇恒》：古書名。

（2）至數：重要的道理，在這裏當是指色脈的內容。

（3）道在於一：一，指神。意謂道理只有一個，即是神。

（4）神轉不回：神，是人體生命活動的總概括。轉，運動不息的意思。回，指逆亂而失去正常的運行規律。意謂人體的神機運轉不停，生生不息。

（5）至數：指色脈的診察的重要道理。

（6）玉版：美玉做成的模版，用以永久珍藏。

（7）玉機：將神轉生氣之機的理論，著之玉版，永不磨滅的意思。

【白話詳解】

黃帝問道：「我聽說《揆度》、《奇恒》所指的內容各不相同，應當怎樣運用呢？」

岐伯回答說：「《揆度》是權衡和度量疾病的深淺的，《奇恒》是說明異常疾病的，請允許我談談其中最重要的道理。《五色》、《脈變》、《揆度》、《奇恒》雖然所指不

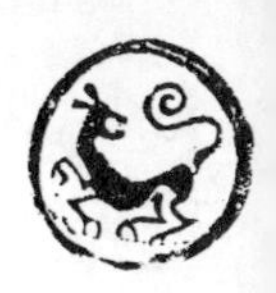

同，但道理只有一個，就是觀察色脈有無神氣。人體神機的運轉是不回折逆行的，若回折逆行就不能運轉，人也就失去了生生之機，這個道理是極其重要的。色脈的診察雖然淺近，而微妙之處卻在於察神機，把它記錄在玉版上，以便與《玉機真臟論》參合應用。」

【按語】

本節主要講述了診法察神的重要性。察神指以目光、面部表情和精神意識活動為重點，是判斷臨床預後、生命活動的重要環節，依據中醫診法，尤其是色脈相參而將人體神氣分為「有神」、「無神」和「假神」三種。

有神，或稱得神，指病人目光明亮、神志清楚、面色紅潤、語言清晰、反應靈敏、活動自如、脈象和緩等，表示正氣尚足，病情輕淺，預後良好。

無神，也稱失神，指目光晦暗、瞳仁呆滯、精神萎靡、語聲低微、反應遲鈍，甚至神志不清、循衣摸床，或卒倒而目閉口開、手撒遺尿、面容枯槁、脈象無根等，表示正氣已傷，病情較重，預後不好。

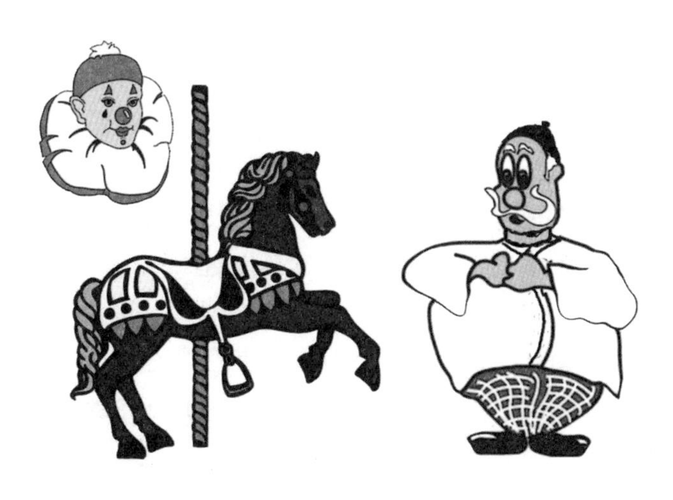

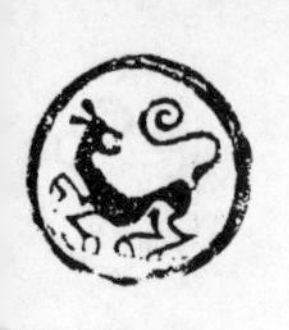

假神常見於久病、重病精氣極度衰弱的病人，如原本神志昏糊，突然神志清楚；原來不多言語，語聲低微，突然轉為言語不休，聲音響亮；原本面色晦暗，突然顴紅如妝；原本毫無食慾，忽然食慾增強等。這是由於精氣衰弱已極，陰不斂陽，虛陽外越，暴露出一時「好轉」的假像，因此稱為「假神」，俗稱「迴光返照」，或「殘燈復明」。提示病情惡化，臟腑精氣將絕，是臨終前的徵兆。因此，根據神色的不同判斷人體是否有病，病情輕重變化，是中醫診斷的基本方法。

【原文】

容色[1]見上下左右，各在[2]其要。其色見淺者，湯液主治，十日已；其見深者，必齊[3]主治，二十一日已；其見大深者，醪酒主治，百日已。色夭面脫，不治，百日盡已。脈短氣絕死，病溫虛甚死。

色見上下左右，各在其要。上為逆，下為從[4]；女子右為逆，左為從[5]；男子左為逆，右為從。易，重陽死，重陰死[6]。陰陽反他，治在權衡相奪，《奇恒》事也，《揆度》事也。

【注釋】

（1）容色：面部色澤。

（2）在：察也。

（3）齊（ㄐㄧˋ）：通「劑」，即藥劑。

（4）上為逆，下為從：逆，預後不良；從，預後良好。

（5）女子右為逆，左為從：陰陽之道女子屬陰，右側亦為陰，故色見於右側為逆，見於左側為順。男子同例。

（6）重陽、重陰：男子（陽人）病色見於左側（陽位）叫重陽，女子（陰人）病色見於右側（陰位）叫重陰。重陽、重陰均屬危證。

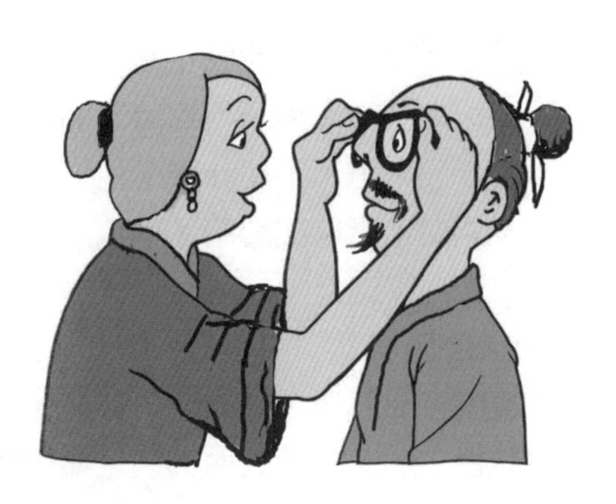

【白話詳解】

面色的變化，表現在上下左右不同的部位，各有其審察主病的要領。若病色淺的，說明病情尚輕，可用五穀湯液調治，10 天可以治癒。若病色深的，說明病情較重，須用藥劑治療，21 天可以治癒。若病色過深的，說明病情更重，必須用藥酒治療，100 天才能治癒。若面色枯槁不澤、顏面瘦削，為不治之症，到100天就要死亡。若脈象短促而正氣脫失的，是死徵；溫熱病而正氣極虛的，也是死徵。

病色表現在面部上下左右不同的部位，應分別審察其主病。病色上移為逆，下移為順；女子病色在右側的為逆，在左側的為順；男子病色在左側的為逆，在右側的為順。如果病色變更，變順為逆，在男子則為重陽，是死徵；在女子則為重陰，也是死徵。若陰陽相反，應儘快權衡病情的輕重，採取適當的治療措施，使陰陽趨於平衡，這就是《奇恒》、《揆度》的目的。

【按語】

本節主要講述了根據面色的變化診察疾病的要領。中醫認為「有諸內，必形於外」。體內發生的病變，必然會反映到體

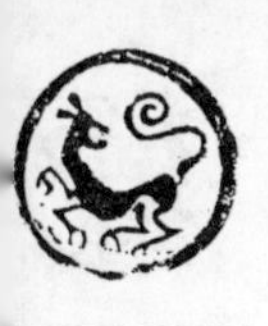

表，面色就是這種體表反映之一。我國正常人的面色微黃，略帶紅潤，稍有光澤，稱之為「常色」。病時，面色色澤發生變化，稱為「病色」。一般來講，不論什麼顏色，如鮮明、榮潤的，表示病變輕淺，氣血未衰；如晦暗、枯槁的，表示病情深重，精氣大傷。

【應用舉例】

竊思經言，見其色，知其病，命曰明，非特明其色，且明其病也，亦非特明其色，明其病，且明其病之應乎色，色之主乎病也。何以言之？肝色青，心色赤，脾色黃，肺色白，腎色黑。……析而言之，臟主裏，腑主表，色之沉者病在裏，色之浮者病在表，是臟腑表裏之分也。臟為陰，腑為陽，色之濁者病在陰，色之清者病在陽，是臟腑陰陽之分也。臟有虛實，腑有虛實，色之淺淡者為虛，色之深濃者為實，是臟腑虛實之分也。如是而知臟腑之為病，氣色之所主，亦可見其色知其病矣。（《望診遵經》）

【原文】

搏脈痹躄[(1)]，寒熱之交。脈孤為消氣[(2)]，虛泄為奪血[(3)]。孤為逆，虛為從。行《奇恒》之法，以太陰始。行所不勝[(4)]曰逆，逆則死；行所勝曰從，從則活。八風四時之勝，終而復始，逆行一過，不可復數，論要畢矣。

【注釋】

（1）搏脈痹躄（ㄅㄧ）：搏脈，即脈搏擊於指下。痹，頑痹而肢體痛重之證。躄，足跛不能行也。

（2）脈孤為消氣：脈孤，指毫無沖和胃氣之眞臟脈。消氣，指胃氣消亡，化源將絕。

（3）虛泄為奪血：虛泄，指脈虛而兼泄利。奪血，指耗傷

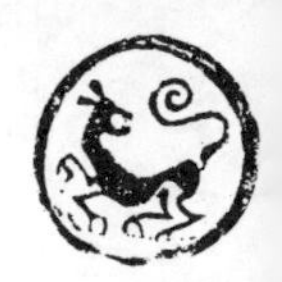

陰血。

（4）所不勝：即克我者，如春見秋脈、夏見冬脈。此為逆，故預後不良。

【白話詳解】

脈象強勁搏指有力，肢體疼痛沉重，或痿軟不能行走，這是寒熱之邪侵犯人體、邪氣亢盛所致。脈孤而無胃氣說明化源將絕，元氣耗散；脈見虛弱而又兼泄利，為陰血損傷。凡脈見孤絕為逆，脈見虛弱為順。

運用奇恒的方法，從手太陰肺經寸口脈來研究，出現「所不勝」的脈象叫做逆，預後多不良；出現「所勝」的脈象叫做從，預後良好。自然界八風、四時之間的相互勝復，是循環無端、終而復始的，一旦失常，就不能用常理來推斷了。至此，則《揆度》、《奇恒》的要點都論述完備了。

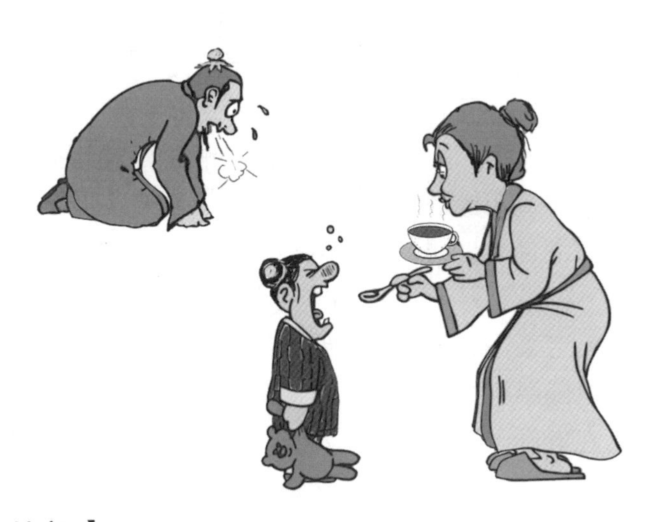

【按語】

本節論述了根據脈象來診斷疾病，判斷預後的診斷意義。健康人的正常脈象稱為平脈。平脈是寸關尺三部都有脈，脈象

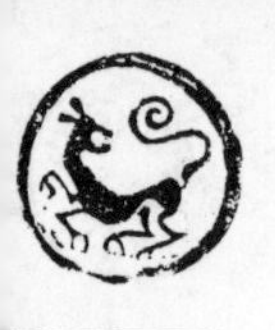

從容和緩、柔和有力、不浮不沉、不快不慢、不大不小、節律一致，尺部脈沉取有一定力量。平脈主要有胃、神、根三個特點。脈來從容，節律一致，不浮不沉，不快不慢，為脈有胃氣；脈來和緩有力，為脈有神；尺脈沉取應指有力，是脈有根的表現。脈象有胃、神、根，說明機體陰陽平衡，尚無內外致病因素的干擾。

正常情況下春季脈稍弦，夏季脈稍洪，秋季脈稍浮，冬季脈稍沉。如果疾病發展中出現春見秋脈，夏見冬脈，此為逆，故預後不良；春見長夏脈，夏見秋脈，此為順，故預後良好。所以根據脈象變化可診斷疾病與預後。

【應用舉例】

再以脈象論之，如肝脈宜弦，弦屬本臟，然必和滑而緩，則弦乃生；若使中外堅搏強急之極，則弦其必死矣。心脈宜洪，洪屬本臟，然必虛滑流利，則洪乃生；若使洪大至極，甚至四倍以上，則洪其必死矣。脾脈宜緩，緩屬本臟。然必軟滑不禁，則緩乃平；若使緩而澀滯，及或細軟無力，與乍數乍疏，則緩其必死矣。肺脈宜浮，浮即肺候。然必脈弱而滑，是為正脈；若使虛如雞羽，加以關尺細數，喘嗽失血，則浮其見斃矣。腎脈沉實，實即腎候。然必沉濡而滑，方為正脈；若使弦細而勁，如循刀刃，按之搏指，則實其莫救矣。

蓋元氣之來，脈來和緩；邪氣之至，脈來勁急。必得脈如阿阿，軟若陽春柳，方為脾氣胃脈氣象耳。夫胃氣中和，旺於四季。其在於春，脈宜微弦而和，夏宜微洪而和，秋宜微浮而和，冬宜微實而和，使於四季，而不見有和緩之氣，則為真臟脈見，而為不治之症矣。（《脈理求真》）

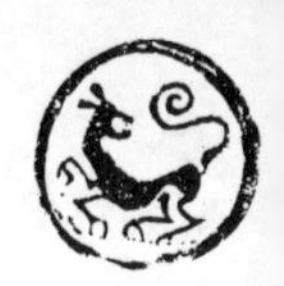

脈要精微論篇第十七

【原文】

黃帝問曰：診法何如？岐伯對曰：診法常以平旦[1]，陰氣未動，陽氣未散[2]，飲食未進，經脈未盛，絡脈調勻，氣血未亂，故乃可診有過之脈[3]。

切脈動靜而視精明[4]，察五色，觀五臟有餘不足，六腑強弱，形之盛衰，以此參伍[5]，決死生之分。

【注釋】

（1）平旦：指清晨太陽剛出地平線的時間。

（2）陰氣未動，陽氣未散：動，擾動。散，耗散。此二句為互文，指陰陽之氣未被擾動耗散，處於相對平靜狀態。

（3）有過之脈：過，過錯。指有病變的脈象。

（4）精明：指目之精光，眼神。

（5）參伍：異同對比，彼此相互參證的意思。

【白話詳解】

黃帝問道：「診脈的方法是怎樣的呢？」

岐伯回答說：「診脈通常是以清晨的時間為最好，此時人還沒有勞作，陰氣未被擾動，陽氣尚未耗散，飲食尚未攝取，經脈之氣尚未充盛，絡脈之氣也很勻靜，氣血未受到擾亂，因而可以診察出有病的脈象。

在診察脈象時，要在注意其動靜變化的同時，結合觀察目之精明，以及面部五色的變化，並要審察臟腑之強弱虛實及形體的盛衰，各種資料彼此相互參合比較，以判斷疾病的吉凶轉歸。」

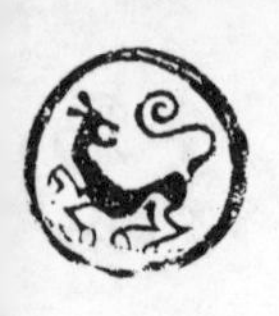

【按語】

此節論述了診脈的最佳時間以及四診合參的重要意義。指出了診脈的最佳時間，以平旦為宜。此時病人剛剛睡醒，沒進飲食，尚未勞作，環境安靜，陰氣未被擾動，陽氣未被耗散，陽氣從陰出，經絡調勻，氣血平靜，脈象所反映的情況能準確地接近臟腑氣血陰陽本質，因而利於診察疾病。其實質是強調診病必須保持「靜」，以使病人的氣血不受其他因素干擾而保持相對平靜和環境的安靜。這樣，才便於分辨出病脈。當然，診脈不可能全在平旦，更多的是在其他時間，如果病者氣血尚沒有受到內外因的刺激，也可診得較真實的病脈，所以診病時令病人平靜，保持環境安靜，即是對本文「診法常以平旦」精神的把握，不必拘泥。

多種診法「參伍」，是《內經》診法學的一貫思想。切脈、察神、望色，以及審查臟腑的強弱和形體的盛衰，多法並用，彼此相互參證，才能全面把握病情，正確判斷病勢及預後的吉凶。臨證察病以綜合運用多種診察方法為上，執一而不及其餘方法者為下，表明古代醫家早已提倡「四診合參」，反對孤立地、片面地應用某種單一診法。

【原文】

夫脈者，血之府也，長則氣治，短則氣病，數則煩心，大則病進，上盛則氣高，下盛則氣脹，代則氣衰，細則氣少，澀則心痛。渾渾革至如湧泉(1)，病進而色弊；綿綿(2)其去如弦絕，死。

夫精明五色者，氣之華也。赤欲如白裹朱(3)，不欲如赭；白欲如鵝羽，不欲如鹽；青欲如蒼璧(4)之澤，不欲如藍；黃欲如羅裹雄黃，不欲如黃土；黑欲如重漆色(5)，不欲如地蒼(6)。

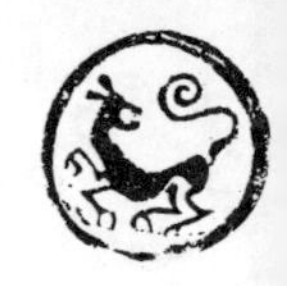

五色精微象見矣，其壽不久也。夫精明者，所以視萬物，別白黑，審短長。以長為短，以白為黑，如是則精衰矣。

五臟者，中之守也。中盛臟滿[7]，氣盛傷恐者，聲如從室中言，是中氣之濕也；言而微，終日乃復言者，此奪氣也；衣被不斂，言語善惡，不避親疏者，此神明之亂也；倉廩[8]不藏者，是門戶不要[9]也；水泉不止者，是膀胱不藏也。得守者生，失守者死。

夫五臟者，身之強也。頭者，精明[10]之府，頭傾視深[11]，精神將奪矣；背者，胸中之府，背曲肩隨，府將壞矣；腰者，腎之府，轉搖不能，腎將憊矣；膝者，筋之府，屈伸不能，行則僂附[12]，筋將憊矣；骨者，髓之府，不能久立，行則振掉[13]，骨將憊矣。得強則生，失強則死[14]。

岐伯曰：反四時者，有餘為精[15]，不足為消[16]。應太過，不足為精；應不足，有餘為消。陰陽不相應，病名曰關格[17]。

【注釋】

(1) 渾渾革至如湧泉：渾渾，即滾滾。革，急也。謂脈來滾滾而急，如泉水般湧現。《甲乙經》、《脈經》均作「渾渾革革，至如湧泉」，可參。

(2) 綿綿：脈來隱約不顯，微細無力之狀。

(3) 白裹朱：白，通「帛」，即白色的絲織物。朱，朱砂。白裹朱，隱然紅潤而不露也。

(4) 蒼壁：青色的玉石。

(5) 重漆色：重，反覆。重漆色，漆器反覆上漆，黑而深亮。

(6) 地蒼：蒼，草色，引申為青黑色。地蒼，即青黑色的田土。

(7) 中盛臟滿：中，體內，內臟。盛，邪氣熾盛。臟滿，

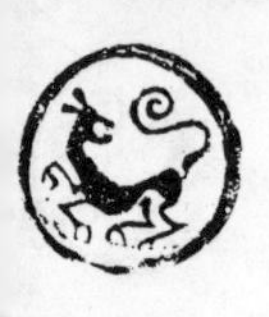

內臟之氣脹滿，即氣機壅滯。據後文「臟」指脾臟。

(8) 倉廩：貯藏糧食的倉庫。比喻脾胃。

(9) 門戶不要：門戶，指幽門、闌門、魄門等。要，通「約」。門戶不能固，則腸胃不能藏。

(10) 精明：五臟六腑之精氣皆上注於頭目而有目之精光神氣。

(11) 頭傾視深：頭傾，指頭低垂不能抬舉。視，指眼睛。視深，指目陷無光。

(12) 僂（ㄌˊㄡ）附：僂，曲也，指背脊彎曲。附，行動不便，必依附於他物而行。

(13) 振掉：震顫搖擺。

(14) 得強則生，失強則死：五臟精氣旺盛，則身形強健，謂之「得強」，故生；若五臟精氣衰敗，則身形敗壞，謂之「失強」，故死。

(15) 精：邪氣盛。

(16) 消：血氣消損。

(17) 關格：指陰陽氣血不向順從，而關格不通之病。

【白話詳解】

脈是血液匯聚之處，又是血液流通的隧道。長脈為氣血流暢平和，故為氣治；短脈為氣不足，故為氣病；數脈為熱，熱則心煩；大脈為邪氣方張，病勢正在向前發展；上部脈盛，為邪壅於上，可見呼吸急促，喘滿之症；下部脈盛，是邪滯於下，可見脹滿之病；代脈為元氣衰弱；細脈，為正氣衰少；澀脈為血少氣滯，主心痛之症。脈來大而急速如泉水上湧者，為病勢正在進展，且有危險；脈來隱約不現，微細無力，或如弓弦猝然斷絕而去，為氣血已絕，生機已斷，是死亡的徵兆。

精明見於目，五色現於面，這都是內臟的精氣所表現出來

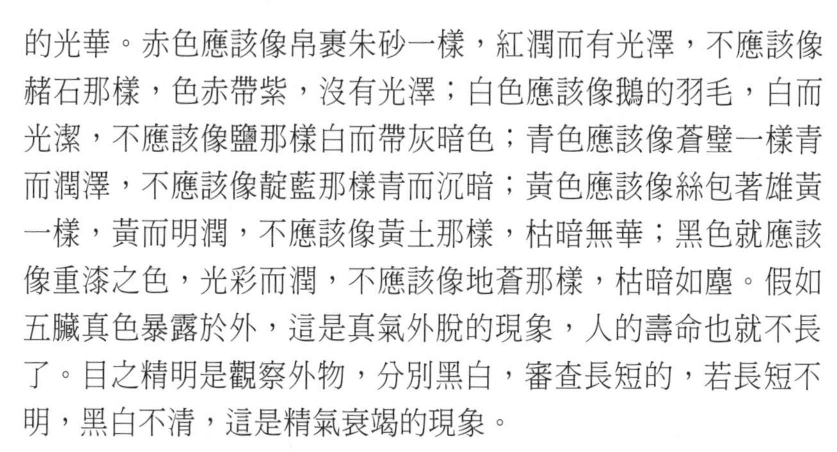

的光華。赤色應該像帛裹朱砂一樣，紅潤而有光澤，不應該像赭石那樣，色赤帶紫，沒有光澤；白色應該像鵝的羽毛，白而光潔，不應該像鹽那樣白而帶灰暗色；青色應該像蒼璧一樣青而潤澤，不應該像靛藍那樣青而沉暗；黃色應該像絲包著雄黃一樣，黃而明潤，不應該像黃土那樣，枯暗無華；黑色就應該像重漆之色，光彩而潤，不應該像地蒼那樣，枯暗如塵。假如五臟真色暴露於外，這是真氣外脫的現象，人的壽命也就不長了。目之精明是觀察外物，分別黑白，審查長短的，若長短不明，黑白不清，這是精氣衰竭的現象。

五臟主藏精神在內，故為中之守。如果邪勝於中，臟氣壅滿，氣盛而喘，善傷於恐，講話聲音重濁不清，如在室中說話一樣，這是中氣被濕邪所蒙蔽的緣故。語聲低微而氣不接續，整天講些翻來覆去的重複之語，這是由於正氣被劫奪所致。病人衣服不知斂蓋，言語不知善惡，不辨親疏遠近，這是神明錯亂的現象。脾胃不能藏納水穀精氣而泄利不禁的，是中氣失守，肛門不能約束的緣故。小便失禁的，是膀胱不能閉藏的緣故。若五臟功能正常，得其職守者則生；若五臟精氣不能固藏，失其職守則死。

五臟精氣充足，為身體強健的根本。頭為精明之府，若見到頭部低垂，目陷無光的，是精神將要衰敗。背懸五臟，為胸中之府，若見到背彎曲而肩下垂的，是胸中臟氣將要敗壞。腎位居於腰，故腰為腎之府，若見到不能轉側搖動，是腎氣將要衰憊。膝是筋會集的地方，所以膝為筋之府，若屈伸不能，行路要屈身附物，這是筋的功能將要衰憊。骨為髓之府，不能久立，行則振顫搖擺，這是髓虛，骨的功能將要衰憊。若臟氣強固的，尚可以治癒；若臟氣不強固的，乃是死亡的徵象。

岐伯說：脈氣與四時陰陽之氣相反，諸有餘皆為邪氣盛的

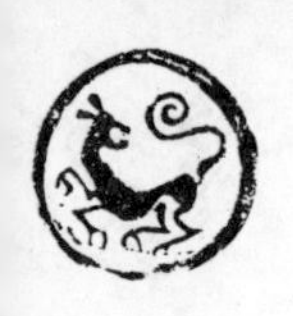

表現，諸不足皆為血氣消損的表現。根據時令變化，臟氣當旺脈氣應有餘，卻反見不足的，這是邪氣勝於正氣；脈氣應不足，卻反見有餘的，這是正不勝邪，邪氣盛，而血氣消損。這種陰陽不相順從，氣血不相營運，邪正不相適應而發生的疾病名叫關格。」

【按語】

本節承上文「以此參伍」之意，進一步介紹了有關診法的原理及應用。無論是多種脈象主病，還是五色之欲與不欲，以及五臟失守、失強的各種表現，皆為診法之範例，至今仍有較高的參考價值。

由於脈為氣血的藏聚流通之處，所以脈象的變化可反映氣血的病變。如脈動較長，為氣旺無病；脈動較短，為氣衰之病。脈數者，火擾於內，可見心煩之症；脈大者，邪氣盛，病勢將加重。寸口脈的近腕側盛大者，主邪氣上逆；遠腕側盛大者，主邪聚於下，腹部滿脹。脈來動而中止，即代脈，主臟氣衰弱；脈細如絲，主氣血衰少；脈氣往來艱難澀滯的，可見心痛。脈來滾滾而急，如泉水之湧出，主病勢趨於嚴重，色亦敗惡；脈氣若有若無，其離去如弓弦之斷絕，為死候。

目之精光與神氣和顏面五色，皆為臟腑精氣之榮華，且易於診察，故為臨證所常用。大凡色診，皆以明潤含蓄為善，以晦暗暴露為惡。故面色如帛裹朱砂之赤、鵝羽之白、蒼璧之青、羅裹雄黃之黃、重漆之黑者皆為善色，預後良好；若如代赭石之赤、食鹽之白、藍草之青、黃土之黃、塵土之黑則皆為惡色，預後較差。臟腑精微化做色相，外露無遺，又為惡中之惡，死期臨近。

診目主要診察兩目的神氣及視覺狀況。一般來說，兩目有神，視物清晰，辨色準確，為精氣未衰；兩目無神，視物大小

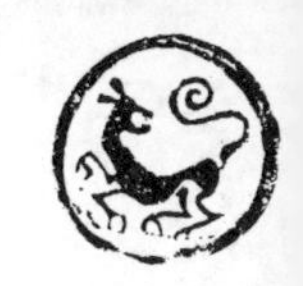

相混，黑白青紅不辨，則為精氣衰竭之徵。

察五臟得守與失守，可從聞聲及問病入手。聲音重濁，係中氣為濕邪所困，為脾失守。身低息微，言不接續，係肺氣被劫奪，為肺失守。不知羞恥，罵詈不避親疏，係神明之亂，為心失守。泄利不禁，門戶不固，係腸胃失調，為脾失約束。小便失禁，係膀胱失約，為腎失守。察五臟得強與失強，可審身體的頭、胸、腰、膝、脛（骨）「五府」。頭顱內藏腦髓，外通七竅，若頭低垂不舉，目陷無光，耳閉失聰，則五臟精氣已衰，神氣將失。胸背內藏心肺，若背曲肩垂，為心肺精氣衰敗，不能上營肩背之象。腰部為腎所居，腰痛轉側困難，為腎氣敗壞之徵。肝主筋，膝為諸筋所聚，膝關節屈伸不利，走路彎腰扶物，為肝氣敗壞之徵。骨中藏髓，不耐久立，行則搖擺，為骨氣敗傷，腎臟失強之徵。

以上望聞問切內容舉例，彰示中醫四診合參原則，意在例示中醫診法可以外知內、以表知裏，臨證詳細審辨，當可判斷五臟六腑病變所在以及預後轉歸，為後世中醫診法應用確立規則。

【原文】

帝曰：脈其四時動奈何？知病之所在奈何？知病之所變奈何？知病乍在內奈何？知病乍在外奈何？請問此五者，可得聞乎？岐伯曰：請言其與天運轉大也[(1)]。萬物之外，六合[(2)]之內，天地之變，陰陽之應，彼春之暖，為夏之暑，彼秋之忿[(3)]，為冬之怒[(4)]，四變之動，脈與之上下[(5)]，以春應中[(6)]規，夏應中矩，秋應中衡，冬應中權[(7)]。是故冬至四十五日，陽氣微上，陰氣微下[(8)]；夏至四十五日，陰氣微上，陽氣微下[(9)]。陰陽有時，與脈為期[(10)]，期而相失，知脈所分，分之有期[(11)]，

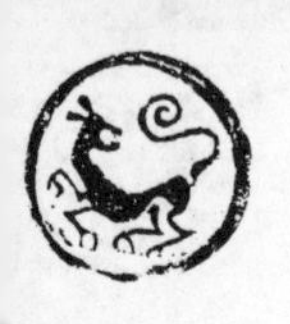

故知死時。微妙在脈，不可不察，察之有紀[12]，從陰陽始，始之有經[13]，從五行生，生之有度[14]，四時為宜，補瀉勿失，與天地如一，得一之情[15]，以知死生。是故聲合五音，色合五行，脈合陰陽。

是知[16]陰盛則夢涉大水恐懼，陽盛則夢大火燔灼，陰陽俱盛則夢相殺毀傷；上盛則夢飛，下盛則夢墮。甚飽則夢予[17]，甚饑則夢取[18]；肝氣盛則夢怒，肺氣盛則夢哭；短蟲[19]多則夢聚眾，長蟲[20]多則夢相擊毀傷。

是故持脈有道，虛靜為保[21]。春日浮，如魚之游在波[22]；夏日在膚，泛泛乎萬物有餘[23]；秋日下膚，蟄蟲將去[24]；冬日在骨，蟄蟲周密，君子居室[25]。故曰知內者按而紀之[26]，知外者終而始之[27]。此六者[28]持脈之大法。

【注釋】

（1）其與天運轉大也：其，指脈。大，廣博精深。全句言脈象的變化與天體運轉的規律相應，有同樣廣博精深的道理。

（2）六合：指上、下、東、南、西、北六個方位之間。

（3）忿：指秋季肅殺勁急之勢。

（4）怒：指冬寒凜冽，北風怒號之勢。

（5）四變之動，脈與之上下：指春夏秋冬四季氣候的運動變化，脈象也隨之發生相應變化。

（6）中：合也。

（7）規、矩、權、衡：均為古之衡器和量具，引申為判斷的準繩，分別形容春脈圓滑而動、夏脈方正而盛、秋脈輕澀而散、冬脈沉石內伏之象。

（8）冬至四十五日，陽氣微上，陰氣微下：冬至45日後為立春的時節，此後陽氣漸長，陰氣漸消。

（9）夏至四十五日，陰氣微上，陽氣微下：夏至45日後為

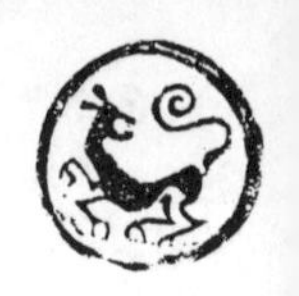

立秋的時節，此後陰氣漸長，陽氣漸消。

（10）期：會合也。

（11）分之有期：期，度也。言判斷脈象變化有一定的尺度、標準。

（12）紀：綱領、要領。

（13）經：法則、義理。

（14）度：即計算長短的標準和器具。此引申為標準。

（15）得一之情：即掌握了人與天地如一之理。

（16）知：助詞。

（17）予：送物於人。

（18）取：謂奪人之物。

（19）短蟲：即蟯蟲等體短之寄生蟲。

（20）長蟲：即蛔蟲等體長之寄生蟲。

（21）虛靜為保：保，通寶。言診脈以清虛寧靜至為重要。

（22）春日浮，如魚之游在波：脈得春氣，雖浮動而未全出，故如魚之游在波。

（23）夏日在膚，泛泛乎萬物有餘：形容夏日脈象盛浮於膚表，盈滿指下。夏季陽氣大盛，脈象亦像外物之長極，易取而洪大。

（24）秋日下膚，蟄蟲將去：下膚，指脈氣由浮趨沉。整句指秋日陽氣下降，脈來下於肌膚，像蟄蟲將去之象。

（25）冬日在骨，蟄蟲周密，君子居室：冬日陽氣內藏，脈沉於骨，像蟄蟲畏寒，深居密處，君子法天時而居室，退藏於密。

（26）按而紀之：切按各臟腑的脈象來識別病機。

（27）終而始之：診察脈象要注意與其相應的天氣陰陽消

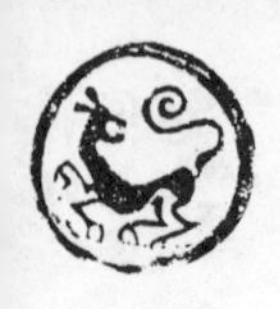

長，終而復始的變化。

（28）六者：指上文春、夏、秋、冬、內、外。

【白話詳解】

黃帝問道：「脈象是怎樣應四時的變化而變動的呢？怎樣從脈診上知道病變的所在呢？怎樣從脈診上知道疾病的變化呢？怎樣從脈診上知道病忽然發生在內部或外部呢？請問這5個問題，可以把其中的道理講給我聽嗎？」

岐伯說：「讓我講一講人體的陰陽升降與天運之環轉相適應的情況。萬物之外，六合之內，天地間的變化，陰陽四時與之相應。如春天的氣候溫暖，發展為夏天的氣候暑熱；秋天的勁急之氣，發展為冬天的寒殺之氣，這種四時氣候的變化，人的脈象也隨著變化而升降沉浮。春脈如規之象，夏脈如矩之象，秋脈如秤衡之象，冬脈如秤權之象。四時陰陽的情況也是這樣，冬至到立春的45天，陽氣微升，陰氣微降；夏至到立秋的45天，陰氣微升，陽氣微降。四時陰陽的升降是有一定的時間和規律的，人體脈象的變化，亦與之相應，脈象變化與四時陰陽不相適應，即是病態，根據脈象的異常變化就可以知道病屬何臟，再根據臟氣的盛衰和四時衰旺的時期，就可以判斷出疾病和死亡的時間。四時陰陽變化之微妙，都在脈上有所反應，因此，不可不察。診察脈象，有一定的綱領，就是從辨別陰陽開始，結合人體十二經脈進行分析研究，而十二經脈應五行而有生生之機；觀測生生之機的尺度，則是以四時陰陽為準繩；遵循四時陰陽的變化規律，不使有失，則人體就能保持相對平衡，並與天地之陰陽相互統一；知道了天人統一的道理，就可以預決死生。所以五聲是和五音相應合的，五色是和五行相應合的，脈象是和陰陽相應合的。

陰氣盛則夢見渡大水而恐懼，陽氣盛則夢見大火燒灼，陰

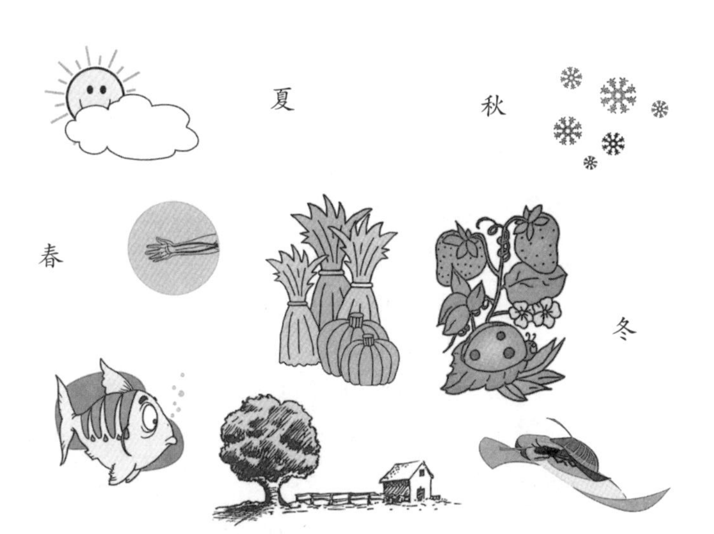

陽俱盛則夢見相互殘殺毀傷；上部盛則夢飛騰，下部盛則夢下墮。吃的過飽就會夢見送食物給人，饑餓時就會夢見去取食物；肝氣盛則做夢好發怒氣，肺氣盛則做夢悲哀啼哭；腹內短蟲多則夢眾人集聚，腹內長蟲多則夢打架損傷。

所以診脈是有一定方法和要求的，必須虛心靜氣，才能保證診斷的正確。春天的脈應該浮而在外，好像魚浮游於水波之中；夏天的脈在膚，洪大而浮，泛泛然充滿於指下，就像夏天萬物生長的茂盛狀態；秋天的脈處於皮膚之下，就像蟄蟲將要伏藏；冬天的脈沉在骨，就像冬眠之蟲閉藏不出，人們也都深居簡出一樣。因此說：要知道內臟的情況，可以從脈象上區別出來；要知道外部經氣的情況，可以從經脈循行的經絡上診察而知其終始。春、夏、秋、冬、內、外這六個方面，乃是診脈的大法。」

【按語】

本節從天人相應整體觀的大背景出發，闡述了脈應陰陽四時的道理，形象地描述了四時脈氣的動象。人在「與天運轉」

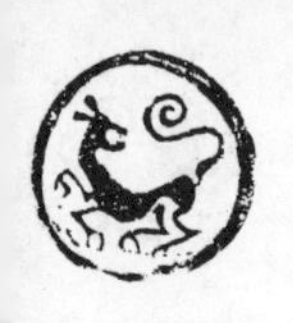

過程中，其生命節律會與宇宙節律取得某些近似或一致。脈應四時，是「人與天地相參」在脈象上的反應，一年之中陰陽二氣的消長決定了春溫、夏熱、秋涼、冬寒的變化，受此影響，人的脈象也隨季節更迭而有春天圓滑、夏天方大、秋天浮毛、冬天沉石的不同。脈象規矩衡權，相期而至，是為正常，否則為病、為死，並可依此週期推斷病死之時。所以，必須把握人與天地如一的規律，方能察脈辨病，預決死生。

夢境與疾病究竟有何關係？這是為古今中外學者所關注且又爭論頗多的問題。《內經》把夢與人的生理病理狀態緊密地聯繫起來，這樣便可以由患者對夢境的回憶，測知其陰陽臟腑氣血的盛衰狀態。陰陽的盛衰，可以從夢境中測知，如陰盛夢水、陽盛夢火、陰陽俱盛夢爭鬥。

臟氣的盛衰亦可從夢境中加以推斷，如上盛則夢飛、下盛夢墮、甚饑夢取、甚飽夢予、肝氣盛夢怒、肺氣盛夢哭、蟯蟲多則夢眾人集聚、蛔蟲多則夢毆鬥擊傷等，皆示陰陽氣血盛衰變化的反映，既表明了《內經》形為神之質的唯物主義思想，又提示了夢境作為中醫診法內容之一有其科學內涵，給後世心理學研究提供了可資借鑒的方法。

文中還對醫生切脈態度及方法提出了要求，指出醫生診脈要做到虛心靜慮，這樣才能察出四季脈象的微妙變化，春日之浮，如魚游在水波之下；夏日脈氣浮出肌表，盈滿指下，猶萬物生長之茂盛；秋日脈氣下於皮膚，如蟄蟲將入地冬眠；冬日脈沉在骨，如人靜居密室，都要細察才能明辨。因此，春、夏、秋、冬、內、外這六個方面，乃是診脈的重要法則。

【原文】

心脈搏堅而長[1]，當病舌捲不能言；其耎而散者，當消環

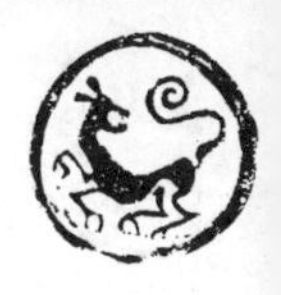

自已。肺脈搏堅而長，當病唾血；其耎而散者，當病灌汗[(2)]，至今不復散發也。肝脈搏堅而長，色不青，當病墜若搏，因血在脇下，令人喘逆；其耎而散，色澤[(3)]者，當病溢飲，溢飲者，渴暴多飲，而易入肌皮腸胃之外也。胃脈搏堅而長，其色赤，當病折髀[(4)]；其耎而散者，當病食痹[(5)]。脾脈搏堅而長，其色黃，當病少氣；其耎而散，色不澤者，當病足骭[(6)]腫，若水狀也。腎脈搏堅而長，其色黃而赤者，當病折腰；其耎而散者，當病少血，至令不復也。

帝曰：診得心脈而急，此為何病？病形何如？岐伯曰：病名心疝[(7)]，少腹當有形也。帝曰：何以言之？岐伯曰：心為牡臟[(8)]，小腸為之使[(9)]，故曰少腹當有形也。帝曰：診得胃脈，病形何如？岐伯曰：胃脈實則脹，虛則泄。帝曰：病成而變何謂？岐伯曰：風成為寒熱[(10)]，癉成為消中[(11)]，厥成為巔疾[(12)]，久風為飧泄，脈風成為癘[(13)]。病之變化，不可勝數。帝曰：諸癰腫筋攣骨痛，此皆安生？岐伯曰：此寒氣之腫[(14)]，八風之變也。帝曰：治之奈何？岐伯曰：此四時之病，以其勝治之癒也。

【注釋】

（1）搏堅而長：脈象搏擊指下，堅勁有力而長。

（2）灌汗：形容汗出有如水澆灌。

（3）色澤：顏色鮮澤。形容水腫病浮腫，面目顏色鮮澤。

（4）折髀：形容股骨部疼痛如折。髀，即股骨部。

（5）食痹：病名，指食後不能消化，悶痛氣逆，必吐出乃止的一種疾病。

（6）骭：足脛。

（7）心疝：病名。疝，痛。此處當指小腸疝氣。

（8）心為牡臟：牡屬陽性，心屬火而居膈上，所以叫牡

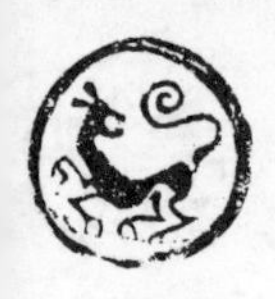

臟。

（9）小腸為之使：心與小腸為表裏，所以稱小腸為心使。

（10）風成為寒熱：風邪致病，發為惡寒發熱的寒熱病。

（11）癉成為消中：癉，熱。整句意思為積熱之久，熱燥津傷，就會發展為善食而易饑的中消病。

（12）厥成為巔疾：巔，即癲癇病。整句意思為氣逆上而不已，就會形成上實下虛的癲癇病。

（13）癘：癘風，指風毒傷人血脈會成為癘風病。

（14）寒氣之腫：寒氣聚集。

【白話詳解】

心脈堅而長，搏擊指下，為心經邪盛，火盛氣浮，主病舌蜷縮不能言語一類病症；其脈軟而散的，是心氣不足的反映，當氣血環行一周又回到其本位的時候，病自痊癒。肺脈堅而長，搏擊指下，為火邪犯肺，當病痰中帶血；其脈軟而散的，為肺脈不足，當病汗出不止，在這種情況下，不可再用發散的方法治療。肝脈堅而長，搏擊指下，其面色當青，今反不青，知其病非由內生，當為跌墜或搏擊所傷，因瘀血積於脇下，阻礙肺氣升降，所以使人喘逆；如其脈軟而散，加之面目顏色鮮澤的，當發溢飲病，這是溢飲病口渴暴飲，因水不化氣，而水氣容易流入肌肉皮膚之間、腸胃之外所引起。胃脈堅而長，搏擊指下，面色赤，當病大腿疼痛如折；如其脈軟而散的，則胃氣不足，當病食入而病，吐出乃止的食痹病。脾脈堅而長，搏擊指下，面部色黃，乃脾氣不運，當病少氣不足於息；如其脈軟而散，面色不澤，為脾虛，不能運化水濕，當病足脛浮腫，和水氣病一樣。腎脈堅長，搏擊指下，面部黃而帶赤，是心脾之邪盛侵犯於腎，腎受邪傷，當病腰痛如折；如其脈軟而散者，當病精血虛少，長期難以恢復健康。

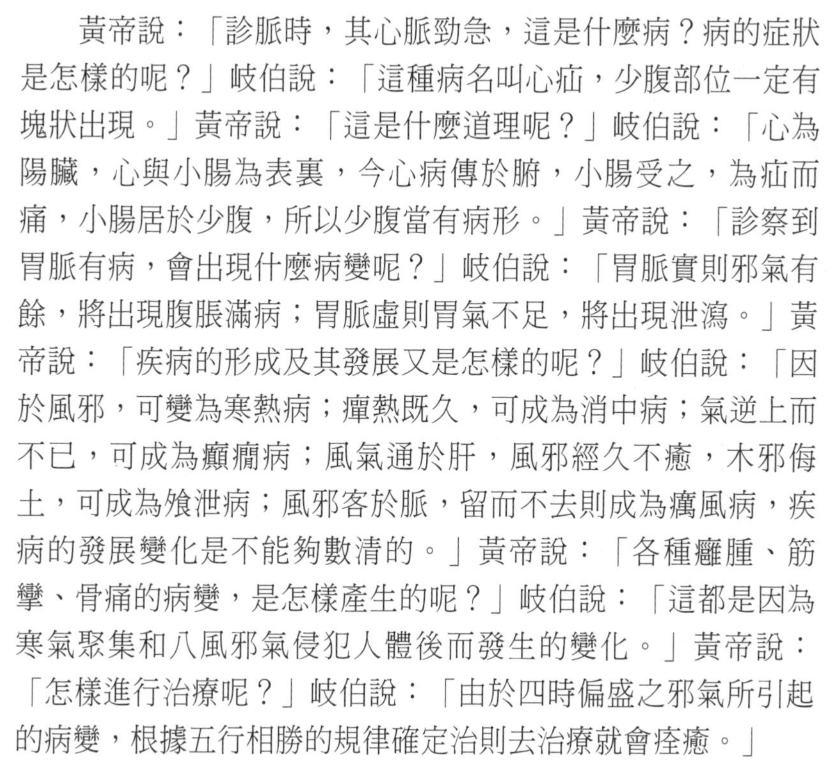

黃帝說：「診脈時，其心脈勁急，這是什麼病？病的症狀是怎樣的呢？」岐伯說：「這種病名叫心疝，少腹部位一定有塊狀出現。」黃帝說：「這是什麼道理呢？」岐伯說：「心為陽臟，心與小腸為表裏，今心病傳於腑，小腸受之，為疝而痛，小腸居於少腹，所以少腹當有病形。」黃帝說：「診察到胃脈有病，會出現什麼病變呢？」岐伯說：「胃脈實則邪氣有餘，將出現腹脹滿病；胃脈虛則胃氣不足，將出現泄瀉。」黃帝說：「疾病的形成及其發展又是怎樣的呢？」岐伯說：「因於風邪，可變為寒熱病；癉熱既久，可成為消中病；氣逆上而不已，可成為癲癇病；風氣通於肝，風邪經久不癒，木邪侮土，可成為飧泄病；風邪客於脈，留而不去則成為癘風病，疾病的發展變化是不能夠數清的。」黃帝說：「各種癰腫、筋攣、骨痛的病變，是怎樣產生的呢？」岐伯說：「這都是因為寒氣聚集和八風邪氣侵犯人體後而發生的變化。」黃帝說：「怎樣進行治療呢？」岐伯說：「由於四時偏盛之邪氣所引起的病變，根據五行相勝的規律確定治則去治療就會痊癒。」

【按語】

本節論述了五臟脈象主病及外感病傳變機理、治療法則等。對於「心脈搏堅而長，當病舌捲不能言」，是因為心開竅於舌，舌的變化與心的功能密切相關，心與舌體經過經脈相互聯繫，心主血脈，而舌體血脈豐富，外無表皮覆蓋，故舌色能靈敏反映心主血脈的功能狀態。心氣血不足，心主神志功能失常，故舌軟而捲，又當邪氣侵襲，邪實阻絡，故舌體捲而筋僵，捲而不能回，則不能言，此時病機為心氣先虛，邪氣後襲的本虛標實之證。

對於「腎脈搏堅而長，其色黃而赤者，當病折腰」則可從五行生剋原理上理解，如腎經邪實其面色本當黑，然色黃而

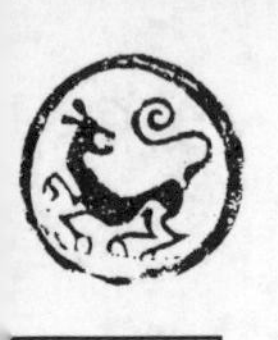

赤，黃為脾色，赤為心色，脾土剋腎水，腎水剋心火，兩色此時出現當為兩臟氣盛，乘侮腎臟，故可分析得知，病機實質為本虛標實。在治療上應扶正與祛邪相結合，同時觀其危重程度，急則治其標，緩則治其本。

心疝，乃病名，多因心經為寒邪所襲而發。《諸病源候論・卷二十》：「疝者痛也。由陰氣積於內，寒氣不散，上沖於心，故使心痛，謂之心疝也。其痛也，或如錐刀所刺，或陰陰而痛，或四肢逆冷，或唇口變青，皆其候也。」證見心痛如錐刺，少腹有隆起之狀，甚則四肢逆冷、口唇青紫，或自覺有氣由少腹部上沖於心者。治宜散寒止痛，選方內服木香散，或用四逆湯、牡丹丸。因為心與小腸為表裏，所以心病小腸亦有表現。心病傳於腑，小腸受邪而為疝而痛，小腸居於少腹，所以少腹當有病形。

【應用舉例】

某患者素有原發性高血壓，中風搶救後半身不遂，口歪，語言不清，心煩不眠。分析其年事已高，氣血已虧，血絡壅阻，血行不暢，心腦失養。脈寸關俱弦，尺脈弱。弦脈端直以長，乃實邪阻絡，病言語不清，與「心脈搏堅而長，當病舌捲不能言」症狀類似，同時為血脈先虧，後感實邪之病機。故辨證可明其為本虛標實之證，方用溫膽湯加減化痰通絡，使血絡通暢，實虛調節，再進安神寧心之法，用酸棗仁、遠志、合歡、黃連、茯神等藥，病人則能安睡，精神恢復，心氣調和，正氣充足，氣血和諧。同時以首烏、狗脊、黃精補益肝腎。總以補益氣血、通調脈絡為法，俾之療效堅固。患者服藥半年，食睡皆好，精神旺健，語言清晰，談笑如常。（《施今墨治中風驗案》）

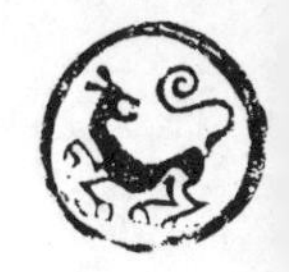

【原文】

帝曰：有故病[1]，五臟發動[2]，因傷脈色，各何以知其久暴至之病乎？岐伯曰：悉乎哉問也！徵[3]其脈小色不奪[4]者，新病也；徵其脈不奪其色奪者，此久病也；徵其脈與五色俱奪者，此久病也；徵其脈與五色俱不奪者，新病也。肝與腎脈並至，其色蒼赤，當病毀傷，不見血，已見血，濕若中水也。

尺內[5]兩傍，則季脇也，尺外以候腎，尺裏以候腹。中附上[6]，左外以候肝，內以候鬲；右外以候胃，內以候脾。上附上[7]，右外以候肺，內以候胸中；左外以候心，內以候膻中。前以候前，後以候後。上竟上[8]者，胸喉中事也；下竟下[9]者，少腹腰股膝脛足中事也。

【注釋】

（1）故病：指舊之宿疾。

（2）五臟發動：指內臟又被新的邪氣觸動。

（3）徵：驗、審的意思。

（4）奪：失或衰的意思。

（5）尺內：指尺膚，即前臂內側自肘至腕的皮膚。

（6）中附上：將尺膚分為三段，近掌部者為上段，近肘部者為下段，中間者為中段。中附上，指中段。

（7）上附上：將尺膚分為三段，近掌部者為上段，近肘部者為下段，中間者為中段。上附上，指上段。

（8）上竟上：竟，盡也。上竟上，上段之盡端，即近魚際部。

（9）下竟下：下段之盡段，即近肘部。

【白話詳解】

黃帝說：「有舊病又有五臟感觸外邪而得的新病，都會影響到脈色而發生變化，怎樣區別它是久病還是新病呢？」

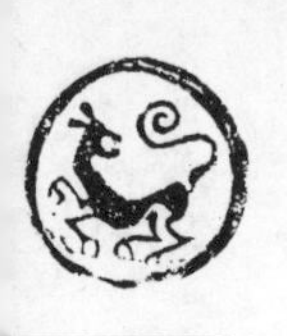

岐伯說：「你問得很詳細啊！只要驗看它的脈色，雖小而氣色正常的，乃是新病；脈象無明顯變化但氣色卻失於正常的，乃是久病；驗看它的脈象與面色都失於正常的，乃是久病；驗看它的脈象與面色都不失於正常的，乃是新病。肝脈與腎脈見了沉弦的現象，若面現蒼赤色的，是因為有跌仆損傷筋骨所致，外部沒有見血，或外部已見血，都要出現像水氣病一樣的瘀腫脹。

尺膚部的下段，兩手相同，內側候於季脇部，外側候於腎臟，中間候於腹部。尺膚部的中段，左臂的外側候於肝臟，內

左手

外　內

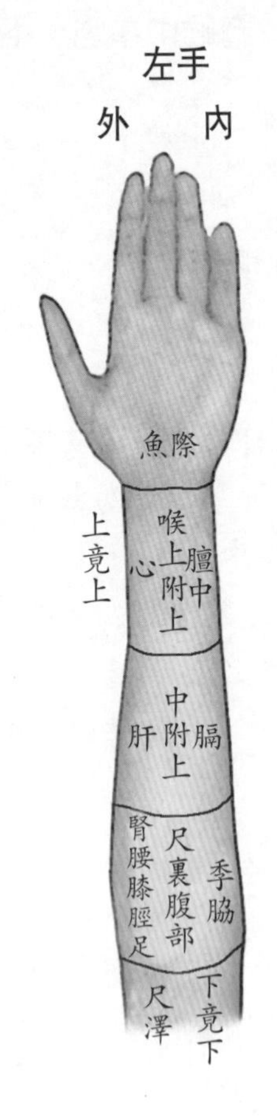

右手

內　外

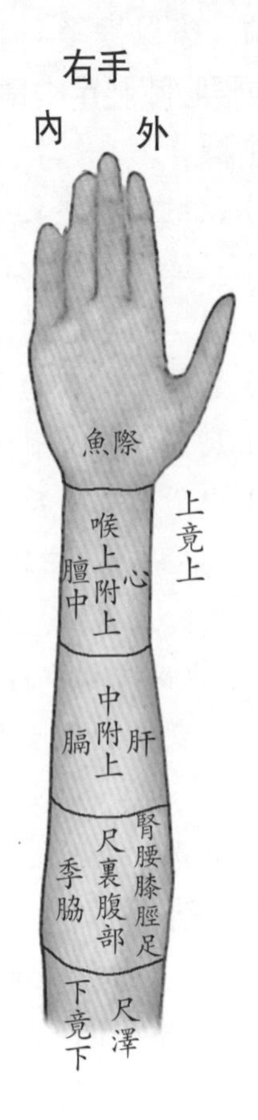

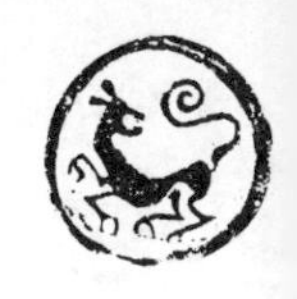

側候於膈部；右臂的外側候於胃腑，內側候於脾臟。尺膚部的上段，右臂外側候於肺臟，內側候於胸中；左臂外側候於心臟，內側候於膻中。尺膚部的前面，候身前即胸腹部；後面，候身後即背部。從尺膚上段直達魚際處，主胸部與喉中的疾病；從尺膚部的下段直達肘橫紋處，主少腹、腰、股、膝、脛、足等處的疾病。」

【按語】

本節介紹了色脈合診法和尺膚診法。中醫四診中的脈診即切脈，是醫生用手指切按患者的脈搏，感知脈動應指的形象，以瞭解病情、判斷病證的診察方法。色診是透過觀察病人面部皮膚色澤變化來診察病情的一種方法。

脈為血府，脈管是氣血運行的通道；色發於臟，面部皮膚的色澤是臟腑氣血之外榮，二者均可以反映氣血的盛衰和運行情況，色脈合診可以辨別新病和久病。新病，脈與五色俱不奪，或僅見脈變而色不奪。久病，脈與五色俱奪，或脈無多大變化但色已奪。可見，色脈合診可以判斷病之新久，而色診尤顯重要，提示臨證診病有捨脈從證的靈活運用。

尺膚診是古代的一種常用診法。診尺膚主要是「審其尺之緩急大小滑澀，肉之堅脆」（《論疾診尺》），以測身之寒熱和津液的盈虧，由分候尺膚各部位更可察知有關臟腑身形的病變。脈象和尺膚是相應的，脈來得急促，尺部皮膚也顯現緊急；脈來得徐緩，尺部的皮膚也顯現弛緩；脈象小，尺部的皮膚也瘦薄而少氣；脈象大，尺部的皮膚也好像突起似的；脈象出現滑，尺部的皮膚也滑利，脈象出現澀，尺部的皮膚也澀滯。目前，尺膚診在臨床已甚少應用，但對某些病證，特別是溫熱病，仍有一定的臨床價值，值得進一步發掘和研究。明代醫生汪石山對診尺膚很有經驗。他說：「既診三部，而再探其

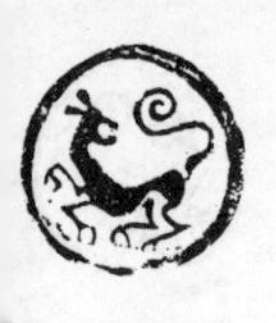

尺膚，可以得其身之冷暖，形之肥瘠，膚之疏密，可以知其淺深、內外、新久之病情。」確實要從臨診實踐中得出體會。

【原文】

粗大者，陰不足陽有餘，為熱中[(1)]也。來疾去徐，上實下虛，為厥巔疾；來徐去疾，上虛下實，為惡風也。故中惡風者，陽氣受也。有脈俱沉細數者，少陰厥[(2)]也；沉細數散者，寒熱也；浮而散者，為眴仆[(3)]。諸浮不躁[(4)]者皆在陽，則為熱；其有躁者在手，諸細而沉者皆在陰[(5)]，則為骨痛；其有靜者在足[(6)]，數動一代[(7)]者，病在陽之脈也，泄及便膿血。諸過者[(8)]切之，澀者陽氣有餘也，滑者陰氣有餘也。陽氣有餘為身熱無汗，陰氣有餘為多汗身寒，陰陽有餘則無汗而寒。推而外之，內而不外[(9)]，有心腹積也。推而內之，外而不內[(10)]，身有熱也。推而上之，上而不下[(11)]，腰足清也。推而下之，下而不上[(12)]，頭項痛也。按之至骨，脈氣少者[(13)]，腰脊痛而身有痹也。

【注釋】

（1）熱中：粗大者，浮大有力之脈，是為實火，不但熱浮於外而已，故謂之熱中。

（2）少陰厥：指少陰腎氣逆之陽厥病。

（3）眴仆：頭眩而仆倒一類的疾病。

（4）躁：躁疾之象。

（5）陰：指手三陰經。

（6）足：指足三陰經。

（7）數動一代：數，陽脈，陰固於外，陽戰於內，則脈厥厥搖動，名曰動脈。五來一止，七來一止，不復增減，名曰代，是為陽結。故病為滑泄下利，又為便膿血也。

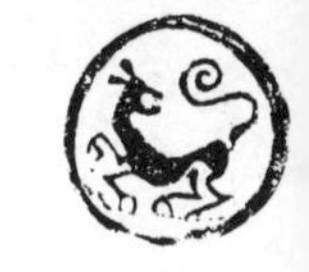

（8）過者：即病脈。

（9）推而外之，內而不外：張介賓注：「凡病若在表，而欲求之於外矣，然脈則沉遲不浮，是在內而非在外。」

（10）推而內之，外而不內：張介賓注：「凡病若在裏而欲推求之於內矣，然脈則浮數不沉，是在外而非在內。」

（11）推而上之，上而不下：張介賓注：「凡推求於上部，然脈止見於上，而下部則弱，此以有升無降，上實下虛。」

（12）推而下之，下而不上：張介賓注：「凡推求於下部，然脈止見於下，而上部則虧，此以有降無升，清陽不能上達。」

（13）脈氣少者：脈氣少，血氣衰，正氣衰而陰氣盛。

【白話詳解】

脈象洪大的，是由於陰精不足而陽有餘，故發為熱中之病。脈象來時急疾而去時徐緩，這是由於上部實而下部虛，氣逆於上，多好發為癲仆一類的疾病。脈象來時徐緩而去時急疾，這是由於上部虛而下部實，多好發為癘風之病。患這種病的原因，是因為陽氣虛而失去捍衛的功能，中了惡風，所以陽氣先受病。有脈見沉細數的，是足少陰經脈之氣逆亂的反映；如見脈沉細數散，為陽虛陰盛之寒熱病。脈浮而散，好發為眩暈仆倒之病。凡見脈浮而不躁急，其病在陽分，則為發熱性疾病；如浮而躁急的，則病在手三陽經。凡見細脈而沉，其病在陰分，發為骨節疼痛；如果脈細沉而靜，其病在足三陰經。發現數動而見一次歇止的脈象，是病在陽分，為陽熱鬱滯的脈象，可出現泄利或大便帶膿血的疾病。

診察到各種有病的脈象而切按時，如見澀脈是陽氣有餘，滑脈為陰氣有餘。陽熱有餘則身熱而無汗，陰寒有餘則多汗而

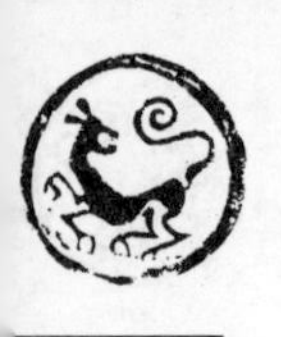

身寒，陰氣陽氣均有餘則無汗而身寒。按脈浮取不見，沉取則脈沉遲不浮，是病在內而非在外，故知其心腹有積聚病。按脈沉取不顯，浮取則脈浮數不沉，是病在外而不在內，當有身發熱之症。凡診脈推求於上部，只見於上部，下部脈弱的，這是上實下虛，故出現腰足清冷之症。凡診脈推求於下部，只見於下部，而上部脈弱的，這是上虛下實，故出現頭項疼痛之症。若重按至骨，而脈氣少的，是生陽之氣不足，故可出現腰脊疼痛及身體痹症。

【按語】

本節主要列舉了寸口脈多種具體脈象的變化及主病。切脈除脈象和至數外，還有脈的來去之勢及內外上下之推法。疾病複雜，脈象多變，其切按脈象也宜仔細詳察。因脈象是脈動應指的形象，脈象的形成與心臟的搏動、脈道的通利和氣血的盈虧直接相關，而人體的血脈貫通全身，內連臟腑，外達肌表，運行氣血，周流不休，故脈象能反映全身臟腑和精氣神的整體狀況。其中來、去、內、外、上、下等，是診脈時推求人體陰陽升降盛衰的具體診脈方法，值得進一步加以研究。

元代滑伯仁又根據自己的體會，提出診脈有六字訣，他說的「察脈需識上、下、來、去、至、止六字，不明此六字，則陰陽虛實不別也」，值得我們認真體味。

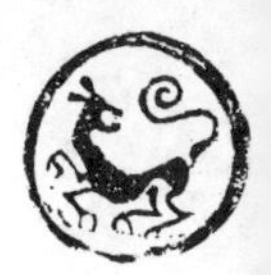

平人氣象論篇第十八

【原文】

黃帝問曰：平人[1]何如？岐伯對曰：人一呼脈再[2]動，一吸脈亦再動，呼吸定息[3]脈五動，閏以太息[4]，命曰平人。平人者，不病也。常以不病調病人，醫不病，故為病人平息以調之為法[5]。

人一呼脈一動，一吸脈一動，曰少氣。人一呼脈三動，一吸脈三動而躁，尺熱[6]曰病溫，尺不熱脈滑曰病風，脈澀曰痹。人一呼脈四動以上曰死，脈絕不至曰死，乍疏乍數[7]曰死。

【注釋】

（1）平人：無病之人，或氣血平調之人。

（2）再：兩次。

（3）呼吸定息：謂一息既盡，而換息未起之際。

（4）閏以太息：閏，餘也。張志聰注：「太息者，呼吸定息之時，有餘不盡而脈又一動，如歲餘之有閏也。」

（5）平息以調之為法：平息，即均勻呼吸。調之，衡量病人的脈息至數。吳昆注：「醫不病則呼吸調勻，故能為病人平息以調脈。若醫者病寒則呼吸遲，病人脈類於數。醫者病熱則呼吸疾，病人之脈類於遲，皆不足以調病人之脈也。」

（6）尺熱：尺部的皮膚發熱。

（7）乍疏乍數：忽遲忽數，氣血已亂。

【白話詳解】

黃帝問道：「正常人的脈象是怎樣的呢？」

岐伯回答說：「人一呼脈跳動兩次，一吸脈也跳動兩次，

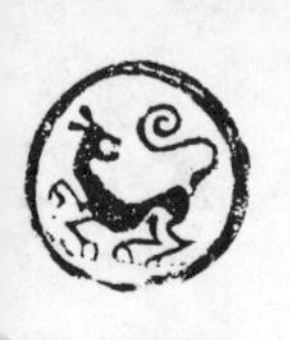

呼吸之餘，是為定息，脈搏又跳動一次，是因為有時呼吸較長以盡脈跳餘數的緣故，這是正常人的脈象。平人就是無病之人，通常以無病之人的呼吸為標準，來測候病人的呼吸至數及脈跳次數，醫生若是無病，就可以用自己的呼吸來計算病人脈搏的至數，這是診脈的法則。」

如果一呼一吸，脈各跳動 1 次，是正氣衰少，叫做少氣。如果一呼一吸，脈各跳動 3 次而且急疾，尺部皮膚發熱，乃是溫病的表現；如尺膚不熱，脈象滑，乃為感受風邪而發生的病變；如脈象澀，就是痹證。人一呼一吸脈搏跳動 8 次以上是精氣衰奪的死脈；脈氣斷絕不至，亦是死脈；脈來忽遲忽數，為氣血已亂，亦是死脈。

【按語】

本節主要論述以脈律來判斷平脈、病脈、死脈的診脈方法。平脈，就是正常人的脈象。平脈形態是三部有脈，一息五至，不浮不沉，不大不小，從容和緩，柔和有力，節律一致，尺脈沉取有一定力量，並隨生理活動和氣候環境的不同而有相應正常變化。

平脈的特點是有胃、神、根。脈須有胃氣，胃為水穀之海，後天之本，是氣血之源，人以胃氣為本，有胃氣則生，少胃氣則病，無胃氣則死，脈亦以胃氣為本，充則健，少則病，無則亡，脈象從容、緩和、流利，是有胃氣的基本特徵。

脈貴有神，心主血而藏神，脈為血之府，血為神之基，神為血之主，因此健康人的脈象必然有神，主要表現是柔和有力，節律整齊。脈貴有根，腎為先天之本，元陰、元陽之所藏，是人體臟腑組織功能活動的原動力。因此，腎氣充足，反映於脈象必根基堅實，主要表現為沉取應指有力，尺部尤顯。

平息，是對醫生的要求。在診脈時，醫生的呼吸必須均勻

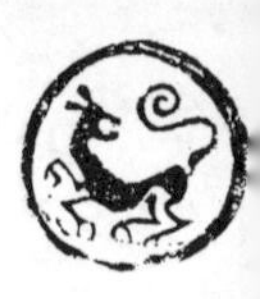

和平靜。平息的主要意思有二，一是以醫生的一次正常呼吸為時間單位，來檢測病人的脈搏搏動次數。正常人每分鐘呼吸16～18次，每次呼吸脈動 4 次，間或 5 次，正常人的脈搏跳動次數為每分鐘72～80次，由此可見，憑醫生的呼吸對病人的脈搏進行計數的方法是有價值的。

另一方面，在診脈時平息，有利於醫生的思想集中和專一，可仔細地辨別脈象，所以，在診脈時最好不要參入問診，避免患者由情緒的波動引起脈象的變異等。如果一呼一吸，脈各跳動 1 次，是脈率遲慢，正氣衰少的少氣現象，主寒證。如果一呼一吸，脈各跳動 3 次而且急疾，尺之皮膚發熱，是邪熱亢盛，氣血運行加速的溫病的表現，主熱證；如尺膚不熱，脈象滑，乃為感受風邪而發生的病變；如脈象澀，是精虧血少，不能濡養經脈，血行不暢，脈氣往來艱澀，發為痹證。

人一呼一吸脈搏跳動 8 次以上是精氣衰奪的死脈，主陽極陰竭，元氣將脫；脈氣斷絕不至，是臟氣衰微，氣血虧損，元氣不足，脈氣不能銜接的死脈；脈來忽遲忽數，為氣血虛衰紊亂的死脈。

【原文】

平人之常氣稟於胃，胃者平人之常氣[(1)]也，人無胃氣曰逆，逆者死。春胃[(2)]微弦曰平，弦多胃少曰肝病，但弦無胃曰死；胃而有毛曰秋病，毛[(3)]甚曰今病；臟真[(4)]散於肝，肝藏筋膜之氣也。夏胃微鉤[(5)]曰平，鉤多胃少曰心病，但鉤無胃曰死；胃而有石[(6)]曰冬病，石甚曰今病；臟真通於心，心藏血脈之氣也。長夏胃微耎弱[(7)]曰平，弱多胃少曰脾病，但代[(8)]無胃曰死；耎弱有石曰冬病，弱甚曰今病；臟真濡於脾，脾藏肌肉之氣也。秋胃微毛曰平，毛多胃少曰肺病，但毛無胃曰死；毛

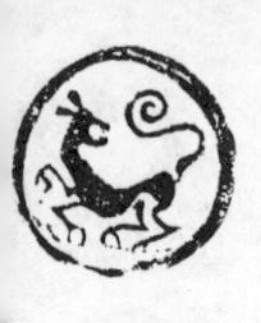

而有弦曰春病，弦甚曰今病；臟真高於肺，以行榮衛陰陽也。冬胃微石曰平，石多胃少曰腎病，但石無胃曰死；石而有鉤曰夏病，鉤甚曰今病；臟真下於腎，腎藏骨髓之氣也。

【注釋】

（1）常氣：平常人的脈氣。意為無病的正常人脈象應以胃氣為主。

（2）胃：指脈中的胃氣。

（3）毛：秋季主脈，似浮脈。

（4）臟眞：五臟所藏的眞氣。

（5）鉤：夏季主脈，即洪大脈。

（6）石：冬季主脈，脈來沉而實，如石沉水中。

（7）耎弱：耎，同「軟」。耎弱，指柔和而不勁急的脈象，為脾臟主脈。

（8）代：指代脈，即脈動時有間歇。

【白話詳解】

健康人的脈氣來源於胃，胃為水穀之海，乃人體氣血生化之源，所以胃氣為健康人之脈氣，如果人的脈息無胃氣，就是逆象，見逆象就是死脈。

春天有胃氣的脈應該是弦而柔和的微弦脈，乃是無病之平脈；如果弦象很明顯而缺少柔和之胃氣，為肝臟有病；脈見純弦而無柔和之象的真臟脈，就要死亡；若雖有胃氣而兼見輕虛以浮的毛脈，是春見秋脈，故預測其到了秋天就要生病；如毛脈太甚，則木被金傷，現時就會發病。肝旺於春，春天臟真之氣散於肝，以養筋膜，故肝藏筋膜之氣。

夏天有胃氣的脈應該是鉤而柔和的微鉤脈，乃是無病之平脈；如果鉤象很明顯而缺少柔和之胃氣，為心臟有病；脈見純鉤而無柔和之象的真臟脈，就要死亡；若雖有胃氣而兼見沉象

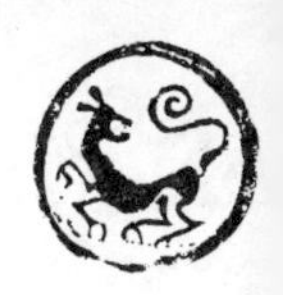

的石脈，是夏見冬脈，故預測其到了冬天就要生病；如石脈太甚，則火被水傷，現時就會發病。心旺於夏，故夏天臟真之氣通於心，心主血脈，而心之所藏則是血脈之氣。長夏有胃氣的脈應該是微軟弱的脈，乃是無病之平脈，如果弱甚無力而缺少柔和之胃氣，為脾臟有病；如果見無胃氣的代脈，就要死亡；若軟弱脈中兼見沉石，是長夏見冬脈，這是火土氣衰而水反侮的現象，故預測其到了冬天就要生病；如弱太甚，現時就會發病。脾旺於長夏，故長夏臟真之氣濡養於脾，脾主肌肉，故脾藏肌肉之氣。

秋天有胃氣的脈應該是輕虛以浮而柔和的微毛脈，乃是無病之平脈；如果是脈見輕虛以浮而缺少柔和之胃氣，為肺臟有病；如見純毛脈而無胃氣的真臟脈，就要死亡；若毛脈中兼見弦象，這是金氣衰而木反侮的現象，故預測其到了春天就要生病；如弦脈太甚，現時就會發病。肺旺於秋而居上焦，故秋季臟真之氣上藏於肺，肺主氣而朝百脈，營行脈中，衛行脈外，皆自肺宣佈，故肺主運行營衛陰陽之氣。

冬天有衛氣的脈應該是沉石而柔和的微石脈，乃是無病之平脈；如果脈見沉石而缺少柔和的胃氣，為腎臟有病；如脈見純石而不柔和的真臟脈，就要死亡；若沉石脈中兼見鉤脈，是水氣衰而火反侮的現象，故預測其到了夏天就要生病；如鉤脈太甚，現時就會發病。腎旺於冬而居人體的下焦，故冬天臟真之氣下藏於腎，腎主骨，故腎藏骨髓之氣。

【按語】

本節論述了脈以胃氣為本的重要性及其四時五臟病死脈表現。胃氣與人的生命息息相關，胃氣的多少、有無決定五臟經脈之氣的變化而表現出平、病和死脈。脈以胃氣為本，其理由如下：

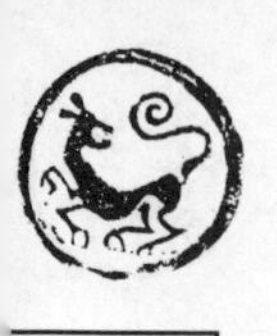

（1）人之性命，靠穀氣為養，穀氣入胃，化生精微以養臟腑，故胃氣為臟腑之本。如《素問·玉機真臟論》曰：「五臟者，皆稟氣於胃。」

（2）脈中有氣和血，《靈樞·決氣》說：「中焦受氣取汁，變化而赤，是謂血。」所以血來源於脾胃。而脈中的氣主要是營氣，營氣的生成來源於水穀，如《靈樞·營衛生會》所說：「營者水穀之精氣也。」

（3）胃氣是氣血運行的動力，五臟之氣必須有胃氣才能行於脈中，以發揮濡養機體的作用。《素問·玉機真臟論》曰：「臟氣者，不能自至於手太陰，必因於胃氣，乃至於手太陰矣。」

（4）胃氣滋養、補充五臟之氣，胃氣的多少決定五臟之氣的變化，並在寸口脈有所反應，如《素問·五臟別論》所說：「是以五臟六腑之氣味，皆出於胃而變見於氣口。」總之，胃氣是平人的常氣，是五臟六腑、氣血津液的大源，胃氣的有無盛衰實質就是機體新陳代謝機能的強弱盛衰，而新陳代謝是生命活動的標誌，人一刻都不可無胃氣，因此重視診察胃氣實際上就是重視診察整體生命機能狀態。如脈象無胃氣，則是逆象，有死亡的可能。

四時五臟的平、病、死脈與三個要素有關，即四時胃氣和應四時之脈。依據這三個要素及其關係的變化判定人平、病、死脈。以肝為例，無論是肝平、肝病、肝死，其脈象皆見弦，即是應時。又因胃氣是五臟之本，其脈象是從容和緩圓滑，而弦脈則是應時之脈，故「春胃微弦」說明脈以胃氣為主；「弦多胃少」說明胃氣不足，真臟之氣的脈象表現相對明顯，而「但弦無胃」，則說明胃氣虛衰，僅見真臟之氣表現出的脈象，這種脈象即真臟脈，見真臟曰死。

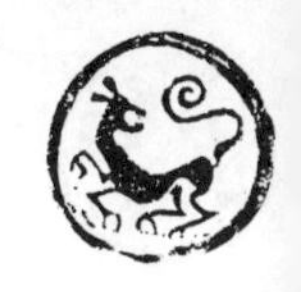

從中說明胃氣的多少有無是判定五臟平脈、病脈、死脈（真臟脈）的重要依據，也是決定人平、病、死的根據。

【原文】

胃之大絡，名曰虛里(1)**，貫鬲絡肺，出於左乳下，其動應衣**(2)**，脈宗氣也。盛喘數絕**(3)**者，則在病中；結而橫**(4)**，有積矣；絕不至曰死。乳之下其動應衣，宗氣泄也。**

【注釋】

（1）虛里：指部位，在左乳下乳根穴，為心尖搏動之處。

（2）其動應衣：衣，《甲乙經》作「手」。指脈象是宗氣鼓動形成，「其動應衣」是脈動現象。

（3）盛喘數絕：指虛里脈之搏動數急而兼斷絕，由中氣大虛所致。

（4）結而橫：結是脈來遲，時一止；橫是形容脈氣之長而堅，如木之橫於指下。

【白話詳解】

胃經的大絡，名叫虛里，其絡從胃貫膈而上絡於肺，其脈氣出現於左乳下，搏動時手可以感覺得到，這是積於胸中的宗氣鼓舞其跳動的結果。如果虛里搏動盛極急促，或數急而時有斷絕之象，這是心力不支，宗氣不足之象，是病在中的徵象；如搏動來遲而有歇止橫移指下，主有氣機積滯，如脈氣斷絕而不至，主死；如果虛里跳動甚劇而外見於衣，這是宗氣失藏而外泄的現象。

【按語】

本節論述了虛里診法及其主病。虛里位於左乳下第四、五肋間，乳頭下稍內側，即心尖搏動處，為諸脈之所宗。按虛里可測知宗氣之強弱、疾病之虛實、預後之吉凶。診虛里時，病

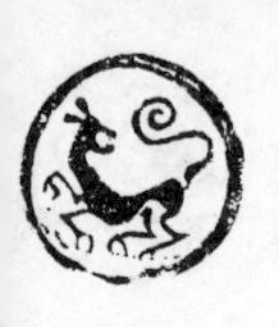

人取仰臥位，醫生站其右側，用右手平撫於虛里部，注意診察動氣之強弱、至數和聚散。

正常情況下，虛里搏動不顯，僅按之應手，其搏動範圍直徑約2～2.5公分，動而不緊，緩而不怠，動氣聚而不散，節律清晰，是心氣充盛，宗氣積於胸中，為平人無病的正常徵象。若虛里按之其動微弱者為不及，是宗氣內虛之徵。若動而應衣為太過，是宗氣外泄之象。按之彈手，洪大而搏，或絕而不應者，是心氣衰絕，證屬危候。後世諸家於臨證中對虛里診法在《內經》的基礎上，又有所發揮。如胸高而喘，虛里搏動散漫而數者，為心肺竭絕之兆；孕婦胎前產後，虛里動高者為危候；虛損勞傷之病，虛里日漸動高者為病進；虛里搏動遲弱，或久病體虛而動數者，多為心陽不足等。

虛里診法中所見到的虛里動甚包括兩個含義，其一為搏動過疾，其二為搏動過強應衣，虛里動甚非大虛即大實，皆不吉之兆。其中，邪熱過亢，虛里動甚多為大實，如胃中有火、驚傷憤怒、酗酒縱欲皆可引起，而心氣不斂，宗氣大泄則為大虛，如心陽欲脫、正氣將絕等，大實之兆寸口必應有力，大虛之徵寸口則顯無力，因此診虛里動甚又需參以寸口。

臨床上，虛里動甚常出現於高熱喘咳、心悸怔忡、水腫等病，故危證、急證尤須診察虛里以決死生。

具體分析之，虛里動甚，如證見高熱、喘咳、心悸、氣急鼻煽，為邪熱壅肺，心氣被耗心力亢奮；如高熱腹脹便秘譫妄，胸高氣粗，虛里動甚，又為陽明火熾、邪擾心舍致心氣外逸；如血虛或心神過勞，致心悸、驚惕不安，虛里動甚則為血虛心失養，心氣不斂；如虛里動甚見面色蒼白、形寒肢冷、唇青甲紫、冷汗淋漓、氣短息促、脈疾數而散亂，或伴心痛則為心陽暴脫、心氣欲絕之險證。此外，若因驚恐、大怒或劇烈運動後虛里

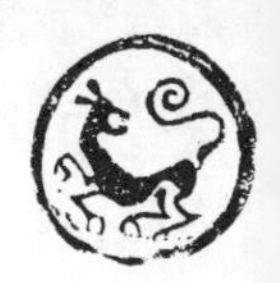

動高，片刻即能平復如常者，不屬病態。肥胖之人因胸壁較厚，虛里搏動不明顯者，亦屬生理。

【原文】

欲知寸口太過與不及，寸口之脈中手短者，曰頭痛。寸口脈中手長者，曰足脛痛。寸口脈中手促上擊(1)者，曰肩背痛。寸口脈沉而堅者，曰病在中。寸口脈浮而盛者，曰病在外。寸口脈沉而弱，曰寒熱及疝瘕少腹痛。寸口脈沉而橫(2)，曰脇下有積，腹中有橫積痛。寸口脈沉而喘(3)，曰寒熱。脈盛滑堅者，曰病在外。脈小實而堅者，曰病在內。脈小弱以澀，謂之久病。脈滑浮而疾者，謂之新病。脈急者，曰疝瘕少腹痛。脈滑曰風，脈澀曰痹，緩而滑曰熱中，盛而堅曰脹。

脈從陰陽，病易已；脈逆陰陽，病難已。脈得四時之順，曰病無他；脈反四時及不間臟(4)，曰難已。

【注釋】

（1）促上擊：急促有力，上搏指下。

（2）橫：即脈有中斷之象。

（3）喘：有動甚的意思。

（4）不間臟：是指相剋而傳，如新病傳肺，是火剋金。

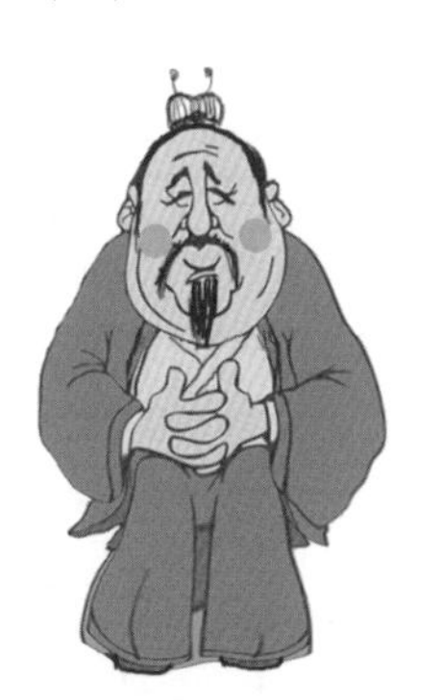
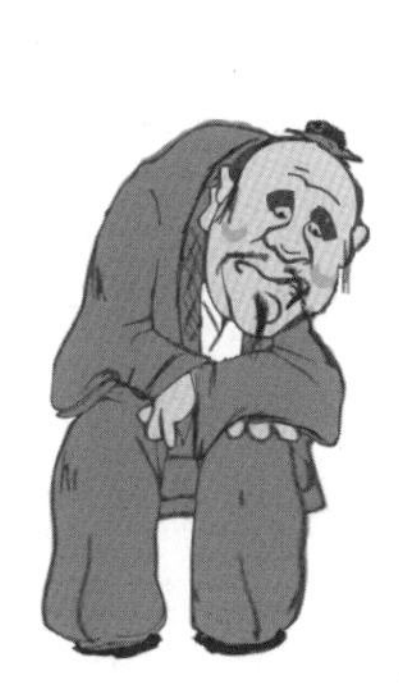
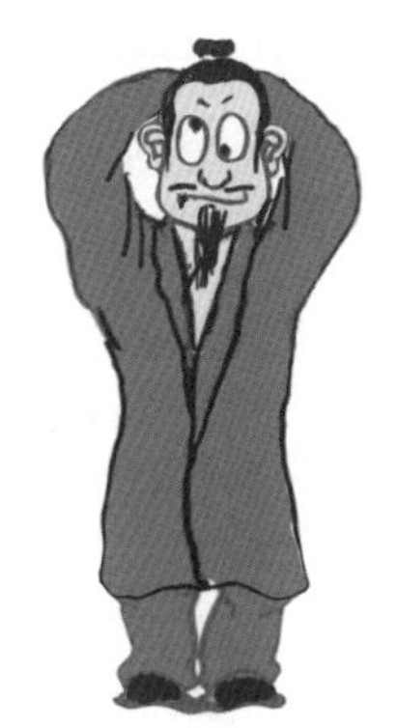

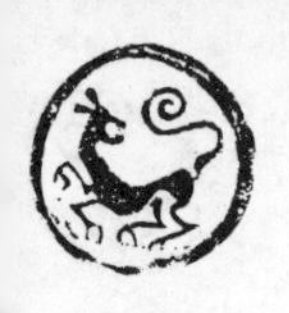

【白話詳解】

診脈要懂得從寸口脈的太過和不及來辨識疾病，寸口脈象應手而短，主頭痛。寸口脈應手而長，主足脛痛。寸口應手急促而有力，上搏指下，主肩背痛。寸口脈沉而堅硬，主病在內。寸口脈浮而盛大，主病在外。寸口脈沉而弱，主寒熱、疝瘕少腹疼痛。寸口脈沉而強硬，主脇下有積病，或腹中有硬積疼痛。寸口脈沉而動甚，主病寒熱。

脈盛大滑而堅，主病在外。脈小實而堅，主病在內。脈小弱而澀，是為久病。脈來滑利浮而疾數，是為新病。脈來緊急，主疝瘕少腹疼痛。脈來滑利，主病風。脈來澀滯，主痹證。脈來緩而滑利，為脾胃有熱，主病熱中。脈來盛緊，為寒氣痞滿，主脹病。

脈與病之陰陽相一致，如陽病見陽脈，陰病見陰脈，病易癒；脈與病之陰陽相反，如陽病見陰脈，陰病見陽脈，病難癒。脈與四時相應為順，如春弦、夏鉤、秋毛、冬石，即使患病，亦無什麼危險；如脈與四時相反，及不間臟而傳變的，病難癒。

【按語】

本段主要論述了寸口脈的診脈法。在《內經》中，寸口脈診脈法與三部九候（天、地、人）診脈法及陰陽（人迎，寸口）脈診法並存，至王叔和《脈經》對寸口脈診脈法有較大的發揮，也是目前的主要診脈法。本段論述了寸口脈的太過、不及，寸口脈浮沉、滑澀、緩急、小大及不同兼脈的主病，為後世對寸口脈診脈法的發展有很大啟迪。

中醫切脈部位，傳統有遍身診、三部九候診與獨取寸口三種診法。所謂「寸口」又稱「氣口」、「脈口」。「獨取寸口」是指單獨切按兩手掌後的橈動脈，又叫「寸口診」。寸口

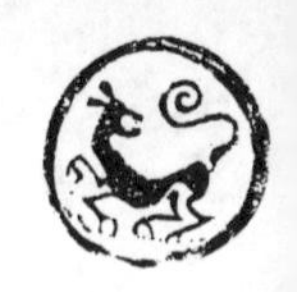

診能被臨床最多採用，除了切按便捷以外，亦與其所屬經脈有關，由於寸口是屬於手太陰肺經所過的部位，肺朝百脈，十二經脈氣血的運行，都與肺氣有著直接關係，因此，五臟六腑有病，氣血運行失常，可通過肺經反映於寸口。而且，寸口脈象與胃氣的作用也密切相關，因手太陰肺經起於中焦，與足太陰脾經相通，而脾胃為臟腑經脈氣血之源，胃氣又是肺氣的根本，故《素問・五臟別論》說：「胃者，水穀之海，六腑之大源也……是五臟六腑之氣味，皆出於胃，變見於氣口。」可見，寸口診在診候疾病時有著可貴的價值。

寸口脈中寸關尺三部脈，是以兩手的橈骨莖突處定關，關前為寸，關後為尺，以便三指按切，這是後世醫家常用的一種方法。這是《內經》以後歷代名家有對古代診脈法進行深入探索改革的結果，最早漢代，《難經》一書中就已提出「十二經皆有動脈，獨取寸口，以決五臟六腑死生吉凶之法」，又說「從關至尺是尺內，陰之所治也；從關至魚際是寸口內，陽之所治也，故分寸為尺，分尺為寸」。

由於是扁鵲宣導診脈專取兩手寸口處，並把寸口脈分寸關尺三部，這種舉動，得到諸多醫家的贊同。

【原文】

臂多青脈，曰脫血。尺脈緩澀，謂之解㑊[(1)]安臥。尺熱脈盛，謂之脫血。尺澀脈滑，謂之多汗。尺寒脈細，謂之後泄。脈尺粗常熱者，謂之熱中。

肝見庚辛死，心見壬癸死，脾見甲乙死，肺見丙丁死，腎見戊己死。是為真臟見皆死。

頸脈動喘疾咳，曰水。目裹[(2)]微腫如臥蠶起之狀，曰水。溺黃赤安臥者，黃疸[(3)]。已食如饑者，胃疸[(4)]。面腫曰風，足

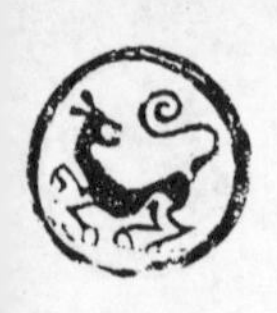

脛腫曰水，目黃者，曰黃疸。婦人手少陰脈動甚者，妊子也。

脈有逆從四時，未有臟形[5]，春夏而脈沉澀，秋冬而脈浮大，命曰逆四時也。風熱而脈靜，泄而脫血脈實，病在中脈虛，病在外脈澀堅者，皆難治，命曰反四時也。

人以水穀為本，故人絕水穀則死，脈無胃氣亦死。所謂無胃氣者，但得真臟脈，不得胃氣也。所謂脈不得胃氣者，肝不弦、腎不石也。

太陽脈[6]至，洪大以長；少陽脈[7]至，乍數乍疏，乍短乍長；陽明脈[8]至，浮大而短。

【注釋】

（1）解㑊：四肢懈怠，懶於行動。

（2）目裹：即上下眼瞼。

（3）黃疸：病證名，多由濕熱或寒濕內阻中焦所致。

（4）胃疸：疸，與「癉」通，熱也。王冰注：「是則胃熱也。熱則消穀，故食已如饑也。」

（5）未有臟形：臟形，即五臟四時的正常脈象。未有臟形，指未有本臟脈所應出現的正常脈形。

（6）太陽脈：太陽主五月、六月，是時陽氣大盛。

（7）少陽脈：少陽主正月、二月，是時陽氣尚微，陰氣未退。

（8）陽明脈：陽明主三月、四月，是時其氣未盛，陰氣尚存。

【白話詳解】

臂多青脈，乃血少脈空，外寒襲入而使絡脈凝滯，故為脫血。尺膚緩而脈來澀，主氣血不足，多為倦怠懈惰、嗜睡。尺膚發熱而脈象盛大，是火盛於內，主脫血。尺膚澀而脈象滑，陽氣有餘於內，故為多汗。尺膚寒而脈象細，是陰寒之氣盛於內，故

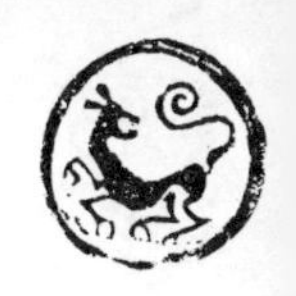

為泄瀉。脈見粗大而尺膚常熱的，為陽盛於內的裏熱證。

肝的真臟脈出現，至庚辛日死；心的真臟脈出現，至壬癸日死；脾的真臟脈出現，至甲乙日死；肺的真臟脈出現，至丙丁日死；腎的真臟脈出現，至戊己日死。所以說凡真臟脈見，均主死亡。

頸部之脈搏動明顯，且氣喘咳嗽，主水病。眼瞼微腫，如臥蠶之狀，是水病。小便顏色黃赤，而且嗜臥，是黃疸病。飲食後很快又覺得饑餓，是胃疸病。面部浮腫，為風邪引起的風水病。足脛腫，是水濕引起的水腫病。兩眼白睛發黃，是黃疸病。婦人手少陰心脈搏動明顯，是懷孕的徵象。

脈有與四時不相適應的，即當今季節不見本臟脈反見其他臟的脈，如春夏而不見弦、洪，而反見沉、澀；秋冬而不見毛、石，而反見浮大，這都是與四時相反的脈象。風熱為陽邪脈應浮躁，今反沉靜；泄利脫血，津血受傷，脈應虛細，今反實大；病在內，脈應實，反見脈虛；病在表，脈應浮滑，反見堅澀，都是難治之病，這就叫做「反四時」。

人依靠水穀的營養而生存，所以人斷絕水穀後，就要死亡。胃氣化生於水穀，如脈無胃氣也要死亡。所謂無胃氣的脈，就是單見真臟脈，而不見柔和的胃氣脈。所謂不得胃氣的脈，就是肝脈見不到微弦脈，腎脈見不到微石脈等。

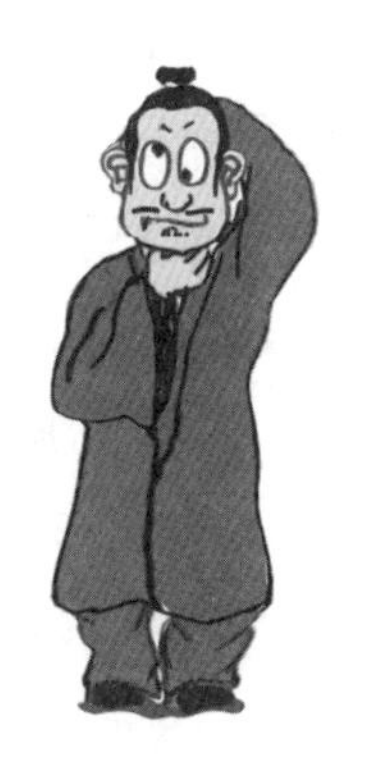

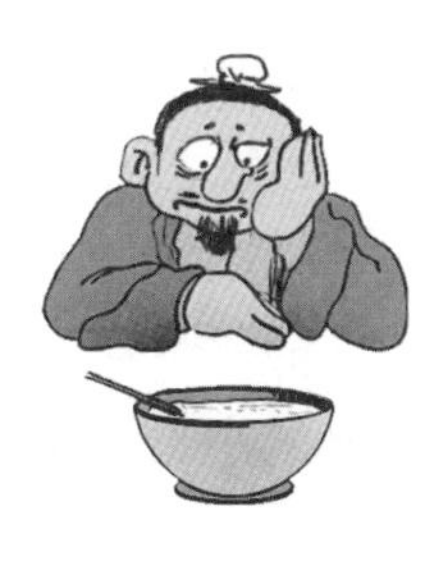

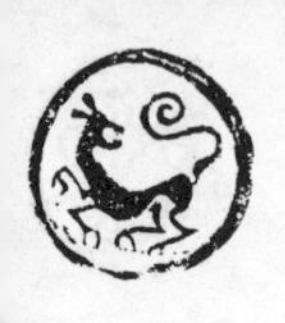

太陽主時的脈象，應是脈來洪大而長；少陽主時的脈象，可見脈來不定，忽快忽慢，忽長忽短；陽明主時的脈象，脈來浮大而短。

【按語】

本節論述了脈證相兼診病及脈反四時和真臟脈與胃氣的意義。脈象的真假是指脈象與病證的屬性是否一致。若出現不一致，辨證應該如何從捨？脈象是機體生理病理變化在寸口的反映，是疾病在發生、發展、演變過程中的體徵之一，較客觀地反映了機體的生理病理狀態。脈象的真假可以預測疾病的順逆，脈證相應者為順，不相應者為逆。一般情況下，脈象與病證、症狀屬性是一致的，但由於病情複雜多變，往往出現與病證不相符的情況，此時必有「一真一假」，無論脈證哪個「真」哪個「假」，都從不同角度反映了病情的真實一面。

例如：外感表實證脈浮而有力為脈真，反映邪盛正實，正氣與邪氣交爭劇烈，是脈證相應的順證；若表實證出現細、微、虛、弱等虛脈，提示正氣已虛或正氣被邪鬱閉，脈象先於症狀出現，為脈證相反的逆證。久病脈來沉、細、微、虛、弱者，提示正氣雖不足而邪氣亦不盛，脈象反映了病證的真實屬性，為順證；若久病見浮、洪、實、數脈，提示病情加重，為逆證。脈逆四時，出現脈證不符時，如在證真脈假的情況下，必須捨脈從證。例如：證見腹脹滿，疼痛拒按，大便燥結，舌紅苔黃厚焦燥，而脈遲，此證屬實熱內結腸胃是真，而脈遲主寒，與病證的實熱病機不符，為假象，是熱邪阻滯血脈運行所致，應當捨脈從證。

在疾病危重期出現無胃、無神、無根的脈象，稱為真臟脈，又稱怪脈、敗脈、死脈、絕脈。多見於疾病的後期，是病邪深重，元氣衰竭，胃氣敗絕的徵象。脈以胃氣為本，胃氣是

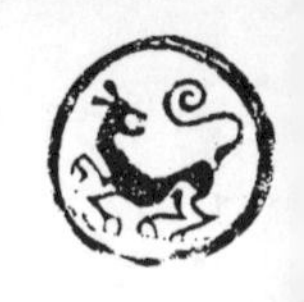

平人的常氣，是五臟六腑、氣血津液的大源，胃氣的有無盛衰實質就是機體新陳代謝機能的強弱盛衰，而新陳代謝是生命活動的標誌，人一刻都不可無胃氣，如脈象無胃氣，則是逆象，有死亡的可能。

【原文】

夫平心脈來，累累[(1)]如連珠，如循琅玕[(2)]，曰心平，夏以胃氣為本。病心脈來，喘喘連屬[(3)]，其中微曲[(4)]，曰心病。死心脈來，前曲後居[(5)]，如操帶鉤[(6)]，曰心死。

平肺脈來，厭厭聶聶，如落榆莢[(7)]，曰肺平，秋以胃氣為本。病肺脈來，不上不下，如循雞羽[(8)]，曰肺病。死肺脈來，如物之浮，如風吹毛，曰肺死。

平肝脈來，耎弱招招[(9)]，如揭長竿末梢，曰肝平，春以胃氣為本。病肝脈來，盈實而滑，如循長竿，曰肝病。死肝脈來，急益勁[(10)]，如新張弓弦，曰肝死。

平脾脈來，和柔相離，如雞踐地[(11)]，曰脾平，長夏以胃氣為本。病脾脈來，實而盈數，如雞舉足[(12)]，曰脾病。死脾脈來，銳堅如鳥之喙[(13)]，如鳥之距，如屋之漏，如水之流，曰脾死。

平腎脈來，喘喘累累如鉤[(14)]，按之而堅，曰腎平，冬以胃氣為本。病腎脈來，如引葛[(15)]，按之益堅，曰腎病。死腎脈來，發如奪索[(16)]，辟辟如彈石[(17)]，曰腎死。

【注釋】

（1）累累：形容脈來滑利，連綿相貫。

（2）如循琅玕：形容脈來如玉石之圓潤而柔滑。

（3）喘喘連屬：喘喘，連動的意思。形容脈來急促相連。

（4）微曲：數至之中有一至似低陷而不應指。

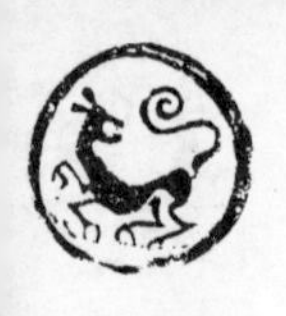

（5）前曲後居：形容脈初來時有曲回之象，後則端直。

（6）如操帶鉤：形容脈來如操持衣帶之鉤，乃無胃氣的表現。

（7）厭厭聶聶，如落榆莢：形容脈來輕虛而浮的形象，像榆莢下落一樣的輕浮和緩。

（8）如循雞羽：形容脈來如撫摩雞毛一樣。

（9）耎弱招招：形容脈來如舉長杆末梢，柔軟而長的意思。

（10）急益勁：形容脈來急數而強勁有力。

（11）和柔相離，如雞踐地：形容脈和緩而至數勻淨分明，如雞足踐地，從容輕緩。

（12）實而盈數，如雞舉足：形容脈來充實硬滿而急數，如雞舉足一樣急疾。

（13）鳥之喙：喙，鳥嘴。形容脈來像鳥之嘴那樣堅硬而銳。

（14）喘喘累累如鉤：形容脈來沉實滑利連續不斷而又曲回如鉤的樣子。

（15）引葛：形容脈象之堅搏牽連，如牽引葛藤一樣。

（16）發如奪索：形容脈來時如繩索之脫然而失。

（17）辟辟如彈石：形容脈來急促而又堅硬，如以指彈石。

【白話詳解】

正常的心脈來時，像一顆顆連珠般不停的流轉，如同安撫琅玕美玉一樣的盛平滑利，這是心臟的平脈。夏天以胃氣為本。如果心臟有了病，脈就顯得非常急促，連串急數之中，帶有微曲之象，這是心的病脈。將死的心脈來時，脈前曲回，後則端直，如摸到革帶之鉤一樣的堅硬，全無和緩之意，這是心的死脈。

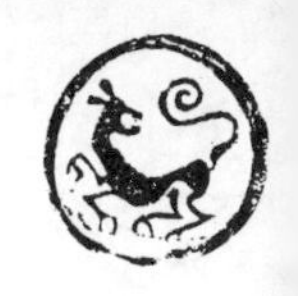

正常的肺脈來時，輕虛而浮，像榆莢下落一樣的輕浮和緩，這是肺的平脈。秋天以胃氣為本。有病的肺脈來時，不上不下，如撫摩雞毛一樣，這是肺的病脈。將死的肺脈來時，輕浮而無根，如物之漂浮，如風吹毛一樣，飄忽不定，散動無根，這是肺的死脈。

正常的肝脈來時，柔軟而弦長，如長竿之末梢一樣的柔軟擺動，這是肝的平脈。春天以胃氣為本。有病的肝脈來時，弦長硬滿而滑利，如以手模長竿一樣的長而不軟，這是肝的病脈。將死的肝脈來時，弦急而堅勁，如新張弓弦一樣緊繃而強勁，這是肝的死脈。

正常的脾脈來時，從容和緩，至數匀淨分明，好像雞足緩緩落地一樣的輕緩而從容不迫，這是脾的平脈。長夏以胃氣為本。有病的脾脈來時，充實硬滿而急數，如雞舉足一樣急疾，這是脾的病脈。將死的脾脈來時，或銳堅而無柔和之氣，如鳥之嘴、鳥之爪那樣堅硬而銳，或時動復止而無規律，或脈去而無不至，如屋之漏水點滴無倫，或如水之流逝，去而不返，這是脾的死脈。

正常的腎脈來時，沉石滑利連續不斷而又有曲回之象，按之堅實，有如心之鉤脈，這是腎的平脈。冬天以胃氣為本。有病的腎脈來時，堅搏牽連如牽引葛藤一樣，愈按愈堅硬，這是腎的病脈。將死的腎脈來時，像脫然而失的繩索一般，長而堅硬勁急，或堅實如以指彈石，這是腎的死脈。

【按語】

本節以日常生活中，人們比較熟悉的事物作比喻，說明五臟的平脈、病脈、死脈。同時也指出五臟平、病、死脈的區別，關鍵在於胃氣的多少、有無，其中心思想是強調脈以胃氣為本的重要意義。

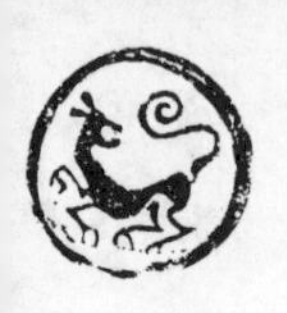

胃氣的盛衰關係到臟腑機能的強弱及生命之存亡，臨證診察胃氣之盛衰，對於判斷疾病的凶吉轉歸，指導論治等都有重要意義。診察胃氣乃中醫診法中的重要內容。胃氣的盛衰，表現於多個方面，諸如脈象、舌象、面色及飲食等。本節講述的主要是脈象方面的胃氣多少和有無。胃為水穀之海，後天之本，是氣血之源。人以胃氣為本，有胃氣則生，少胃氣則病，無胃氣則死。脈亦以胃氣為本，充則健，少則病，無則亡。脈象從容、和緩、流利，是有胃氣的基本特徵。即使是病脈，不論浮沉遲數，但有徐和之象，便是有胃氣。無胃氣的脈，便是死脈了。

五臟平、病、死脈如表所示。

	平脈	病脈	死脈
	累累如連珠，如循琅玕，夏以胃氣為本	喘喘連屬，其中微曲	前曲後居，如操帶鉤
	厭厭聶聶，如落榆莢，秋以胃氣為本	不上不下，如循雞羽	如物之浮，如風吹毛
	耎弱招招，如揭長竿末梢，春以胃氣為本	盈實而滑，如循長竿	急益勁，如新張弓弦
	和柔相離，如雞踐地，長夏以胃氣為本	實而盈數，如雞舉足	銳堅如鳥之喙，如鳥之爪，如屋之漏，如水之流
	喘喘累累如鉤，按之而堅，冬以胃氣為本	如引葛，按之益堅	發如奪索，辟辟如彈石

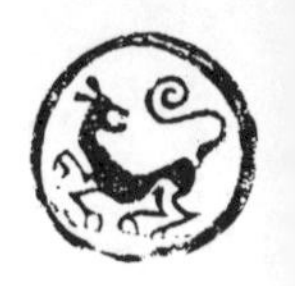

玉機真臟論篇第十九

【原文】

黃帝問曰：春脈如弦，何如而弦？岐伯對曰：春脈者肝也，東方木也，萬物之所以始生也，故其氣來，軟弱輕虛而滑，端直以長，故曰弦，反此者病。帝曰：何如而反？岐伯曰：其氣來實而強，此謂太過，病在外；其氣來不實而微，此謂不及，病在中。帝曰：春脈太過與不及，其病皆何如？岐伯曰：太過則令人善忘[(1)]，忽忽[(2)]眩冒而巔疾[(3)]；其不及則令人胸痛引背，下則兩脇胠[(4)]滿。帝曰：善。

夏脈如鉤，何如而鉤？岐伯曰：夏脈者心也，南方火也，萬物之所以盛長也，故其氣來盛去衰，故曰鉤，反此者病。帝曰：何如而反？岐伯曰：其氣來盛去亦盛，此謂太過，病在外；其氣來不盛去反盛，此謂不及，病在中。帝曰：夏脈太過與不及，其病皆何如？岐伯曰：太過則令人身熱而膚痛，為浸淫[(5)]；其不及則令人煩心，上見咳唾，下為氣泄[(6)]。帝曰：善。

秋脈如浮，何如而浮？岐伯曰：秋脈者肺也，西方金也，萬物之所以收成也，故其氣來，輕虛以浮，來急去散，故曰浮，反此者病。帝曰：何如而反？岐伯曰：其氣來，毛[(7)]而中央堅，兩傍虛，此謂太過，病在外；其氣來，毛而微，此謂不及，病在中。帝曰：秋脈太過與不及，其病皆何如？岐伯曰：太過則令人逆氣而背痛，慍慍然[(8)]；其不及則令人喘，呼吸少氣而咳，上氣見血，下聞病音[(9)]。帝曰：善。

冬脈如營[(10)]，何如而營？岐伯曰：冬脈者腎也，北方水

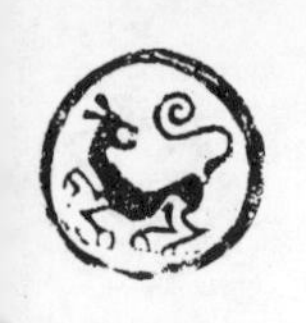

也，萬物之所以合藏也，故其氣來沉以摶[11]，故曰營，反此者病。帝曰：何如而反？岐伯曰：其氣來如彈石者，此謂太過，病在外；其去如數者，此謂不及，病在中。帝曰：冬脈太過與不及，其病皆何如？岐伯曰：太過則令人解㑊[12]，脊脈痛而少氣不欲言；其不及則令人心懸如病饑，䏚中清[13]，脊中痛，少腹滿，小便變。帝曰：善。

帝曰：四時之序，逆從之變異也，然脾脈獨何主？岐伯曰：脾脈者土也，孤臟以灌四傍者也。帝曰：然則脾善惡可得見之乎？岐伯曰：善者不可得見，惡者可見。帝曰：惡者何如可見？岐伯曰：其來如水之流者，此謂太過，病在外；如鳥之喙者，此謂不及，病在中。帝曰：夫子言脾為孤藏，中央土以灌四傍，其太過與不及，其病皆何如？岐伯曰：太過則令人四支不舉；其不及則令人九竅不通，名曰重強[14]。

帝瞿然[15]而起，再拜而稽首曰：善。吾得脈之大要，天下至數，五色脈變，揆度奇恒，道在於一，神轉不回，回則不轉，乃失其機，至數之要，迫近以微，著之玉版，藏之藏府[16]，每旦讀之，名曰玉機。

【注釋】

（1）忘：當為「怒」。

（2）忽忽：指精神恍惚。

（3）巔疾：指頭部疾病，如頭痛、眩暈等。

（4）胠（ㄑㄩ）：指腋下脇肋部。

（5）浸淫：指浸淫瘡。

（6）氣泄：指矢氣。

（7）毛：指浮脈。

（8）慍慍然：鬱悶不舒。

（9）上氣見血，下聞病音：氣逆咳血，下聞喘息之聲。

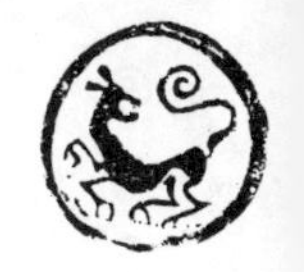

（10）營：沉實有力脈。

（11）沉以搏：脈象沉實有力。

（12）解㑊：懈惰倦怠。

（13）眇（ㄇㄧˇㄠ）中清：眇，指部位，季脇下，挾脊兩旁虛軟處，腎外當。清，清冷。

（14）重強：重，謂臟氣重迭。強，謂氣不和順。

（15）瞿然：驚悟貌。

（16）藏府：指藏物之所，此指藏書之庫。

【白話詳解】

黃帝問道：「春季人的脈象如弦，請說說這個弦脈是怎樣的吧？」岐伯說：「春脈是肝脈，屬東方的木，具有萬物生長的氣象，因此它的脈氣弱軟輕虛而滑，正直而長，所以叫做弦，如果與此相違背，那就是病脈。」黃帝問：「怎樣叫做相違背呢？」岐伯說：「脈氣來時，實而強，這叫做太過，主病在外；如果脈氣來時，不實而且微弱，這叫做不及，主病在內。」黃帝問：「春脈太過與不及，都能夠發生怎樣的病變呢？」岐伯說：「太過了，會使人發怒，發生目眩頭痛；如果不及，會使胸部作痛，牽引背部，向下兩脇脹痛。」黃帝說：講得好！」

「夏季的脈象如鉤，那麼怎樣才是鉤呢？」岐伯說：「夏脈就是心脈，屬於南方的火，具有萬物盛長的氣象，因此脈氣來時充盛，去時反而衰弱，猶如鉤的形象，所以叫做鉤脈。如果與此相違背就是病脈。」黃帝說：「怎樣才算違背呢？」岐伯說：「其脈來時盛去時也盛，這叫做太過，主病在外；如果脈氣來時不盛去時反而充盛，這叫做不及，主病在內。夏脈太過與不及，都會發生怎樣的病變呢？」岐伯說：「太過會使人發熱、骨痛、發浸淫瘡；不及會使人心煩，在上部會發生咳

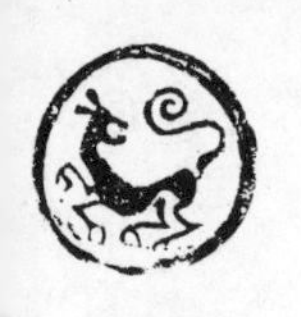

唾，在下部會矢氣」。黃帝說：「講得好。」

「秋季的脈象如浮，那麼怎樣才算浮呢？」岐伯說：「秋脈是肺脈，屬西方的金，具有萬物收成的氣象，因此脈氣來時，輕虛而且浮，來急去散，所以叫做浮脈。如果與此相違背，就是病脈。」黃帝說：「怎樣才算違背呢？」岐伯答：「其脈氣來時浮軟而中間堅實，兩旁是虛空的，這叫做太過，主病在外；其脈氣來時浮軟而微，這叫做不及，主病在裏。」黃帝說：「秋脈太過和不及都會發生怎樣的病變呢？」岐伯說：「太過會使人氣逆，背部作痛，鬱悶而不舒暢；如果不及，會使人喘呼咳嗽，在上部會發生氣逆出血，在胸部則可以聽到喘息的聲音。」黃帝說：「講得好。」

季節	脈象	五行	主病
春	弦脈	木	善忘，目眩，胸部痛，頭痛，兩脇脹痛
夏	鉤脈	火	發熱，骨痛，浸淫瘡心煩，咳唾，矢氣，
秋	浮脈	金	氣逆，胸悶，咳嗽出血，喘息，
冬	沉脈	水	倦怠，腹痛，氣短，小腹脹滿，心慌，脊骨痛，

「冬季的脈象如營，那麼怎樣才算營呢？」岐伯說：「冬脈是腎脈，屬於北方的水，具有萬物閉藏的氣象，因此脈氣來時沉實有力，所以叫做營脈。假如與此相違背，就是病脈。」

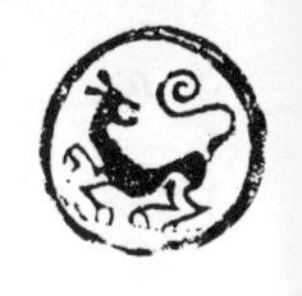

「怎樣才算違背呢？」岐伯說：「其脈氣來時，如彈石擊手這叫做太過，主病在外；如果脈象浮軟，這叫做不及，主病在裏。」黃帝說：「冬脈太過與不及，發生的病變怎樣？」岐伯說：「太過會使人倦怠、腹痛、氣短、不願說話；不及會使人的心像饑餓時一樣感到虛懸，季脇下空軟部位清冷、脊骨痛、小腹脹滿、小便變色。」黃帝說：「講得好！」

黃帝說：「四時的順序，是導致脈象逆順變化的根源，但是脾脈主哪個時令呢？」岐伯說：「脾屬土，是個獨尊之臟，它的作用，是用來滋潤四旁的其他臟腑。」黃帝說：「那麼它的正常與否，可以看得出來嗎？」岐伯說：「正常的脾脈看不出來，但是病脈是可以看得出來的。」「那麼脾的病脈是怎樣的？」岐伯說：「其脈來時，如水的流動，這叫做太過，主病在外；其脈來時如鳥啄食，這叫做不及，主病在裏。」黃帝說：「你說脾是孤臟，位居中央屬土，滋潤四旁之臟，那麼它的太過與不及，都會發生怎樣的病變呢？」岐伯說：「太過會使人四肢不能舉動；不及會使人九竅不通，身重而不自如。」

黃帝驚異地站了起來，跪拜後說：「很好！我已經懂得了診脈的根本要領和天下的至理，考察四時脈象的變化，診察脈的正常和異常，它的精要歸結在於一個神字。神運轉不息，向前不回，倘若回逆而不運轉，就失掉它的生機，這是極其重要的真理，是非常微妙的，把它記錄在玉版上，藏在內府裏，每天早晨誦讀，就把它叫做玉機吧。」

【按語】

五臟對應四時的脈象：肝臟應春，端直而長，其脈弦；心脈應夏，來盛去衰，其脈鉤；脾旺於長夏，其脈弱，隨長夏而更代；肺脈應秋，輕虛而浮，其脈毛；腎脈應冬，其脈沉堅。這就是所謂的應於四時的五臟平脈。中醫脈學的內容十分豐

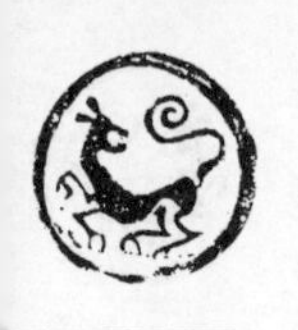

富，一般區分為 28 脈和 36 脈，而《內經》強調四時脈，所謂四時脈就是春夏秋冬所相應的脈。春脈為弦，春天的時候陽氣開始釋放、升發，陰寒還沒完全消退。此時陽氣要出來，陰寒就會阻擋它，束縛它。這樣陰陽相互抵抗的綜合作用的結果就形成了脈的弦象。因此，弦脈正好反映了春天的陰陽變化，是正常的。但是，不能太過與不及。

此外，弦脈還與情志因素有關。夏天的脈是洪脈，又叫鉤脈。夏天陽氣在方向上與春天一樣，陽氣升發，向上向外。但此時陰寒已經消退，沒有了束縛因素，脈氣就像完全張開的翅膀，很自在很逍遙地飛翔。所以，這個時候的脈就是洪脈。夏天見到這個脈，這叫應時脈，是正常之象。如果其他時間也出現這個脈，就是非時之脈，是不正常的。秋脈毛浮，即輕虛而浮之義。言其浮者，輕取即得，言其毛者，輕虛之象。故其浮不是表病之浮，而是陽氣欲斂的一個象徵。冬為石脈，冬日陽氣收藏起來，不去鼓動陰血，不去陽加於陰，脈就收藏起來。可見脈象是陽氣的表現，陽氣出來它就浮起來，陽氣入裏它就沉下去。因此切脈診病時必須考慮季節因素。

【應用舉例】

《內經》論四時正脈形狀，然因時變易其中，總不外和柔平緩氣象。蓋和緩為土，即是胃氣，有胃氣而合時，便為平脈。所謂太過不及者，言弦、鉤、毛、石之脈，與時相應，俱宜和緩而適中，欲其微似，不欲其太顯，欲其微見，不欲其不見。如春脈，當微弦為平。若太弦，是為太過，則氣實強而病生於外矣；若不弦，是為不及，則氣虛微，而病生於內矣。其弦、鉤、毛、石之太過不及，病亦猶是，不但不見春弦之太過不及，而反見浮毛之秋脈，當升而反降，當生而反殺，氣機大逆，是謂克賊，未有不病而死。春木既為金剋，金日邪旺故

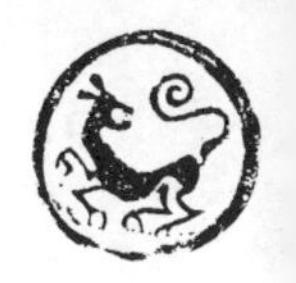

死。五臟皆以此理推之，自無差失。

四時有四時之脈，四時有四時之病，但土灌溉四旁，雖病變百出，必以之為本，況胃氣乃水穀之精，諸脈有神，乃水穀之力也，豈不聞得穀者昌乎，誠不可不審也。（《本草品匯精要•四時胃氣第七》）

【原文】

五臟受氣於其所生[1]，傳之於其所勝[2]，氣舍於其所生[3]，死於其所不勝[4]。病之且死，必先傳行至其所不勝，病乃死。此言氣之逆行也，故死。肝受氣於心，傳之於脾，氣舍於腎，至肺而死。心受氣於脾，傳之於肺，氣舍於肝，至腎而死。脾受氣於肺，傳之於腎，氣舍於心，至肝而死。肺受氣於腎，傳之於肝，氣舍於脾，至心而死。腎受氣於肝，傳之於心，氣舍於肺，至脾而死。此皆逆死也。一日一夜五分之，此所以占[5]死生之早暮也。

黃帝曰：五臟相通，移皆有次，五臟有病，則各傳其所勝。不治，若三月，若六月，若三日，若六日，傳五臟而當死，是順傳所勝之次。故曰：別於陽[6]者，知病從來；別於陰[7]者，知死生之期。言知至其所困[8]而死。

是故風者，百病之長也。今風寒客於人，使人毫毛畢直，皮膚閉而為熱，當是之時，可汗而發也，或痹不仁腫痛，當是之時，可湯熨及火灸刺而去之。弗治，病入舍於肺，名曰肺痹[9]，發咳上氣。弗治，肺即傳而行之肝，病名曰肝痹，一名曰厥，脇痛出食[10]，當是之時，可按若刺耳。弗治，肝傳之脾，病名曰脾風，發癉[11]，腹中熱，煩心出黃[12]，當此之時，可按、可藥、可浴。弗治，脾傳之腎，病名曰疝瘕，少腹冤熱而痛，出白，一名曰蠱，當此之時，可按、可藥。弗治，腎傳之心，病筋脈相引而急，病名曰瘛[13]，當此之時，可灸、

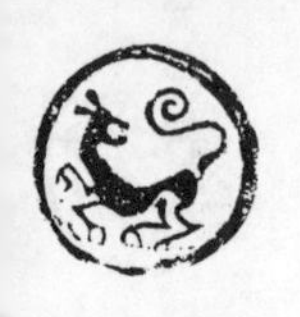

可藥。弗治，滿十日，法當死。腎因傳之心，心即復反傳而行之肺，發寒熱，法當三歲死，此病之次也。

然其卒發者，不必治於傳，或其傳化有不以次，不以次入者，憂恐悲喜怒，令不得以其次，故令人有大病矣。因而喜，大虛，則腎氣乘矣，怒則肺氣乘矣，悲則肝氣乘矣，恐則脾氣乘矣，憂則心氣乘矣，此其道也。故病有五，五五二十五變，及其傳化。傳，乘之名也。

【注釋】

（1）所生：指我生之臟，即子臟。

（2）所勝：指我剋之臟。

（3）所生：此指生我之臟。

（4）所不勝：指剋我之臟。

（5）占：預測。

（6）陽：此指有胃氣之脈。

（7）陰：此指無胃氣之眞臟脈。

（8）所困：所不勝的臟氣當旺之時。

（9）肺痹：痹，閉也，閉阻不通之義。下文「肝痹」義同。肺痹，指邪閉阻於肺，肺氣不利而出現咳而上氣的病證。

（10）出食：嘔吐。

（11）發癉：癉，通「疸」，即出現黃疸。

（12）出黃：小便色黃。

（13）瘛（ㄔˋ）：同「瘈」，為筋脈攣縮拘急之意。

【白話詳解】

五臟所受的病氣來源於它所生之臟，傳給它所剋之臟，留止在生己之臟，死於剋己之臟。當病到了要死的時候，必先傳到剋己之臟，病人才死，這就是病氣逆行。舉例來說，肝受病氣於心，傳行到脾，其病氣留止於腎，傳到肺，人就死了。心

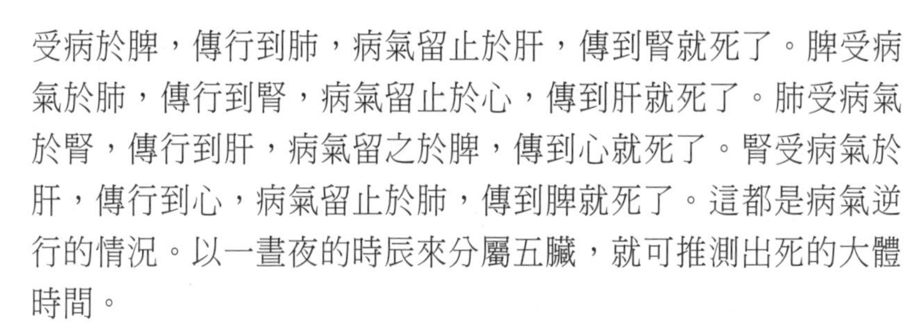

受病於脾，傳行到肺，病氣留止於肝，傳到腎就死了。脾受病氣於肺，傳行到腎，病氣留止於心，傳到肝就死了。肺受病氣於腎，傳行到肝，病氣留之於脾，傳到心就死了。腎受病氣於肝，傳行到心，病氣留止於肺，傳到脾就死了。這都是病氣逆行的情況。以一晝夜的時辰來分屬五臟，就可推測出死的大體時間。

黃帝說：「五臟是相通的，病氣的轉移，都有它的次序。五臟如果有病，就會傳給各自所剋之臟，若不及時治療，那麼多則 3 個月、6 個月，少則 3 天、6 天，只要傳遍五臟，就肯定要死。這是指順所剋次序的傳變。所以說能夠辨別外證，就可知病在何經；能夠辨別裏證，就可知危在何日，就是說某臟到了它所困的時候就死了。」

風是百病發生的主要原因，風邪侵入人體，就會使人的毫毛都立起來，皮膚閉塞，內裏發熱。在這個時候，是可以用出汗的方法治好的。如果不及時治療，就會出現麻木不仁、腫痛等症狀，此時可用熱敷、火、灸或者針刺的方法治好。如果再耽擱下去，病氣就會傳行並留止在肺部，這就是肺痹，發為咳嗽上氣。如果還不治療，就會從肺傳行到肝，這時的病名叫肝痹，又叫做肝厥，就會發生脇痛、不想吃東西等症狀。在這個時候可以用按摩或者針刺等方法治療。如果仍不及時治療，病氣從肝傳到脾，這時的病名叫做脾風，就會發生黃疸、腹中熱、煩心、小便色黃等症狀。在這個時候，可用按摩、藥物和湯浴等方法治療。如果再不及時治療，病氣從脾傳到腎，這時的病名叫做疝瘕，就會出現少腹蓄熱作痛、小便白濁等症狀，又叫做蠱病。在這個時候，可以用按摩、藥物等方法治療。如果繼續耽擱下去，病氣從腎傳到心，就會出現筋脈相引拘攣的症狀，叫做瘛病，在這個時候，可用艾灸、藥物來治療。如果

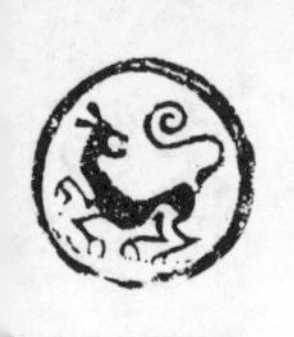

再耽擱下去，10天以後，就會死亡。倘若病邪由腎傳行到心，心又反傳行到肺，發寒熱，3天就會死亡。

但假如是猝然發病，就不必根據這個傳變的次序治療，而有的傳變也不一定完全依著這個次序。憂、恐、悲、喜、怒這五種情志，就會使病氣不按照這個次第傳變，而能夠突然發病的，如過喜會傷心，剋它的腎氣，就因而乘之。怒傷肝，剋它的肺氣，就因而乘之。過思傷脾，剋它的肝氣就因而乘之。過恐傷腎，剋它的脾氣就因而乘之。過憂傷肺，剋它的心氣就因而乘之。這就是疾病不依次序傳變的規律。所以病雖有五變，但能夠發為五五二十五變，這和正常的傳化是相反的。傳，就是乘虛傳變的意思。

【按語】

本節在論述疾病傳變次序時稱：「五臟受氣於其所生，傳之於其所勝，氣舍於其所生，死於其所不勝。」運用五行生剋理論，不僅闡述了五臟自身臟氣的傳變，也道及了五臟與時間五行屬性的相互變化關係，是中醫疾病演變、輕重、預後、轉歸等病機分析的重要內容。然而其間又兩次使用「其所生」文句，造成後世注家眾多議論。

經文的「所勝」與「所不勝」，較易理解，它專指五行的相剋關係。凡「我剋」者稱作「所勝」，如心火剋肺金、肺金剋肝木等皆是；「剋我」者稱為「所不勝」，如木對金、火對水等皆為「所不勝」。以這種「我剋」或「剋我」關係的傳變，疾病較為多變或頑難危重，此即經文所謂「傳之於其所勝」、「死於其所不勝」。傳，即傳化、移行、轉移等意，可引申為多變；死，即頑難、危重、兇險之意。因此，「相剋傳」標示著預後的不良。「五臟受氣於其所生」，意為五臟病的病氣，來源於「我生」的子行臟氣。受有接受、收受之意。

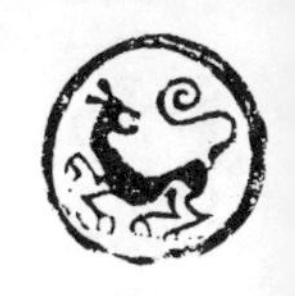

氣指病氣，其所生指病氣的來源，如肝病的病氣來源為心、心病的病氣來源在脾等。

據前後文句合觀，意指疾病的病氣，最容易進入「我生」臟氣，因為「母病及子」、「子盜母氣」等關係，從而導致疾病的複雜性。「氣舍於其所生」，指病氣常會停留在「生我」的臟氣之中。舍，即居舍、住處、停蓄、留滯之意。原文明確指出，肝木的病氣留止在母行臟氣的腎水（肝「氣舍於腎」）、心火的病氣留止在母行臟氣的肝木（心「氣舍於肝」）、脾的病氣留止在母行臟氣的心火（脾「氣舍於心」）、肺的病氣留止在母行臟氣的脾土（肺「氣舍於脾」）、腎的病氣留止在母行臟氣的肺金（腎「氣舍於肺」）。因此，此處的「其所生」，與「受氣」的「其所生」，完全不同。它專指「生我」的母臟。

本節經文的病氣傳變，多數注家均以五臟本身臟氣的傳變為思路，這固然是臟象理論在病機中運用的重要內容。然而《內經》關鍵的理念，卻為闡明時間變化在五臟病傳變中的價值。這在經文末尾「一日一夜五分之，此所以占死生之早暮也」中，得到了揭示。把日夜的時序，固定地按照木、火、土、金、水劃分，用以解釋本段經文，更較合拍。

也就是在準確診斷疾病定位的基礎上，依照所病臟氣的五行屬性，配以時序的五行屬性，運用生剋制化理論，加以分析，便能得出預後判析的規律性結論：五臟疾病，在屬於它所生屬性的時間內，如肝病的「我生」時間為午時，就會承受病氣；在它所克制屬性的時間內，如肝病的「生我」時間夜半，病氣就會發展多變；在它所不能克制屬性的時間內，如肝病的「剋我」時間日入，病氣就會加劇危重。這一分析方法，連同《素問・臟氣法時論》的「邪氣客於身也，以甚相加」內容，

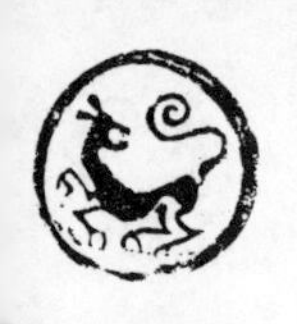

共同為時間醫學的病機認識論，奠定了堅實的理論基礎。

疾病的傳變，形式多樣。《內經》即有外邪的表裏傳、外內傳、六經傳、經脈傳，雜病的臟腑傳、經絡傳等內容。本段經文僅是眾多傳變中的「五臟傳變」之一。它以相生相剋的傳變方式，不僅道出臟氣自身五個方面的傳變關係，同時又把五臟與時間聯繫，深刻論述了時間在疾病傳變中的重要性。

【原文】

大骨枯槁，大肉陷下，胸中氣滿，喘息不便，其氣動形，期六月死；真臟脈[1]見，乃予之期日。大骨枯槁，大肉陷下，胸中氣滿，喘息不便，內痛引肩項，期一月死；真臟見，乃予之期日。大骨枯槁，大肉陷下，胸中氣滿，喘息不便，內痛引肩項，身熱脫肉破䐃；真臟見，十月之內死。大骨枯槁，大肉陷下，肩髓內消，動作益衰；真臟來見，期一歲死，見其真臟，乃予之期日。大骨枯槁，大肉陷下，胸中氣滿，腹內痛，心中不便，肩項身熱，破䐃脫肉，目眶陷；真臟見，目不見人，立死，其見人者，至其所不勝之時則死。

急虛身中卒至，五臟絕閉，脈道不通，氣不往來，譬於墮溺[2]，不可為期。其脈絕不來，若人一息五六至，其形肉不脫，真臟雖不見，猶死也。

真肝脈至，中外急，如循刀刃責責然，如按琴瑟弦，色青白不澤，毛折，乃死。真心脈至，堅而搏，如循薏苡子累累然，色赤黑不澤，毛折，乃死。真肺脈至，大而虛，如以毛羽中人膚，色白赤不澤，毛折，乃死。真腎脈至，搏而絕，如指彈石辟辟然，色黑黃不澤，毛折，乃死。真脾脈至，弱而乍數乍疏，色黃青不澤，毛折，乃死。諸真臟脈見者，皆死，不治也。

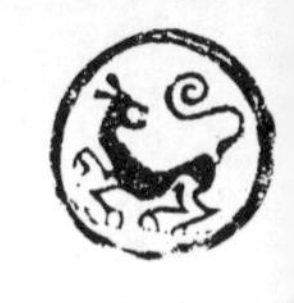

黃帝曰：見真臟曰死，何也？岐伯曰：五臟者皆稟氣於胃，胃者五臟之本也。臟氣者，不能自至於手太陰，必因於胃氣，乃至於手太陰也，故五臟各以其時，自為而至於手太陰也。故邪氣勝者，精氣衰也，故病甚者，胃氣不能與之俱至於手太陰，故真臟之氣獨見。獨見者，病勝臟[3]也，故曰死。帝曰：善。

【注釋】

（1）眞臟脈：五臟眞氣敗露之脈。

（2）墮溺：墮，高處墜落。溺，落水被淹。

（3）病勝臟：指病氣勝於臟氣，即邪勝正也。

【白話詳解】

大骨枯萎了，大肉消陷了，胸中氣滿，喘息不安，憋得肩膺動搖，大約 6 個月就會死亡；只要見了肺的真臟脈，就可預見死的日期。大骨枯了，大肉消陷了，胸中氣滿，喘息不安，心裏痛牽動頸項不遂，大約一個月就可死亡；只要見了脾的真臟脈，就可預知它的死期。大骨枯了，大肉消陷了，胸中氣滿，喘息不安，腹內痛牽引肩項，全身發熱，肌肉消瘦破敗，這時如果見了心的真臟脈，大約10個月就會死。大骨枯萎了，大肉消陷了，兩肩下垂，肉也消脫，動作也顯得衰頹，如未見腎的真臟脈，大約一年的時間就死亡；如果見了腎的真臟脈，就可預知它的死期了。大骨枯萎了，大肉消陷了，加上胸中氣滿，腹痛，心裏不安，全身發熱，肌肉消脫，目眶下陷，見了肝的真臟脈，目不能見人，就會很快死亡；如果目能見人，到了它喪失抵抗力的時候，也要死亡的。

正氣一時暴虛，外邪突然侵入人體，五臟隔塞，脈道不通，大氣已不往來，就好像跌墜或溺水一樣，這樣的突然病變，是不可預知死期的。如果其脈絕而不至，或一息五六至，

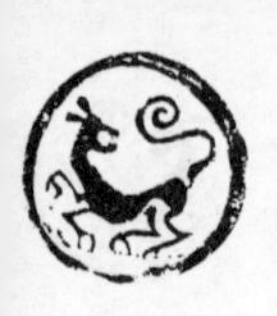

形肉不脫，就是不見真臟脈，也是要死亡的。

肝臟的真臟脈來的時候，內外勁急如同循著刀刃震震作響，好像新張開的弓弦，面色顯得青白而不潤澤，毫毛也顯得枯損不堪，那是要死亡的。心臟的真臟脈來的時候，堅而搏指，像循摩薏苡仁那樣小而堅實，面色顯著赤黑而不潤澤，毫毛也枯損不堪，那是要死亡的。肺臟的真臟脈來的時候，洪大而又非常虛弱，像毛羽附著於人的皮膚一樣，面色顯著白赤而不潤澤，毫毛也破損不堪，那是要死亡的。腎臟的真臟脈來的時候，既堅而沉，像用指彈石那樣硬的厲害。面色顯著黑黃而不潤澤，毫毛也破損不堪，那是要死亡的，脾臟的真臟脈來的時候，軟弱並且忽數忽散，面色顯著黃青而不潤澤，毫毛也破損不堪，那是要死亡的。總而言之，凡是見了真臟脈，都是不治的死證。

黃帝說：「見了真臟脈象，就要死亡。這是什麼道理呢？」岐伯說：「五臟之氣，都依賴胃腑的水穀精微來營養，所以胃是五臟的根本。五臟之氣，不能直接到達手太陰的寸口，必須借助於胃氣，到達手太陰寸口。所以五臟才能在一定的時候，各自以不同的脈象出現在手太陰寸口。如果邪氣盛了，精氣必定衰敗，所以病氣嚴重時，胃氣就不能同臟氣一起到達手太陰，所以真臟脈就單獨出現了。獨現就是病氣戰勝了臟氣，所以說要死亡的。」黃帝說：「講得好。」

【按語】

真臟脈是五臟真氣敗露的脈象，五臟的病發展到嚴重階段時，由於該臟精氣衰竭，胃氣將絕，而各顯現出特別的脈象，但均有「胃、神、根」的脈氣，尤其沒有從容和緩之象。其中，肝的真臟脈弦硬勁急，脈體的緊張度很高，切按下去像觸刀刃般繃緊；心的真臟脈堅硬而搏手；肺的真臟脈大而空虛；

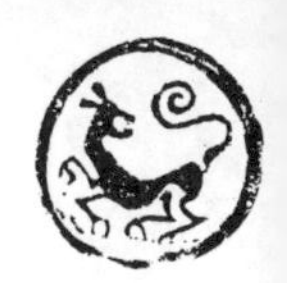

腎的真臟脈是搏手若轉索欲斷或如以指彈石般的堅實；脾的真臟脈是軟弱無力，快慢不勻。真臟脈的出現對診斷某些慢性病的預後具有一定臨床意義。

【應用舉例】

胃氣即人之陽氣，陽氣衰則胃氣弱，陽氣敗則胃氣絕矣，此即死生之大本也。所謂凡陽有五者，即五臟之陽也，凡五臟之氣，必互相灌濡，故五臟之中，必各兼五氣，此所謂二十五陽也。是可見無往而非陽氣，亦無往而非胃氣，無胃氣即真臟獨見也，故曰死。（《景岳全書・真臟派十七》）

【原文】

黃帝曰：凡治病，察其形氣色澤，脈之盛衰，病之新故，乃治之，無後其時。形氣相得[(1)]，謂之可治；色澤以浮，謂之易已；脈從四時，謂之可治；脈弱以滑，是有胃氣，命曰易治，取之以時。形氣相失，謂之難治；色夭不澤，謂之難已；脈實以堅，謂之益甚；脈逆四時，為不可治。必察四難[(2)]，而明告之。

所謂逆四時者，春得肺脈，夏得腎脈，秋得心脈，冬得脾脈，其至皆懸絕沉澀者，命曰逆四時。未有臟形，於春夏而脈沉澀，秋冬而脈浮大，名曰逆四時也。

病熱脈靜，泄而脈大，脫血而脈實，病在中脈實堅，病在外脈不實堅者，皆難治。

黃帝曰：余聞虛實以決死生，願聞其情。岐伯曰：五實死，五虛死。帝曰：願聞五實五虛。岐伯曰：脈盛、皮熱、腹脹、前後不通[(3)]、悶瞀[(4)]，此謂五實。脈細、皮寒、氣少、泄利前後[(5)]、飲食不入，此謂五虛。帝曰：其時有生者，何也？岐伯曰：漿粥入胃，泄注止，則虛者活；身汗得後利[(6)]，則實

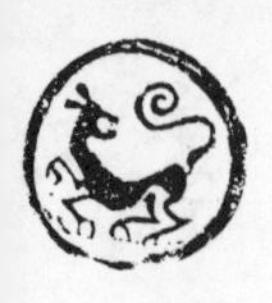

者活。此其候也。

【注釋】

（1）形氣相得：形體與正氣相一致。

（2）四難：即指形氣相失、色夭不澤、脈實而堅、脈逆四時。

（3）前後不通：指大小便不利。

（4）悶瞀：鬱悶昏眩，視物不明。

（5）泄利前後：大小便失禁。

（6）後利：大便通。

【白話詳解】

黃帝說：「治病的一般規律，是要先診察病人的形氣怎樣，色澤如何，以及脈的虛實，病的新舊，然後才進行治療，而千萬不能錯過時機。病人形氣相稱，氣色浮潤，病是易治的；脈象和四時相適應，是可治之症；脈來弱而流利，是有胃氣的現象，叫做易治的病。以上都算可治、易治之證，但要及時地進行治療才行。形氣不相稱，是難治之症，氣色枯燥而不潤澤，病是不易治癒。脈實而且堅，那是更加沉重的疾病，如果脈象與四時不相適應，那就是不治之症了。一定要察明這四種危象，清楚地告訴病人。」

所謂脈與四時相逆，就是春得肺脈，夏得腎脈，秋得心脈，冬得脾脈，而且脈來的時候都是獨見而沉澀，這就叫做逆。在四時中未見真臟脈，在春夏季節裏，反見沉澀的脈象，在秋冬季節裏，反見浮大的脈象，這都叫逆四時。

病屬熱而脈反清靜，發生泄利而脈反洪大，出現脫血而反見實脈，病在裏而脈反堅實，病在外而脈反不堅實，這些都是脈症相反的情況，是不易治癒的。

黃帝說：「我聽說根據虛實可以預先判斷死生，希望聽你

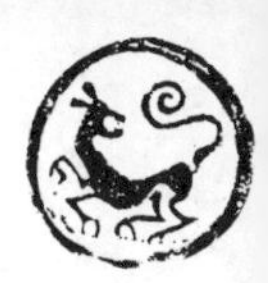

說一說這其中的道理。」岐伯說：「凡有五實就得死，凡有五虛也得死。」黃帝說：「那你就給我說一說什麼叫五實五虛吧。」岐伯說：「脈來勢盛，皮膚發熱，肚腹脹滿，大小便不通，心裏煩亂，這就叫做五實；脈象極細，皮膚發冷，氣短不足，大便泄瀉，不欲飲食，這就叫做五虛。」黃帝說：「就是得了五實五虛之症，也有痊癒的，這是為什麼呢？」岐伯說：「如果病人能夠吃些漿粥，胃氣漸漸恢復，泄瀉停止，那麼得五虛的人就可以痊癒，而患五實之證的人如果得以汗出，大便又通暢了，也是可以痊癒的。這就是根據虛實而能決死生的道理啊！」

五實：
脈盛
發熱
腹脹
大小便不通
心煩
五虛：
脈細
發冷
氣短
腹瀉
不欲飲食

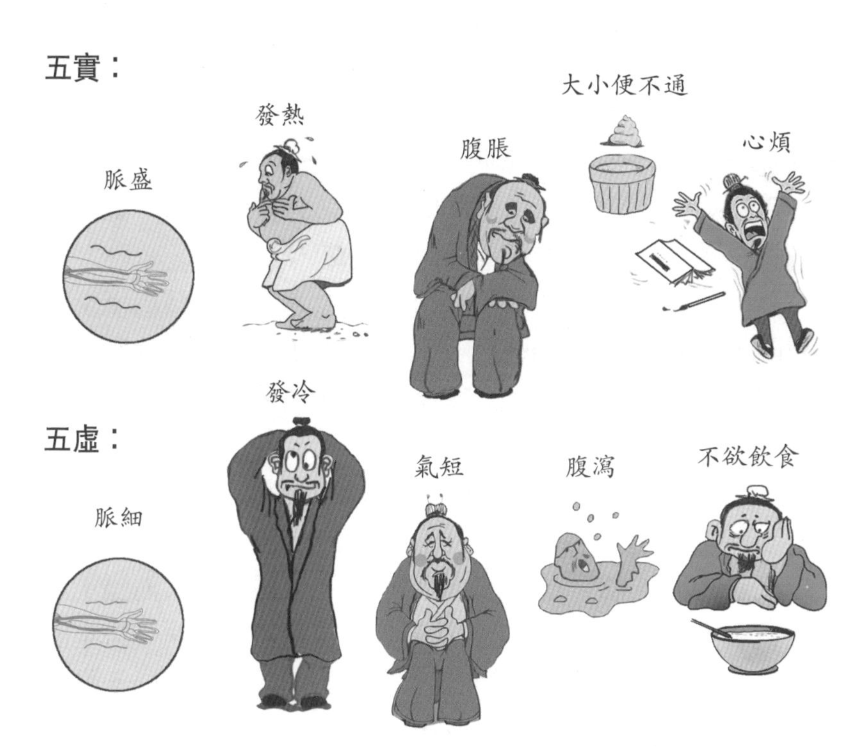

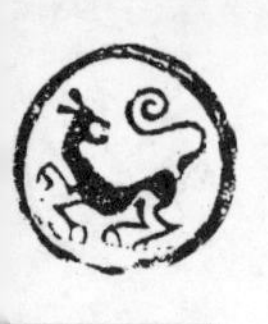

【按語】

本節論述了脈時相應關係。脈時相應是為常脈，即為有病，也主病輕，脈時相兼則為病脈。如上所述，《內經》根據五行理論和陰陽理論和六氣理論三個角度論述脈時關係，所以論脈逆四時的病理變化也是遵循這兩條理論的，正如《素問·玉機真臟論》中所說：「所謂逆四時者，春得肺脈，夏得腎脈，秋得心脈，冬得脾脈，其至皆懸絕沉澀者，命曰逆四時。」此節所論之脈，是春應弦反毛，夏應洪反沉，秋應浮反洪，冬應沉反緩，是脈逆四時，而非死脈。只有在出現逆四時之脈的同時，「皆懸絕沉澀者」，方可認定為臟氣衰微的死徵之脈。顯然這是根據五行相勝之理論以論脈逆四時之義的。

然《素問·玉機真臟論》又曰：「未有臟形，於春夏而脈沉澀，秋冬而脈浮大，名曰逆四時也。」由於春夏季節陽氣由漸旺而至隆盛，人體陽氣與之相應，亦漸趨於表，故春脈應弦，夏脈應鉤，若此時反見沉澀之陰脈，是陽氣衰弱，氣血無力外浮之故。秋冬陽氣由斂降而至伏藏，人之陽氣亦與之相應，漸趨於裏，故秋冬的應時之脈為沉為石，若陰精虧極，陰不斂陽，陽失潛藏而浮越於外，故而不見沉伏於裏之象而反見浮大之脈，亦為逆時之脈，此處顯然是陰陽消長規律之理論脈逆四時之義。

《素問·至真要大論》以六氣理論闡發脈時順逆的關係，原文說：「厥陰之至其脈弦，少陰之至其脈鉤，太陰之至其脈沉，少陽之至其脈浮，陽明之至短而澀，太陽之至大而長。至而和則平，至而甚則病，至而反者病，至而不至者病，未至而至者病，陰陽易者危。」《內經》論脈時關係雖有陰陽五行六氣之不同理論，其理論卻是一致的，都是從整體觀念出發，突出人與自然界的密切關係，要求醫生診脈時，務必要考慮到脈

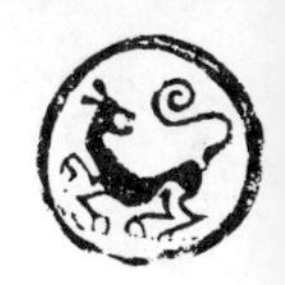

時的相關性。

由於身體不能適應四時氣候的變化，因而出現脈象不能隨著四時氣候的改變而相應變化的病理現象。它的表現通常指兩方面：

其一為四時脈象的太過、不及和相反，如春夏脈不稍見浮洪而反沉澀，秋冬脈不稍見沉實而反浮洪等。

其二為身體各部脈搏的變化失常，如春夏人迎脈應當有餘而反不足，寸口脈應當不足而反有餘；秋冬人迎脈應當不足而反有餘，寸口脈應當有餘而反不足等。

但這一變化在診斷上現已較少顧及應用。「脈盛，皮熱，腹脹，前後不通，悶瞀」應當屬於《傷寒論》陽明病階段，並且是高熱無汗的階段。脈盛就是脈洪大，皮熱即高熱，腹脹、前後不通屬於陽明腑病，腸胃中有燥屎。從而容易形成大便乾燥，同時由於腸胃活動減弱，所以出現前後不通的現象。「身汗得後利，則實者活」，由於陽明熱邪得解，腑實燥屎瀉去而見身汗後利，是邪去正安的表現。同時機體對水分的需求減少，腸胃活動恢復正常。對於高熱不解的，應當用白虎湯；熱解後，大小便不通的，用承氣湯。「脈細，皮寒，氣少，泄利前後，飲食不入」，屬於《傷寒論》中少陰或者厥陰寒病，可依《傷寒論》諸法治之。

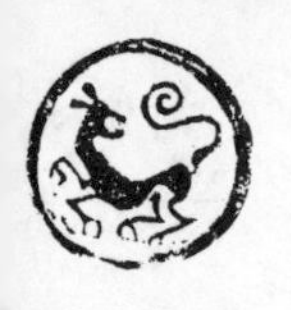

經脈別論篇第二十一

【原文】

黃帝問曰：人之居處動靜勇怯，脈亦為之變乎？岐伯對曰：凡人之驚恐恚勞[1]動靜，皆為變也。是以夜行則喘出於腎，淫氣[2]病肺；有所墮恐，喘出於肝，淫氣害脾；有所驚恐，喘出於肺，淫氣傷心；度水[3]跌仆，喘出於腎與骨。當是之時，勇者氣行則已，怯者則著而為病也。故曰診病之道，觀人勇怯[4]骨肉皮膚，能知其情，以為診法也。故飲食飽甚，汗出於胃；驚而奪精，汗出於心；持重遠行，汗出於腎；疾走恐懼，汗出於肝；搖體勞苦[5]，汗出於脾。故春秋冬夏，四時陰陽，生病起於過用，此為常也。

【注釋】

（1）恚（ㄏㄨˋㄟ）勞：憤怒和勞累。

（2）淫氣：妄行逆亂之氣。

（3）度水：即涉水。

（4）勇怯：體質的強弱。

（5）搖體勞苦：指過度勞累。

【白話詳解】

黃帝問道：「人們所處的居住環境、活動、安靜、勇敢、怯懦有所不同，其經脈血氣也隨著變化嗎？」

岐伯回答說：「人在驚恐、憤怒、勞累、活動或安靜的情況下，經脈血氣都要受到影響而發生變化。所以夜間遠行勞累，就會擾動腎氣，使腎氣不能閉藏而外泄，則氣喘出於腎臟，其偏勝之氣，就會侵犯肺臟；若因墜墮而受到恐嚇，就會

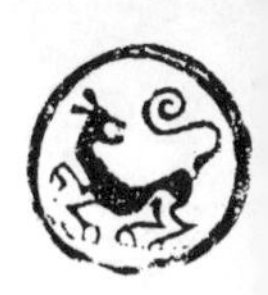

擾動肝氣，而喘出於肝，其偏勝之氣就會侵犯脾臟；或有所驚恐，驚則神越氣亂，擾動肺氣，喘出於肺，其偏勝之氣就會侵犯心臟；渡水而跌仆，跌仆傷骨，腎主骨，水濕之氣通於腎，致腎氣和骨氣受到擾動，氣喘出於腎和骨。在這種情況下，身體強盛的人，氣血暢行，不會出現什麼病變；身體怯弱的人，氣血留滯，就會發生病變。所以說：診察疾病，觀察病人的身體強弱，肌肉皮膚的形態，便能瞭解病情，並以此作為診病的方法。所以在飲食過飽的時候，則食氣蒸發而汗出於胃，必然傷壞胃腑；驚則神氣浮越，心氣受傷而汗出於心，必然傷壞心臟；負重而遠行的時候，則骨勞氣越，腎氣受傷而汗出於腎，必然傷壞腎臟；疾走而恐懼的時候，由於疾走傷筋，恐懼傷魂，則肝氣受傷而汗出於肝，必然傷壞肝臟；勞力過度的時候，由於脾主肌肉四肢，則脾氣受傷而汗出於脾，必然傷壞脾

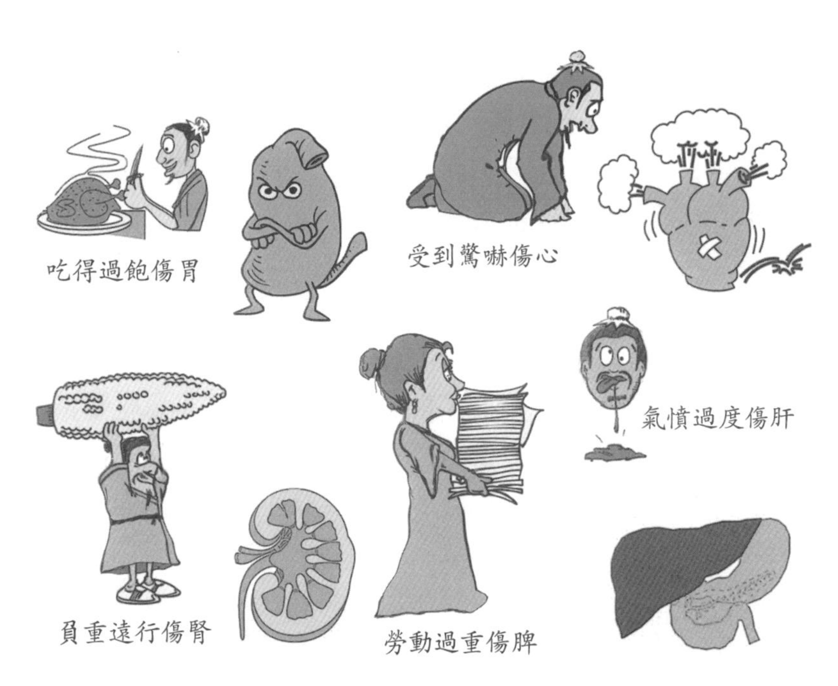

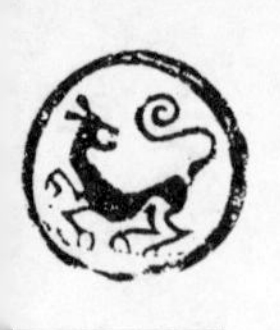

臟。所以春、夏、秋、冬四季陰陽的變化都有其常度，人在這些變化中所發生疾病，就是因為對身體的勞用過度所致，這是通常的道理。」

【按語】

本節以喘、汗為例，說明人臟腑經脈氣血活動變化受內外環境影響而發生相應變化。同時提出診法的要點、體質與發病的關係以及「生病起於過用」的發病學觀點。喘，文中指脈喘，經脈主氣血運行，肺主氣，心主血主神志，居處環境、動靜勞逸、身體強弱以及精神活動等狀況，都能影響心肺功能，從而使經脈氣血運行發生相應變化，即表現為喘。汗為心液，化生於營血，是陽氣薰蒸津液所致，因此無論何種原因，凡引起陽氣騰越、津液外泄者，都能導致汗出。所以飲食、情志、勞動皆能引起汗出。綜上所述，可見人臟腑經脈氣血活動變化受內外環境影響而發生相應變化。

另外，體質與發病也有著極為密切的關係，疾病的發生，取決於兩方面，一是人體的功能狀態，二是邪氣的性質和強弱。其中人體正氣是主要方面。概言之，體質強者，正氣盛，故不易受邪，發病少；而體質弱者，正氣虛，易為邪氣所傷，發病易。所以診法的要點在於觀察病人的身體強弱，肌肉皮膚的形態，以此判斷病人的體質來推斷疾病的輕重。

文中提出了「生病起於過用」這一發病學觀點。所謂「過用」，即是超越常度，違反了事物固有規律，其本意雖是指五臟過勞致病，但在發病學上有著普遍意義，因而「過用」被視為人體致病的普遍規律。內容涉及氣候淫勝、七情太過、房勞色慾太過、飲食無節、勞逸過度、針藥過用等致病多個方面。從精神方面來講，要清心寡欲、情緒安定，反之就會成為致病因素。我們常說的暴怒傷肝、過喜傷心、過思傷脾、過憂傷

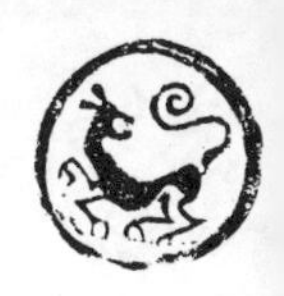

肺、大恐傷腎就是這個道理。從飲食方面來講，大飽大饑、飲食失常、過寒過熱、五味偏嗜等皆為「過用」現象，會損傷人體脾胃等器官功能。從身體方面來講，勞動和運動太過，可耗損人體之氣，從而出現四肢困倦、少氣乏力、懶於言語、精神疲憊、形體消瘦等。因此，勞逸結合，形神兼養，避免過用才是養生長壽的關鍵。並且「過用」而致病的觀點對於臨床治療也有指導意義，不論用藥、用針、推拿按摩，均應適度而不可過之。

【原文】

食氣入胃，散精於肝，淫[(1)]氣於筋。食氣入胃，濁氣[(2)]歸心，淫精於脈。脈氣流經，經氣歸於肺，肺朝百脈，輸精於皮毛。毛脈合精，行氣於府[(3)]。府精神明，留於四臟[(4)]，氣歸於權衡。權衡[(5)]以平，氣口成寸，以決死生。

飲入於胃，游溢精氣[(6)]，上輸於脾，脾氣散精，上歸於肺，通調水道，下輸膀胱。水精四布，五經並行，合於四時五臟陰陽，揆度[(7)]以為常也。

【注釋】

（1）淫：浸淫滋養。

（2）濁氣：飲食精微中的精華部分。

（3）毛脈合精，行氣於府：皮毛和經脈中的精氣會合後，又還流而歸入脈中。

（4）府精神明，留於四臟：血府中的精微之氣，經陰陽相互作用而不斷變化，在心的統領下，而流於肺脾肝腎四臟。

（5）權衡：平衡均等。

（6）游溢精氣：精氣浮游布散。

（7）揆度：測度。

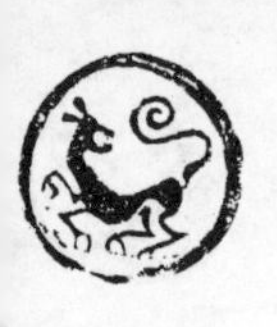

【白話詳解】

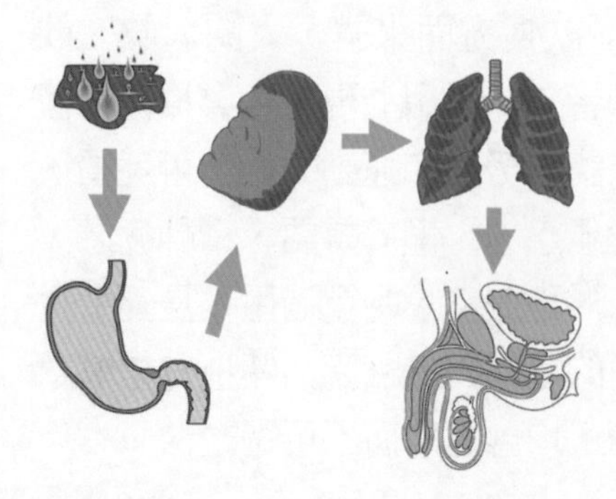

五穀入胃，其所化生的一部分精微之氣輸散到肝臟，再由肝將此精微之氣滋養於筋。還有一部分精微之氣注入於心，再由心將此精氣滋養於血脈。血氣流行在經脈之中，到達於肺，肺又將血氣輸送到全身百脈中去，最後把精氣輸送到皮毛。皮毛和經脈的精氣匯合，又還流歸入於脈，脈中精微之氣，通過不斷變化，周流於四臟，這些正常的生理活動，都要取決於氣血陰陽的平衡。氣血陰陽平衡，則表現在氣口的脈搏變化上，氣口的脈搏，可以判斷疾病的死生。

水液入胃以後，游溢布散其精氣，上行輸送與脾，經脾對精微的布散轉輸，上歸於肺，肺主清肅而司治節，肺氣運行，通調水道，下輸於膀胱。如此則水精四布，外而布散於皮毛，內而灌輸於五臟之經脈，並能合於四時寒暑的變易和五臟陰陽的變化。作出適當的調節，這就是經脈的正常生理現象。

【按語】

本節主要論述了水穀精氣在人體的輸布過程和水液在人體的代謝過程，以及氣口決死生的原理。飲食水穀在經過胃腸道的消化吸收後，在脾的運化作用下，進一步轉化為水穀精氣。其中一部分輸之於肝，經肝的疏泄功能運布全身，滋養周身的筋脈。一部分直歸心脈，注入血脈，借助血脈輸送、升散、會合而發揮其作用。一部分輸布於肺，肺主氣，朝百脈，外合皮毛。氣血運行借肺宣發作用，敷布全身內外，最後氣血交會，經心的作用又流入血脈。

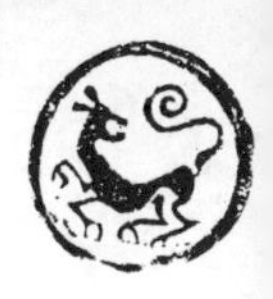

「氣口決生死」機理有三：一是因為寸口的部位在肺經上，肺主治節朝百脈，各個臟腑的盛衰情況在肺經上有所表現。二是因為寸口最能反映肺的情況，寸口在肺經氣血最旺盛、精氣流注最顯著的部位，最能反映經氣的變化。三是因為寸口能反映脾和腎的變化，即能反映先天與後天的情況。綜上所述，即原文所說：「氣口成寸，以決死生。」

【原文】

太陽臟獨至，厥[1]喘虛氣逆，是陰不足陽有餘也，表裏[2]當俱瀉，取之下俞[3]。陽明臟獨至，是陽氣重並也，當瀉陽補陰，取之下俞。少陽臟獨至，是厥氣也蹻前卒大[4]，取之下俞。少陽獨至者，一陽之過也。太陰臟搏者，用心省真，五脈氣少，胃氣不平，三陰也，宜治其下俞，補陽瀉陰。二陰獨嘯，少陰厥也，陽並於上，四脈爭張，氣歸於腎，宜治其經絡，瀉陽補陰。一陰至，厥陰之治也，真虛痟心[5]，厥氣留薄，發為白汗[6]，調食和藥，治在下俞。

帝曰：太陽臟何象？岐伯曰：象三陽而浮[7]也。帝曰：少陽臟何象？岐伯曰：象一陽也，一陽臟者，滑而不實也。帝曰：陽明臟何象？岐伯曰：象大浮也。太陰臟搏，言伏鼓[8]也。二陰搏至，腎沉不浮也。

【注釋】

（1）厥：氣機上逆的病機。

（2）表裏：指經脈之表裏，此處指太陽與少陰為表裏。

（3）下俞：指足經下部之俞穴。

（4）蹻前卒大：足少陽脈猝然而大，是少陽氣盛的表現。

（5）眞虛痟心：眞氣大虛，心中酸痛不適。

（6）白汗：即大汗出。

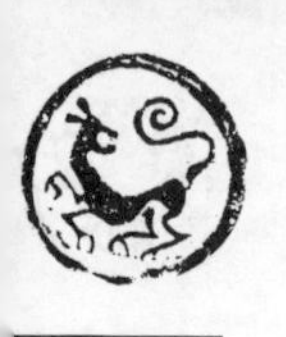

（7）象三陽而浮：形容太陽之脈象陽氣浮盛於外。

（8）伏鼓：脈沉伏而鼓擊於指下。

【白話詳解】

太陽經脈偏盛，則太陽之脈獨盛，發生厥逆、喘息、虛氣上逆等症狀，這是陰不足而陽有餘的緣故，表裏兩經俱當用瀉法，取足太陽經的束骨穴和足少陰經的太谿穴。陽明經脈偏盛，是太陽、少陽之氣重並於陽明，當用瀉陽補陰的治療方法，當瀉足陽明經的陷谷穴，補太陰經的太白穴。少陽經脈偏盛，則少陽之脈獨盛，是厥氣上逆，所以陽蹻脈前的少陽脈猝然盛大，當取足少陽經的臨泣穴。少陽經脈偏盛而獨至，就是少陽太過。太陰經脈鼓搏有力，應當細心審查是否真臟脈至，若五臟之脈均氣少，胃氣又不平和，這是足太陰脾太過的緣過，應當用補陽瀉陰的治療方法，補足陽明之陷谷穴，瀉足太陰之太白穴。二陰經脈獨盛，是少陰厥氣上逆，而陽氣並越於上，心、肝、脾、肺四臟受其影響，四臟之脈爭張於外，病的根源在於腎，應治其表裏的經絡，瀉足太陽經的經穴崑崙、絡穴飛揚，補足少陰的經穴復溜、絡穴大鐘。一陰經脈偏盛，是

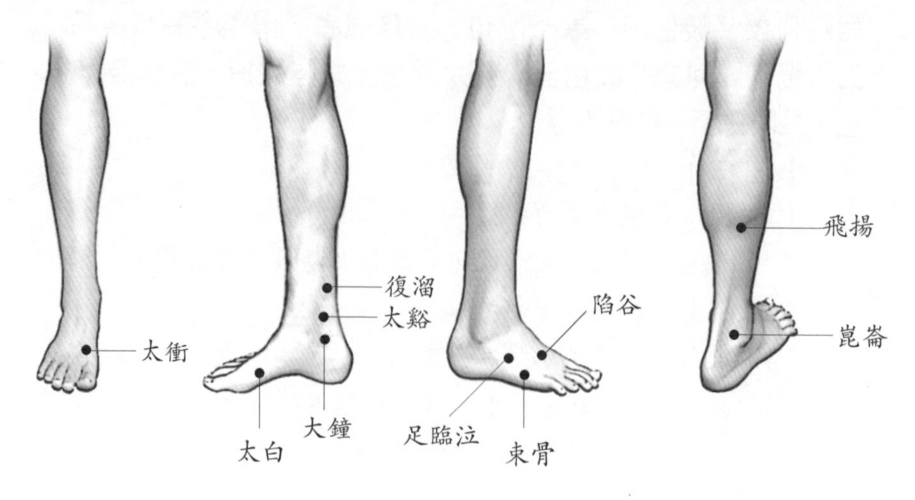

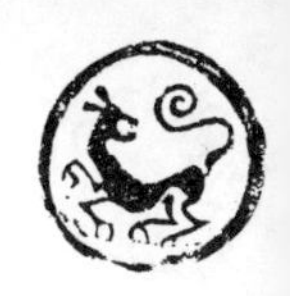

厥陰所主，出現真氣虛弱，心中酸痛不適的症狀，厥氣留於經脈與正氣相搏而發為白汗，應該注意飲食調養和藥物的治療，如用針刺，當取厥陰經下部的太衝穴，以泄其邪。

黃帝說：「太陽經的脈象是怎樣的呢？」岐伯說：「其脈象似三陽之氣浮盛於外，所以脈浮。」黃帝說：「少陽經的脈象是怎樣的呢？」岐伯說：「其脈象似一陽之初生，滑而不實。」黃帝說：「陽明經的脈象是怎樣的呢？」岐伯說：「其脈象大而浮。太陰經的脈象搏動，雖沉伏而指下仍搏擊有力。二陰經的脈象搏動，是腎脈沉而不浮的現象。」

【按語】

本節論述了三陰三陽經脈失常的病機、主證和刺治方法，以及三陰三陽經的脈象特徵。太陽經氣偏盛，陽盛有餘，陰氣不足，故見氣逆而上之喘促，取膀胱經之束骨，腎經之太谿以瀉之；陽明經氣偏盛，則瀉胃經之陷谷，補脾經之太白；少陽經氣偏盛，足踝腫大，刺取膽經之臨泣；太陰經氣偏盛，五臟之脈氣皆為不足，故補胃經之陷谷，瀉脾經之太白；少陰經氣偏盛，相火妄動，諸臟失調，則瀉膀胱經之崑崙、飛揚，補腎經之復溜、大鐘；厥陰經氣逆亂，逆亂之氣與正氣相搏，表現為心酸痛不適、自汗出，治取肝經之太衝穴，並可配合運用藥物治療和飲食調養。

三陰三陽經的脈象特徵：太陽主表，陽之極，其脈浮；少陽為陽之裏，陰之表，屬半表半裏，其脈滑而不實；陽明為太陽之裏，少陽之表，熱盛，其脈浮大；太陰主裏，其脈沉伏；少陰之脈沉而不浮。故張仲景曰：「尺寸俱浮者，太陽受病也。尺寸俱長者，陽明受病也。尺寸俱弦者，少陽受病也。尺寸俱沉細者，太陰受病也。尺寸俱沉者，少陰受病也。尺寸俱微緩者，厥陰受病也。」

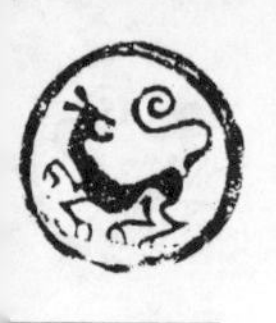

臟氣法時論篇第二十二

【原文】

黃帝問曰：合人形以法四時五行而治[1]，何如而從？何如而逆？得失之意，願聞其事。岐伯對曰：五行者，金、木、水、火、土也，更貴更賤，以知死生，以決成敗，而定五臟之氣，間甚[2]之時，死生之期也。

【注釋】

（1）法四時五行而治：是說按照四時五行變化規律治療。

（2）間甚：即輕重的意思。

【白話詳解】

黃帝問說：「結合人的形體，仿效四時五行的變化規律來治療疾病，怎樣才算是順，怎樣算是逆？我願聽其中的道理。」

岐伯答：「五行就是金、木、水、火、土，從它的衰旺生剋變化裏，就可以推知疾病的輕重，治療的成敗，從而確定五臟之氣的盛衰，預測疾病的轉歸和死亡的日期。」

【按語】

五行學說應用於說明疾病的傳變及預後轉歸，主要依據其生剋規律，以及所謂的「更貴更賤」。根據相生規律傳變又包括「母病及子」和「子病及母」，如肝病傳心、心病傳脾，或心病及肝、肝病及腎等。根據相剋規律的傳變，則有相乘與相侮，如臨床常見的肝氣橫逆犯脾，以及「木火刑金」等。

用五行規律推測疾病順逆轉歸預後，則能「定五臟之氣，間甚之時」，並知死生，決成敗。一般情況下，按相生關係來

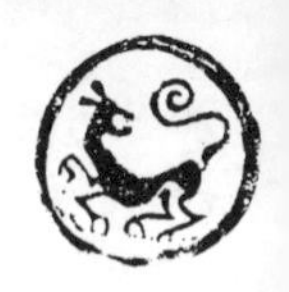

說，母病及子為順傳，子病及母則為逆傳。按相剋關係來說，相乘為順傳，反侮則為逆傳。所以預後的吉凶會有差別。凡屬順傳的病變，其預後一般較佳；逆傳者，其預後多較差。但是，疾病的發展和變化是與患者臟氣的虛實、病邪的性質，以及護理、治療等有著密切的關係。因此有些病證的發展變化並不是完全按五行規律傳變。我們對於疾病的傳變的認識，不能受五行規律所束縛，應從實際出發，具體情況具體分析，才能真正把握住疾病的傳變規律。

【原文】

帝曰：願卒聞之。岐伯曰：肝主春，足厥陰、少陽主治，其日甲乙；肝苦急[(1)]，急食甘以緩之。心主夏，手少陰、太陽主治，其日丙丁；心苦緩[(2)]，急食酸以收之。脾主長夏[(3)]，足太陰、陽明主治，其日戊己；脾苦濕，急食苦以燥之。肺主秋，手太陰、陽明主治，其日庚辛；肺苦氣上逆，急食苦以泄之。腎主冬，足少陰、太陽主治，其日壬癸；腎苦燥，急食辛以潤之。開腠理，致津液，通氣也[(4)]。

【注釋】

（1）肝苦急：肝木太旺而肝氣躁急。

（2）心苦緩：是心氣渙散不收，指心氣虛。

（3）長夏：六月。

（4）開腠理，致津液，通氣也：「五味治五臟，皆是所以開腠理，致津液，通氣也。」又滑壽注此句，疑是注文誤入，可參。

【白話詳解】

黃帝說：「希望更詳盡地聽你說一說。」

岐伯答說：「肝主春木之氣，木分陰陽，肝在足厥陰經為

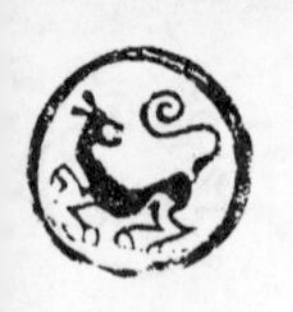

陰木，膽在足少陽經為陽木，春天就以這兩經作為主治。甲乙屬木，所以肝旺日為甲乙，肝性苦、躁急，應該吃甜味藥以緩和它。心主夏火之氣，火有陰陽之分，心在手少陰經為陰火，小腸在手太陽經為陽火，夏天就以這兩經作為主治。丙丁屬火，所以心旺日為丙丁，心性苦緩散，應該用酸味藥來收斂它。脾主長夏土之氣，土有陰陽之分，脾在足太陰經為陰土，胃在足陽明經為陽土，長夏就以這兩經作為主治。戊己屬土，所以脾旺日為戊己，脾性苦濕，應該用苦味藥以燥其濕。肺主秋金之氣，金有陰陽之分，肺在手太陰經為陰金，大腸在手陽明經為陽金，秋天就以這兩經作為主治。庚辛屬金，所以肺旺日為庚辛，肺氣上逆，應該用苦味藥以泄其氣。腎主冬水之氣，水有陰陽之分，腎在足少陰經為陰水，膀胱在足太陽經為陽水，冬天就以這兩經作為主治。壬癸屬水，所以腎旺日為壬

季節	五行	歸經	用藥
春	木	肝經	甜味藥
夏	火	心經	酸味藥
長夏	土	脾經	苦（鹹）味藥
秋	金	肺經	苦味藥
冬	水	腎經	辛味藥

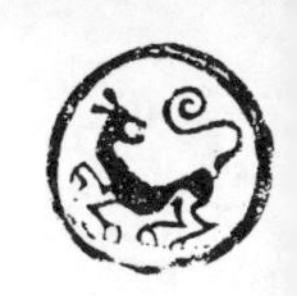

癸，腎性苦於乾燥，應該用辛潤藥來潤養它。總的來說，用五味治五臟，是為了開發腠理，運行津液而通氣道。」

【按語】

本節論述五臟與時令關係、五臟病特點及五味治病的原理。中醫對五臟與時令的相應，主要是依據陰陽五行的劃分。肝為陰中之少陽，其性屬木，故通於春氣；心為陽中之太陽，其性屬火，通於夏氣；脾為至陰，其性屬土，通於長夏之氣；肺為陽中之少陰，其性屬金，通於秋氣；腎為陽中之太陰，其性屬水，通於冬氣。在其通應的時令中，相應的臟表現為臟氣旺盛，又作五臟旺於四時，即肝旺於春、心旺於夏、脾旺於長夏、肺旺於秋、腎旺於冬。如果臟時不相應，時氣盛而臟氣弱，不能適應環境變化，時氣又可循臟時相關的途徑損傷相關臟氣，即所謂的「四時之氣，更傷五臟」。

春時風盛，若肝氣失於條達，易受風邪而生肝病，如肝氣疏泄失職的情志病變常多發於春季。夏季暑熱，若心氣不足，則易觸冒暑邪，發生中暑、傷暑，導致暑傷心氣。長夏濕盛，若脾氣虛弱，不能運化水濕，則易生水飲病，影響消化功能。秋季燥盛，燥易傷津，肺氣虛弱則不能敷布津液，導致皮膚乾燥而生燥病。冬季寒盛，腎氣不足，腎陽虛弱，則畏寒怕冷，肢厥凍傷。所以，四時正氣能激發五臟之氣，而四時盛氣又能傷五臟之氣，表現為發病的臟時節律。

五味是指酸、苦、甘、辛、鹹五種味道，分別對應肝、心、脾、肺、腎五臟，即「酸入肝，苦入心，甘入脾，辛入肺，鹹入腎」。即多吃酸性食物可以補肝，多吃苦性食物可以補心，多吃甘甜食物可以補脾，多吃辛辣食物可以補肺，多吃鹹味食物可以補腎。同時，也可以根據五行生剋變化的規律進行食補。如肝病患者應多吃甘甜食物，心病患者應多吃酸味食

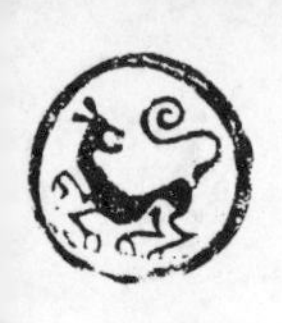

物，肺病患者應多吃苦味食物，脾胃病患者應多吃鹹味食物，腎病患者應多吃辛辣食物。但食補不可太過，不然可能會引起相剋的臟腑的疾病。五味入臟理論，是中醫學獨特的理論之一，給後世臨床用藥以較大指導。

【應用舉例】

張錫純以「肝苦急，急食甘以緩之」、「肝惡燥喜潤」、「肝欲散，急食辛以散之」等理論，提出治肝之法當以甘緩柔潤之品為主，參入辛散，反對專用香附、青皮等開氣之品及柴胡、川芎生氣之品，因「升散常用，實能傷氣耗血，且又暗傷腎水以損肝木之根也」，主張以甘草、芍藥等以緩肝柔肝，配合辛散之品。遵照上述之法臨床應用於肝鬱氣滯等證，每獲良效。

案例：張某，女，47歲。慢性肝病史 6 年，平素性情抑鬱，食少乏力，脇肋脹滿，夜寐欠安，脈弦。辨證為肝鬱氣滯。治以疏肝解鬱，柔散並用。處方：當歸12g、白芍20g、柴胡8g、茯苓15g、川楝子12g、薄荷9g、酸棗仁15g、甘草10g，上方加減服用 6 劑後，諸證緩解。（河北中醫雜誌，1995，1）

【原文】

病在肝，癒於夏，夏不癒，甚於秋，秋不死，持於冬，起於春，禁當風。肝病者，癒在丙丁，丙丁不癒，加於庚辛，庚辛不死，持於壬癸，起於甲乙。肝病者，平旦慧(1)，下晡(2)甚，夜半靜。肝欲散，急食辛以散之，用辛補之，酸瀉之。

病在心，癒在長夏，長夏不癒，甚於冬，冬不死，持於春，起於夏，禁溫食熱衣(3)。心病者，癒在戊己，戊己不癒，加於壬癸，壬癸不死，持於甲乙，起於丙丁。心病者，日中慧，夜半甚，平旦靜。心欲軟，急食鹹以軟之，用鹹補之，甘瀉之。

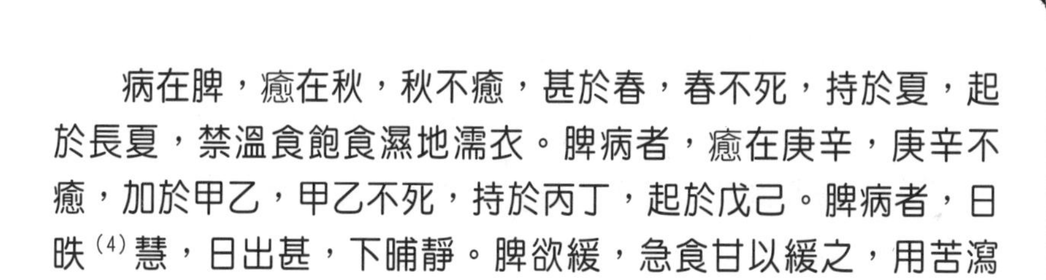

病在脾，癒在秋，秋不癒，甚於春，春不死，持於夏，起於長夏，禁溫食飽食濕地濡衣。脾病者，癒在庚辛，庚辛不癒，加於甲乙，甲乙不死，持於丙丁，起於戊己。脾病者，日昳(4)慧，日出甚，下晡靜。脾欲緩，急食甘以緩之，用苦瀉之，甘補之。

病在肺，癒在冬，冬不癒，甚於夏，夏不死，持於長夏，起於秋，禁寒飲食寒衣。肺病者，癒在壬癸，壬癸不癒，加於丙丁，丙丁不死，持於戊己，起於庚辛。肺病者，下晡慧，日中甚，夜半靜。肺欲收，急食酸以收之，用酸補之，辛瀉之。

病在腎，癒在春，春不癒，甚於長夏，長夏不死，持於秋，起於冬，禁犯焠烪(5)熱食溫炙衣。腎病者，癒在甲乙，甲乙不癒，甚於戊己，戊己不死，持於庚辛，起於壬癸。腎病者，夜半慧，四季甚，下晡靜。腎欲堅，急食苦以堅之，用苦補之，鹹瀉之。

夫邪氣之客於身也，以勝相加(6)，至其所生而癒(7)，至其所不勝而甚(8)，至於所生而持(9)，自得其位而起。必先定五臟之脈(10)，乃可言間甚之時，死生之期也。

【注釋】

(1)慧：作病情安定解。

(2)下晡(ㄅㄨ)：是在申酉兩時之末尾。

(3)溫食熱衣：吃溫熱的食物，穿保暖的衣物。

(4)日昳：指午後的未時。為脾旺之時。

(5)焠烪：炙烪過熱。焠，燒也。烪，熱甚也。

(6)以勝相加：謂以勝相凌，如木病由金勝，土病由木勝之類。

(7)所生而癒：所生，指五行相生，如肝病癒於夏，癒於丙丁，為木生火。其他各臟以此類推。

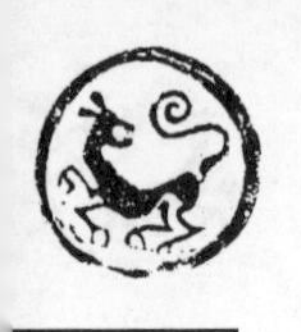

（8）所不勝而甚：所不勝，指克己者，如肝病甚於秋，加於庚辛，為金剋木。

（9）所生而持：所生，指與生己之臟相應的時日如肝病持於冬，持於壬癸，為水生木。

（10）五臟之脈：指肝弦、心鉤、脾緩、肺毛、腎石。

【白話詳解】

病在肝臟，到夏天能夠痊癒。假如夏天好不了，到秋天就會加重，秋天如果不死，到冬天病情就呈持續狀態。明年春天，肝病逢到春木本氣，就能有些起色，但要注意的是不能遭受風邪。患有肝病的人，在丙丁日會見好的。如果丙丁日不癒，到庚辛日病會加重，庚辛日不見加重，在壬癸日就呈持續狀態，到甲乙日就會有些好轉。患有肝病的人，在天剛亮（屬寅卯）的時候，會感到好些，到了傍晚（屬申酉）的時候，病情就會重些，到了夜半（屬亥子）的時候，也會安靜些。肝病需要疏泄條達，應該用辛味藥來疏散，若需要補的，就用酸味藥來補肝，需要瀉的，就用辛味藥來瀉肝。

病在心臟，到了長夏季節能夠痊癒。假如長夏好不了，到冬天病就會加重，冬天如果不死，明年春天病情就呈持續狀態，到了夏天，心病逢到夏火本氣，就能逐漸好轉。但要注意的是不能溫衣熱食以免滋長了火氣。患有心病的人，在戊己日會見好的，如果戊己日不癒，到壬癸日病會加重。如壬癸日不見加重，在甲乙日就呈持續狀態，到丙丁日就會有好轉了。患有心臟病的人，在中午（屬巳午）的時候，就會感到好些，到了夜半的時候，病情就會重些，至天剛亮的時候，又會安靜下來。心臟病需要緩軟，應該用鹹味藥來柔軟它，需要補的，採用鹹味來補心，需要瀉的，採用甜味來瀉心。

病在脾臟，到了秋天能夠痊癒，假如秋天好不了，到了春

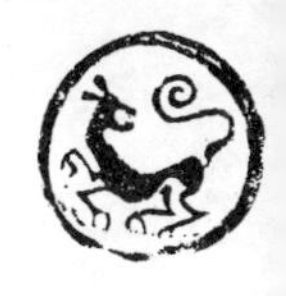

天病會加重。春天如果不死，到了夏天就呈持續狀態。到了長夏時候，脾病逢到長夏土本氣，就會有些起色。但要注意的是應禁忌冷食、飽食，或居濕地、穿濕衣等。患有脾病的人，在庚辛日會見好的，如庚辛日不癒，到甲乙日就要加重，如甲乙日病不見重，到丙丁日就呈持續狀態，到戊己日就會有好轉了。患有脾病的人，在午後未時，就會感到好些，到了天剛亮的時候，病情就會加重，到了傍晚時候，又會安靜下來。脾臟病是需要緩和的，應該用甜味藥來緩和它，需要瀉的，採用苦味藥來瀉脾，需要補的，採用甜味藥來補脾。

病在肺臟，到了冬天能夠痊癒，假如冬天好不了，明年夏天病就會加重，夏天如果不死，到了長夏就呈持續狀態。到了秋天，肺病逢到秋金本氣，病就有起色了。但要注意禁忌冷飲冷食和衣服單薄。患有肺病的人，在壬癸日會見好的，如果壬癸日不癒，到丙丁日病就會加重，如丙丁日不見加重，在戊己日就呈持續狀態，到庚辛日就會有好轉了。患有肺病的人，在傍晚的時候，就會感到好些，在中午時候，病情就會加重，到未時又會安靜下來。肺臟病是需要收斂，應該用酸味藥來收斂，需要補的，採用酸味藥來補肺，需要瀉的，採用辛味藥來瀉肺。

病在腎臟，到了春天能夠痊癒，假如春天好不了，到了長夏之時病就會加重。長夏沒死的，到了秋天，就呈持續狀態。到了冬天，腎病逢到冬水本氣，就會有些好轉。但要注意該禁忌煎灼和過熱飲食及烘熱過的衣服，以免引起燥熱。患有腎病的人，在甲乙日會見好，如甲乙日不癒，到戊己日病就會加重，如戊己日不見加重，在庚辛日就呈持續狀態，到壬癸日就會有好轉了。患有腎病的人，在半夜的時候就會感到好些，在辰戌丑未四個時辰病就會加重，到傍晚時便安靜了。腎臟病需要加強腎氣，應該用苦味藥來加強它，需要補的，採用苦味藥

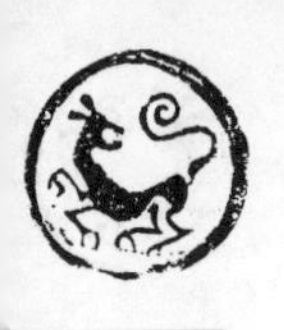

來補腎，需要瀉的，採用鹹味藥來瀉腎。

邪氣侵入到人身上，是以勝相凌的。逢到與所生之臟相應的時日病就能癒，如逢到與己臟相剋的時日病就加重，如逢到與生己之臟相應的時日病就呈持續狀態，逢到本臟當旺之時，病就好轉起來，但必須確定五臟的平脈，才可以推論病證輕重的時間和死生的日期。

【按語】

本篇開頭以「合人形以法四時五行而治」立論，本節則按照五行的生剋規律，論述了五臟各自所主的時令以及五臟疾病的進退、間甚、死生的變化規律，治療原則和禁忌等問題。「臟氣法時」的觀點與晝夜週期中「時辰應臟」的學術思想一樣，都是揭示五臟在時間變動中，各有衰旺不同的生理活動狀態。「時辰應臟」指五臟之氣在日週期十二時辰中衰旺節律，而「臟氣法時」則是論述年週期四時變動中，五臟之氣的衰旺變化。

「臟氣法時」是指五臟系統功能與自然界陰陽消長的同步變化，是人類在自然因素的長期影響下，逐步適應自然的結果，這一規律普遍地存在於人體臟腑的生理活動與病理變化中。它在臨證中的運用，是以四時五臟主時節律為基礎的。根據五臟、五時相應的生理、病理節律，指導臨床對四時疾病的診斷及四時治法用藥。四時中不同時令的疾病首先影響主時之臟。如在不同時令中發生的痹證，首先影響到相應臟氣，表現為臟氣虛而受病，即傷於腎所主的冬時稱骨痹，傷於肝所主的春時稱筋痹等。憑此指導用藥時，應注意兩點：

（1）隨病發時令，直治主時之臟。所謂直治，是指治法的確立，方藥的選用，都應以疾病發生所在的時令主時之臟為著眼點，從調治應時臟氣入手。如春月患痹，邪在肝經，治宜羌活湯之類，祛肝經之邪；夏月患痹，邪在心經，治宜黃芩茯苓

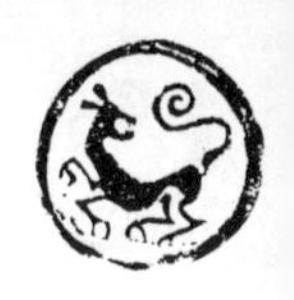

湯之類，祛心經之邪。

（2）為隨病發時令，兼調主時之臟。這是說在治療主病運用主方的同時，照顧到時令之氣的特點，根據時令的變化，對主方進行加減變化，以方劑加減或合其他方劑的形式，隨時令調治疾病。如劉完素治中風，常以羌活愈風湯為主方，再根據四時特點加減。如春為風木主令，肝膽氣旺，方中宜加柴胡、半夏、人參、木通，應時令變化以樞轉少陽，暢達風木，輔佐主方。

同時，各臟的病變在四時中有緩劇變化，常取決於所病之臟氣與時令的五行生剋關係，這種關係影響疾病的發展變化趨勢，表現為應時的臟氣、時氣可以扶助相生的臟氣，而抑制所克伐的臟氣。如春月為肝旺的時令，木旺可以滋生相生的臟氣，使腎和心氣受其佐助，同時抑制所克臟氣，使脾胃之氣不能暢達。《史記・扁鵲倉公列傳》記載西漢名醫淳於意治齊丞相舍人奴患傷脾證，曾有「當至春而病死，必膈塞不通，不能飲食，……所以至春病死者，土不勝木，故至春死」的說法，可謂是最早運用四時五臟病理節律推測臨床病證預後的記錄。因此，治法上常需要抑其強而扶其弱，這就形成在臟時相應節律指導下的四時「抑強扶弱」藥治方法。如春月治病，重視抑木培土；夏月治病，強調抑火固金；秋月治病，重視瀉肺保肝等，給後世臨床應用啟發較多。

【原文】

肝病者，兩脇下痛引少腹，令人善怒；虛則目䀮䀮無所見[(1)]，耳無所聞，善恐，如人將捕之。取其經，厥陰與少陽。氣逆則頭痛，耳聾不聰，頰腫，取血者[(2)]。

心病者，胸中痛，脇支滿，脇下痛，膺背肩胛間痛，兩臂內痛；虛則胸腹大，脇下與腰相引而痛，取其經，少陰、太

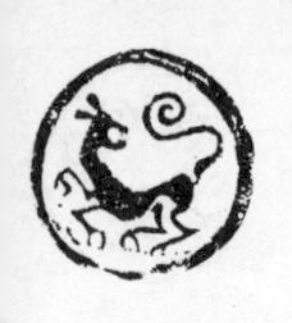

陽、舌下血[3]者。其變病，刺郄中[4]血者。

脾病者，身重，善肌，肉痿，足不收，行善瘈[5]，腳下痛；虛則痛滿腸鳴，飧泄食不化。取其經，太陰、陽明、少陰血者。

肺病者，喘咳逆氣，肩背痛，汗出，尻陰股膝髀腨胻足皆痛；虛則少氣不能報息[6]，耳聾嗌乾。取其經，太陰、足太陽之外厥陰內血者。

腎病者，腹大脛腫，喘咳身重，寢汗[7]出，憎風；虛則胸中痛，大腹、小腹痛，清厥[8]，意不樂。取其經，少陰、太陽血者。

【注釋】

（1）虛則目𥇦𥇦無所見：眼睛昏花而視物不清。

（2）取血者：採用放血療法。

（3）舌下血：刺舌下廉泉穴取血。

（4）郄（ㄒㄧ）中：委中。

（5）善瘈（ㄔˋ）：謂行路足常曳地。

（6）報息：指呼吸的連續。

（7）寢汗：即盜汗。

（8）清厥：謂足逆冷。

【白話詳解】

患有肝病的症狀，肝實的，表現為兩脇下疼痛，牽引少腹，使人多怒；如果肝虛，則兩眼模糊、視物不清、兩耳聽不清聲音，時常害怕，像有人要追捕一樣。這怎樣治療呢？應該取厥陰與少陽兩經穴位，如果肝氣上逆，出現頭目痛、耳聾、頰腫等症狀，仍取厥陰、少陽兩經之穴，刺出其血。

患有心病的症狀，心實的，表現為胸中疼痛、脇部脹滿、腋下痛、膺背兩髆間痛；如果心虛，則表現胸腹脹大、脇下和

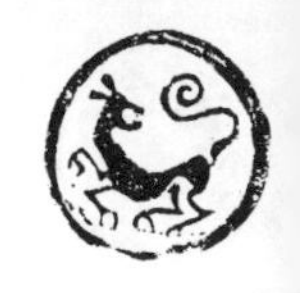

腰背牽引作痛。這怎樣治療呢？應該取少陰和太陽兩經穴位，並刺舌下出血，如病況和病初有所不同，應刺委中出血。

患有脾病的症狀，脾實的，表現為身體沉重、易感饑餓、足部痿軟不舉、行路抬不起腳、腳下疼痛；如果脾虛，就感到腹脹腸鳴、泄瀉完穀不化。這怎樣治療呢？應該取太陰、陽明兩經的外側，再刺少陰經穴出血。

患有肺病的症狀，肺實的，表現為咳喘氣逆，肩背疼痛，出汗，尻、股、膝腓腸、腳脛、足等處皆痛；如果肺虛，就少氣、呼吸困難不能接續、胸滿、咽部乾燥。這怎樣治療呢？應該取太陰足太陽經脈的外側，厥陰經脈的內側少陰經，刺其出血。

患有腎病的症狀，腎實的，表現為腹大脛腫痛、喘咳、身體沉重、盜汗、怕風；如果腎虛，就感到胸中滿、小腹痛、足冷、心中不樂。這怎樣治療呢？應該取少陰和太陽經穴，刺出其血。

【按語】

本節論述五臟的虛實病證，並提出了針刺治療的原則和方法。以肝病言之，足厥陰肝經循股陰，入毛中，過陰器，抵少腹，又上貫膈，布脇肋，故實則兩脇下痛，以下引少腹。《靈樞· 本神篇》云：「肝氣實則怒。若肝氣虛，則目𥆧𥆧 無所見，耳無所聞。」這是因為足厥陰肝經，自脇肋循喉嚨，上入頏顙，連目系。肝與膽相為表裏，足少陽膽經，其支從耳後入耳中，出走耳前，至目銳眥後，故虛則耳目無所見聞。肝藏魂，肝氣虛則魂不安，故善於恐懼。根據「實則瀉其有餘，虛則補其不足」的原則，針刺當取足厥陰肝經穴中封、足少陽膽經穴陽輔。

以心病言之，手少陰心經之脈，其直者從心系上肺，出腋下；手厥陰心包絡之脈，其支者，循胸中，出脇，下腋三寸，上抵腋下，下循臑內，行太陰、少陰之間，入肘中，下循臂，

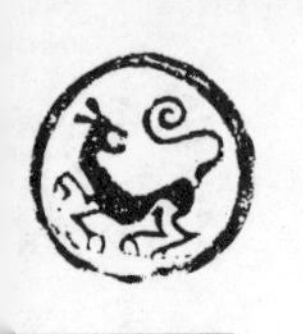

行兩筋之間；又手太陽小腸經之脈，自臂臑上繞肩胛，交肩上。故實則胸中必痛，脇支必滿，脇下亦痛，膺背、肩胛間、兩臂內皆痛，此邪氣有餘。若正氣虛，則胸腹之中，大脇之下，與腰相引而痛，這是因為手厥陰之脈從胸中出，屬心包絡，下膈，歷絡三焦，其支者，循胸出脇；手少陰之脈自心系下膈，絡小腸，故曰胸、脇、腰背皆痛。針刺當取手少陰心經穴靈道，手太陽小腸經穴陽谷。

以脾病言之，脾象土而主肉，故身重，肉痿無力。足太陰脾經之脈，起於足大指之端，循指內側，上內踝前廉，上骭內。少陰腎經之脈，起於足小指之下，斜趨足心，上骭內，出膕內廉。土剋水，脾氣旺則克腎太過，故足不收，行善瘛，腳下痛，此邪氣有餘。至於正氣之虛，則腹中滿，腸中鳴，飧瀉而食不化。這是因為足太陰脾經從股內前廉入腹，屬脾絡胃，足陽明胃經入缺盆，下膈，屬胃，絡脾；其支者，起胃口，下循股裏，故病則如此。《靈樞・口問篇》曰：「中氣不足，腸為之苦鳴。」針刺當取足太陰之經穴商丘、足陽明之經穴解谿、足少陰之經穴復溜。

以肺病言之，肺主氣而主喘息，在變動為咳，故病則喘咳逆氣。背為胸中之府，而肩近於背，故肩背痛。肺主皮毛，邪盛則心液外泄，故汗出。足少陰腎經，從足下上循骭內，出膕內廉，上股內後廉，貫脊，絡膀胱。腎為肺之子，肺病則腎亦受邪，故尻陰股膝髀腨胻足皆痛，此邪氣有餘。至於正氣虛，則少氣不能報息。手太陰肺經之絡會於耳中，故耳聾。腎脈從腎上貫肝膈，入肺中，循喉嚨，挾舌本，若肺虛則腎臟不足以上潤於嗌，故嗌乾。針刺當取手太陰之經穴經渠，也可取其經穴復溜。

以腎病言之，足少陰之脈起於足心，上循骭內，出膕內

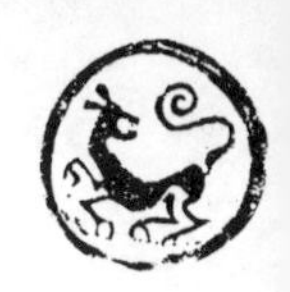

廉，上股內後廉，貫脊，屬腎，絡膀胱。其直者，從腎上貫肝膈，入肺中。故實則腹大，脛腫，喘咳。腎病則骨不能用，故身重。腎主五液，在心為汗，腎邪攻肺，心氣內微，故寢後即有汗。大凡有汗之疾，多惡風，以腠理不密，汗出而表虛，故必惡風，此邪氣盛。至於正氣虛，則足少陰之脈從肺出，絡心，注胸中。若腎氣虛，胸中自痛，其大腹小腹亦痛，這是因為腎脈自小腹上行大腹，至俞府而止。足太陽膀胱經之脈，從項下行而至足，若腎氣虛，而太陽之氣不能盛行於足，故足清冷而氣逆。腎之神為志，志不足，故意不樂。針刺當取足少陰之經穴復溜、足太陽之經穴崑崙。

【原文】

肝色青，宜食甘，粳米、牛肉、棗、葵皆甘。心色赤，宜食酸，小豆、犬肉、李、韭皆酸。肺色白，宜食苦，麥、羊肉、杏、薤[(1)]皆苦。脾色黃，宜食鹹，大豆、豕肉、栗、藿[(2)]皆鹹。腎色黑，宜食辛，黃黍、雞肉、桃、蔥皆辛。辛散、酸收、甘緩、苦堅、鹹軟。

毒藥[(3)]攻邪，五穀為養，五果為助，五畜為益，五菜為充，氣味合而服之，以補精益氣。此五者，有辛、酸、甘、苦、鹹，各有所利，或散，或收，或緩，或急，或堅，或軟，四時五臟，病隨五味所宜也。

【注釋】

（1）薤：小蒜。

（2）藿：即豆葉。

（3）毒藥：指藥物。

【白話詳解】

肝臟合青色，宜食甜味的東西，粳米、牛肉、棗、葵菜這

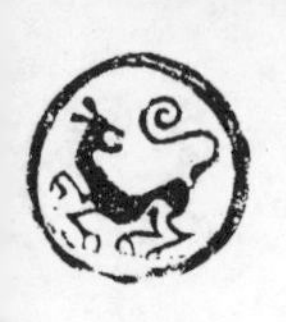

些東西都是甜的。心臟合赤色，宜食酸味的東西，小豆、狗肉、李、韭菜這些東西都是酸的。肺臟合白色，宜食苦味的東西，麥、羊肉、杏、薤這些東西都是苦的。脾臟合黃色，宜食鹹味的東西，大豆、豬肉、栗、藿這些東西都是鹹的。腎臟合黑色，宜食辛味的東西，黃黍、雞肉、桃、蔥這些東西都是辛的。一切食物，味辛的有發散作用，味酸的有收斂作用，味甜的有緩和作用，味苦的有堅燥作用，味鹹的有軟堅作用。

藥物是用來祛邪的，五穀是用來營養的，五果是用來作為輔助的，五肉是用來補益的，五菜是用來充養的。將穀果肉菜的氣味合而服食，可以補精養氣。

這五類東西包含了辛、酸、甘、苦、鹹五味，而五味各有它的作用，或散，或收，或緩，或堅，或軟。治病時就要結合四時五臟的具體情況來恰當地利用五味。

五色	五味	五臟	宜食
赤	苦	心	酸味食物
黑	鹹	腎	辛味食物
黃	甘	脾	鹹味食物
青	酸	肝	甜味食物
白	辛	肺	苦味食物

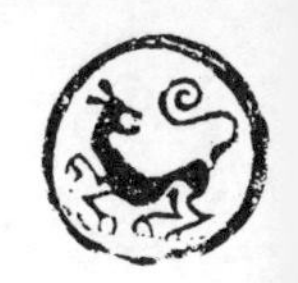

【按語】

本節以五色五味配五臟，列舉各種食物以其所宜而補養五臟，這是我國食物療法較早的記載。中醫認為，赤色入心，黑色入腎，黃色入脾，青色入肝，白色入肺。東方甲乙木，其色青，肝屬木，故色亦青。肝苦急，惟甘能緩之，宜食甘，凡粳米、牛肉、棗、葵皆甘，故可食。南方丙丁火，其色赤，心屬火，故色亦赤。心苦緩，惟酸能收之，宜食酸，凡小豆、犬肉、李、韭皆酸，故可食。西方庚辛金，其色白，肺亦屬金，故色亦白。肺苦氣上逆，惟苦能泄之，宜食苦，凡麥、羊肉、杏皆苦，故可食。中央戊己土，其色黃，脾亦屬土，故色亦黃。上文脾苦濕，急食苦以燥之，故宜食苦。然腎為胃關，脾為腎合，當假鹹之柔軟以利其關，關利而胃氣乃行，胃行而穀氣方化。故脾與各臟不同，宜食味之鹹者，乃調利機關之義。凡大豆、肉、栗、藿皆鹹，故可食。北方壬癸水，其色黑，腎亦屬水，其色亦黑。腎苦燥，急食辛以潤之，宜食辛，凡黃黍、雞肉、桃、蔥皆辛，故可食。

【應用舉例】

肝苦急，急食甘以緩之，甘草；欲散，即食辛以散之，川芎；以辛補之，細辛；以酸泄之，芍藥；虛以陳皮、生薑之類補之。《內經》曰：「虛以補其母，水能生木，腎乃肝之母，腎水也。苦以補腎，熟地黃、黃黍是也。如無他證，宜錢氏地黃丸主之。實則芍藥瀉之，如無他證錢氏瀉青丸主之。酸以收之，五味子。欲軟，急食鹹以軟之，芒硝；以鹹補之，澤瀉；以甘瀉之，人參、黃耆、甘草；虛則炒鹽補之。虛則補其母，木能生火，肝乃心之母，肝木也。以生薑補肝，如無他證，以安脾丸主之。實則甘草瀉之，如無他證，錢氏方中重則瀉心湯，輕則導赤散。」（《黃帝內經素問・注證發微》）

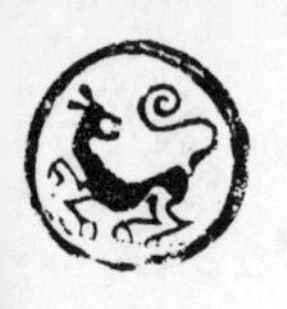

經脈別論篇第二十三

【原文】

五味所入：酸入肝，辛入肺，苦入心，鹹入腎，甘入脾，是為五入。

五氣所病：心為噫[1]，肺為咳，肝為語[2]，脾為吞[3]，腎為欠為嚏[4]，胃為氣逆為噦為恐，大腸小腸為泄，下焦溢為水，膀胱不利為癃，不約[5]為遺溺，膽為怒，是為五病。

五精[6]所並[7]：精氣並於心則喜，並於肺則悲，並於肝則憂，並於脾則畏，並於腎則恐，是謂五並。虛而相並者也。

【注釋】

（1）噫：即噯氣。

（2）語：在此指多言。

（3）脾為吞：脾為胃行其津液，脾氣病而不能灌溉於四臟，則津液反溢於脾竅之口，故為吞咽之證。

（4）腎為欠為嚏：《類經》注：「陽未靜而陰引之，故為欠。陽欲達而陰發之，故為嚏。陰盛於下，氣化為水，所以皆屬乎腎，故凡陽勝者無欠，下虛者無嚏，其由於腎也可知。」

（5）不約：不能約束或節制的意思。

（6）五精：指五臟之精氣而言。

（7）並：合或聚的意思。

【白話詳解】

五味入味之後，各歸其所喜入的臟腑，酸味先入肝，辛味先入肺，苦味先入心，鹹味先入腎，甜味先入脾，這就是五味各隨其所喜而入五臟。

五臟之氣失調後所發生的病變：心氣失調則噯氣；肺氣失調則咳嗽；肝氣失調則多言；脾氣失調則吞酸；腎氣失調則為呵欠、噴嚏；胃氣失調則為氣逆為噦，或有恐懼感；大腸、小腸病則不能泌別清濁，傳送糟粕，而為泄瀉；下焦不能通調水道，則水液泛溢於皮膚而為水腫；膀胱之氣化不利，則為癃閉，不能約制，則為遺尿；膽氣失調則易發怒，這是五臟之氣失調而發生的病變。

五臟之精氣相並所發生的疾病：精氣並於心則喜，精氣並於肺則悲，精氣並於肝則憂，精氣並於脾則畏，精氣並於腎則恐，這就是所說的五並。都是由於五臟乘虛相並所致。

【按語】

本節論述了五味所入、五氣所病和五精所並。

五味所入是指酸、辛、苦、鹹、甘分別入於所對應的五臟，自然界的五味分別有其相屬的木、火、土、金、水，而人體的五臟也有相屬的木、火、土、金、水，五味分別與五臟相對應，入所喜之臟。五氣所病是指五臟之氣失調後所發生的病變，心為陽臟，心火主降，心氣失調則發為噯氣；肺為華蓋，為嬌臟，主宣發與肅降，肺氣失調則發為咳嗽；肝主升發，喜條達而惡抑鬱，肝氣失調則發為多言；脾主運化，主升，喜燥惡濕，脾氣失調則發為吞酸；腎主納氣，腎氣失調則發為呵欠、噴嚏；胃主通降，喜潤惡燥，胃氣失調則為氣逆為噦，或有恐懼感；大腸、小腸主受盛化物，泌別清濁，傳化糟粕，主津，大腸、小腸病則不能泌別清濁，傳送糟粕，而為泄瀉；下焦主要是排泄糟粕和尿液，下焦不能通調水道，則水液泛溢於皮膚而為水腫；膀胱貯存尿液，排泄尿液，膀胱之氣化不利，則為癃閉，不能約制，則為遺尿；膽主決斷，判斷事物，作出決定，膽氣失調則易發怒。

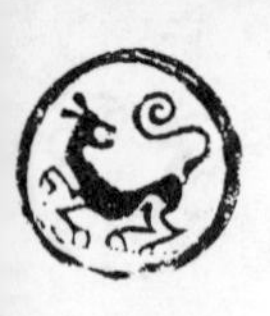

五精相並指五臟乘虛精氣相並而引發情志上的疾病。精氣並於心則發為喜，心主神，心的精氣充足，則心能主血主神，神和志達而有正常之「喜」。若心的精氣不足，精氣皆並於心，則神失所養，就會出現情志的異常，臨床中可見到的「喜」，就是喜笑無常，多出現在癲狂之病中。精氣並於肺則發為悲，肺主氣，能輔助心君主血主神，肺的精氣充足，心主血主神的功能也能得助而正常，則氣血通利，神和志達，而有「喜」的神態；若肺的精氣虛弱，精氣皆並於肺，則心君失於輔助，易引起心氣虛弱，則發為悲。精氣並於肝則發為憂，肝為剛臟，又主疏泄升發，故具將軍之性而出謀慮；若肝的精氣不足，精氣並於肝之本臟，則肝所主之神失於榮養，不僅不會有將軍之剛性及謀慮之產生，且常憂鬱寡言，愁悶不解。精氣並於脾則發為畏，脾為精氣營血生化之源，脾強則「意」有所養，使人善思強記，能諫議人事，明智周詳；若脾的精氣不足，精氣遂並於脾，則「意」失於營，就會出現記憶減退、不耐思考、不能諫議、遇事畏難不前的異常神態。精氣並於腎則發為恐，腎精足，則腦髓充而志強，就能決斷而處事，且付之於行動；若腎的精氣虛弱，精氣並於腎，則「志」失精養而虛弱，常見意念不定，遇事害怕，不能決斷處事，概稱為「恐」。

【原文】

五臟所惡[1]：心惡熱，肺惡寒，肝惡風，脾惡濕，腎惡燥，是謂五惡。

五臟化液[2]：心為汗[3]，肺為涕，肝為淚，脾為涎，腎為唾[4]，是謂五液。

五味所禁[5]：辛走氣，氣病無多食辛；鹹走血，血病無多食鹹；苦走骨，骨病無多食苦；甘走肉，肉病無多食甘；酸走

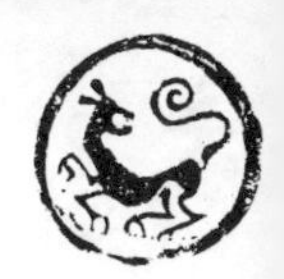

筋，筋病無多食酸。是謂五禁，無令多食。

【注釋】

（1）惡：憎厭的意思。

（2）五臟化液：化液者，水穀入口，津液各走其道，五臟受水穀之精，注於竅，化而為液也。

（3）心為汗：心主血，汗者血之餘。

（4）腎為唾：唾出於廉泉二竅，二竅挾舌本，少陰腎脈循喉嚨，挾舌本，故唾為腎液。

（5）五味所禁：指五味各有偏盛，故禁多食。

【白話詳解】

五臟各有所惡：心惡熱、肺惡寒、肝惡風、脾惡濕、腎惡燥，這就是五臟所惡。

五臟化生的液體：心之液化為汗、肺之液化為涕、肝之液化為淚、脾之液化為涎、腎之液化為唾，這是五臟化生的五液。

五味所禁：辛味走氣，氣病不可多食辛味；鹹味走血，血病不可多食鹹味；苦味走骨，骨病不可多食苦味；甜味走肉，

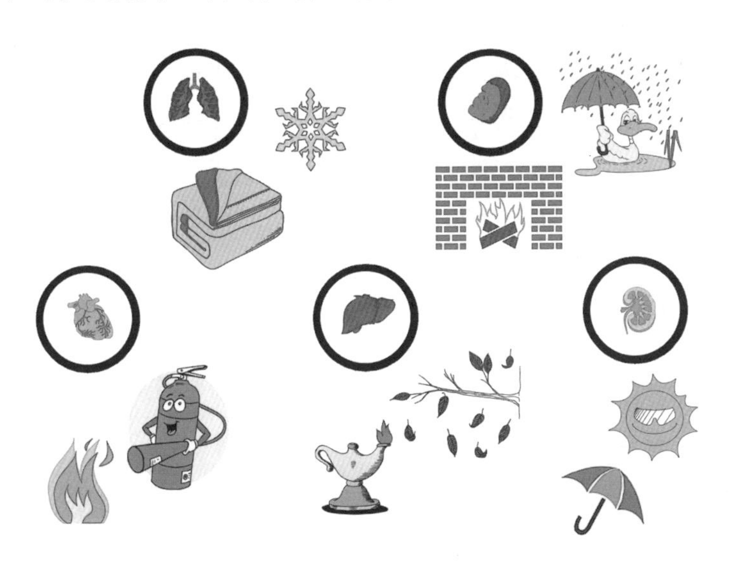

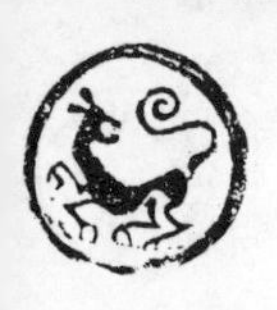

肉病不可多食甜味；酸味走筋，筋病不可多食酸味。這就是五味的禁忌，不可使之多食。

【按語】

本節論述了五臟所惡、五臟化液和五味所禁。五臟所惡，指心為陽臟，心火主降，惡熱；肺為嬌臟，主運水，主宣發與肅降，惡寒；肝主疏泄，主升發，喜條達而惡抑鬱，惡風；脾主運化，喜燥，惡濕；腎主藏精，主水，惡燥。五臟化液，指五臟有相對應的五液，心在液為汗，是津液由陽氣的蒸化後經汗孔排於體表的液體；肺在液為涕，涕，即鼻涕，為鼻黏膜的分泌液，有潤澤鼻竅之作用。鼻屬肺竅，故其分泌物也屬肺；肝在液為淚，肝開竅於目，淚從目出；脾在液為涎，涎為口津，即唾液中較清稀的部分，脾開竅於口，又主消化，故涎為脾之液；腎在液為唾，唾，是唾液中較稠厚的部分，腎臟之液通過足少陰腎經，從腎向上經過肝、膈、肺、氣管，直達舌下之金津、玉液二穴，分泌而出即為唾。

五味所禁，就是不可多食的意思。偏食過多，能使人致病，或使病情加重。由於五味歸於五臟，而五味之性各有所偏，偏則容易致病，故必有所禁。辛味善走氣分，但性主散，多食則能耗氣，故氣病不宜多食辛味。鹹味善走血分，但多食則血行凝澀，故血病不宜多食鹹味。苦味善走骨，因其能助心火，多食則火盛而使腎水耗損，腎主骨，腎生骨髓，故骨病不宜多食苦味。甘味善走肌肉，但甘味性滯，多食則肌肉壅滿，故肉病不宜多食甘味。酸味善走筋，但酸味收斂，多食則筋易拘急，故筋病不宜多食酸味。

【原文】

五病[(1)]所發：陰病發於骨，陽病發於血，陰病發於肉，陽

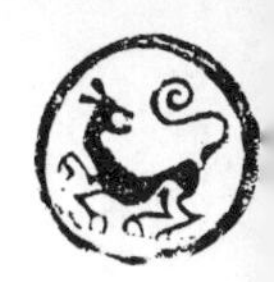

病發於冬，陰病發於夏，是謂五發。

五邪所亂：邪入於陽則狂，邪入於陰則痹，搏陽則為巔疾[2]，搏陰則為瘖，陽入之陰則靜，陰出之陽則怒，是為五亂。

五邪所見：春得秋脈，夏得冬脈，長夏得春脈，秋得夏脈，冬得長夏脈。名曰陰出之陽，病善怒不治。是謂五邪，皆同命，死不治。

五臟所藏：心藏神，肺藏魄，肝藏魂，脾藏意，腎藏志，是謂五臟所藏。

五臟所主：心主脈，肺主皮，肝主筋，脾主肉，腎主骨，是為五臟所主。

五勞所傷：久視傷血，久臥傷氣，久坐傷肉，久立傷骨，久行傷筋，是謂五勞所傷。

五脈應象[3]：肝脈弦，心脈鉤，脾脈代，肺脈毛，腎脈石，是謂五臟之脈。

【注釋】

（1）五病：指陰、陽、骨、肉、血五類病證。

（2）巔疾：指頭痛、頭暈、目眩一類病證。

（3）五脈應象：指五臟與四時相應的正常脈象。

【白話詳解】

五種病的發生：陰病發生於骨、陽病發生於血、陰病發生於肉、陽病發生於冬、陰病發生於夏，這是五病所發。

五邪所亂：邪入於陽分，則陽偏勝，而發為狂病；邪入於陰分，則陰偏勝，而發為痹病；邪搏於陽則陽氣受傷，而發為癲疾；邪搏於陰則陰氣受傷，而發為音啞之疾；邪由陽而入於陰，則從陰而為靜；邪由陰而出於陽，則從陽而為怒，這就是所謂五亂。

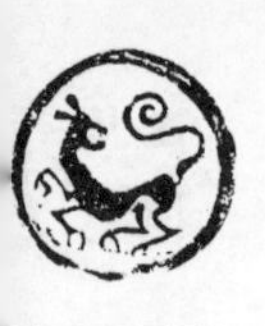

五臟克賊之邪所表現的脈象：春天見到秋天的毛脈，是金剋木；夏天見到冬天的石脈，是水剋火；長夏見到春天的弦脈，是木剋土；秋天見到夏天的洪脈，是火剋金；冬天見到長夏的濡緩脈，是土剋水。這就是所謂的五邪脈，其預後相同，都屬於不治的死證。

五臟各有所藏：心臟藏神、肺臟藏魄、肝臟藏魂、脾臟藏意、腎臟藏志，這就是五臟所藏的神志。

五臟各有所主：心主血脈、肺主皮毛、肝主筋、脾主肌肉、腎主骨，這就是五臟所主。

五種過度的疲勞，可以傷耗五臟的精氣：如久視則勞於精氣而傷血，久臥則陽氣不伸而傷氣，久坐則血脈灌輸不暢而傷肉，久立則勞於腎及腰、膝、脛等而傷骨，久行則勞於筋脈而傷筋，這就是五勞所傷。

五臟應四時的脈象：肝臟應春，端直而長，其脈象弦；心脈應夏，來盛去衰，其脈象鉤；脾旺於長夏，其脈弱，隨長夏而更代；肺脈應秋，輕虛而浮，其脈象毛；腎脈應冬，其脈象沉堅若石，這就是所謂的應於四時的五臟平脈。

【按語】

本節論述了五病所發、五邪所亂、五邪所見、五臟所藏、五臟所主、五勞所傷和五脈應象。五病所發，分別指骨屬腎，腎為陰臟，故陰病發生於骨；血屬心，心為陽中之陽，故陽病發生於血；肉屬脾，脾為陰中之至陰，故陰病發生於肉；冬屬陰，冬日陰氣盛，陰盛則陽氣病，故陽病發生於冬；夏屬陽，夏日陽氣盛，陽盛則陰病，故陰病發生於夏。

五邪所亂指陽邪入於陽分，為重陽，故發為狂病；邪入於陰分，則為陰邪，陰盛則血脈凝澀不通，而發為痹病；邪搏於陽則陽氣受傷，而發為癲疾；邪搏於陰則陰氣受傷，心主舌，

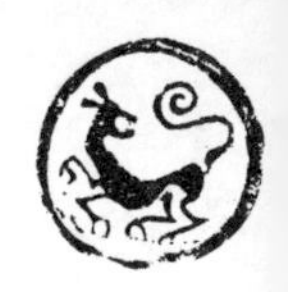

手少陰經心脈上走喉嚨系舌本，手太陰肺脈循喉嚨，足太陰脾經上行結於咽，連舌本，散舌下，足厥陰肝脈，循喉嚨之後，筋脈絡於舌本，足少陰腎脈循喉嚨，系舌本，故皆主病陰，而發為音啞之疾；邪由陽而入於陰，則從陰而為靜，陰盛則靜；邪由陰而出於陽，則從陽而為怒，陽盛則怒。

五邪所見指的是五行相剋所表現出來的脈象，所提到的死證和不治之症也並不絕對，在臨床應用時不可拘泥。

五臟所藏指五臟分別對應的神志，《素問・六節臟象論》總稱之曰「神臟五」，《靈樞・本神》也指出人的精神意識活動分屬於五臟。這種「五神臟」的理論，反映了《內經》對人體生理功能以五臟為系統的特點。

五臟所主指的是五臟所對應的五體，心主血脈，即心氣推動血液在脈管中運行，流注全身，發揮營養和滋潤作用；肺主皮毛，肺氣宣發，宣散衛氣於皮毛，發揮衛氣的溫分肉、充皮膚、肥腠理、司開闔及防禦外邪侵襲的作用，肺氣宣發，輸精於皮毛，即將津液和部分水穀之精向上向外布散於全身皮毛腠理以滋養之，使之紅潤光澤；肝主筋，筋的活動依賴於肝血的濡養，肝血充足，筋得其養，才能運動靈活而有用；脾主肌肉，全身的肌肉都需要脾胃所運化的水穀精微來營養才能發達豐滿；腎主骨，骨的生長發育有賴於骨髓的充盈及所提供的營養，只有腎精充足，骨髓生化有源，骨骼得到髓的營養，才能堅固有力。

五勞所傷指視、臥、坐、行、立是人體所具備的五種體態和功能活動，這五種體態功能，既不能長時間的不活動，又不能活動過度，反之，就會影響人體健康。

五臟應象指的是五臟的脈象與四時相應的正常表現，體現了《內經》四時五臟陰陽相合的觀點。

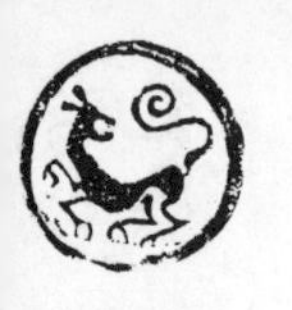

經脈別論篇第二十五

【原文】

黃帝問曰：天覆地載，萬物悉備，莫貴於人。人以天地之氣生，四時之法成。君王眾庶，盡欲全形。形之疾病，莫知其情，留淫[1]日深，著[2]於骨髓，心私慮之。余欲針除其疾病，為之奈何？

岐伯對曰：夫鹽之味鹹者，其氣令器津泄；弦絕者，其音嘶[3]敗；木敷[4]者，其葉發[5]；病深者，其聲噦[6]。人有此三者，是謂壞腑[7]，毒藥無治，短針無取，此皆絕皮傷肉，血氣爭黑。

【注釋】

（1）留淫：病邪積聚。

（2）著：同「貯」，潛藏的意思。

（3）嘶：聲破為嘶。

（4）敷：《太素》作「陳」，應為「腐」，弊壞。

（5）發：為「落」之誤，意為飄落、凋落。

（6）噦（ㄏㄨˋㄟ）：呃逆。

（7）壞腑：臟腑敗壞。

【白話詳解】

黃帝問道：「天地之間，萬物俱備，沒有一樣東西比人更寶貴了。人依靠天地之大氣和水穀之精氣生存，並隨著四時生長收藏的規律而生活著，上至君主，下至平民，任何人都希望保全形體的健康，但是往往身體有了病，卻因病輕而難於察知，讓病邪稽留，逐漸發展，日益深沉，乃至深入骨髓，我為

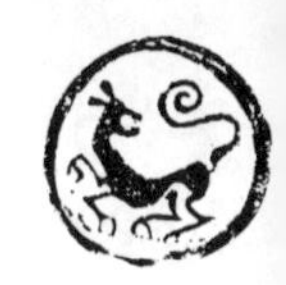

之甚感憂慮。我想要解除他們的痛苦，應該怎樣辦才好？」

岐伯回答說：「診斷疾病，應該注意觀察它所表現的徵候，比如鹽味是鹹的，當貯藏在器具中的時候，看到滲出水來，這就是鹽氣外泄；比如琴弦將要斷的時候，就會發出嘶敗的聲音；內部已潰的樹木，其枝葉就會凋落；人在疾病深重的時候，就會產生呃逆，當出現這樣的現象時，說明內臟已嚴重破壞，藥物和針灸都失去治療作用，因為皮膚肌肉受傷敗壞，血氣枯槁，就很難挽回了。」

【按語】

本節論述人與天地相應以及知常達變以外知內的道理。「人以天地之氣生，四時之法成。」人和大自然有著密切的聯繫，自然環境特別是氣候因素，影響和制約著人體的健康和生理病理狀況。人體要很好地生活在自然環境中，就得掌握自然界的四時陰陽變化規律特點，以一定的養生方法來維護和加強機體的陰陽平衡使之能夠相適應。

四時之中，春溫、夏熱、秋涼、冬寒的氣候變遷，是自然變化的一個明顯規律，人當應之順之，才能保證人體正常的生命機能活動。反之，如人與自然不相適應，氣血陰陽即可發生病理改變，進而導致病情加重，針藥無治。

文中以鹽味津泄，弦絕、音嘶及木敷葉發三者自然現象為比喻，說明人與自然相悖，可從反常表現中推求內在變化機理。用之於臨證，若見病至噦聲頻作，即為病情深重及氣血衰敗，臟腑衰竭之象，故楊上善注云：「此三物衰壞之微，以比聲噦，識病候之深也。」可作參考。

【原文】

帝曰：余念其痛，心為之亂惑[(1)]，反甚其病，不可更代，

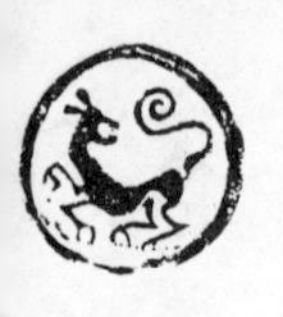

百姓聞之，以為殘賊[2]，為之奈何？岐伯曰：夫人生於地，懸[3]命於天，天地合氣，命之曰人。人能應四時者，天地為之父母，知萬物者，謂之天子。天有陰陽，人有十二節[4]；天有寒暑，人有虛實。能經天地陰陽之化者，不失四時，知十二節之理者，聖智不能欺也。能存八動之變[5]，五勝更立[6]；能達虛實之數者，獨出獨入。呿吟[7]至微，秋毫在目。

【注釋】

（1）惑：惶惑，迷亂。

（2）殘賊：殘忍不仁的人。

（3）懸：關聯的意思。

（4）十二節：指人的十二關節，或指十二經脈，亦通。

（5）八動之變：指八風變化。八風即四方四隅之風。《呂氏春秋》「何謂八風？東北曰炎風，東方曰滔風，東南曰熏風，南方曰巨風，西南曰淒風，西方曰飂風，西北曰厲風，北方曰寒風。」

（6）五勝更立：五行盛衰。

（7）呿（ㄑㄩ）吟：張口所出的聲音叫呿，此指呵欠；閉口所出的聲音叫吟，此指呻吟。

【白話詳解】

黃帝道：「我很同情病人的痛苦，而思想上仍有些慌亂疑惑，因治療不當反使病勢加重，又沒有更好的方法來解決，人們看起來會認為我是一個殘忍的人，究竟怎麼辦才好呢？」

岐伯說：「一個人雖然生活在地上，但也絲毫離不開天，天地之氣相合，才產生了人。人能適應四時變遷，則自然界的一切，都成為他生命的源泉。能夠知道萬物生長收藏的道理的人，就有條件承受和運用萬物。所以天有陰陽，人有十二骨節；天有寒暑，人有虛實盛衰。能夠順應天地陰陽的變化，不

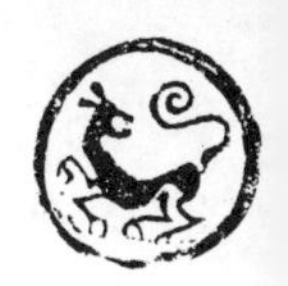

違背四時的規律，瞭解十二骨節的道理，就能明達事理，不會被疾病現象弄糊塗了。掌握八風的演變，五行的衰旺，通達病人虛實的變化規律，就一定能有獨到的見解，洞曉病情。病人的痛苦，哪怕是呵欠呻吟等極微小的動作，也能夠明察秋毫，洞明底細。」

【按語】

本節論述了生命的形成及其天人相應的規律。「人生於地，懸命於天，天地合氣，命之曰人。」主要是指人體的生命和生理活動、病理變化、疾病的發生發展，與自然規律、環境變化密切相關。

說明生命是順著晝夜消長，日月星辰的運行、轉化而生成的，它是自然界物質運動與能量轉換的結果。

天地之間陰陽二氣交感而生化成長，天人相應觀是《內經》關於生命形成與成長衰老過程與自然收受變化通應的重要命題，亦是中醫整體觀念的基本內涵。基於其生命本源於天地合氣的理論，提示在把握生命活動的過程中，一方面要注意自然規律對生命活動的影響，另一方面又要強調生命活動對自然變化的適應性，二者之間保持相對動態的平衡統一。因此，天人相應是生命活動的本質特徵之一，亦是生命活動與自然息息相關的整體觀念的體現。

《內經》中類似的表述還有多處，如《素問・天元紀大論》：「在天為氣，在地成形，形氣相感，而化生萬物矣。」《靈樞・本神》：「天之在我者德也，地之在我者氣也，德流氣薄而生者也。」《素問・咳論》：「人與天地相參。」以及《靈樞・歲露論》：「人與天地相參也，與日月相應也。」均可相互印證參考。

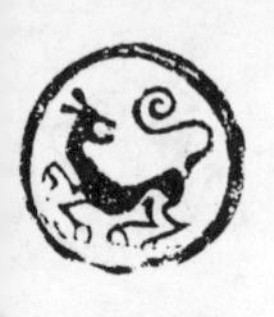

【原文】

帝曰：人生有形，不離陰陽。天地合氣，別為九野，分為四時，月有大小，日有短長，萬物並至，不可勝量。虛實呿吟，敢問其方？

岐伯曰：木得金而伐，火得水而滅，土得木而達，金得火而缺，水得土而絕，萬物盡然，不可勝竭。故針有懸布(1)天下者五，黔首共餘食(2)，莫知之也。一曰治神，二曰知養身，三曰知毒藥為真，四曰制砭石小大，五曰知腑臟血氣之診。五法俱立，各有所先。今末世之刺也，虛者實之，滿者泄之，此皆眾工所共知也。若夫法天則地，隨應而動，和(3)之者若響，隨之者若影，道無鬼神，獨來獨往。

【注釋】

（1）懸布：張貼公佈。

（2）黔首共餘食：黔首，指百姓。餘食，棄餘之食。指老百姓對「懸布天下」的五種方法如同丟棄剩餘之食那樣不予顧及。

（3）和：應和。

【白話詳解】

黃帝說道：「人生而有形體，離不開陰陽的變化，天地二氣相合以後，才有了世界的一切。從地理上來講，可以分為九野，從氣候上來講，可以分為四時，月份有小有大，白天有短有長，這都是陰陽消長變化的體現。天地間萬物的生長變化更是不可勝數，根據患者微細呵欠及呻吟，就能判斷出疾病的虛實變化。請問運用什麼方法，能夠提綱挈領，來加以認識和處理呢？」

岐伯說：「可根據五行變化的道理來分析，木遇到金，就能折伐；火受到水，就能熄滅；土被木殖，就能疏鬆；金遇到

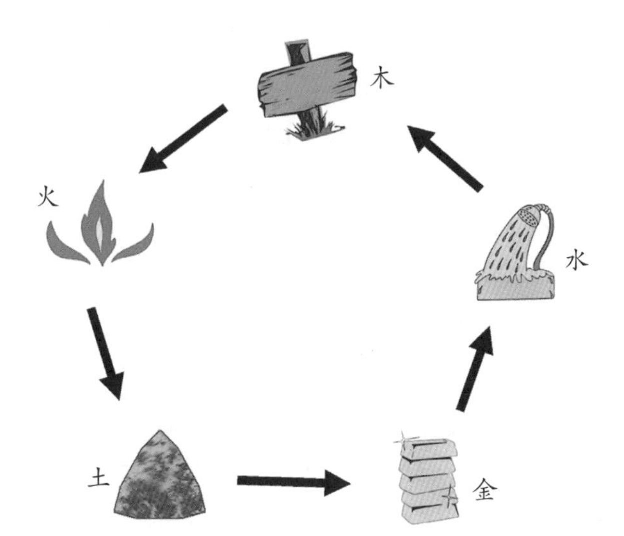

火，就能熔化；水遇到土，就能遏止。這種變化，萬物都是一樣，不勝枚舉。所以用針刺來治療疾病，能夠嘉惠天下人民的，有五大關鍵，但人們都只顧飽食，而不從根本上瞭解它，不懂得這些道理。」

所謂針法五大關鍵：一是要精神專一，二是要瞭解養身之道，三是要熟悉所應用藥物真正的性能，四要注意制取砭石的大小，五是要懂得臟腑血氣的診斷方法。能夠懂得這五項要道，就可以掌握緩急先後。近世運用針刺，一般的用補法治虛，瀉法治實，這是大家都知道的。若能按照天地陰陽的道理，隨機應變，那麼療效就能更好，就能取得如回應聲，如影隨形的功效，達到爐火純青，運用自如的境界。」

【按語】

本段論述五行相剋的原理及其針刺應用的原則。按五行相剋規律，木能剋土，土能剋水，水能剋火，火能剋金，金能剋木。用之臨證，「木得金而伐」，肝陽上亢，肝火過盛，可以

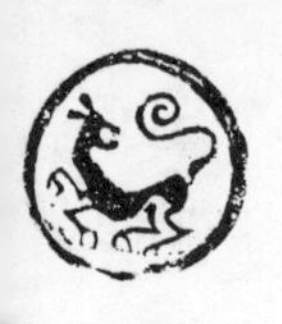

由取肺部經絡上的俞穴運用不同的手法以達到制約肝陽的目的。「火得水而滅」，心火上炎導致的各種疾病可以由補腎益精的方法來克制心火。「土得木則達」，取肝俞、膽俞、期門起到舒肝理氣，促進脾胃運化的作用。「金得火而缺」，心火過分旺盛容易傷肺金，引起肺部疾病，導致咳嗽、咳痰等。「水得土而絕」，腎為先天之本，脾為後天之本，兩者的關係相當密切，任何一臟的病變都易引起另一臟虛實變化，導致疾病的產生。文中還提及針刺取效需注意五大原則：一是要精神專一，二是要瞭解養身之道，三是要熟悉所應用藥物真正的性能，四要注意制取砭石的大小，五是要懂得臟腑血氣的診斷方法。只要能掌握這五項原則，那麼就能運用自如了。

【原文】

帝曰：願聞其道。岐伯曰：凡刺之真(1)，必先治神，五臟已定，九候已備，後乃存針，眾脈(2)不見，眾凶(3)弗聞，外內相得，無以形先，可玩往來，乃施於人。人有虛實，五虛(4)勿近，五實(5)勿遠，至其當發，間不容瞚(6)。手動若務，針耀而勻，靜意視義，觀適之變，是謂冥冥(7)，莫知其形，見其烏烏(8)，見其稷稷(9)，從(10)見其飛，不知其誰，伏如橫弩，起如發機。

帝曰：何如而虛？何如而實？岐伯曰：刺虛者須其實，刺實者須其虛。經氣已至，慎守勿失，深淺在志，遠近若一，如臨深淵，手如握虎(11)，神無營(12)於眾物。

【注釋】

（1）眞：正確的方法。

（2）衆脈：孫鼎宜：「脈，應從目。《爾雅》：『脈，視也。』」衆脈，指有人旁觀。

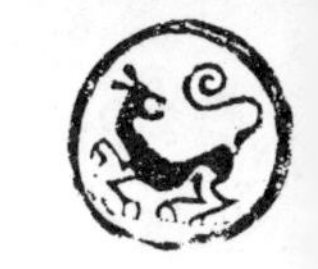

(3) 衆凶：凶，古通「洶」。衆凶，指喧囂的聲音。

(4) 五虛：指脈細，皮寒，氣少，泄利前後，飲食不入。

(5) 五實：指脈盛，皮熱，腹脹，二便不通，悶瞀。

(6) 瞚（ㄕㄨˋㄣ）：同「瞬」，一眨眼的時間。

(7) 冥冥：無形無象的樣子。

(8) 烏烏：氣聚的現象如同烏鴉的飛聚集合一樣。

(9) 稷稷：形容氣盛的現象如同稷禾一樣的繁茂。

(10) 從：通「縱」。

(11) 虎：指虎符，古代調兵用的憑證。

(12) 營：通「淫」，有「惑」或「亂」的意思。

【白話詳解】

黃帝說道：「希望聽你講講用針刺的道理。」岐伯說：「凡用針的關鍵，必先集中思想，瞭解五臟的虛實，三部九候脈象的變化，然後下針。即使有人旁觀，也像看不見一樣，有人喧囂，也像聽不到一樣。同時還要觀察外形與內臟是否協調，不能單獨以外形為依據，更要熟悉經脈血氣往來的情況，才可施針於病人。病人有虛實之分，見到五虛，不可草率下針治療，見到五實，不可輕易放棄針刺治療，應該掌握針刺的時機，不然在瞬息之間就會錯過機會。針刺時手的動作要專一協調，針要潔淨而均勻，平心靜意，看適當的時間，好像鳥一樣集合，氣盛之時，好像稷一樣繁茂。氣之往來，正如見鳥之飛翔，而無從捉摸形跡的起落。所以用針之法，當氣未至的時候，應該留針候氣，正如橫弩之待發，氣應的時候，則當迅速起針，正如弩箭之疾出。」

黃帝問道：「怎樣治療虛證？怎樣治療實證？」岐伯說：「刺虛證，須用補法；刺實證，須用瀉法。當針下感到經氣至，則應慎重掌握，不失時機地運用補瀉方法。針刺無論深

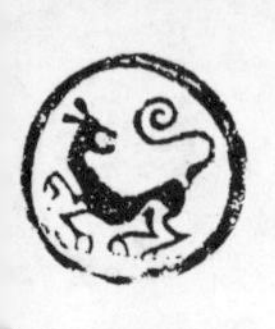

淺，全在靈活掌握，取穴無論遠近，候針取氣的道理是一致的，針刺時都必須精神專一，好像面臨萬丈深淵，小心謹慎，又好像手中握著虎符那樣專一，全神貫注，不為其他事物所分心。」

【按語】

本節強調針刺治神的重要性及其應用方法，指出經氣的運行是「見其烏烏，見其稷稷，從見其飛，不知其誰」，所以，醫者唯有靜心體察感受，才能做到如《靈樞・九針十二原》所說，「守神」和「守機」。因此，本篇在講醫者用針時，首先強調「凡刺之真，必先治神」。「治神」是統領全段的宗旨和總綱，指醫者調整自己的精神使之安和。這樣才能集中思想充分去瞭解病人五臟的虛實，三部九候脈象的變化，這時下針才更加準確，更加有利於疾病的治癒。而在其具體針刺運用時則要「刺虛者須其實，刺實者須其虛」。用補法必須所刺為虛，用瀉法必須所刺為實。若經氣來至，則應謹慎守氣，以免讓它消失。在內刺深，在外刺淺，深者得氣遠，淺者得氣近，注意必須得氣。

只有在臨證應用中充分把握以上原則與方法才能在治病過程中達到「至其當發，間不容瞚」，「伏如橫弩，起如發機」的高深境界，最終達到保命全形的結果。

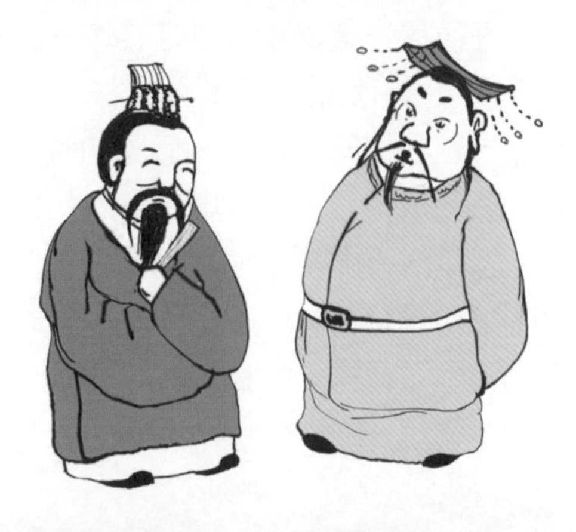

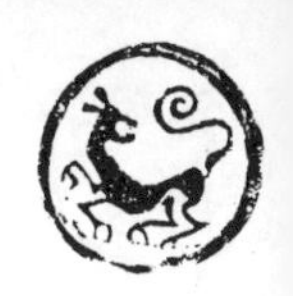

太陰陽明論篇第二十九

【原文】

黃帝問曰：太陰陽明為表裏，脾胃脈也，生病而異者何也？岐伯對曰：陰陽異位(1)，更虛更實(2)，更逆更從(3)，或從內，或從外，所從不同，故病異名也。

帝曰：願聞其異狀也。岐伯曰：陽者，天氣也，主外；陰者，地氣也，主內。故陽道實，陰道虛(4)。故犯賊風虛邪者，陽受之；食飲不節，起居不時者，陰受之。陽受之則入六腑，陰受之則入五臟。入六腑則身熱，不時臥，上為喘呼。入五臟則䐜(5)滿閉塞，下為飧泄(6)，久為腸澼(7)。故喉主天氣，咽主地氣（8）。故陽受風氣，陰受濕氣(9)。故陰氣從足上行至頭，而下行循臂至指端；陽氣從手上行至頭，而下行至足。故曰：陽病者，上行極而下；陰病者，下行極而上(10)。故傷於風者，上先受之；傷於濕者，下先受之。

【注釋】

（1）陰陽異位：張介賓注：「脾為臟，陰也。胃為腑，陽也。陽主外，陰主內；陽主上，陰主下，是陰陽異位也。」

（2）更虛更實：春夏為陽，陽明之氣與之相應，故春夏季陽明實而太陰虛；秋冬為陰，太陰之氣與之相應，故秋冬季太陰實而陽明虛。

（3）更逆更從：春夏為陽，太陰為逆，陽明為從；秋冬為陰，陽明為逆，太陰為從。

（4）陽道實，陰道虛：陽明胃多病外感而為實證，太陰脾多病內傷而為虛證。

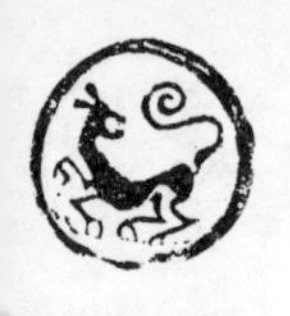

（5）䐜（ㄔㄣ）：脹滿。

（6）飧泄：大便內食物殘渣多，即完穀不化的泄瀉。

（7）腸澼（ㄆㄧ）：痢疾，指虛寒不禁的泄瀉，以便下膿血白沫為主要特徵的腸道疾病。

（8）喉主天氣，咽主地氣：天氣，清陽之氣。地氣，水穀之氣。喉司呼吸，廢氣所出，故喉主天氣；咽納水穀，下通於胃，故咽主地氣。

（9）陽受風氣，陰受濕氣：風為陽邪，故人體陽分受之；濕為陰邪，故人體陰分受之。同氣相求也。

（10）陽病者，上行極而下；陰病者，下行極而上：張志聰注：「此言邪隨氣轉也。人之陰陽出入，隨時升降。是以陽病在上者，久而隨氣下行；陰病在下者，久而隨氣上逆。」

【白話詳解】

黃帝問道：「太陰與陽明兩經互為表裏，也就是脾和胃的經脈，但所主的疾病不同，是什麼道理呢？」岐伯回答說：「太陰屬陰經，陽明屬陽經，二經所主的上下內外部位不同，四時中虛實交替，順逆交替，其疾病的發生，或從內生，或從外入，發病的原因不同，所以病名也就不相同。」

黃帝說：「我想聽你講講其生病後的不同表現。」岐伯說：「屬陽者，有如天氣，主護衛於外；屬陰者，有如地氣，主營養於內。所以陽剛陰柔，陽氣常有餘，陰氣常不足。因而當受到虛邪賊風的侵犯時，陽氣首先受到侵犯。飲食沒有節制，起居沒有規律，則陰氣首先受到損傷。陽受邪則傳入六腑；陰受邪則傳入五臟。邪入六腑，則出現全身發熱，不得安臥，氣上逆喘急；病入五臟，則出現脹滿，痞塞不通，下而大便泄瀉，完穀不化，日久則成為腸澼病。所以喉司呼吸而主天氣，咽司受納水穀而主地氣。所以陽經易受風邪侵襲，陰經易

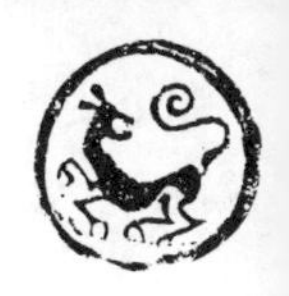

受濕邪侵襲。三陰經脈之氣，由足上行至頭部，再向下行循至手指之端；三陽經脈之氣，從手上行至頭部，而向下行至足部。所以說：陽經感受病邪之後，先向上行到頂端的頭部之後再轉向下行；陰經感受病邪之後，先行到下部再向上行頂端的頭部。所以傷於風邪的，上部先受病；傷於濕邪的，下部先受病。」

【按語】

本節論述了脾胃生病的不同機制及同氣相求的致病特點。脾與胃經脈相互絡屬，功能上密切相關，而發生的疾病卻各不相同，原文認為其原因主要有以下三個方面：

一是陰陽異位。脾與胃，一臟一腑，脾陰胃陽，其臟腑所在及其經脈循行部位各不相同，足太陰脾經脈主內，起於足大趾之端，循下肢內側，上膝股內前廉，入腹，屬脾絡胃；足陽明胃經脈主外，起於鼻翼兩旁迎香穴處，絡於目，從缺盆下循胸腹屬胃絡脾，下行於下肢前側至足。同時，脾與胃一陰一陽，各具有不同的生理功能和特點，脾為五臟之一，主運化升清，化生精氣，藏而不瀉，滿而不實，其氣以升為健，其性喜燥惡濕；胃為六腑之一，主受納腐熟，傳化水穀，瀉而不藏，實而不滿，其氣以降為和，其性喜潤惡燥。正由於太陰陽明屬性不同，經行異位，功能各異，故發病勢不必同。

二是虛實逆從不同。由於臟腑經脈之陰陽不同，故與四時氣候之通應有逆從、虛實之差異。春夏為陽，陽明之氣與之相應，故春夏陽明為實為從，而太陰為虛為逆；秋冬為陰，太陰之氣與之相應，故秋冬太陰為實為從，而陽明為虛為逆。此即原文所言：「更虛更實，更逆更從。」

三是感傷病邪不同。原文：「或從內，或從外，所從不同。」即陽明胃屬陽，主外，通於天氣，賊風邪氣傷人，多陽

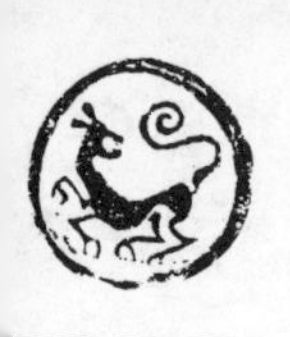

分先受，而病在於胃，胃腑受邪，「陽道實」，故出現身熱、不得眠、喘呼等症；脾屬陰，主內，通乎地氣，食飲不節、起居不時等因素傷人，多陰分受邪，脾臟受邪，「陰道虛」，故可見腹脹、飧泄、腸澼等症。

病邪傷人，同氣相求的病因有陰陽之分，人體體表部位及臟腑、經絡各具有不同的陰陽屬性，因此，不同病因傷人亦表現出相類相從、同氣相求的規律。就外感與內傷而言，外感六淫之邪屬陽，飲食不節、起居不時等內傷因素屬陰，其傷人規律是：「故犯賊風虛邪者，陽受之；食飲不節，起居不時者，陰受之。陽受之則入六腑，陰受之則入五臟。」單就外感病因而言，亦有陰陽屬性之不同，故首先損傷人體的部位亦有區別。「故陽受風氣，陰受濕氣」，體現風為陽邪，其性輕揚，故風邪易傷人體屬陽的上部、外部；濕為陰邪，其性沉滯，故濕邪易傷人體屬陰的下部、內部。「傷於風者，上先受之；傷於濕者，下先受之。」臨床上，頭部的疼痛、頭暈及體表的瘙癢腫痛等症多為風邪所致；足部的重痛、腫脹，脾胃的脹滿、嘔惡多為濕邪所致。

另外，濕邪尚有天濕、地濕之別，如《靈樞・百病始生》說：「清濕襲虛，則病起於下；風雨襲虛，則病起於上。」即雨濕自天而來，多傷人之頭部；水濕出自地，多傷人的足部。因此，臨床辨證論治，當考慮病邪傷人部位之差異，如六淫之邪傷人，其頭部、體表的病證，應多考慮風邪為患；下部、體內的病證，多考慮濕邪治病。即使同感濕邪，頭部之病多為天之雨濕所傷，足部之病多為地之濕氣所為。既病之後，其疾病的傳變，則呈現出「陽病者，上行極而下；陰病者，下行極而上」的規律。

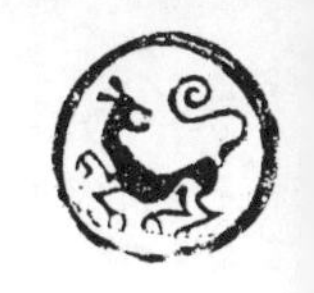

【應用舉例】

脾胃之論，莫詳於東垣。其所著補中益氣、升陽益胃等湯，誠補前人之未備。察其立方之意，因以內傷勞倦為主，又因脾乃太陰濕土，且世人胃陽衰者居多，故用人參、黃耆以補中，白朮、蒼朮以溫燥，升麻、柴胡升下陷之清陽，陳皮、木香理中宮之氣滯，脾胃合治，若用之得宜，誠效如桴鼓。蓋東垣之法，不過詳於治脾，而略於治胃耳！乃後人宗其意者，凡著書立說，竟將脾胃總論，即以治脾之藥，籠統治胃，舉世皆然。今觀葉氏之書，始知脾胃當分析而論。

蓋胃屬戊土，脾屬己土，戊陽己陰，陰陽之性有別也；臟宜藏，腑宜通，臟腑之體用各殊也。若脾陽不足，胃有寒濕，一臟一腑，皆宜於溫燥升運者，自當恪遵東垣之法；若脾陽不虧，胃有燥火，則當遵葉氏養胃陰之法。

……總之，脾胃之病，虛實寒熱，宜燥宜潤，固當詳辨。其於「升降」二字，尤為緊要。蓋脾氣下陷固病，即使不陷，而但不健運，已病矣；胃氣上逆固病，即不上逆，但不通降，亦病矣。（《臨證指南醫案》）

【原文】

帝曰：脾病而四支不用[(1)]，何也？岐伯曰：四支皆稟[(2)]氣於胃，而不得至經，必因於脾，乃得稟也。今脾病不能為胃行其津液[(3)]，四支不得稟水穀氣，氣日以衰，脈道不利，筋骨肌肉，皆無氣以生，故不用焉。

帝曰：脾不主時[(4)]，何也？岐伯曰：脾者土也，治中央[(5)]，常以四時長[(6)]四臟，各十八日寄治[(7)]，不得獨主於時也。脾臟者，常著胃土之精[(8)]也。土者，生萬物而法[(9)]天地，故上下至頭足，不得主時也。

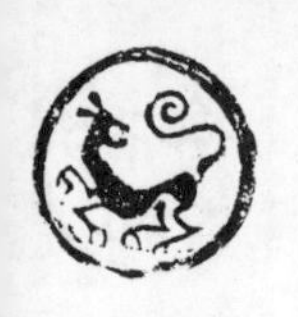

帝曰：脾與胃以膜相連耳，而能為之行其津液，何也？岐伯曰：足太陰者，三陰也，其脈貫胃屬脾絡嗌[10]，故太陰為之行氣於三陰。陽明者，表也，五臟六腑之海也，亦為之行氣於三陽[11]。臟腑各因其經而受氣於陽明，故為胃行其津液。四支不得稟水穀氣，日以益衰，陰道不利，筋骨肌肉無氣以生，故不用焉。

【注釋】

（1）四支不用：支，同「肢」。指四肢不能正常運動，痿廢不用。

（2）稟：稟受，得到。

（3）津液：此泛指水穀精微之氣。

（4）脾不主時：此指脾不單獨主管一個時令季節。

（5）治中央：治，主宰，掌管。中央，指脾按五行歸類屬土，土在五方位居中央。

（6）長：通「掌」，主也。

（7）各十八日寄治：寄，暫居之意。脾土位居中央，於四季立春、立夏、立秋、立冬之前，土旺主事各十八日，故曰寄治。張志聰注：「春夏秋冬，肝心肺腎之所主也。土位中央，灌溉於四臟，是以四季月中各旺十八日。是四時之中皆有土氣，而不獨主於時也。五臟之氣各主七十二日以成一歲。」

（8）常著胃土之精：脾常使胃中水穀精氣布達昭著於全身。

（9）法：取法，類似之意。

（10）嗌：咽也，即穀食之道的上口。

（11）亦為之行氣於三陽：足太陰脾也將胃中的水穀精氣傳輸到三陽經及六腑。

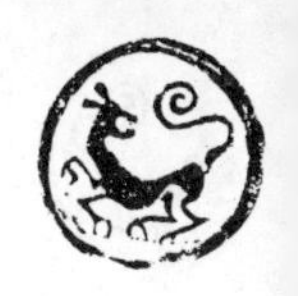

【白話詳解】

黃帝說：「脾病則四肢不能正常活動，這是什麼道理呢？」岐伯說：「四肢都是承受胃氣的濡養而發揮作用，但胃氣不能直接到達四肢，必須依靠脾的運化，四肢才能得到胃氣的濡養。現在脾發生病變後不能將胃的津液輸送出去，四肢就得不到水穀精氣的濡養，到達四肢的水穀精氣一日比一日衰減，致脈道不通利，筋骨肌肉也得不到胃氣的濡養，所以四肢也就失去其正常的功能活動。」

黃帝說：「脾臟不能主旺在一個季節，是什麼原因呢？」

岐伯說：「脾在五行屬土，在五方之中主中央，它在四季當中分別旺於四臟主治之時，所以為四臟之長，各於季終主治18日，所以脾不專主於一時。脾臟貯藏胃的精氣，而為胃行其精微，以營養四肢百骸，脾土的這種作用，就好像天地養育萬物一樣，所以它能從上到下，從頭至足，輸送水穀精微，無處不到，而不專主於一時。」

黃帝說：「脾與胃僅僅以一層膜相連，但脾能為胃運行精微，這是什麼道理呢？」岐伯說：「足太陰脾經為三陰，它的經脈貫通於胃，連屬於脾，絡於咽嗌，所以脾能為胃運行其氣入於三陰。足陽明胃經，是足太陰脾經之表，胃能受納水穀，供給五臟六腑的營養物質，而為五臟六腑之海，陽明行氣於三陽，亦賴脾氣的運化。五臟六腑都是依靠其本經的經脈，而接受陽明胃的水穀精微以為營養，所以脾能為胃運行津液。如果四肢得不到水穀精氣的營養，一天比一天衰弱，脈道運行亦不通利，筋骨肌肉都得不到胃氣的營養，所以就失去了正常的功能活動。」

【按語】

本節由對「脾病四支不用」機制及脾與四季關係的討論，

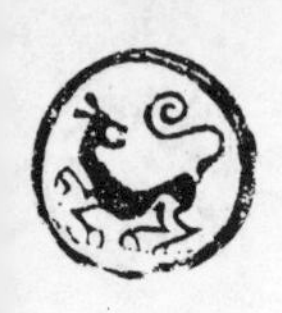

論述了脾胃關係及其在人體生命活動中的重要性。

脾胃為表裏，以膜相連，脾為胃行其津液，胃為五臟六腑之海，所化生的精微賴脾傳輸，全身上下內外，無處不到，四肢也莫能外。因此，脾病不能運化水穀精氣以營養四肢，筋骨肌肉得不到水穀精氣的滋養，因而肢體不能隨意運動，故「治痿獨取陽明」的深意就在於此。脾與胃一臟一腑，「陰陽異位」，雖然生理功能不同，但兩者之間關係密切，在組織結構方面，「脾與胃以膜相連」，「太陰陽明為表裏」，經脈相互絡屬，脾「其脈貫胃屬脾絡嗌」。可見，脾胃同居中焦，經脈相貫，臟腑相連，表裏相合，陰陽相從。

在生理功能方面，胃主受納，為「五臟六腑之海」，脾主運化，「為胃行其津液」，二者既分工又協作，共同完成對飲食物的消化、吸收、輸布等功能。胃受納、腐熟水穀之後，必須經過脾之運化作用，將之轉化為水穀精氣，並輸布到全身各臟腑器官。

在病理方面，脾與胃的病理變化常相互影響，如脾病不能為胃行其津液，則勢必影響胃之受納，而見不思飲食，或雖能食，但食而欲止，或食後脘腹脹滿、嗜睡乏力等。反之，陽明傷食，則氣阻而脾不運化，其病遷於脾，則可使脾的運化失常，可見腸鳴泄瀉、臭如敗卵等。故對脾胃病變的治療，亦常以健脾和胃與升清降濁配伍使用。

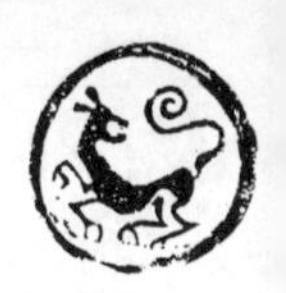

熱論篇第三十一

【原文】

黃帝問曰：今夫熱病者，皆傷寒[1]之類也。或癒或死，其死皆以六七日之間，其癒皆以十日以上者，何也？不知其解，願聞其故。岐伯對曰：巨陽者，諸陽之屬也[2]。其脈連於風府，故為諸陽主氣也。人之傷於寒也，則為病熱，熱雖甚不死。其兩感[3]於寒而病者，必不免於死。

【注釋】

（1）傷寒：病名，即外感熱病的總稱。

（2）巨陽者，諸陽之屬也：巨陽，即太陽。諸陽，指督脈和陽維脈。屬，統率、聚會之意。指太陽經統率人身的陽經，其經脈上連風府，而風府會聚督脈和陽維脈，所以太陽經主持人身陽經之氣。

（3）兩感：表裏兩經同時感受邪氣發病，例如太陽與少陰兩感、陽明與太陰兩感、少陽與厥陰兩感。

【白話詳解】

黃帝問道：「現在所說的外感發熱的疾病，都屬於傷寒一類，其中有的痊癒，有的死亡，死亡的都在六七日之間，痊癒的都在十日以上，這是什麼道理呢？我不知如何解釋，想聽聽其中的道理。」岐伯回答說：「太陽經為六經之長，統攝陽分，故諸陽皆隸屬於太陽，太陽的經脈連於風府，與督脈、陽維相會，行走於人體背部，感受的陽氣最多，所以太陽為諸陽主氣，主一身之表。人感受寒邪以後，就要發熱，發熱雖重，一般不會死亡。如果陰陽二經同時感受寒邪而發病，就難免於

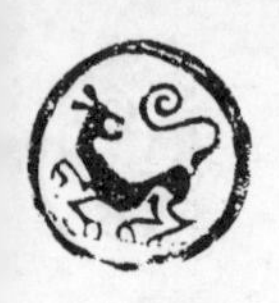

死亡了。」

【按語】

本節論述了外感熱病的名稱、病因和預後，為全篇內容的提綱。「今夫熱病者，皆傷寒之類也。」明確指出一切外感熱病，皆屬於傷寒的範疇。將外感熱病命名為傷寒，是由於寒為病因，寒在此泛指四時邪氣。謂之熱病，則是以症狀特點命名，因為發熱是外感病的共同特徵，故泛稱外感病為熱病，目前多直接稱為外感熱病。

本文說的傷寒是外感熱病的總稱，由四時邪氣引起的外感性熱病稱廣義傷寒，由寒邪引起的外感性熱病稱狹義傷寒。凡因感受外在邪氣而引起的各種熱病，均屬於傷寒範圍。《難經・五十八難》說：「傷寒有五：有中風，有傷寒，有濕溫，有熱病，有溫病。」前一「傷寒」為廣義傷寒，後一「傷寒」為狹義傷寒。

傷寒的預後取決於正邪雙方力量的對比和傷寒的類型，文中「人之傷於寒也，則為病熱，熱雖甚不死」。說明寒邪侵襲人體，邪氣雖盛，但正氣未衰，邪正交爭，陽氣鬱遏於肌表而發熱，故熱勢盛，但「熱雖甚不死」。治用汗法，汗出邪散，諸證皆除，預後良好，即「體若燔炭，汗出而散」（《素問・生氣通天論》）。「熱雖甚不死」，一般屬於六經傷寒單經受病。而兩感於寒，是表裏兩經同時感受寒邪，邪氣壅盛，充斥內外，傷及臟腑營衛氣血，邪盛正衰的外感病重證，若救不及時，則「必不免於死」，預後較差。

文中「死」與「不死」是指病情輕重，預後好壞。熱病重者，若救治及時得當，亦有生機。從治療的角度，論述外感發熱是邪正交爭，正氣不衰的表現。在外感病的不同階段，由於邪正雙方力量消長不同，其熱型有別。發病初期，邪正交爭於

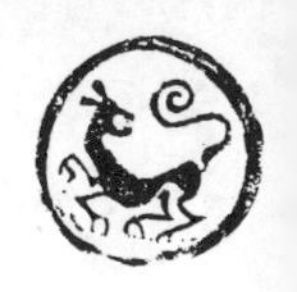

肌表，表現為惡寒與發熱兼見的熱型；若爭於半表半裏，表現為寒熱往來的熱型；若邪正交爭於裏，正氣未傷，勢均力敵，表現為但熱不寒，或為壯熱，或為日晡潮熱等；倘若正氣已傷，陰精不足，則會有暮熱早涼或夜間更甚。臨床上常根據病人的熱型判斷邪正的盛衰及疾病發展中所處的階段。

【原文】

帝曰：願聞其狀。岐伯曰：傷寒一日[1]，巨陽受之，故頭項痛，腰脊強。二日，陽明受之，陽明主肉，其脈俠鼻絡於目，故身熱[2]目痛而鼻乾，不得臥[3]也。三日，少陽受之，少陽主膽[4]，其脈循脇絡於耳，故胸脇痛而耳聾。三陽經絡皆受其病，而未入於臟者，故可汗而已[5]。四日，太陰受之，太陰脈布胃中絡於嗌[6]，故腹滿而嗌乾。五日，少陰受之，少陰脈貫腎絡於肺，繫舌本，故口燥舌乾而渴。六日，厥陰受之，厥陰脈循陰器而絡於肝，故煩滿而囊縮[7]。三陰三陽，五臟六腑皆受病，榮衛不行，五臟不通，則死矣。

其不兩感於寒者，七日，巨陽病衰，頭痛少癒；八日，陽明病衰，身熱少癒；九日，少陽病衰，耳聾微聞；十日，太陰病衰，腹減如故[8]，則思飲食；十一日，少陰病衰，渴止不滿，舌乾已而嚏；十二日，厥陰病衰，囊縱[9]，少腹微下，大氣[10]皆去，病日已矣。

帝曰：治之奈何？岐伯曰：治之各通其臟脈[11]，病日衰已矣。其未滿三日者，可汗而已；其滿三日者，可泄而已。

帝曰：熱病已癒，時有所遺[12]者，何也？岐伯曰：諸遺者，熱甚而強食之[13]，故有所遺也。若此者，皆病已衰而熱有所藏，因其穀氣相薄[14]，兩熱相合，故有所遺也。帝曰：善。治遺奈何？岐伯曰：視其虛實，調其逆從[15]，可使必已矣。帝

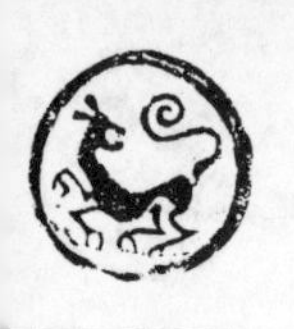

曰：病熱當何禁之？岐伯曰：病熱少癒，食肉則復，多食則遺[16]，此其禁也。

【注釋】

（1）一日：一日與下文二日、三日、四日、五日、六日，都是指外感熱病傳變的次序及發展的階段，不必理解為具體的日數。

（2）身熱：指身體發熱，按之燙手，愈按愈熱。

（3）不得臥：陽明受邪，經氣壅滯，影響到腑，胃不和則臥不安，所以不得臥。

（4）少陽主膽：膽，《甲乙經》、《太素》均作「骨」。少陽膽與厥陰肝相表裏，而肝主筋，筋會於骨，所以少陽主骨。

（5）未入於臟者，故可汗而已：人體的經脈，陽經連腑，陰經連臟。未入於臟，說明邪氣未及於三陰，乃在肌表，故可汗而已。

（6）嗌：即咽。

（7）煩滿而囊縮：滿，通「懣」。煩滿，即煩悶之意。囊縮，陰囊收縮。足厥陰脈環繞陰器，抵少腹，夾胃屬肝絡膽，所以厥陰受病煩滿而囊縮。

（8）腹減如故：故，舊有、原來的意思。言腹滿症狀已消除，恢復正常。

（9）囊縱，少腹微下：陰囊收縮與少腹拘急的症狀漸見舒緩。

（10）大氣：指邪氣。

（11）治之各通其臟脈：通，即疏通，調理。臟脈，即臟腑之脈。張志聰注：「臟脈，謂手足三陰三陽之經脈，病傳六氣，故當調其六經，經氣調和，則榮衛運行，而不內乾臟腑

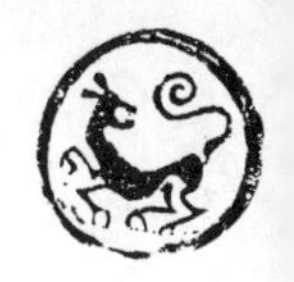

矣。」

（12）遺：指病邪遺留未盡，遷延不癒。

（13）熱甚而強食之：在熱尚甚時就勉強進食。

（14）薄：通「搏」，相互搏結之意。

（15）逆從：偏義詞，偏「逆」，反常之意。

（16）食肉則復，多食則遺：復，病癒而復發。熱病之後，脾胃氣虛，運化力弱，食肉則不化，多食則穀氣殘留，與故熱相互搏結，故有遺復。

【白話詳解】

黃帝說：「我想聽聽感受寒邪後的發病情況。」岐伯說：「傷寒病1日，為太陽經感受寒邪，足太陽經從頭下項，挾脊抵腰中，所以頭項痛，腰脊強直不舒。2日陽明經受病，陽明主肌肉，足陽明經脈俠鼻絡於目，下行入腹，所以身熱目痛而鼻乾，不能安臥。3日少陽經受病，少陽主骨，足少陽經脈，循胸脇而上絡於耳，所以胸脇痛而耳聾。若三陽經絡皆受病，尚未入裏入陰的，都可以發汗而癒。4日太陰經受病，足太陰經散佈於胃中，上絡於咽，所以腹中脹滿而咽乾。5日少陰經受病，足少陰經貫腎，絡肺，上繫舌本，所以口燥舌乾而渴。6日厥陰經受病，足厥陰脈環陰器而絡於肝，故煩悶而陰囊收縮。如果三陰三陽經脈和五臟六腑均受病，以致營衛不能運行，五臟之氣不通，人就要死了。

如果病不是陰陽表裏兩感於寒邪的，則第7日太陽病衰，頭痛稍癒；8日陽明病衰，身熱稍退；9日少陽病衰，耳聾將逐漸能聽到聲音；10日太陰病衰，腹滿已消，恢復正常，而欲飲食；11日少陰病衰，口不渴，不脹滿，舌不乾，能打噴嚏；12日厥陰病衰，陰囊鬆弛，漸從少腹下垂。至此，大邪之氣盡去，病也逐漸痊癒。」

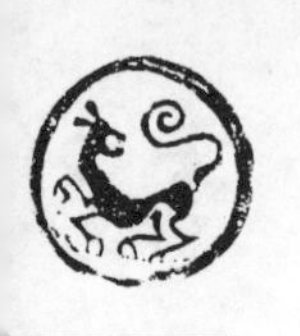

黃帝說：「怎麼治療呢？」岐伯說：「治療時，應根據病在何臟經脈，分別予以施治，病將日漸衰退而癒。對這類病的治療原則，一般病未滿3日，而邪猶在表的，可發汗而癒；病已滿3日，邪已入裏的，可以泄之而癒。」

黃帝說：「熱病已經痊癒，常有餘邪不盡，是什麼原因呢？」岐伯說：「凡是餘邪不盡的，都是在發熱較重的時候強進飲食，所以有餘熱遺留。像這樣的病，都是病勢雖然已經衰退，但尚有餘熱蘊藏於內，如勉強病人進食，則必因飲食不化而生熱，與殘存的餘熱相搏，則兩熱相合，又重新發熱，所以有餘熱不盡的情況出現。」黃帝說：「好。怎麼治療餘熱不盡呢？」岐伯說：「應診察病的虛實，或補或瀉，予以適當的治療，可使其病痊癒。」黃帝說：「發熱的病人在護理上有什麼禁忌呢？」岐伯說：「當病人熱勢稍衰的時候，吃了肉食，病即復發；如果飲食過多，則出現餘熱不盡，這都是熱病所應當禁忌的。」

六經	經脈所過部位	主　症
太陽經	從巔入腦，下項，挾脊抵腰中	頭項痛，腰脊強
陽明經	俠鼻絡目	身熱目痛鼻乾，不得臥
少陽經	循脇絡於耳	胸脇痛而耳聾
太陰經	布胃中，絡於嗌	腹滿而嗌乾
少陰經	貫腎，絡於肺，繫舌本	口燥舌乾而渴
厥陰經	循陰器而絡於肝	煩滿，囊縮

【按語】

本節主要論述了單經感邪的外感熱病的六經主證、傳變規律、治療大法及預後禁忌。六經傷寒的主症主要以各種經脈的

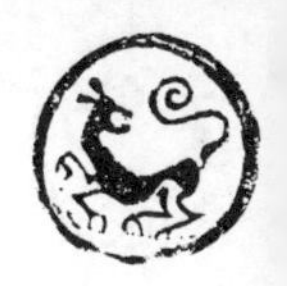

循行部位結合其對應的臟腑功能進行歸納，文中列舉的六經症狀皆為熱實證，即三陽經病證為表熱證，三陰經病證為裏熱證，而未言及虛寒證。這種以經脈循行部位確定病位的診斷方法至今仍廣泛應用於臨床。在六經分證的基礎上，提出了外感熱病的傳變規律。傷寒在經之邪，有向裏傳變和不向裏傳變的不同。病邪內傳的規律是由表入裏，由陽入陰，其先後次序是太陽、陽明、少陽、太陰、少陰、厥陰。傷寒在經之邪若不內傳，各經症狀緩解的時間大約是在受病後的第7天。病邪日傳一經，第12日病癒，說明傷寒在其演變過程中在正氣的作用下，有一定的自癒傾向，文中所說的日數，只是傷寒的一般傳變次序及疾病的不同階段，其可受各種因素的影響，如邪氣的輕重、正氣的盛衰、治療的及時得當與否，故不可拘泥。正如高士宗所說：「一日巨陽、二日陽明、三日少陽等，乃以六日而明六經也……期雖有次，非一定也。」

對外感熱病的治療，提出「其未滿三日者，可汗而已；其滿三日者，可泄而已」的觀點。張琦注云：「三日之前，病在三陽，故可汗；三日之後，病在三陰，故可泄。泄謂泄越其熱，非攻下之謂也。」後世將汗泄二法配以方藥，則臨床應用範圍更廣，舉凡邪客在表，必用汗法解表散邪，如風寒客表用辛溫發汗之麻黃湯、桂枝湯、香薷飲類；風熱客表用辛涼透表之銀翹散、桑菊飲、柴葛解肌湯類，皆屬汗法。又凡邪熱在裏者，則必用泄法清泄裏熱，如裏熱熾盛之證用黃芩湯、瀉心湯類；裏熱結聚之證用承氣湯、涼膈散類，皆屬泄法。足見汗、泄二法是治療外感熱病表裏證候的大法。

對傷寒病的遺複處理，本節也從病因病機分析入手提出具體方法與禁忌。遺是病邪遺留未盡，復是病癒而復發。遺復的原因是熱甚而強食，病機是殘熱與穀食之熱相互搏結，治療應

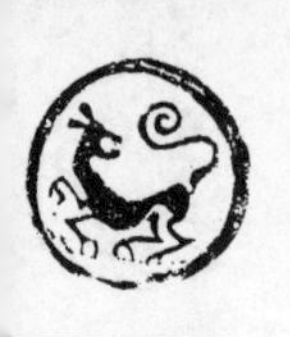

當根據虛實予以補瀉。正虛則當補，邪實宜瀉，若兼有食積，則當辛開苦降、健脾消食。故姚止庵說：「病熱少癒，胃氣尚虛，食肉難化，鬱而助熱，熱病當復發如故矣，肉固不多食，凡不可多食者而多食之，則熱病有所遺焉，當禁者也。」

此外，對於外感熱病的治療，《素問・刺熱》篇還提出採用物理降溫的方法，其云：「諸治熱病，以飲之寒水，乃刺之，必寒衣之，居止寒處，身寒而止也。」這些方法也可作為本篇治療法則外的補充，這些理論及方法，至今對於臨床實踐仍具有指導意義。

【應用舉例】

三陽經絡皆受其病，而未入於臟者，故可汗而已。此言三陽經表證未入於裏，故可發汗而已者。……又曰：未滿三日，可汗之；其滿三日者，可泄之。言未滿三日者，非拘日數，言表證在前也；言滿三日者，亦不拘日數，言裏證在後也。按此乃是傷寒傳經之陽證，非言寒中三陰不發熱之純陰證也。仲景於是補《內經》之缺，作《傷寒論》，闡發寒邪能傷陽經，而為傳經熱病；豈寒邪反不能傷陰經，而為直中陰經之陰證乎？（《傷寒大白・總論》）

時熱食復，胸痞，噁心欲嘔，進半夏瀉心湯。炒半夏、黃連、枳實、杏仁、薑汁、厚朴、草豆蔻。又方：人參、山楂、枳實、乾薑、薑汁炒半夏。前方偏重熱結，後方側重食積，病機不同，治法殊異。（《宋元明清名醫類案・葉天士醫案》）

【原文】

帝曰：其病兩感於寒者，其脈應與其病形何如？岐伯曰：兩感於寒者，病一日，則巨陽與少陰俱病，則頭痛口乾而煩滿；二日，則陽明與太陰俱病，則腹滿身熱，不欲食，譫言[1]；三

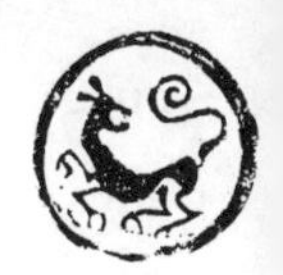

日，則少陽與厥陰俱病，則耳聾囊縮而厥[2]。水漿不入，不知人[3]，六日死。

帝曰：五臟已傷，六腑不通，榮衛不行，如是之後，三日乃死，何也？岐伯曰：陽明者，十二經脈之長也，其血氣盛，故不知人；三日，其氣乃盡[4]，故死矣。

【注釋】

（1）譫言：即譫語。

（2）厥：指手足逆冷。

（3）水漿不入，不知人：水漿不入，指飲食水穀不進，為胃氣乏竭之象；不知人，即昏迷不省人事，說明神氣已傷。二者均屬危症。

（4）其氣乃盡：指胃氣敗絕。

【白話詳解】

黃帝說：「表裏兩經同傷於寒邪的兩感證，其受邪經脈及其症狀是怎樣的呢？」岐伯說：「陰陽兩經表裏同時感受寒邪的兩感證，1日為太陽與少陰兩經同時受病，其症狀既有太陽的頭痛，又有少陰的口乾和煩悶；2日為陽明與太陰兩經同時受病，其症狀既有陽明的身熱譫語妄語，又有太陰的腹滿不欲食；3日為少陽與厥陰兩經同時受病，其症狀既有少陽之耳聾，又有厥陰的陰囊收縮和四肢發冷。如果病勢發展至水漿不入，神昏不知人的程度，到第 6 天便死亡了。」

黃帝說：「病已發展至五臟已傷，六腑不通，榮衛氣血都不能正常運行的程度了，像這樣的病，還要3天以後死亡，是什麼道理呢？」岐伯說：「陽明為十二經脈氣血的源泉，此經脈氣血最盛，所以病人會昏迷不省人事；3天以後，陽明的氣血已經竭盡，所以才會死亡。」

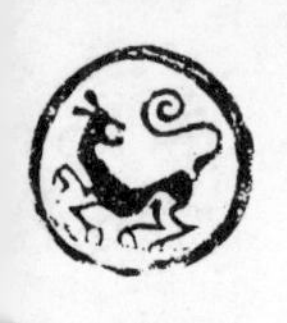

【按語】

本節論述了表裏兩經同時傷於寒邪的病因病機、症狀、預後和死因，是對前文「其兩感於寒而不病者，必不免於死」一句的闡釋和發揮。該病證並不等於單純的表裏兩經症狀的相加。其「五臟已傷，六腑不通，營衛不行」以及「其氣乃盡」的臨床表現，說明「兩感」病證邪盛正衰的矛盾比較突出，是外感熱病中最嚴重的病證。

兩感證具有起病急、發病快、病情重、預後差的特點，開始即見表裏同病，隨即迅速出現譫語、厥冷、水漿不入、神昏等危重徵象，臨床上應當引起高度重視。

經文還指出胃氣的盛衰存亡在熱病的發展過程中的重要作用。陽明屬胃，是水穀之海，氣血生化之源，五臟六腑、十二經脈的氣血皆源於此，故《素問・太陰陽明論》曰：「陽明者，五臟六腑之海。」若陽明氣盡，則氣血之化源絕，諸經亦無所受氣，人便死亡。在兩感於寒的熱病中，由於神昏不知人，胃氣得不到及時補充，陽明經氣衰，氣血化源竭絕，臟腑經脈無以受氣，故而預後不良。

結合前文述及熱遺、食復的原因亦是胃氣尚虛所致，均說明熱病的預後與胃氣密切相關，提示醫生在熱病的治療及調養過程中必須固護胃氣，後世張仲景及葉天士諸大家，均受其影響而有所發揮。

【應用舉例】

姚左，傷寒兩感，太陽少陰為病。太陽為寒水之經，本陰標陽，標陽鬱遏，陽不通行，故發熱惡寒而無汗；少陰為水火之臟，本熱標寒，寒入少陰，陰盛火衰，完穀不化，故腹痛而洞泄。胸悶嘔吐，舌苔白膩，食滯中宮，濁氣上逆，脈象沉遲而細。仲聖云：「脈沉細，反發熱，為少陰病。」與此吻合，

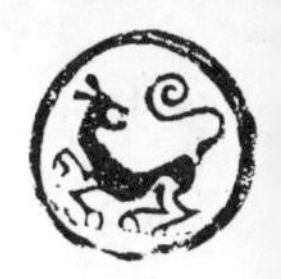

挾陰挾食，顯然無疑，症勢非輕。姑宜溫經達邪，和中消滯。淨麻黃四分，熟附子一錢，藿蘇梗各一錢五分，製川朴一錢，枳實炭一錢，法半夏二錢，赤苓三錢，白蔻仁（研）八分，六神麴三錢，生薑一片，乾荷葉一角。二診，服溫經達邪，和中消滯之劑，得微汗，惡寒發熱較輕，而胸悶嘔吐，腹痛泄瀉，依然不止，苔膩不化，脈沉略起，太陽之經邪，雖有外解之勢，少陰之伏邪未達，中焦之食滯互阻，太陰清氣不升，陽明濁氣不降也，恙勢尚在重途，還慮增劇。仍守原法出入，擊鼓而進取之。……六診，熱勢漸退，舌糜亦化，佳兆也。而心煩少寐，渴喜冷飲，脈數不靖，陰液傷而難復，虛火旺而易升，邪熱已解，餘焰未清，仍守增液生津，引火下行，藥既獲效，毋庸更張。（《丁甘仁醫案》）

【原文】

凡病傷寒而成溫[(1)]者，先夏至日[(2)]者為病溫[(3)]，後夏至日者為病暑[(4)]。暑當與汗皆出，勿止[(5)]。

【注釋】

（1）溫：在此指溫熱病而言。

（2）先夏至日：發病於夏至之前，

（3）病溫：指患溫病。

（4）病暑：指患暑病。暑病，泛指夏季感受暑熱邪氣而發生多種熱性病，如中暑、傷暑等。

（5）暑當與汗皆出，勿止：汗出邪氣隨之外泄，故不可止汗。

【白話詳解】

凡是傷於寒邪而成為溫熱病的，病發於夏至以前的為病溫，病發於夏至以後的為病暑。暑病汗出，可使暑熱從汗散

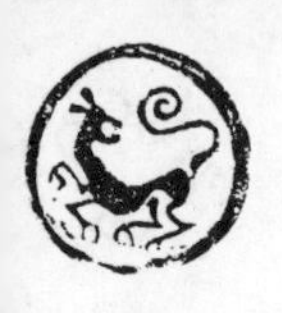

泄，所以暑病汗出，不要制止。

【按語】

本節指出溫病、暑病的區別以及暑病的治法。病溫、病暑是季節命名，兩者同是感受寒邪而為熱病，但由於受邪發病時間不同，而有溫病和暑病的區別，即溫病發於夏至之前，暑病發於夏至之後。姚止庵云：「寒毒藏於肌膚，先夏至發者為病溫，後夏至發者為病暑。」無論溫病，還是病暑，均是由於感受了寒邪而形成的熱病，故曰：「凡病傷寒而成溫者。」寒雖是冬季的氣候現象，但四季皆可見。夏至前寒邪傷人，其病證多皆有溫熱的特點，故曰病溫。夏至後寒邪傷人，其病證多皆暑濕的特點，故曰病暑。

對於暑病的治療，切勿見汗止汗，必須查清病源，治以清泄暑熱。如錯用止汗收斂之法，必將釀成暑熱內閉、關門留寇，引起邪陷心包的危急證候。所以吳昆說：「暑邪在表，令人自汗，自汗則暑邪當與汗皆出，勿得止之，蓄邪為患也。」這一治暑原則，在臨床上有一定的指導意義。

【應用舉例】

天之暑熱一動，地之濕濁自騰，人在蒸淫熱迫之中，若正氣設或有隙，則邪從口鼻吸入氣分先阻，上焦清肅不行，輸化之機，失於常度，水穀之精微，亦蘊結而為濕也，人身一小天地，內外相應故暑病必挾濕者，即此義耳。……蓋暑濕之傷，驟者在當時為患，緩者於秋後為伏氣之疾。其候也，脈色必滯，口舌必膩，或有微寒，或單發熱，熱時痞氣窒，渴悶煩冤，每至午後則甚，入暮更劇，熱至天明，得汗則諸恙稍緩，日日如是，必要兩三候外，日減一日，方得全解。（《臨證指南醫案‧暑》）

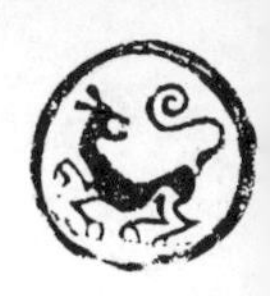

評熱論篇第三十三

【原文】

黃帝問曰：有病溫者，汗出輒[(1)]復熱而脈躁疾[(2)]，不為汗衰[(3)]，狂言不能食，病名為何？岐伯對曰：病名陰陽交[(4)]，交者死也。帝曰：願聞其說。岐伯曰：人所以汗出者，皆生於穀，穀生於精[(5)]。今邪氣交爭於骨肉而得汗者，是邪卻而精勝也。精勝，則當能食而不復熱。復熱者，邪氣也；汗者，精氣也。今汗出而輒復熱者，是邪勝也；不能食者，精無俾[(6)]也；病而留者，其壽可立而傾[(7)]也。且夫《熱論》曰：汗出而脈尚躁盛者死。今脈不與汗相應，此不勝其病也，其死明矣。狂言者，是失志，失志者死。今見三死[(8)]，不見一生，雖癒必死也。

【注釋】

（1）輒：立即，馬上之意。

（2）脈躁疾：謂脈象躁動不安而急數。

（3）不為汗衰：衰，減輕之意。指病情沒有因為出汗而減輕。

（4）陰陽交：謂新感之邪引動內伏之邪，內外之邪相交的病症。

（5）穀生於精：謂水穀是人體精氣化生源泉。

（6）精無俾：俾，補充、補益之意。指精氣得不到補益充養。

（7）傾：傾倒，此處含有危險、敗壞之意。

（8）三死：指汗出復熱而不能食、脈躁盛、狂言三症。

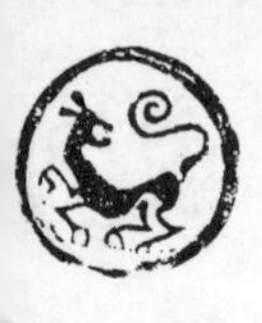

【白話詳解】

黃帝說道：「有的溫熱病患者，汗出以後，隨即又發熱，脈象急疾躁動，其病勢不僅沒有因汗出而衰減，反而出現言語狂亂，不進飲食等症狀，這叫什麼病？」岐伯回答說：「這種病叫做陰陽交，陰陽交是死證。」

黃帝說：「我想聽聽其中的道理。」岐伯說：「人所以能夠出汗，是依賴於水穀所化生的精氣，水穀之精氣旺盛，便能戰勝邪氣，現在邪氣與正氣交爭於骨肉之間，能夠得到汗出的是邪氣退而精氣勝的表現，精氣勝應當能進飲食而不再發熱。復發熱是有邪氣未除，汗出是精氣抗邪，現在汗出後又復發熱，是邪氣勝過精氣，不進飲食，則精氣得不到繼續補益，邪熱又逗留不去，這樣發展下去，病人的生命就會發生危險。《熱論》中也曾說：汗出而脈仍躁盛，是死證。現在其脈象不與汗出後的情況相適應，表明精氣已經不能勝過邪氣，死亡的徵象已是很明顯了。狂言亂語是神志失常，神志失常也是死證。現在已經見到了三種死證，卻未見一點生機，病雖可能因汗出而暫時減輕，但終究是要死亡的。」

【按語】

本節經文論述了陰陽交的病因病機，臨床表現及其預後。陰陽交作為熱病之變證，其含義是外感陽邪入於陰分，邪正交爭，邪盛正衰的危重證，屬溫熱病的一種逆證。其基本病機是邪熱亢盛，精氣已竭，正不勝邪，邪盛正衰。汗出輒復熱，是由陰精不足，邪熱亢盛所引起；不能食，說明胃氣衰敗，生精之源匱乏；狂言失志，是腎精枯竭，熱擾心神引起；脈躁疾，是陰精不足，陽熱邪氣充斥脈道的表現。

本病從邪正雙方力量對比來看，發熱、不能食、狂言、脈躁疾不為汗衰是人體陰精枯竭，不能制伏陽熱邪氣所引起，所

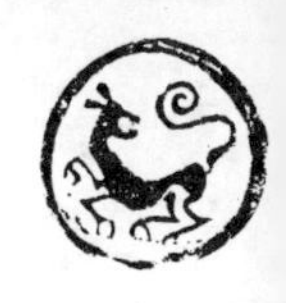

以病情嚴重，預後兇險。但並非「雖癒必死」，實踐證明，用甘涼益陰或大劑益氣增液之劑而取效者，也是屢見不鮮。故吳鞠通《溫病條辨》說：「《內經》謂必死之症，誰敢謂生？然藥之得法，有可生之理。」

文中陽熱邪氣惟借陰精正氣以制勝的觀點，對後世溫病學說的形成與發展均有重要指導意義。張仲景《傷寒論》第四條云：「傷寒一日，太陽受之，脈若靜者，為不傳；頗欲吐，若躁煩，脈數急者，為傳也。」將脈象的靜躁作為病傳的標誌。後世溫病學派在本篇陽熱之邪須賴陰精以制勝的觀點啟發下，結合臨床，制定出一系列相應的治療措施，將「保津液」列為溫病治療之首務，力倡「熱病以救陰為先」，提出「救陰以泄熱為要」的扶正祛邪的基本治則。

其臨床意義是凡溫病汗出，若見脈靜身涼，為邪隨汗出的佳兆；若汗出熱不退，脈象躁盛，是正不勝邪的凶象；如更見煩躁不安、汗出如豆、氣喘、神昏、譫語等症狀，則是邪熱劫傷津液，精氣耗竭的危候。經文將陰陽交的證候視為「三死」證，又說「交者死也」。但是，如果汗出之後，若見身涼脈靜則有生還之機。《靈樞・熱論》指出「脈盛躁得汗靜者生」。

【應用舉例】

病熱，汗出復熱而不少為身涼，此非痎瘧，狂言失志，《內經》所謂陰陽交，即是病也。交者，液交於外，陽陷於內耳，此所棘手證。人參、生地、天冬。（《宋元明清名醫類案・葉天士醫案》）

汪某，男，15歲，患發熱不退，已近1個月。夜重晝輕，汗出不止，有時汗乾而熱不退。服西藥解熱劑，熱雖暫退，旋又復熱，且熱度極高，目上視不瞑，煩躁不安，喘促氣微，汗出如洗。病情危重，急來求余會診。余詳加診視，症見：舌紫而膩，

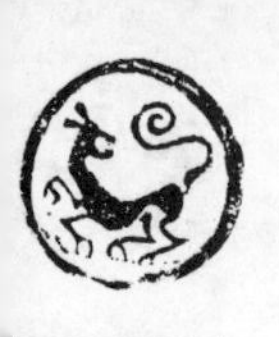

脈浮大而勁，壯熱汗出，熱不為汗衰，此病名「陰陽交」。《內經》論之甚詳，若屬溫熱病之壞證（逆證），預後多不良。所幸者，尚能飲食，胃氣未絕，尚有一線生機。蓋汗出熱當退，今熱不為汗衰，發熱和汗出，兼而有之，足證氣機不收，陽越於上，故發熱汗出也。腎屬水而主五液，若腎水不能溫升，心火不能涼降，坎離不濟，陰陽不交，升降失司，則為此病所以至危之理也。王叔和云：「汗後脈靜身涼則安，汗後脈躁熱甚則難。」但若治之得法，尚可挽救。

治法當在通陽交陰，使氣得收，津液能藏，俾能熱退汗斂，則病可癒也。乃用《張氏醫通》益元湯加豬膽汁，勉力救治。處方：黑附片6 g，乾薑12 g，炙艾葉9 g，麥冬12 g，甘草3 g，炒知母6 g，炒黃連3 g，生薑3片，白洋參9 g，五味子10 g，大棗3枚，蔥白3個，豬膽1個，分3次調入藥內，點童便數滴為引。……上方於是日上午服後，至下午5時許，其父來家告曰：「服藥後，眼已能閉，熱亦稍退，喘促較平，汗出減少。」遂將原方附片加至12g，囑其再進一劑。服後深夜汗收、熱退，喘促全平，諸證已減，但旋又下肢浮腫。遂予白通湯調理而癒。（《戴麗三醫案》）

【原文】

帝曰：有病身熱，汗出煩滿，煩滿不為汗解，此為何病？岐伯曰：汗出而身熱者風也，汗出而煩滿不解者厥[1]也，病名曰風厥[2]。帝曰：願卒聞之。岐伯曰：巨陽主氣[3]，故先受邪，少陰與其為表裏也，得熱則上從之[4]，從之則厥也。帝曰：治之奈何？岐伯曰：表裏刺之，飲之服湯。

帝曰：勞風[5]為病何如？岐伯曰：勞風法在肺下[6]，其為病也，使人強上冥視[7]，唾出若涕，惡風而振寒，此為勞風之

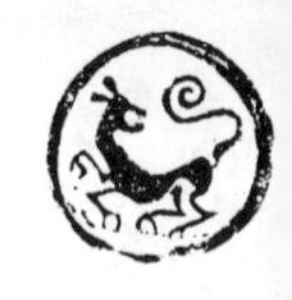

病。帝曰：治之奈何？岐伯曰：以救俯仰[8]，巨陽引[9]。精者三日，中年者五日，不精者七日。咳出青黃涕，其狀如膿，大如彈丸，從口中若鼻中出，不出則傷肺，傷肺則死也。

【注釋】

（1）厥：逆也，指下氣上逆。

（2）風厥：指太陽受風，精虧不足，少陰虛火上逆而發熱汗出，煩悶不除的病證。

（3）巨陽主氣：足太陽經主宰全身陽經之氣。

（4）上從之：指少陰虛熱隨從太陽之氣上逆。

（5）勞風：指因勞成虛，因虛受風引起的病證。

（6）法在肺下：法，常也。法在肺下，指勞風的受邪部位常在肺下。

（7）強上冥視：指頭項強直而俯仰不能自如，視物不清。

（8）俯仰：指病人呼吸困難，用力呼吸，隨著呼氣吸氣胸廓起伏而同時見低頭與抬頭的體徵。

（9）巨陽引：在足太陽經上取穴針刺，以引動經氣的治療方法。

【白話詳解】

黃帝說：「有的病全身發熱、汗出、煩悶，其煩悶並不因汗出而緩減，這是什麼病呢？」岐伯說：「汗出而全身發熱，是因感受了風邪；汗出而煩悶不解，是由於下氣上逆所致，病名叫風厥。」黃帝說：「希望你能詳盡地講給我聽。」岐伯說：「太陽為諸陽之主，主人一身之表，所以太陽首先感受風邪的侵襲，少陽與太陽相為表裏，表病則裏必應之，少陰受太陽發熱的影響，其氣亦從之而上逆，上逆變成為厥。」黃帝說：「怎麼治療呢？」岐伯說：「治療時應並刺太陽、少陰表裏兩經，即刺太陽以瀉風熱之邪，刺少陰以降上逆之氣，並內

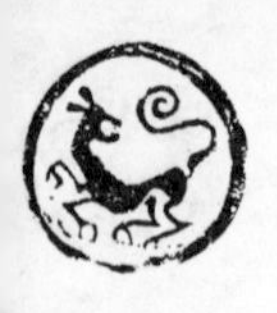

服湯藥。」

黃帝說：「勞風的病情是怎麼樣的呢？」岐伯說：「勞風的受邪部位常在肺下，其發病的症狀為頭項強直、頭目昏眩而視物不清、唾出黏痰似涕、惡風而寒慄。」黃帝說：「怎樣治療呢？」岐伯說：「首先應通利氣道，使呼吸通暢，俯仰自如。腎精充盛的青年人，可3日而癒；中年人精氣稍衰，須5日可癒；老年人精氣已衰，水不濟火，須7日而癒。勞風患者，咳出青黃色黏痰，其狀似膿，大小如彈丸，從口中或鼻中排出，如果不能咳出，則必傷其肺，肺傷則死。」

【按語】

本節論述了風厥、勞風的病因病位，證候特點，治療預後及護理。風厥的含義係因汗出太陽受風，並以汗出身熱，煩悶不解為症狀特點的病證。病機為太陽感受風邪，傳入少陰，邪傷陰精，少陰虛火上逆，表裏受邪。症狀分析為風性開泄，故汗出；風邪襲表見身熱；少陰虛火上逆，故煩滿不為汗解。治療用針刺以瀉太陽之邪，補少陰之氣，並配合湯液內服。因為太陽經感受風邪，風為陽邪，其性開泄，風邪襲表；邪入少陰，少陰經氣上逆，故臨床用藥不可過用解表而妄汗，否則變證叢生，臨床宜用滋陰解表的方法治療。

勞風的含義為因勞受風所致的病證。病位為表證未除，肺有鬱熱。病機為太陽受風，肺失清肅，痰熱壅積。

症狀分析為太陽感受風邪，衛陽失於溫煦，故見惡風而振寒；太陽經氣不暢，則強上冥視；風熱陽邪犯肺，煎熬津液，則咳吐黃黏稠痰。治療利肺散邪，排除痰液以通氣道，同時解除太陽表邪。

後世醫家在此基礎上多有發揮，《聖濟總錄》即總結了勞風為病的多種治療方劑，如治勞風胸膈不利、涕唾稠黏、上焦

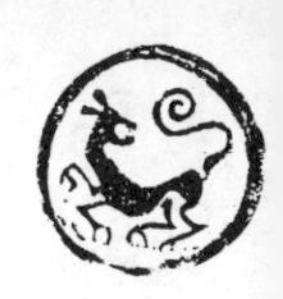

壅滯，喉中不快，麻黃湯方；治勞風強上冥視，芎枳丸方；治勞風項強急痛、四肢煩熱，葳蕤飲方；治勞風發熱煩悶、不能食、睡眠不安，黃連丸方；治勞風上膈壅痰實，利頭目，地骨皮湯方；治勞風壅滯、多痰逆頭昏，防風湯方；治勞風涕唾稠黏，枳殼湯方等。

有關勞風的預後與精氣的盛衰直接相關，即精者3日可癒，中年者5日可癒，不精者7日可癒。其護理應及時排除呼吸道的痰液，保持呼吸道通暢；否則，「不出則傷肺，傷肺則死也」。說明勞風之病，是肺有鬱熱，如果青黃涕不能排出，則熱不能清除，導致傷肺而引起死亡。

從這一疾病關係與發展趨勢判斷，勞風之病治療不當，進一步可以發展為肺癰，後世張仲景創設桔梗散排膿以療肺癰，就是以這一觀點作為理論依據的。

【應用舉例】

風厥案：李某，男，35歲，1998年10月28日就診。主訴發熱7 天，體溫持續在37.5～39.7 ℃之間。曾口服康必得、感冒清熱沖劑、阿莫西林、APC等藥，並靜點青黴素（800萬單位，每日1次）3天，靜點頭孢噻肟鈉（3g每日1次）2天，均不見效。刻下體溫38.3 ℃，症見發熱無汗，微惡風寒，頭身疼痛，口乾，舌紅少苔，脈浮細數。給予加減葳蕤湯，另加太子參、葛根、生石膏、知母、防風，以增強養陰益氣，解表退熱之效。患者僅服半劑，即有周身汗出，體溫降至37.2 ℃。1劑後，熱退身涼，體溫正常。服至3劑，體質恢復如常。（北京中醫藥大學學報，2005，1）

勞風案：沈左 ，外感風溫，內蘊濕熱，薰蒸於肺，肺臟生癰，咳嗽胸膺牽痛，痰臭膿血，身熱口乾，脈滑數，苔黃，重症也。急擬辛涼清溫，而化痰瘀。薄荷葉（八分），冬桑葉

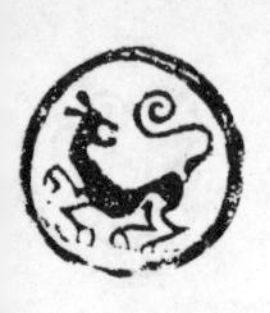

（二錢），丹皮（二錢），桃仁（一錢），生甘草（八分），桔梗（一錢），銀花（五錢），連翹殼（三錢），光杏仁（三錢），象貝母（三錢），生薏苡仁（五錢），冬瓜子（四錢），活蘆根（去節，二尺），鮮金絲荷葉（去背上白毛，十張）。另單方：金絲荷葉（一兩，去毛打汁）、陳酒（一兩）、杏仁粉（五錢）、川貝粉（五錢），燉溫服之。前方連服三劑，咳嗽膿血均減，身熱亦退大半，原方去桃仁及薄荷葉，加輕馬勃（八分）、通草（八分）。（《丁甘仁醫案》）

【原文】

帝曰：有病腎風(1)者，面胕痝然(2)壅，害於言，可刺否？岐伯曰：虛不當刺，不當刺而刺，後五日其氣必至。帝曰：其至何如？岐伯曰：至必少氣時熱(3)，時熱從胸背上至頭，汗出手熱，口乾苦渴，小便黃，目下腫，腹中鳴，身重難以行，月事不來，煩而不能食，不能正偃(4)，正偃則咳，病名曰風水(5)，論在《刺法》中。

帝曰：願聞其說。岐伯曰：邪之所湊，其氣必虛。陰虛者，陽必湊之，故少氣時熱而汗出也。小便黃者，少腹中有熱也。不能正偃者，胃中不和也。正偃則咳甚，上迫肺也。諸有水氣者，微腫先見於目下也。帝曰：何以言？岐伯曰：水者，陰也；目下，亦陰也(6)；腹者，至陰之所居，故水在腹者，必使目下腫也。真氣(7)上逆，故口苦舌乾，臥不得正偃，正偃則咳出清水也。諸水病者，故不得臥，臥則驚，驚則咳甚也。腹中鳴者，病本於胃也。薄脾(8)則煩不能食，食不下者，胃脘隔也。身重難以行者，胃脈在足也。月事不來者，胞脈(9)閉也，胞脈者，屬心而絡於胞中，今氣上迫肺，心氣不得下通，故月事不來也。帝曰：善。

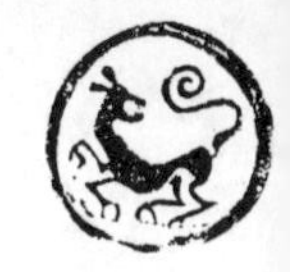

【注釋】

（1）腎風：風邪客腎，主水之功能失常所致面目浮腫，妨礙語言的一種疾病。

（2）痝（ㄇㄤ）然：腫起貌。

（3）少氣時熱：謂氣短，少氣不足於息，時常發熱。

（4）正偃：偃，倒下。正偃，即仰臥，平臥。

（5）風水：指由腎風誤刺而引起的比腎風嚴重的水腫病。

（6）目下，亦陰也：目下為約束，而脾為陰，主約束，所以目下為陰。

（7）眞氣：指心臟之眞氣。心屬火，其氣上逆，所以口苦舌乾。

（8）薄脾：薄，迫。薄脾，即犯脾，影響脾。

（9）胞脈：胞，子宮。胞脈，即子宮的絡脈。

【白話詳解】

黃帝說：「有患腎風的人，面部浮腫和足背都浮腫，兩眼瞼也腫脹嚴重，並且語言不利，這種病可以用針刺療法嗎？」岐伯說：「虛證不應當刺，如果不應當刺而誤刺，必傷其真氣，而使其臟氣虛，5天以後，則病氣復至而病勢加重。」

黃帝說：「病氣至時情況怎麼樣呢？」岐伯說：「病氣至時，病人必感到少氣，時發熱，時常覺得熱從胸背上至頭，汗出，手熱，口乾渴甚，小便色黃，目下浮腫，腹中鳴響，身體沉重，行動困難，婦女月經閉止，心煩而不能飲食，不能仰臥，仰臥就咳嗽得很厲害，病名叫風水，在《刺法》中有所論述。」

黃帝說：「我想聽聽其中的道理。」岐伯說：「邪氣所以能夠聚集發病，是由於其正氣先虛，故當腎陰虛時，陽邪必乘虛而聚集，因而少氣，時時發熱而汗出。小便色黃，是因為腹

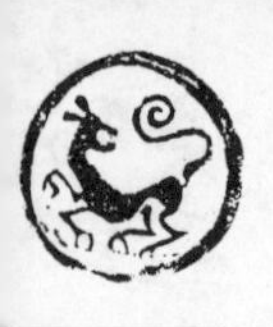

中有熱。不能仰臥，是因為邪氣上乘於胃，而胃中不和。仰臥則咳嗽加劇，是因為邪氣上迫於肺。凡是有水氣病的，目下部先出現微腫。」

黃帝說：「為什麼這樣說呢？」岐伯說：「水是屬陰的，目下也是屬陰的部位，腹部也是至陰所在之處，所以腹中有水的，必使目下部位微腫。水邪之氣上泛凌心，迫使心臟真氣上逆，所以口苦咽乾，不能仰臥，仰臥則水氣上逆而咳出清水。水氣上凌於心而驚，驚則咳嗽加劇。腹中鳴響，是胃腸中有水氣竄動，其病本在於胃，若水迫於脾，則心煩不能食，若飲食不下，是由於水氣阻隔於胃脘。身體沉重而行動困難，是因為胃的經脈下行於足，水氣隨經下流所致。婦女月經不來，是因水氣阻滯，胞脈閉塞，胞脈屬於心而絡於胞中，現水氣上迫於肺，使心氣不得下通，所以胞脈閉而月經不來。」黃帝說：「好。」

【按語】

本節經文在論述風水病證的同時，也闡明了中醫邪正發病的重要觀點。風水是由腎風誤刺，水液代謝失常而表現以水腫為主的病證。因腎陰不足，虛火內生，故少氣、濕熱汗出；水邪泛溢上下，上迫於肺，則仰臥咳甚；水邪凌心，虛火外越，則口苦舌乾、小便色黃；水邪迫脾，則煩不能食、身重難行；水邪乾胃，則腹中鳴響、不得仰臥、咳出清水；水邪閉阻胞絡，則月事不來。

風水、腎風的產生，與腎虛不能行水有關，都有水腫這一基本症狀。但是，風水是由腎風誤刺產生的變證，正氣更虛，不僅有虛熱的症狀，而且水邪為病更為複雜、嚴重，所以丹波元簡《素問識》認為：「本篇所謂風水者，乃因腎風誤刺而變之稱。」《內經》重視從臨床表現動態觀察疾病，從而提出對

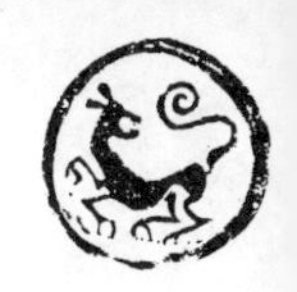

疾病轉歸的預見性看法，對於正確治療疾病，防止變證產生，具有重要的指導意義。

【應用舉例】

傅某，男性，40歲。患風水證，久而不癒，於1973年6月25日就診。患者主訴：下肢沉重，脛部浮腫，累則足跟痛，汗出惡風。切其脈虛而數，視其舌質淡白，有齒痕，認為是風水。檢測尿蛋白（++++），尿中紅、白細胞（+），診斷屬慢性腎炎。下肢沉重，是寒濕下注；浮腫為水濕停滯；汗出惡風，是衛氣虛，風傷腠理；脈浮虛數，是患病日久，體虛表虛脈亦虛的現象。選用防己黃耆湯。

處方：漢防己18g，生黃耆24g，生白朮9g，炙甘草9g，生薑9g，大棗4枚。水煎服。囑長期堅持服用之。

1974年7月3日復診：患者堅持服前方10個月，檢查尿蛋白（+），堅持續服兩個月，蛋白尿基本消失，一切症狀痊癒。現唯體力未復，為疏補衛陽，兼利水濕，用黃耆30g，白芍12g，桂枝9g，茯苓24g，以鞏固療效，並恢復健康。（《岳美中醫案集》）

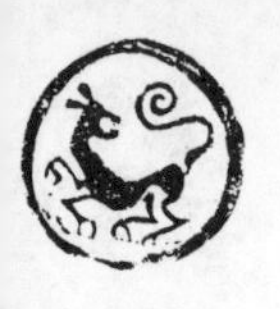

逆調論篇第三十四

【原文】

黃帝問曰：人身非常溫也，非常熱也[1]，為之熱而煩滿[2]者何也？岐伯對曰：陰氣少而陽氣勝，故熱而煩滿也。帝曰：人身非衣寒[3]也，中非有寒氣[4]也，寒從中生者何？岐伯曰：是人多痹氣[5]也，陽氣少，陰氣多，故身寒如從水中出。

【注釋】

（1）非常溫也，非常熱也：非常，異於正常。此謂內傷病的溫熱症狀，不同於一般的外感溫熱病證。一說「常」通「裳」，即下文「衣」相同，可參。

（2）煩滿：滿，同「懣」，悶也。煩滿，即心煩悶惱。

（3）衣寒：衣服單薄而寒冷。

（4）寒氣：指外來寒邪。

（5）痹氣：陽氣閉阻的意思。

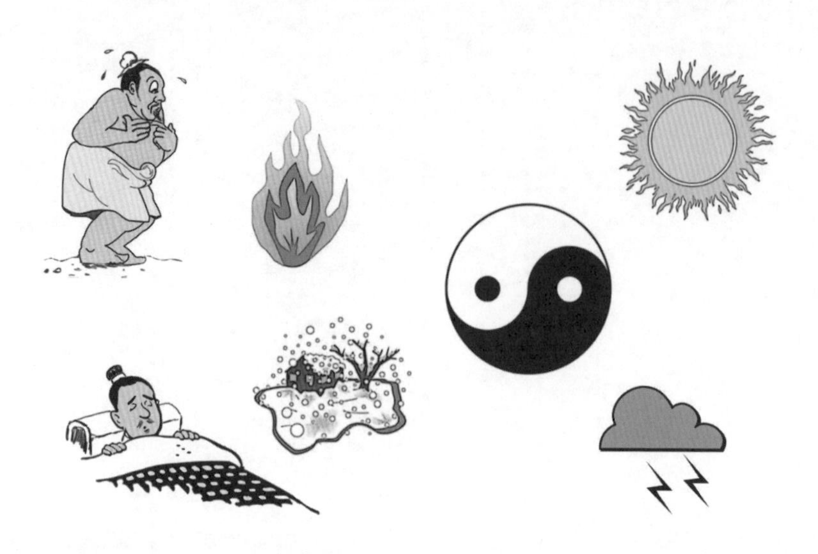

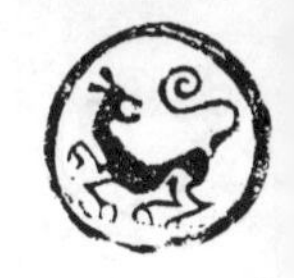

【白話詳解】

黃帝問道：「有的病人既不是一般的外感溫病，也不是普通的外感熱證，卻出現發熱煩悶的症狀，這是什麼原因呢？」岐伯回答說：「這是由於陰氣偏少而陽氣偏勝，所以發熱而煩悶。」黃帝問：「有的人不是由於衣服單薄，也沒有為寒邪所中，然而卻感到寒冷從身體內部產生出來，這是什麼原因呢？」岐伯說：「這是因為陽氣流行受到閉阻，陽氣偏少而陰氣偏勝，所以感到身體寒冷，如同從冷水中出來一樣。」

【按語】

本節討論了寒熱陰陽失調產生的陰虛內熱證與陽虛里寒證。指出機體陰氣少陽氣勝，陰虛陽亢即可產生內熱證，出現虛熱煩悶症狀。若是陽氣少，陰氣多，陽虛陰盛即可導致陽虛里寒證，出現寒從中生的畏寒怕冷，身寒如水中出等症。

由於人體陰陽必須相對平衡，相互協調，才能維持正常的生理狀態，所以陰陽偏勝偏衰，互不協調，就會產生內熱或裏寒的病變。因此在注意避免外來病邪侵犯的同時也要保證自身陰陽的協調，這樣才能使身體處於健康狀態。

【應用舉例】

陰虛內熱案：某男，68歲。自述半月前患痢疾，經治療後下痢已止，但是唯低熱起伏不退已1週。經用抗生素無效，腋下

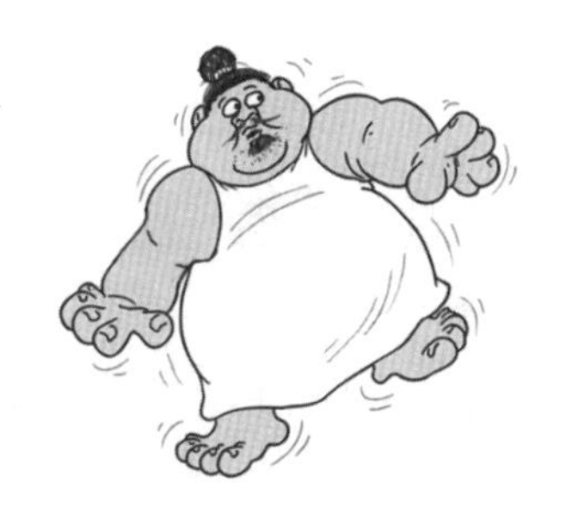

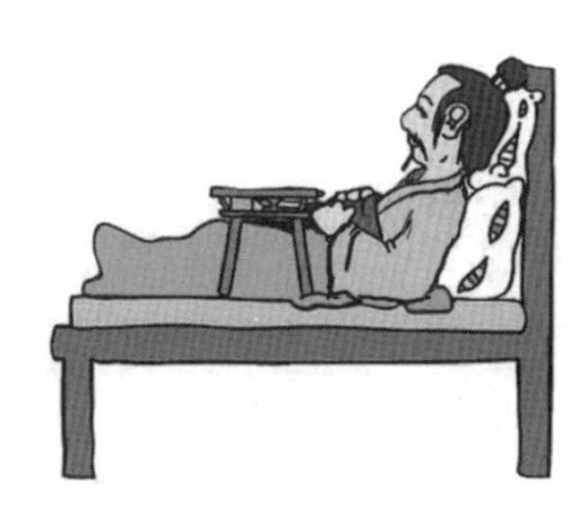

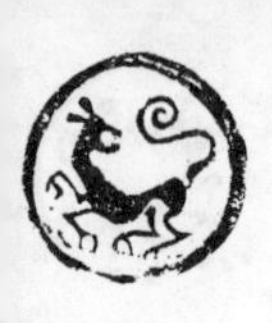

體溫在37.5～38 ℃，自覺疲乏無力，渴而少飲，暮熱早涼，且大便乾燥，尿少色黃。查體：體溫37.8 ℃，面色潮紅，舌質紅而乾，少苔，脈象細數。大、小便常規化驗正常。予青蒿鱉甲湯加味：青蒿10 g，鱉甲20 g（先煎），生地18 g，地骨皮15 g，知母10 g，丹皮12 g，銀柴胡12 g。服藥3劑後熱勢減退，效不更方，再進2劑，體溫正常，諸證消除而告癒。（北京中醫，1994，6）

陽虛內寒案：李某，女，25歲，1990年9月8日診。身冷畏寒半年餘。患者半年前足月生一男嬰，因胎盤稽留而大出血，經住院輸血搶救得復。嗣後精神萎靡不振，身寒怕冷，即使在炎熱夏天亦厚衣著身，手足厥冷，出冷汗，食欲差，頭髮稀落，面色蒼白，苔白滑，脈沉小弱。

外院檢查為席漢氏綜合徵。中醫辨證為腎陽虛衰。方效劉奉五驗方四二五湯化裁：當歸、五味子各10 g，白芍、熟地黃、仙茅、淫羊藿、菟絲子、巴戟天、覆盆子、枸杞子、黨參各12 g，黃耆15 g，肉桂、川芎各6 g，7劑。藥後身冷略有好轉，納穀增多，原方加鹿角膠6g，再進7劑，畏寒漸減。再以原方化裁共進50多劑，身冷畏寒基本消失，面色轉榮，新發漸生。停中藥煎劑，改服全鹿丸，間進龜鹿二仙膠、胎盤粉，半年後臨床症狀完全消失，體重增加，面色紅潤，精神飽滿。隨訪1年未見反覆。（中醫雜誌，2000，5）

【原文】

帝曰：人有四支熱，逢風寒如炙如火[(1)]者，何也？岐伯曰：是人者，陰氣虛，陽氣盛。四支者，陽也，兩陽相得，而陰氣虛少，少水不能滅盛火，而陽獨治，獨治者不能生長也，獨勝而止耳。逢風而如炙如火者，是人當肉爍[(2)]也。

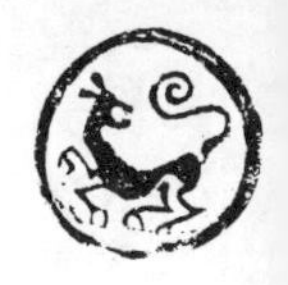

帝曰：人有身寒，湯火不能熱，厚衣不能溫，然不凍慄，是為何病？岐伯曰：是人者，素腎氣勝，以水為事(3)，太陽氣衰，腎脂枯不長，一水不能勝二火(4)。腎者水也，而生於骨，腎不生則髓不能滿，故寒甚至骨也。所以不能凍慄者，肝一陽也，心二陽也，腎孤臟也，一水不能勝二火，故不能凍慄，病名曰骨痹，是人當攣節(5)也。

【注釋】

（1）如炙如火：炙，薰炙。如火，《太素》作「於火」，下文同。指四肢發熱如薰炙火燒。

（2）肉爍：指肌肉消瘦。

（3）以水為事：指涉水冒雨，居處低濕，傷於濕邪。

（4）一水不能勝二火：高士宗注：「一水不能勝兩火七字在下，誤重於此。當刪。」

（5）攣節：骨節拘攣。

【白話詳解】

黃帝問：「有的人四肢發熱，遇到風寒，更覺得如熱薰火燒一樣，這是什麼緣故呢？」岐伯說：「這種人素體陰氣不足而陽氣偏盛，四肢屬陽，風邪亦屬陽，四肢發熱是由於感受風邪，使陽氣更亢盛，陰氣更虛少，衰少的陰氣不能熄滅亢盛的陽火，致使陽氣獨旺不能生長，所以四肢發熱，這種人必定會使肌肉逐漸消瘦乾枯。」

黃帝問：「有的人身體寒冷，即使用溫熨火烤也不能使之減輕，多穿衣服也不能使之溫暖，但並不惡寒戰慄，這是什麼病呢？」岐伯說：「這種人素體腎氣偏旺，又長期接觸水濕環境，致使水寒之氣偏盛，太陽經氣虛衰，腎脂得不到陽氣的溫煦而枯耗不長。腎屬水，主生長骨髓，腎的脂膏不生，則骨髓不能充滿，所以感到寒冷入骨。病人之所以不發生寒戰，是因

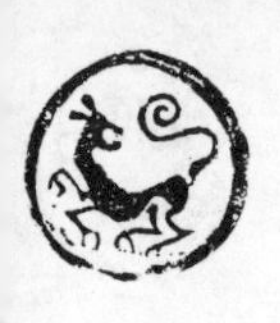

為肝為一陽，心為二陽，而腎臟屬陰，一個腎水不能制勝心肝二陽之火，所以病人雖然寒冷而不發生戰慄，這種病名叫骨痺，病人必當出現骨節拘攣的症狀。」

【按語】

本節對肌肉消瘦與攣節的病因病機和病症表現進行了闡述。肌肉消瘦的病機為陰氣虛，陽氣盛，陰不制陽，水不制火。其症狀表現為四肢熱，逢風而如火炙，肌肉消瘦。攣節的病機是素體腎水偏寒，又以水為事，長期受濕，內消腎陽，但未損傷心肝，腎水已竭，心肝二火猶存。

病症是身寒而不凍慄，骨節拘攣。兩者都是由水為失調產生的病變。心腎水火不濟，腎中陰陽失調，是構成發病的主要原因和機理。不同的是，肌肉消瘦是腎水不足，陰虛內熱兼風邪引起，而攣節是由腎陽不足，兼感寒濕所致。

【應用舉例】

張某，女，52歲。類風濕性關節炎病史7年，近日加重。以頸肩、腰膝、髖關節疼痛及屈伸不利為主，手指關節呈梭形變形，晨僵明顯，手部發涼。因諸關節疼痛，活動不利，不能勝任家務勞動。舌質淡紅，苔白滑，脈沉。中醫診斷為骨痺，辨證屬風寒之邪侵入關節血絡，痺阻不通。治宜驅風散寒，活血通絡。處方：牛膝、地龍、羌活、秦艽、香附、蒼朮、五靈脂、桃仁、紅花、川芎、製川烏、炮穿山甲、烏梢蛇、甘草各15g，當歸20g，黃耆、雞血藤各30g，黃柏、全蠍各10 g，水煎服，每日1劑。服前方14劑，頸肩、腰膝及手指關節疼痛減輕，屈伸較前靈活，唯髖關節疼痛緩解較慢，守原方繼服30劑。

於2002年10月13日復診時，諸關節疼痛顯著減輕，髖關節疼痛已好轉，關節屈伸較前靈活，伴有汗出、身癢、乏力、肌膚甲錯，宜加強補肝腎、強筋骨之品，扶正祛邪兼顧治療。處

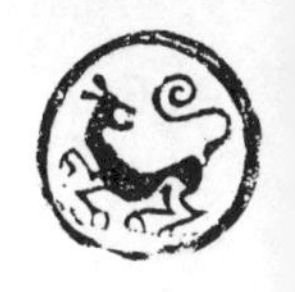

方：當歸、生地黃、雞血藤各20 g，川芎、赤芍、牛膝、地龍、秦艽、羌活、蒼朮、千年健、防風、烏梢蛇、狗脊、製川烏、甘草各15 g，黃耆、穿山龍、青風藤各30 g，炮穿山甲、土鱉蟲、全蠍10 g，水煎服，每日1劑。服藥14劑，關節疼痛繼續好轉，已能適當做家務，但胃納不佳，胃脘脹滿。於前方加砂仁、半夏、陳皮各15 g。連續服藥14劑，諸疼痛消失，周身較前有力，已經勝任家務勞動。隨訪半年未復發。（中醫藥資訊，2003，2）

【原文】

帝曰：人之肉苛者[(1)]，雖近衣絮，猶尚苛也，是謂何疾？岐伯曰：榮氣虛，衛氣實也。榮氣虛則不仁[(2)]，衛氣虛則不用[(3)]，榮衛俱虛，則不仁且不用，肉如故[(4)]也，人身與志不相有，曰死。

【注釋】

（1）肉苛：皮膚肌肉麻木沉重。

（2）不仁：不知痛癢寒熱。

（3）不用：不能隨意活動。

（4）肉如故：《太素》作「肉如苛也」。

【白話詳解】

黃帝問：「有的人皮膚肌肉麻木沉重，即使穿了棉衣，仍舊麻木不減，這是什麼病？」岐伯說：「這是由於營氣虛而衛氣實的緣故。營氣虛弱就會使肌膚麻木不仁；衛氣虛弱，就會使肌肉沉重，肢體不能舉動；營衛俱虛，就會使肌膚麻木不仁，肢體又不能舉動，所以肌肉更加麻木沉重。若此病發展到人的形體活動與神志不相協調的地步，就要死亡了。」

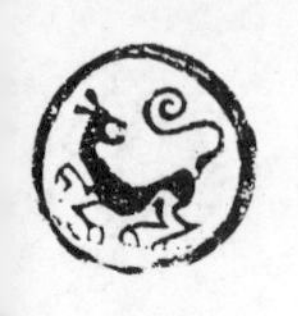

【按語】

本節討論了肉苛的病機與主要症狀。肉苛的病機是榮衛兩虛，肢體皮肉失養。主要症狀是皮肉麻木，肢體不能舉動，身形與神志不相協調。營氣即運行於脈中的營養物質，是由水穀精氣中的精華部分所化生，分佈於血脈之中，隨血液循環營運於全身。衛氣是循行於脈外之氣，由水穀精氣所化生，運行體表以閉固腠理、防禦外邪，以及溫養肌膚等。

營衛俱虛不僅使身體無法得到足夠的營養物質，也使機體的防禦機制減弱，因此皮膚肌肉麻木，病邪容易侵犯人體，久之傷害身體的正常生理功能甚至引起死亡。

【應用舉例】

王用明兄，新正登金山，日中痛飲，攀緣山巔，勞而汗出，歸臥火箱，夜又夢遺，次日四肢清冷，面慘不光，肌膚似麻非麻，似癢非癢，唯皮膚不欲沾衣，覺衣之硬甚也，夜臥被席亦如之，脈浮而濡。醫初用疏邪實表驅風劑不效。予曰：此肉苛也。雖正月猶屬冬令，陽氣在裏，勞而汗出則衛虛，又值夢遺而營弱，所以不勝衣而肉苛也。以黃耆建中湯加白朮、當歸，薑棗為引，3劑而癒。（《素圃醫案‧諸中證治驗》）

【原文】

帝曰：人有逆氣不得臥而息有音者，有不得臥而息無音者，有起居如故而息有音者，有得臥行而喘者，有不得臥不能行而喘者，有不得臥臥而喘者，皆何臟使然？願聞其故。岐伯曰：不得臥而息有音者，是陽明之逆也，足三陽者下行，今逆而上行，故息有音也。陽明者胃脈也，胃者六腑之海，其氣亦下行，陽明逆不得從其道，故不得臥也。《下經》(1)曰：胃不和則臥不安，此之謂也。夫起居如故而息有音者，此肺之絡脈

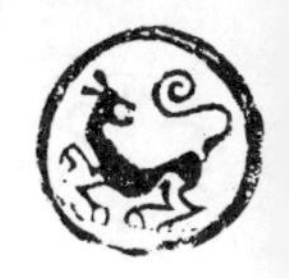

逆也，絡脈不得隨經上下，故留經而不行，絡脈之病人也微，故起居如故而息有音也。夫不得臥臥則喘者，是水氣之客也。夫水者循津液而流[(2)]也，腎者水臟，主津液，主臥與喘[(3)]也。帝曰：善。

【注釋】

（1）《下經》：王冰注：「上古經也」。

（2）流：《甲乙經》作「留」。

（3）臥與喘：指不得臥，臥則喘。

【白話詳解】

黃帝說：「患氣逆病的人，有的不能平臥而且呼吸有聲音；有的雖不能平臥但呼吸沒有聲音；有的起居如常而呼吸有聲音；有的能平臥但一行動就氣喘；有的不能平臥也不能行動而氣喘；有的不能平臥，平臥則氣喘，這些都是什麼臟腑的病變引起的呢？我希望聽聽其中的緣故。」岐伯說：「不能平臥而呼吸有聲音的，是陽明經氣上逆。足三陽經都是由頭至足而下行的，現在足陽明經氣逆而上行，所以呼吸有聲音。足陽明經是胃的經脈，胃是五臟六腑氣血的源泉，胃氣也以下行為順。陽明經氣上逆，胃氣就不能循其常道而下行，所以病人不能平臥。《下經》曾說：胃不和則臥不安，說的就是這種情況。如果起居如常而呼吸有聲音的，這是由於肺的絡脈不通利，絡脈之氣不能跟隨經脈之氣正常上下運行，所以其氣留滯於經脈而不能正常運行。絡脈的病一般比較輕微，所以病人起居如常，只是呼吸有聲音而已。若不能平臥，平臥則氣喘的，這是水氣內停上迫於肺所致。人體中的水液是按照津液運行的通道流動的。腎為水臟，主管人體的津液，如腎病不能主水，水氣內停上逆犯肺，則人不能平臥而氣喘，所以腎病主不能平臥，臥則氣喘。」黃帝說：「講得好！」

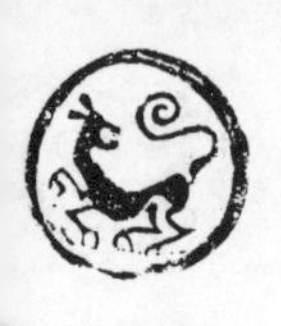

【按語】

本節討論了由於氣逆而喘息不得臥的各種病變，這些病變主要與脾胃腎三臟有關，但文中所問者六，所答者僅三，注家對此看法頗不一致，王冰、吳昆等以為經文有脫簡，張介賓、張志聰等以為義有同類，故不復答。若據原文之意，其義雖有相類之處，但不盡同，當以王說為是。

文中所云之「胃不和則臥不安」一語，係指因陽明經脈之氣逆，致胃氣不能下行而不得安臥。《素問・評熱病論》也說：「不能正偃者，胃中不和也。」說明胃失和降，可致臥不安寧。《內經》有用半夏秫米湯治療不安眠證，即是和胃降濁法治療失眠的應用。後世據此有所發揮，將多種因素導致胃氣不和而不能安臥，以致影響睡眠的病證，均歸屬為「胃不和則臥不安」之類，對臨床治療具有重要指導意義。

【應用舉例】

王某，男，58歲，1996年3月6日初診。罹患胃痛病已20年，加重伴失眠半月。平素性情急躁易怒，胃脘痛時作，每因情志不暢而誘發或加重。半月前因與人發生口角後胃痛再作，坐臥不安，夜間睡眠極差，甚至徹夜不眠，伴見口乾、口苦、噯氣吞酸、腹脹便乾等症，舌紅，苔黃厚，脈弦數。上消化道鋇透示胃竇炎、十二指腸球部潰瘍。服胃速樂、雷尼替丁及安定等西藥效果不明顯，辨證為肝鬱氣滯、肝氣犯胃、肝胃鬱熱、火熱擾心、心神不寧所致。治宜舒肝和胃、清熱瀉火，用化肝煎、左金丸化裁：龍膽草、青陳皮、川黃連、柴胡各10 g，牡丹皮、梔子、白芍各12 g，吳茱萸2 g，川大黃6 g，甘草3 g。水煎服，每日1劑。服藥6劑後胃痛緩解，納食增加，已能入眠，大便亦已通暢，上方去大黃再進 6 劑而諸症消失，繼服逍遙丸鞏固療效。（陝西中醫，2001，1）

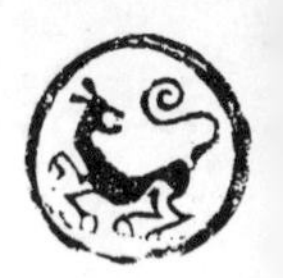

瘧篇第三十五

【原文】

黃帝問曰：夫痎瘧皆生於風，其蓄作[1]有時者何也？岐伯對曰：瘧之始發也，先起於毫毛，伸欠乃作，寒慄鼓頷[2]，腰脊俱痛，寒去則內外皆熱，頭痛如破，渴欲冷飲。

帝曰：何氣使然？願聞其道。岐伯曰：陰陽上下交爭，虛實更作，陰陽相移也。陽並於陰，則陰實而陽虛，陽明虛，則寒慄鼓頷也；巨陽虛，則腰背頭項痛；三陽俱虛，則陰氣勝，陰氣勝則骨寒而痛；寒生於內，故中外皆寒；陽盛則外熱，陰虛則內熱，外內皆熱則喘而渴，故欲冷飲也。此皆得之夏傷於暑，熱氣盛，藏於皮膚之內，腸胃之外，此榮氣之所舍也。此令人汗空[3]疏，腠理開，因得秋氣，汗出遇風，及得之以浴，水氣舍於皮膚之內，與衛氣並居。衛氣者，晝日行於陽，夜行於陰，此氣得陽而外出，得陰而內搏，內外相搏，是以日作。

【注釋】

（1）蓄作：休止為「蓄」，發作為「作」。外邪侵入人體，伏於半表半裏，出入營衛之間，正邪交爭則發作，邪正相離，邪氣伏藏則休止。

（2）寒慄鼓頷：慄，顫抖。鼓，鼓動。寒慄鼓頷，即因為寒冷使渾身顫抖。牙關鼓動。

（3）汗空：即汗孔。

【白話詳解】

黃帝問道：「一般說來，瘧疾都是由於感受風邪而引起，它的休作有一定時間，這是什麼道理？」

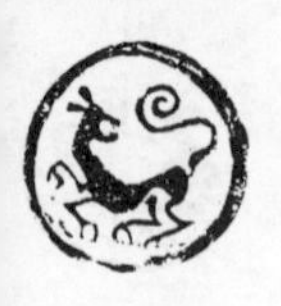

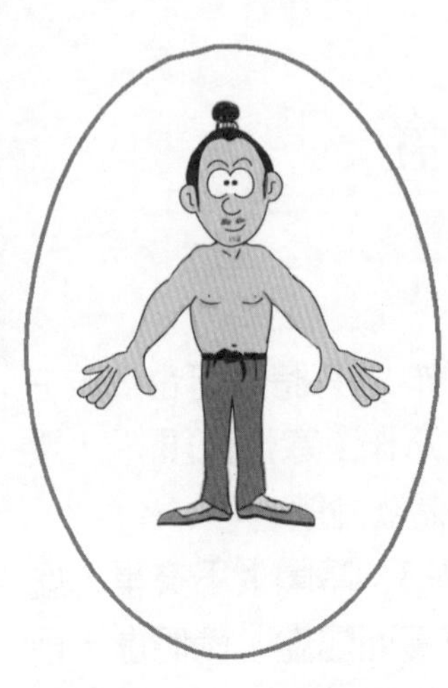

岐伯回答說：「瘧疾開始發作的時候，先見毫毛豎立，繼而四體不舒，欲得引伸，呵欠連連，乃至寒冷發抖，下頷鼓動，腰脊疼痛，及至寒冷過去，便是全身內外發熱，頭痛猶如破裂，口渴喜歡冷飲。」

黃帝道：「這是什麼原因引起的？請說明它的道理。」

岐伯說：「這是由於陰陽上下相爭，虛實交替而作，陰陽虛實相互轉化的關係。陽氣併入於陰分，使陰氣實而陽氣虛，陽明經氣虛，就寒冷發抖乃至兩頷鼓動；太陽經氣虛，就腰背頭項疼痛；三陽經氣都虛，則陰氣偏勝，陰氣勝則骨節寒冷而疼痛，寒從內生，所以內外都覺得寒冷。陽主外，陽盛就發生外熱；陰主內，陰虛就發生內熱，因此陽盛陰虛，內外皆熱，就會發生氣喘口渴，所以喜歡冷飲。這都是由於夏天傷於暑氣，熱氣過盛，並留藏於皮膚之內，腸胃之外，亦即榮氣居留的所在。由於暑熱內伏，使人汗孔疏鬆，腠理開泄，一遇秋涼，汗出而感受風邪，或者由於洗澡時感受水氣，風邪水氣停留於皮膚之內，與衛氣相合併居於內之故。而衛氣白天行於陽分，夜裏行於陰分，故邪氣也隨之循行於陽分時則外出，循行於陰分時則內搏，所以每日發作。」

【按語】

本節主要介紹了瘧疾的病因、發病機制和症狀。瘧疾，俗稱「打擺子」，屬於外感疾病範疇，雖四季皆有，而以感受風邪、暑邪為主，多發於夏秋兩季。

瘧疾發病的一般規律：先寒戰，接著發熱，最後出汗熱

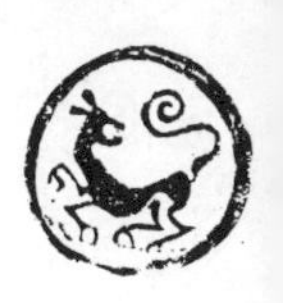

退。寒戰是初期症狀，多為全身戰慄。之後全身灼熱，有面部發紅，口渴之象。隨之大量發汗，所有病象消失，體溫如常。如此反覆，或每日作，或間日作。如不有效治療，則一定時間後，病情加劇。

瘧疾有寒熱，外感之疾亦有寒熱。但不同的是外感之寒熱為同時出現，而瘧疾之寒熱非同時出現，是寒熱往來，交替出現。《內經》所指瘧疾包括現代所指之瘧和一些類似瘧疾的外感熱病，鑒別要點是把握其發作有時，定時定點的特點。由於病理機制各異，治療施藥亦異。

外感一般施以辛溫或辛涼解表之法，如桑菊飲、銀翹散或麻黃湯等。瘧疾之治則要根據寒熱之多寡，病位之不同而鑒別用藥。如熱多寒少為溫瘧，當以甘寒生津，救陰清熱之法，方如青蒿鱉甲湯。

【應用舉例】

孔某，女，26歲，已婚，工人。1979年5月18日上午8時入院，住院號9057。患者5月16日開始發病，每於怕冷寒戰10分鐘後繼之高熱，持續2～3小時，微汗出熱稍退，繼而又反覆發作，一日發作數次。17日在某醫院驗血找到瘧原蟲，因停經45天，不能使用奎寧，轉我院中藥治療。詢其口乾渴喜熱飲，全身酸痛困重，胸悶嘔噁，大便稀薄，小便清長。查體溫38 ℃，舌體胖，質暗紅，苔黃厚膩，脈寸關弦數，兩尺滑。血液化驗：白細胞$12 \times 10^9 / L$，中性0.78，淋巴0.22，查到瘧原蟲。尿常規：白細胞（+++），膿球（++），妊娠免疫試驗陽性。西醫診斷：瘧疾、尿路感染、妊娠。中醫辨證：濕熱彌漫三焦，熱重於濕。

治則：清宣鬱熱，兼以利濕。處方：青蒿、黃芩各15 g，生石膏30 g，竹茹、法半夏、陳皮、枳殼、草果9 g，碧玉散10

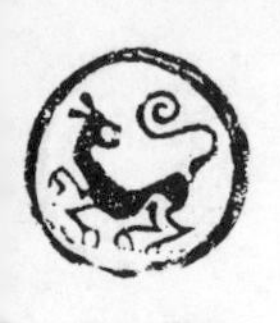

g。當天寒熱仍作，晚上8時體溫達40℃，至12時降至38.2℃。次日寒熱未作，體溫37.1～37.7℃。

入院第3天起體溫一直正常。上方服4劑後改用竹葉石膏湯、益胃湯益氣和胃，兼清熱生津。患者因原有下肢肌肉萎縮，繼續住院治療至7月2日出院。住院期間未再發熱，化驗多次均未查到瘧原蟲。

筆者認為瘧疾病位不離少陽，然而如王孟英所說：「風寒之瘧可以升散，暑濕之瘧必須清解。」江南患瘧多因濕熱，見於夏秋，故每以蒿芩清膽湯加草果清膽利濕截瘧。（江西中醫藥，1986，6）

【原文】

帝曰：其間日而作者何也？岐伯曰：其氣之舍深，內薄於陰，陽氣獨發，陰邪內著，陰與陽爭不得出，是以間日而作(1)也。

帝曰：善。其作日晏與其日早者，何氣使然？岐伯曰：邪氣客於風府，循膂(2)而下，衛氣一日一夜大會於風府，其明日日下一節，故其作也晏，此先客於脊背也。每至於風府，則腠理開，腠理開則邪氣入，邪氣入則病作，以此作稍益晏也。其出於風府，日下一節，二十五日下至骶骨；二十六日入於脊內，注於伏膂之脈(3)；其氣上行，九日出於缺盆之中，其氣日高，故作日益早也。其間日發者，由邪氣內薄於五臟，橫連募原也。其道遠，其氣深，其行遲，不能與衛氣俱行，不得皆出，故間日乃作也。

【注釋】

（1）間日而作：即間日瘧。因邪氣深入，留著於陰分，由陰出陽的道遠而行遲，不能與衛氣並行，陰與陽爭不能即出，

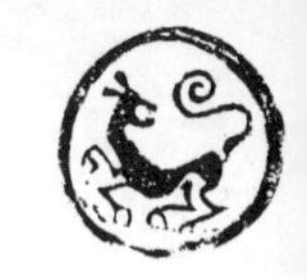

所以間日而發。

(2) 膂(ㄌˇㄩ):脊椎骨。

(3) 伏膂之脈:即衝脈。

【白話詳解】

黃帝道:「瘧疾有隔日發作的,為什麼?」岐伯說:「因為邪氣舍留之處較深,向內迫近於陰分,致使陽氣獨行於外,而陰分之邪留著於裏,陰與陽相爭而不立即出,所以隔一天才發作一次。」

黃帝道:「講得好!瘧疾發作的時間,有逐日推遲,或逐日提前的,是什麼緣故?」

岐伯說:「邪氣從風府穴侵入之後,循脊骨逐日逐節下移,衛氣是一晝夜會於風府,而邪氣卻每日向下移行一節,所以其發作時間也就一天遲一天,這是由於邪氣先侵襲於脊骨的關係。每當衛氣會於風府時,則腠理開發,腠理開發則邪氣侵入,邪氣侵入與衛氣交爭,病就發作,因邪氣日下一節,所以發病時間就日益推遲了。這種邪氣侵襲風府,逐日下移一節而發病的,約經 25 天,邪氣下行至骶骨;26 天,又入於脊內,而流注於衝脈;再沿衝脈上行,至 9 天上至於缺盆之中。因為邪氣日見上升,所以發病的時間也就一天早一天。至於隔一天發病一次的,是因為邪氣內迫於五臟,橫連於膜原,它所行走的道路較遠,邪氣深藏,循行遲緩,不能和衛氣並行,邪氣與衛氣不得同時皆出,所以隔一天才能發作一次。」

【按語】

瘧疾的病機關鍵在於衛氣與瘧邪的交爭離合,當兩者相遇而抗爭,則瘧病發作;兩者相離,則瘧病休止。根據發作時間分類有每日發、間日發、間數日發的不同。這主要是由於邪氣所中有淺深,與衛氣相逢的時間就有差別。瘧邪客於皮膚之

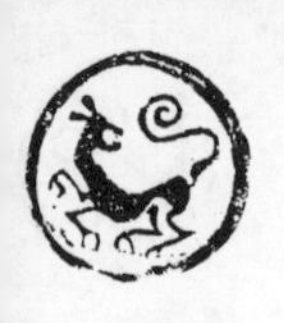

內，腸胃之外，則當在經脈之中隨營血而運行。而衛氣行於脈外，晝夜周行於身之陰陽各二十五度與營相會。故瘧邪與衛氣晝夜亦相合一次，則瘧每日發作一次。若瘧邪舍深內薄於五臟，深藏膜原不能每日與衛相遇，於是瘧有間日作至間數日而發作。這些發作間隔的日數不等、發作時間略有提早或延遲，都突出了邪正相搏的發病機理。

文中「橫連募原」的募原，它的禦邪機能，是在人體陰陽平衡，營衛和諧的基礎上構成的。如果受到某些條件的影響或不良因素刺激，導致人體陰陽失衡、營衛不和，則正氣紊亂、腠理不密，則募原禦邪之功亦隨之失靈。瘧邪侵入人體，若內潛於募原，久伏不出，則症見寒熱之時長勢甚等。

由於募原屬半表半裏少陽之分，故後世論瘧，大多以少陽為主。如金元四大家以及後世醫家，無不重視少陽，並以小柴胡湯之類作為治瘧的要方。

【應用舉例】

王某，男，22歲。1955年8月間某日下午，突然四肢無力，全身疲倦，膝關節疼痛，翌日下午，8 時許，高燒達40 ℃，經注福百龍及口服奎寧，當晚共發病 4 次，均以前治法，約半月左右漸癒。1956 年 6 月 2 日，又發病，症狀同前，3 日發作 1 次，全身無力，食慾不減，而現重病容，服百樂君0.1 g / 次，仍未能制止發作，經採血檢查，發現了3日瘧原蟲，診為3日瘧，即建議服用中藥方，遂一劑治癒。經1957年及1958年觀察，未再復發。其方：黨參9 g，柴胡6 g，半夏6 g，黃芩4.5 g，葛根9 g，甘草3 g，大棗3枚。於發病前3～4小時將上藥煎服，繼之即煎服二煎。（中醫雜誌，1959，4）

陳某，女，34歲。寒熱 1 週，每日下午先寒戰，後高熱，至夜汗出熱衰，胸悶，嘔吐，痰涎，頭痛，口乾而黏，喜熱飲

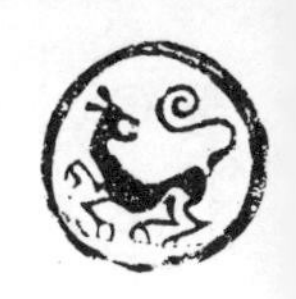

而飲不多，大便溏，舌苔黏膩，脈濡數。查血塗片，找到間日瘧原蟲。瘧邪踞於少陽，痰濕內蘊，治以和解截瘧，仿小柴胡湯、截瘧七寶飲加減。處方：柴胡、炒常山、檳榔、青蒿、法半夏各9 g，知母、黃芩各6 g，草果3 g，青皮、烏梅各4.5 g，桂枝3 g，生薑1片。一日服 2 劑，翌日瘧仍作，但自覺寒熱減輕，繼服即不再發，7 天後復查，瘧原蟲陰性。（《中醫內科學・瘧疾》）

【原文】

帝曰：夫子言衛氣每至於風府腠理乃發，發則邪氣入，入則病作。今衛氣日下一節，其氣之發也，不當風府，其日作者奈何？岐伯曰：此邪氣客於頭項循膂而下者，故虛實不同，邪中所異，則不得當其風府也。故邪中於頭項者，氣至頭項而病；中於背者，氣至背而病；中於腰脊者，氣至腰脊而病；中於手足者，氣至手足而病。衛氣之所在，與邪氣相合，則病作。故風無常府，衛氣之所發，必開其腠理，邪氣之所合，則其府(1)也。

帝曰：善。夫風之與瘧也，相似同類，而風獨常在，瘧得有時而休者，何也？岐伯曰：風氣留其處，故常在；瘧氣隨經絡沉以內薄，故衛氣應乃作。

【注釋】

（1）府：此指風邪積聚的場所。

【白話詳解】

黃帝道：「你說衛氣每至於風府時，腠理開發，邪氣乘機襲入，邪氣入則病發作。現在又說衛氣與邪氣相遇的部位每日下行一節，那麼發病時，邪氣就並不恰在於風府，而能每日發作一次，是何道理？」岐伯說：「以上是指邪氣侵入於頭項，

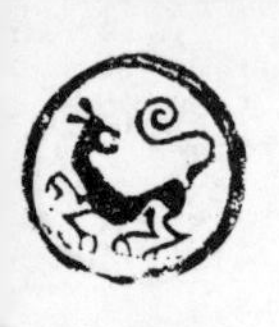

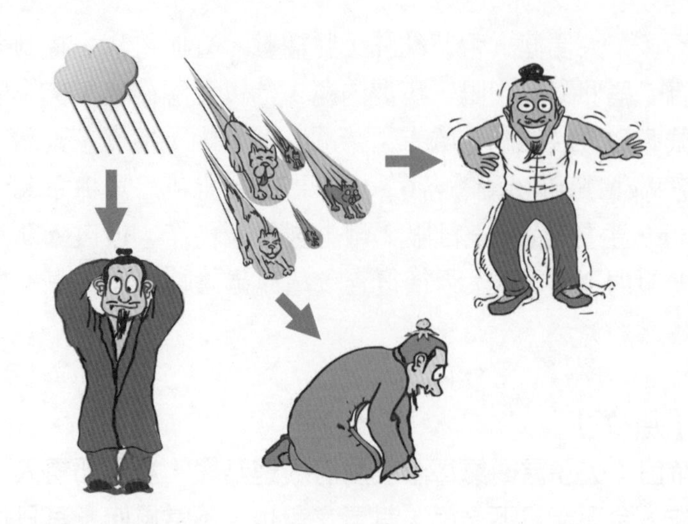

循著脊骨而下者說的，但人體各部位的虛實不同，而邪氣侵犯的部位也不一樣，所以邪氣所侵，不一定都在風府穴處。例如：邪中於頭項的，衛氣行至頭項而病發；邪中於背部的，衛氣行至背部而病發；邪中於腰脊的，衛氣行至腰脊而病發；邪中於手足的，衛氣行至於手足而病發。凡衛氣所行之處，和邪氣相合，那病就發作。所以說風邪侵襲人體沒有一定的部位，只要衛氣與之相應，腠理開發，邪氣得以發作，這就是邪氣襲入的地方，也就是發病的所在。」

黃帝說：「講得好！風病和瘧疾相似而同屬一類，為什麼風病的症狀持續常在，而瘧疾卻發作有休止呢？」

岐伯說：「風邪為病是稽留於所中之處，所以症狀持續常在；瘧邪則是隨著經絡循行，深入體內，必須與衛氣相遇，病才發作。」

【按語】

本節強調了瘧疾發作的關鍵在於瘧邪與衛氣相遇。這與風病的發作不同，雖然兩者之間在邪氣入侵人體的機制和某些臨

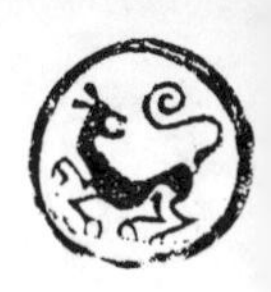

床症狀上有相似點，但風病的症狀在邪氣未除之前是長久存在的，而瘧疾的症狀只在邪氣與衛氣相遇時才表現出來。

文中還提到瘧邪客於風府，循脊骨上下移行，與衛氣相合而致病。這一病理解釋，為後世診治瘧疾提供了依據，臨床所見患有瘧疾之人，脊柱間確有一定的壓痛點，在壓痛處，進行針刺或推拿，有一定的療效。而且脊椎間的大椎、陶道、神道、至陽等穴，均為目前治療瘧疾的有效穴位。

【應用舉例】

高某，女，38歲，成縣拋沙農民。因「打擺子」4 次，1970 年 9 月11日初診。患者 9 月 3 日上午突然冷得發抖，後來接著發高燒、頭痛、口渴、大量飲水，高燒昏迷不醒，昏睡半天，渾身出汗後症狀消失，隔了一天又發病，發病時間及症狀與前次相同。7日、9 日又連續發病 2 次，時間、病情均與前兩次相同，但身體日漸瘦弱。今日又開始發冷、高燒、口渴。檢查：體溫40 ℃，寒戰高燒，面赤，舌紅，苔黃膩，脈弦緊，100次／分。血常規：白細胞9.0×10^9 / L，中性粒細胞0.7，淋巴細胞0.3，血中找到瘧原蟲。西醫診斷為間日瘧，中醫辨證係外感時邪蘊伏半表半裏，採用扶正祛邪、調和陰陽之法治之。取內關、公孫、大椎、液門、足三里，用平補平瀉法，留針30分鐘，起針後體溫降至38℃。9 月13 日在發病前 1 小時，取大椎、陶道，用平補平瀉法，針後灸 20 分鐘，未再發病。同年10 月 1 日隨訪未復發。（《針灸集錦》）

【原文】

帝曰：瘧先寒而後熱者，何也？岐伯曰：夏傷於大暑，其汗大出，腠理開發，因遇夏氣淒滄之水寒，藏於腠理皮膚之中，秋傷於風，則病成矣。夫寒者，陰氣者；風者，陽氣也。

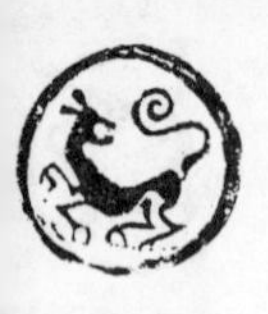

先傷於寒而後傷於風，故先寒而後熱也，病以時作，名曰寒瘧。

帝曰：先熱而後寒者，何也？岐伯曰：此先傷於風，而後傷於寒，故先熱而後寒也，亦以時作，名曰溫瘧。其但熱而不寒者，陰氣先絕，陽氣獨發，則少氣煩冤[1]，手足熱而欲嘔，名曰癉瘧[2]。

【注釋】

（1）煩冤：冤，同「悗」。煩冤，即煩悶。

（2）癉瘧：癉，熱。癉瘧，極熱之瘧。

【白話詳解】

黃帝道：「瘧疾發作有先寒而後熱的，為什麼？」

岐伯說：「夏天感受了嚴重的暑氣，因而汗大出，腠理開泄，再遇著寒涼水濕之氣，病邪便留藏在腠理皮膚之中，到秋天又傷了風邪，就成為瘧疾了。寒邪是一種陰氣，風邪是一種陽氣。先傷於水寒之氣，後傷於風邪，所以先寒而後熱，病的發作有一定的時間，名叫寒瘧。」

黃帝道：「有一種先熱而後寒的，為什麼？」岐伯說：「這是先傷於風邪，後傷於水寒之氣，所以先熱而後寒，發作也有一定的時間，名叫溫瘧。還有一種只發熱而不惡寒的，這是由於病人的陰氣先虧損於內，因此陽氣獨旺於外，病發作時，出現少氣煩悶，手足發熱，想要嘔吐，名叫癉瘧。」

【按語】

本節論述了瘧疾的另一種分類方法。據證候特點分類，有「先寒而後熱也，病以時作，名曰寒瘧」，「先熱而後寒也，亦以時作，名曰溫瘧」，「但熱而不寒者，陰氣先絕，陽氣獨發，則少氣煩冤，手足熱而欲嘔，名曰癉瘧。」

寒瘧的症狀為先寒而後熱，病以時作。因傷暑，汗出腠理

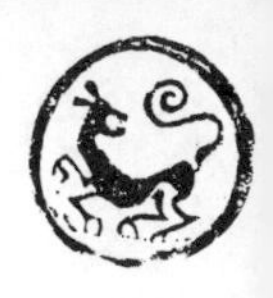

開發，遭遇淒滄之水寒，其氣藏於皮膚腠理之中。秋時又傷於風，則瘧疾形成。其症先起於毫毛，伸欠乃作，寒慄鼓頷，腰脊俱疼，寒去則內外皆熱，頭痛飲冷。

溫瘧是先傷於風，後傷於寒的，所以症狀為先熱後寒，病以時作。風為陽氣，寒為陰氣，風氣大勝，故先熱而後寒。

得之冬季，中風寒氣，藏於腎內至骨髓，至春，陽氣大發，邪氣不能自出，至夏，大暑，腦髓爍，肌肉消，腠理發洩，或有所用力，邪氣與汗俱出，故氣從內向外。它的診治方法宜先治其陽，後治其陰。癉瘧為陰氣先絕，陽氣獨發，故症狀是但熱不寒、少氣煩悶、手足發熱、欲嘔等。邪熱留於身中，厥逆上沖，氣實而欲泄，故腠理開，風寒客於皮膚之內、分肉之間而發為瘧疾。發則陽氣盛，不及於陰，故但熱不寒。氣內藏於心，外舍於分肉之間，令人消爍肌肉。

【應用舉例】

寒瘧者，緣於先受陰寒，或沐浴之水寒，寒氣伏於肌腠之中，復因外感邪風觸之而發，正合經云，寒者陰氣也，風者陽氣也，先傷於寒，而後傷於風，故先寒而後熱也，蓋寒瘧之脈證，弦緊有力，寒長熱短，連日而發，或間日而發，發時頭痛微汗，或無汗乾熱，此當遵古訓「體若燔炭，汗出而散」之旨，擬用辛散太陽法治之，如寒熱按時而至，方可繼進和解，今人不別何經，動手概用小柴胡湯，則誤甚矣。

經謂溫瘧，由冬令感受風寒，伏藏於骨髓之中，至春不發，交夏陽氣大泄，腠理不致，或有所用力，伏邪與汗並出，此邪藏於腎，自內而達於外，如是者，陰虛而陽盛，陽盛則熱矣，衰則其氣復入，入則陽虛，陽虛生外寒矣。又謂先傷於風，後傷於寒，故先熱而後寒也，亦以時作，名曰溫瘧。溫瘧之證，先熱後寒，其脈陽浮陰弱，或汗多，或汗少，口渴喜

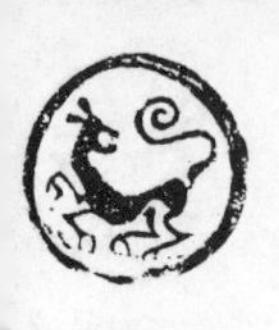

涼，宜清涼透邪法治之。如汗多者去淡豉，加麥冬花粉，如舌苔化為焦黑者，宜清熱保津法治之。嘉言云：治溫瘧，當知壯水以救其陰，恐十數發而陰精盡，盡則真火自焚，頃之死矣。此與香岩論溫病，當刻刻護陰之說，不相悖也。凡有變證，仿春溫、風溫、溫病、溫毒門中之法可也。

治癉瘧惟宜白虎，蓋白虎專於退熱，其分肉四肢，內屬於胃，非切於所舍者乎？又瀉肺火，非救其煩冤者乎？據此而觀，不但病在肺心，亦且兼之胃病，嘉言意用甘寒，亦屬非謬，真所謂智謀之士，所見略同。（《時病論・卷之五》）

【原文】

帝曰：夫經言有餘者瀉之，不足者補之。今熱為有餘，寒為不足。夫瘧者之寒，湯火不能溫也，及其熱，冰水不能寒也，此皆有餘不足之類。當此之時，良工不能止，必須其自衰乃刺之，其故何也？願聞其說。岐伯曰：經言無刺熇熇之熱[(1)]，無刺渾渾之脈[(2)]，無刺漉漉之汗[(3)]，故為其病逆，未可治也。夫瘧之始發也，陽氣並於陰，當是之時，陽虛而陰盛，外無氣，故先寒慄也；陰氣逆極，則復出之陽，陽與陰復並於外，則陰虛而陽實，故先熱而渴。夫瘧氣者，並於陽則陽勝，並於陰則陰勝。陰勝則寒，陽勝則熱。瘧者，風寒之氣不常也，病極則復，至病之發也，如火之熱，如風雨不可當也。故經言曰：方其盛時必毀，因其衰也，事必大昌[(4)]。此之謂也。夫瘧之未發也，陰未並陽，陽未並陰，因而調之，真氣得安，邪氣乃亡，故工不能治其已發，為其氣逆也。

帝曰：善。攻之奈何？早晏何如？岐伯曰：瘧之且發也，陰陽之且移也，必從四末始也。陽已傷，陰從之，故先其時堅束其處，令邪氣不得入，陰氣不得出，審候見之，在孫絡盛堅

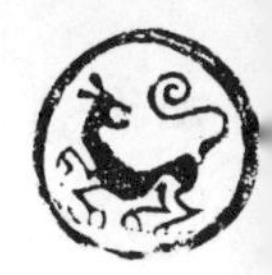

而血者，皆取之，此真往[5]而未得並者也。

【注釋】

（1）熇（ㄏㄜˋ）熇之熱：熇熇，熾盛的意思。熇熇之熱，形容熱勢熾盛。

（2）渾渾之脈：渾渾，同「混混」，水流貌。渾渾之脈，形容脈來混亂。

（3）漉漉之汗：指大汗淋漓。

（4）大昌：邪去康復的意思。

（5）眞往：按《甲乙經》「眞往」作「其往」。往，猶去也。

【白話詳解】

黃帝道：「醫經上說有餘的應當瀉，不足的應當補。那麼發熱是有餘，發冷是不足，而瘧疾的寒冷，雖然用熱水或向火，亦不能使之溫暖，及至發熱，即使用冰水，也不能使之涼爽，這些寒熱都是有餘不足之類。但當其發冷、發熱的時候，良醫也無法制止，必須待其病勢自行衰退之後，才可以施用刺法治療，這是什麼緣故？請你告訴我。」

岐伯說：「醫經上說過，有高熱時不能刺，脈搏紛亂時不能刺，汗出不止時不能刺，因為這時正當邪盛氣逆的時候，所以未可立即治療。瘧疾剛開始發作，陽氣並於陰分，此時陽虛而陰盛，外表陽氣

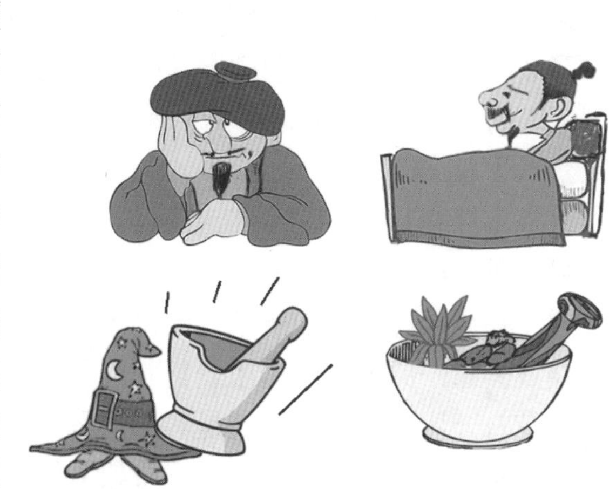

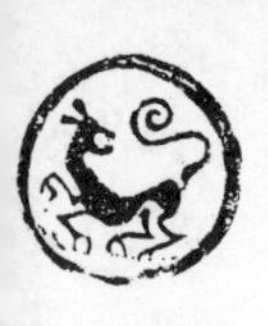

虛，所以先寒冷發抖。至陰氣逆亂已極，勢必復出於陽分，於是陽氣與陰氣相並於外，此時陰分虛而陽分實，所以先熱而後渴。因為邪氣並於陽分，則陽氣勝，並於陰分，則陰氣勝，陰氣勝則發寒，陽氣勝則發熱。由於瘧疾感受的風寒之氣變化無常，所以其發作至陰陽之氣俱逆時，則寒熱休止，停一段時間，又重複發作。當其病發作的時候，像火一樣猛烈，如狂風暴雨一樣迅不可擋。所以醫經上說當邪氣盛極的時候，不可攻邪，攻之則正氣也必然受傷，應該乘邪氣衰退的時候而攻之，必然獲得成功，便是這個意思。因此治療瘧疾，應在其尚未發作的時候，陰氣尚未並於陽分，陽氣尚未並於陰分，便進行適當的治療，則正氣不至於受傷，而邪氣可以消滅。所以醫生不能在瘧疾發作的時候進行治療，就是因為此時正當正氣和邪氣交爭逆亂的緣故。」

黃帝道：「講得好！瘧疾究竟怎樣治療？時間的早晚應如何掌握？」岐伯說：「瘧疾將發，正是陰陽將要相移之時，它必從四肢開始。若陽氣已被邪傷，則陰分也必將受到邪氣的影響，所以只有在未發病之先，堅固其腠理，使邪氣不得入，陰氣不得出，兩者不能相移，然後審察絡脈的情況，見其孫絡充實而瘀血的部分，都要刺出其血，這就是真氣尚未與邪氣相並之前的一種『迎而奪之』的治法。」

【按語】

本節指出治瘧的針刺原則，即避其盛發，治其未發或已衰。正當發作時不能進行針刺，恐邪未去而正先受傷。把握時機，在瘧疾發作之前，或發作之後，進行治療，乃治瘧得驗之關鍵。這一原則不僅適用於針刺治療，也適合於藥物治療。一般認為，服藥最好的時機是其即將發作之前30分鐘左右，此時邪由裏達表，最宜治好疾病，收效最佳。如若延治或誤治，病

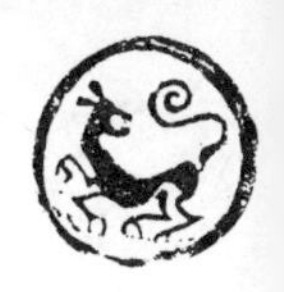

邪深伏於裏，不但很難治癒，而且會反覆發作形成瘧母，損傷肝脾二臟。

臨證治療本病，凡瘧疾初起，一般正氣未虛，體質尚強，正邪相搏劇烈，病屬標實，治療以截瘧祛邪為法。根據證候表現，選用不同的祛邪藥物或針刺之法。如熱多寒少的溫瘧，宜清熱解表為主，可用白虎桂枝湯。若瘧發日久，或素體虛弱者，以致氣血虧損、脾胃虛弱，病屬正虛邪戀，則主張祛邪扶正並用，可用何人飲。邪氣已除，發作停止，病屬正氣虛衰，扶正補虛以復其元，如六君子湯。

這種根據邪正關係進行辨證論治的理論，是《內經》辨證治瘧思想的體現，反映了中醫治病的科學性。

【原文】

帝曰：瘧不發，其應何如？岐伯曰：瘧氣者，必更盛更虛，當[(1)]氣之所在也。病在陽，則熱而脈躁；在陰，則寒而脈靜；極則陰陽俱衰，衛氣相離[(2)]，故病得休；衛氣集，則復病也。

帝曰：時有間二日或至數日發，或渴或不渴，其故何也？岐伯曰：其間日者，邪氣與衛氣客於六腑，而有時相失，不能相得，故休數日乃作也。瘧者，陰陽更勝也，或甚或不甚，故或渴或不渴。

帝曰：論言夏傷於暑，秋必病瘧，今瘧不必應者，何也？岐伯曰：此應四時者也。其病異形者，反四時也。其以秋病者寒甚，以冬病者寒不甚，以春病者惡風，以夏病者多汗[(3)]。

【注釋】

（1）當：《甲乙經》、《太素》並作「隨」。

（2）相離：指衛氣與病邪相離。

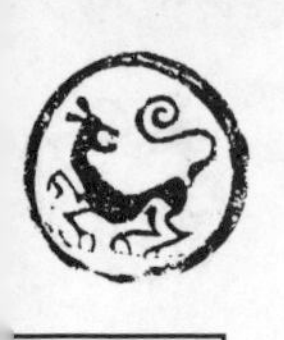

（3）夏病者多汗：夏令天氣炎熱，熱爭肌表，故夏天患此病者多汗。

【白話詳解】

黃帝道：「瘧疾在不發作的時候，它的情況應該怎樣？」

岐伯說：「瘧氣留舍於人體，必然使陰陽虛實，更替而作。當邪氣所在的地方是陽分，則發熱而脈搏躁急；病在陰分，則發冷而脈搏較靜；病到極期，則陰陽二氣都已衰憊，衛氣和邪氣互相分離，病就暫時休止；若衛氣和邪氣再相遇合，則病又發作了。」

黃帝道：「有些瘧疾隔二日，或甚至隔數日發作一次，發作時有的口渴，有的不渴，是什麼緣故？」

岐伯說：「其所以隔幾天再發作，是因為邪氣與衛氣相會於風府的時間不一致，有時不能相遇，不得皆出，所以停幾天才發作。瘧疾發病，是由於陰陽更替相勝，但其中程度上也有輕重的不同，所以有的口渴，有的不渴。」

黃帝道：「醫經上說夏傷於暑，秋必病瘧，而有些瘧疾，並不是這樣，是什麼道理？」

岐伯說：「夏傷於暑，秋必病瘧，這是指和四時發病規律相應而言，亦有些瘧疾形症不同，與四時發病規律相反的。如發於秋天的，寒冷較重；發於冬天的，寒冷較輕；發於春天的，多惡風；發於夏天的，汗出得很多。」

【按語】

本節描述了瘧疾發生時的不同脈象和休止時的情況。一般認為，瘧邪主要位於半表半裏之間，搏於少陽，而弦為少陽主脈，影響肝膽經脈，故瘧疾的主脈為弦。然瘧疾休作有時，所言主脈只不過常見於發作之時而已，也即發作後及其休止期的脈象又可如同常人。秦伯未在《中醫臨證備要》中述瘧疾的脈

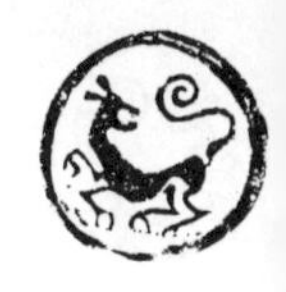

象時指出，「在寒戰時多沉弦，發熱時轉為洪大而數，汗出後脈漸平靜」。這就描繪出了瘧疾脈象的動態變化過程，但仍只就一般而言，如久瘧血虛者發作時脈象仍可能僅為細數。所以瘧病的主脈並非一概為弦，尚需靈活對待之。

值得注意的是，僅憑脈象判斷瘧疾的發作情況是片面的，臨證診療應以「瘧」之寒熱為其主症，以兼脈察其兼症，即辨證論治需要四診合參。

同時，文中還討論了口渴症狀與瘧疾發生是否有必然聯繫。一般認為，瘧疾的發生與氣候、居處、體質等因素密切相關，這樣一來，無論是見症的寒熱多少、脈象的浮沉遲數，或是口渴症狀發生與否等，都因人因時因地而各有差異，故口渴症狀與瘧疾發生並沒有必然聯繫。

另外，文中指出了瘧病發作有兩種情況：一種是與四時發病規律相應的，所謂夏傷於暑，秋必病瘧，這叫做應四時；另一種是與此不同，四時皆發，這就叫做反四時。

【原文】

帝曰：夫病溫瘧與寒瘧而皆安舍，舍於何臟？岐伯曰：溫瘧者，得之冬中於風，寒氣藏於骨髓之中，至春則陽氣大發(1)，邪氣不能自出，因遇大暑，腦髓爍(2)，肌肉消，腠理發泄，或有所用力，邪氣與汗皆出。此病藏於腎，其氣先從內出之於外也。如是者，陰虛而陽盛，陽盛則熱矣，衰則氣復反入，入則陽虛，陽虛則寒矣。故先熱而後寒，名曰溫瘧。

帝曰：癉瘧何如？岐伯曰：癉瘧者，肺素有熱，氣盛於身，厥逆上沖，中氣實而不外泄，因有所用力，腠理開，風寒舍於皮膚之內，分肉之間而發，發則陽氣盛，陽氣盛而不衰，則病矣。其氣不及於陰，故但熱而不寒，氣內藏於心，而外舍

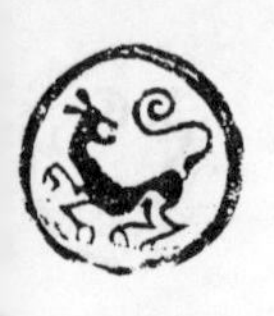

於分肉之間，令人消爍脫肉，故命癉瘧。帝曰：善。

【注釋】

（1）陽氣大發：春日天地之間的陽氣生發，萬物向榮，人體陽氣也相應的生發於外。

（2）腦髓爍：腎藏精，精生髓，腦為髓海。腦髓爍，是指腎精的消耗。

【白話詳解】

黃帝道：「溫瘧和寒瘧，邪氣如何侵入？逗留在哪一臟？」岐伯說：「溫瘧是由於冬天感受風寒，邪氣留藏在骨髓之中，雖到春天陽氣生發活潑的時候，邪氣仍不能自行外出，及至夏天，因夏熱熾盛，使人精神倦怠、腦髓消爍、肌肉消瘦、腠理發泄、皮膚空疏，或由於勞力過甚，邪氣乘虛與汗一齊外出。這種病邪原是伏藏於腎，故其發作時，是邪氣從內而出於外。這樣的病，陰氣先虛，而陽氣偏盛，陽盛就發熱，熱極之時，則邪氣又回入於陰，邪入於陰則陽氣又虛，陽氣虛便出現寒冷，所以表現為先熱而後寒，名叫溫瘧。」

黃帝道：「癉瘧的情況怎樣？」岐伯說：「癉瘧是由於肺臟素來有熱，肺氣壅盛，氣逆而上沖，以致胸中氣實，不能發泄，加之勞力之後，腠理開泄，風寒之邪便乘機侵襲於皮膚之內、肌肉之間而發病，發病則陽氣偏盛，陽氣盛而不見衰減，於是病就但熱不寒了。邪氣不入於陰分，所以但熱而不惡寒，邪氣內伏於心臟，而外出則留連於肌肉之間，能使人肌肉瘦削，所以名叫癉瘧。」黃帝道：「講得好！」

【按語】

本節對溫瘧、癉瘧的病機和症狀作了較為詳盡的闡釋和描述。溫瘧、癉瘧兩者同屬瘧病中的熱盛之證，都存在熱盛、但熱不寒而嘔、脈弦大等症狀。但兩者之間又有區別：溫瘧為內

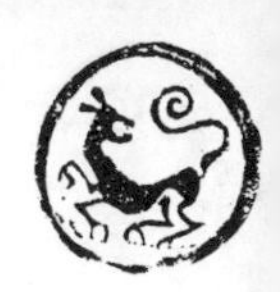

熱熾盛兼表寒，屬熱多寒少，症見汗出惡風、骨節疼煩、時嘔、舌質紅、苔不燥、脈浮大，病情相對較輕，治法宜清熱生津，解肌發表，如白虎加桂枝湯；癉瘧為氣陰兩傷，屬表裏皆熱，症以但熱不寒、少氣煩悶為主，病情嚴重，治法宜清熱生津，益氣養陰，方如竹葉石膏湯。

本篇所論之瘧疾，應包括現代所指之瘧疾和一些類似瘧疾的外感熱病，範圍較為廣泛。現代醫學認為，瘧疾由瘧原蟲所引起，臨床上以間歇性寒戰、高熱、出汗、脾腫大和貧血等為特徵，其中又以惡性瘧可侵犯內臟而最為兇險。從發作休止的特點來看，本篇所指的瘧疾與現代所稱相同。從臨床表現看，只有寒瘧與現代所稱之瘧相似，而溫瘧、癉瘧與之有明顯的區別，特別是癉瘧與現代之瘧幾無相似之處。

【應用舉例】

燕南河北道提刑按察司書吏高士謙，年逾四十。至元戊寅七月間，暑氣未退，因官事出外勞役，又因過飲，午後大發熱而渴，冰水不能解，其病早晨稍輕減，服藥不效。召予治之。診其脈弦數。《金匱要略》云：瘧脈自弦，弦數者多熱。《瘧論》曰：癉瘧脈數，素有熱氣盛於身，厥逆上沖，中氣實而不外泄。因有所用力，腠理開，風寒舍於皮膚之內、分肉之間而發，發則陽氣盛而不衰，則病矣，其氣不及於寒，故但熱而不寒者，邪氣內藏於裏，而外舍於分肉之間，令人消爍脫肉，故名曰癉瘧。《月令》云：孟秋行夏令，民多癉瘧。潔古云：動而得之，名曰中暑，以白虎加梔子湯治之。士謙遠行勞役，又暑氣有傷，酒熱相搏，午後時助，故大熱而渴，如在甑中，先以柴胡飲子一兩下之，後以白虎加梔子湯。每服一兩，數服而癒。（《衛生寶鑒•卷十六》）

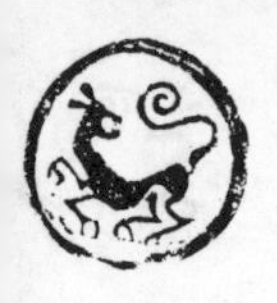

咳論篇第三十八

【原文】

黃帝問曰：肺之令人咳何也？岐伯對曰：五臟六腑皆令人咳，非獨肺也。帝曰：願聞其狀。岐伯曰：皮毛者，肺之合也，皮毛先受邪氣，邪氣以從其合也。其寒飲食入胃，從肺脈上至於肺則肺寒，肺寒則外內合邪(1)，因而客之，則為肺咳。五臟各以其時受病(2)，非其時，各傳以與之，人與天地相參，故五臟各以治時(3)，感於寒則受病，微則為咳，甚者為泄為痛。乘秋則肺先受邪，乘春則肝先受之，乘夏則心先受之，乘至陰(4)則脾先受之，乘冬則腎先受之。

【注釋】

（1）外內合邪：外感寒邪，內傷飲食，指內寒、寒飲邪氣相互結合。

（2）各以其時受病：指分別於其所主時令感邪發病。

（3）治時：即所主的時令。

（4）至陰：指長夏。

【白話詳解】

黃帝問道：「肺臟能使人咳嗽，為什麼？」岐伯回答說：「五臟六腑都能使人咳嗽，不單是肺臟。」

黃帝道：「希望聽你說說其具體情況。」岐伯說：「皮毛主表，和肺是相配合的，皮毛感受了寒氣，寒氣就會侵入肺臟。如果飲食寒冷，寒氣入胃，從肺脈上注於肺，肺也會因此受寒，這樣，外內的寒邪互相結合，導致肺寒氣逆，就會成為肺咳。五臟各在所主的時令受邪，並均可傳之於肺而致咳。人

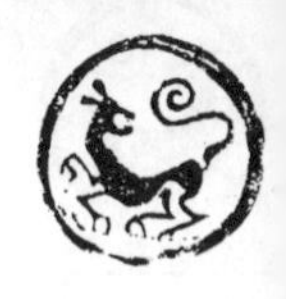

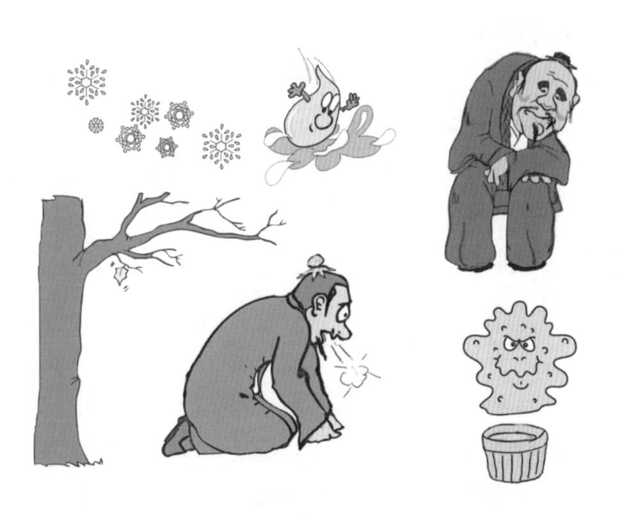

是和天地相參的，所以五臟各有其所主的時令，感受寒邪就能得病。若輕微的，就是咳嗽，嚴重的還可以出現泄瀉、腹痛。一般來說，在秋天的時候，是肺先受邪；在春天的時候，是肝先受邪；當夏天的時候，是心先受邪；當季夏的時候，是脾先受邪；當冬天的時候，是腎先受邪。」

【按語】

本節指出咳嗽的病因主要有兩方面：一是外感風寒邪氣，「皮毛者，肺之合也」，風寒等邪氣外侵，則「皮毛先受邪氣」，並傳舍其合而內傷於肺。二是內傷飲食生冷，其寒「從肺脈上至於肺」，導致肺寒。

肺為嬌臟，不耐寒熱，內外寒邪相合併傷於肺，使肺失宣降，則致咳嗽。肺咳的這一發病機理同時還見之於《靈樞·邪氣臟腑病形》篇：「形寒寒飲則傷肺，以其兩寒相感，中外皆傷，故氣道（逆）而上行。」《靈樞·百病始生》篇則概括地說「重寒傷肺」，這一認識為後世對咳的辨證論治具有重要的指導作用。此外，《內經》尚有風燥濕火熱等外邪傷肺，以及

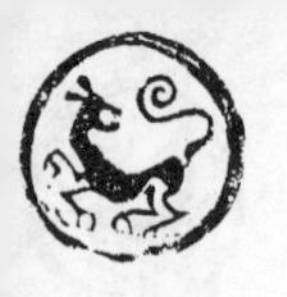

水氣射肺、針刺外傷等，並皆豐富了咳的發病理論。

文中還明確指出四季皆可發生咳病，雖然不同季節有不同的氣候特點，但都可以影響相關臟腑而波及於肺而致咳，充分體現了五臟對相應季節時邪的易感性，也反映出《內經》四時五臟發病觀，這一發病觀點對臨床辨治具有指導意義。

【應用舉例】

咳則肺病，五臟六腑皆能致之。析其條目，經文尚有漏義，總其綱領，不過內傷外感而已。風寒暑濕傷其外，則先中於皮毛，皮毛為肺之合，肺邪不解，它經亦病，此自肺而後傳於諸臟也。勞役情志傷其內，則臟氣受傷，先由陰分而病及上焦，此自諸臟而後傳於肺也。自表而入者，病在陽，宜辛溫以散邪，則肺清而咳癒；自內而生者，病在陰，宜甘以壯水，潤以養金，則肺寧而咳癒。（《醫宗必讀・卷九》）

經云：五臟六腑皆令人咳，非獨肺也。……以四時論之，春季咳木氣升也，治宜兼降。前胡、杏仁、海浮石、栝樓仁之屬。夏季咳火氣炎也，治宜兼涼。沙參、天花粉、麥冬、知母、元參之屬。秋季咳燥氣乘金也，治宜清潤。玉竹、貝母、杏仁、阿膠、百合、枇杷膏之屬。冬季咳風寒侵肺也，治宜溫散。蘇葉、川芎、桂枝、麻黃之屬。以一日計之，清晨嗽為氣動宿痰，二陳湯加貝母、枳殼、桑白皮、枇杷葉、橘紅。（《類證治裁・咳嗽論治》）

【原文】

帝曰：何以異之？岐伯曰：肺咳之狀，咳而喘息有音，甚則唾血。心咳之狀，咳則心痛，喉仲介介[(1)]如梗狀，甚則咽腫喉痹。肝咳之狀，咳則兩脇下痛，甚則不可以轉，轉則兩胠[(2)]下滿。脾咳之狀，咳則右脇下痛，陰陰[(3)]引肩背，甚則不可以

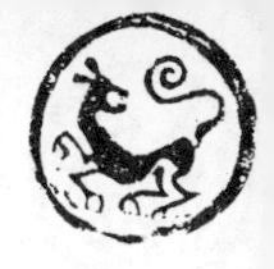

動，動則咳劇。腎咳之狀，咳則腰背相引而痛，甚則咳涎。

【注釋】

（1）介介：咽喉堵塞的樣子。

（2）胠（ㄑㄩ）：腋下脇上部位。

（3）陰陰：即隱隱的意思。

【白話詳解】

黃帝問道：「那麼這些咳嗽怎樣來分別呢？」

岐伯說：「肺咳的症狀是咳嗽的時候，喘息有聲音，嚴重了還會唾血。心咳的症狀是咳嗽的時候，感到心痛，喉頭像有東西梗塞，嚴重時咽喉腫痛。肝咳的症狀是咳嗽時伴兩脇痛，嚴重者使人不能轉側，轉側則兩脇脹滿。脾咳的症狀是咳嗽時右脇痛，隱隱然痛牽胸背，嚴重了不能轉動，一動就要咳嗽。腎咳的症狀是咳嗽的時候，腰背互相牽扯作痛，嚴重的可見咳出黏沫。」

【按語】

本節論述了五臟咳的辨證分類及其表現，指出五臟咳是在咳這一主證的基礎之上，兼見五臟及其所屬經脈的病候，故其分證也以此為依據，故有「咳而喘息有音，甚則咳唾血」為肺咳；因手少陰心經「上挾咽」，故以「咳則心痛，喉仲介介如梗狀」為心咳；兩脇為肝之分野，故以「咳則兩脇下痛，甚則不可以轉，轉則兩脇下滿」為肝咳；右脇下為脾之循行部位，故以「咳則右脇下痛，陰陰引肩背，甚則不可以動，動則咳劇」為脾咳；腰為腎之府，腎主五液，故以「腰背相引而痛，甚則咳涎」為腎咳。

以上的辨證分類主要根據咳嗽的主癥結合五臟的生理功能與經脈循行分佈而確定，為後世臟腑辨證提供了範例。

後世醫家一般認為，肺咳的治療，須重視外寒內飲之主

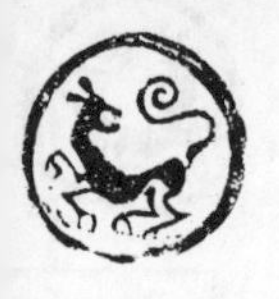

五臟咳	臨床表現
肺咳	咳而喘息有音，甚則唾血
心咳	咳則心痛，喉仲介介如梗狀，甚則咽腫，喉痹
肝咳	咳則兩脇下痛，甚則不可以轉，轉則兩胠下滿
脾咳	咳則右脇下痛，陰陰引肩背，甚則不可以動，動則咳劇
腎咳	咳則腰背相引而痛，甚則咳涎

因，宜用小青龍湯以宣肺散寒化飲；若肺咳甚則唾血者，當考慮寒邪化熱，損傷肺絡，宜用千金葦莖湯合桑杏湯之類以肅肺降逆、清熱化痰。心咳為心肺火熱證，治當降肺氣清心火，用桔梗湯，涼膈散去硝、黃，加黃連、竹葉，或加用杏仁、桔梗、木蝴蝶等。肝咳乃肝氣鬱結，肺氣不利，治宜疏肝降氣，方用金鈴子散、柴胡疏肝散、四逆散等加減；若肝火灼肺，則當清肝瀉火，方用瀉白散合黛蛤散之類；若肝陰不足，氣逆而咳，治則宜養陰柔肝，方用一貫煎合沙參麥冬湯加減。

脾咳乃脾肺氣滯，升降失司，治當調理脾肺之氣，用升麻湯，六君子湯加枳殼、桔梗；若屬脾肺氣虛，則須培土生金，可用六君子湯加百合、五味子、款冬花之類。腎咳乃陽虛水泛，治宜溫腎散寒化水，方用真武湯加減；若屬腎陰虛者，可用七味都氣丸加人參、麥冬。

【應用舉例】

肺咳則喘息有音，千金五味子湯去續斷、地黃、紅豆，加麥冬、玉竹、細辛。心咳則心痛喉中如梗，涼膈散去硝黃，加黃連、竹葉。肝咳則脇痛，枳殼煮散去芎、防，加肉桂、橘紅、蘇子。脾咳則右腋下脇痛引肩背，六君子湯加枳殼、桔梗。腎咳則腰背引痛，都氣丸加參、麥。（《類證治裁·咳嗽論治》）

馮某，女，81歲，長沙市居民。1992年3月就診，自述去冬患咳嗽，兼氣喘，數月不癒。愈咳愈劇，不能平臥，咳吐稀白痰涎，其味鹹，小便頻數清長，咳甚時有小便遺出，畏寒肢冷，兩足微腫，腰背酸疼，舌淡苔白，脈沉細。患者表現一派腎陽虛衰，水氣上泛之候，乃擬溫腎、納氣、化飲法，用苓甘五味薑辛湯加益智仁、桑螵蛸、菟絲子，服五劑，咳喘止，小便頻及自遺皆癒。繼以金匱腎氣丸加五味子善後收功，其病痊癒。（《黃帝內經研究大成》）

【原文】

帝曰：六腑之咳奈何？安所受病？岐伯曰：五臟之久咳，乃移於六腑。脾咳不已，則胃受之，胃咳之狀，咳而嘔，嘔甚則長蟲[1]出。肝咳不已，則膽受之，膽咳之狀，咳嘔膽汁。肺咳不已，則大腸受之，大腸咳狀，咳而遺失[2]。心咳不已，則小腸受之，小腸咳狀，咳而失氣[3]，氣與咳俱失。腎咳不已，則膀胱受之，膀胱咳狀，咳而遺溺。久咳不已，則三焦受之，三焦咳狀，咳而腹滿，不欲食飲。此皆聚於胃，關於肺，使人多涕唾而面浮腫氣逆也。

【注釋】

（1）長蟲：指蛔蟲。

（2）遺失：《甲乙經》《太素》均作「遺矢」，矢，通

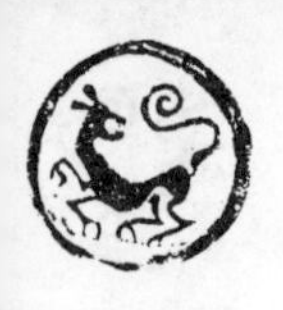

「屎」。遺失，即大便失禁。

（3）失氣：即矢氣。

【白話詳解】

黃帝說：「六腑咳嗽的症狀怎樣？又是怎麼受的病呢？」

岐伯說：「五臟咳嗽，日久不癒，就要傳移到六腑。脾咳久不見好，則胃就要受病，胃咳的症狀是咳而嘔吐，厲害的時候，可以嘔出蛔蟲。肝咳久不見好，則膽就要受病，膽咳的症狀是咳嗽起來會吐出苦汁。肺咳久不見好，則大腸就要受病，大腸咳的症狀是咳嗽的時候大便失禁。心咳久不見好，小腸就要受病，小腸咳的症狀是咳嗽就要矢氣，常常是咳嗽和矢氣並作。腎咳久不見好，則膀胱就要受病，膀胱咳的症狀是在咳嗽的時候小便失禁。以上所說的各種咳嗽，如果經久不癒，那麼三焦就要受病，三焦咳的症狀是咳嗽的時候膀胱脹滿、不欲食飲。這些咳嗽無論是由於哪一臟腑的病變，均與邪氣聚合於胃、而上關於肺有關係，可見多痰，使人多吐稠痰，出現面目浮腫、氣逆而喘等症狀。」

【按語】

本節論述了六腑咳的病機及臨床表現。六腑咳的病機是五臟久咳後移於六腑，是由五臟咳久不癒，病情進一步發展形成，並且按臟腑相合規律傳變的，如久患脾咳不癒而成胃咳等。由於六腑咳是五臟久咳不癒，延及六腑而致，是臟病及腑，病情比五臟咳更為深重，不可以認為是臟病出腑、由裏及表、由陰轉陽而病情轉輕。六腑咳的臨床表現亦是在長期久咳這一主證的基礎上所兼見的六腑功能失常病候為分證依據。故以「咳而嘔，嘔則長蟲出」為胃咳；膽藏精汁，故以「咳嘔膽汁」為膽咳；大腸為傳導之官，故以「咳而遺矢」為大腸咳；小腸主泌別清濁，故以「咳而失氣」為小腸咳。由於三焦是

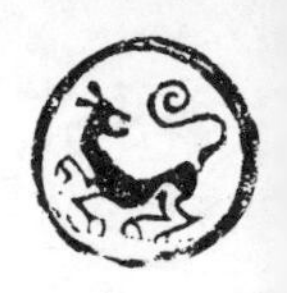

六腑咳	臨床表現
胃咳	咳而嘔，嘔甚則長蟲出
膽咳	咳嘔膽汁
大腸咳	咳而遺失
小腸咳	咳而失氣，氣與咳俱失
膀胱咳	咳而遺溺
三焦咳	咳而腹滿，不欲食飲

「六腑之所與合」，主持諸氣，故「久咳不已則三焦受之」，且其病候為「咳而腹滿」。

關於六腑咳的治療，王肯堂在《證治準繩》中提出胃咳用烏梅丸；膽咳用黃芩加半夏生薑湯；大腸咳用赤石脂禹餘糧湯、桃花湯；小腸咳用芍藥甘草湯；膀胱咳用茯苓甘草湯；三焦咳用錢氏異功散。秦伯未在《內經類證》中提出：咳時小便不禁，用五苓散加黨參。咳時頻轉矢氣，且欲大便，用補中益氣湯加麥冬、五味子等，既是臨床經驗的總結，又是在《內經》理論指導下的應用發揮，可資參考借鑒。

【應用舉例】

胃咳則嘔甚，長蟲出，異功散加川椒、烏梅。膽咳則嘔膽汁，小柴胡湯。大腸咳則遺失，赤石脂禹餘糧湯。小腸咳則失

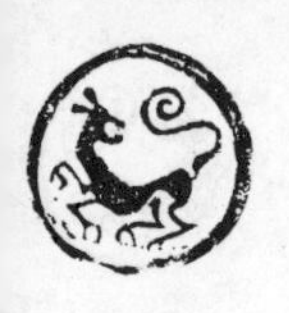

氣，芍藥甘草湯。膀胱咳則遺溺，茯苓甘草湯。三焦咳腹滿不欲食飲，七氣湯加黃連、枳實。（《類證治裁‧咳嗽論治》）

姜某，女，35歲，產後1月，感受寒邪，引起咳嗽。咳嗽月餘不解，咳嗽小便滴瀝而出，夜間尤甚，小便也淋漓尤多。曾中西醫治療，未見顯效。胸部X光透視檢查未見異常，聽診兩肺底部有稀疏的濕性囉音，未見其他異常病變。就診時已逾16個月，納食正常，舌苔薄白，脈弦細，咯痰不多，痰色白。此水蓄膀胱、氣化不行，擬用苓桂朮甘湯。茯苓15g、桂枝6g、白朮10g、甘草3g，服藥3劑咳止，遺尿亦癒。（上海中醫藥雜誌，1963，9）

【原文】

帝曰：治之奈何？岐伯曰：治臟者治其俞[(1)]，治腑者治其合[(2)]，浮腫者治其經[(3)]。帝曰：善。

【注釋】

（1）俞：指五俞穴中的俞穴。肝為太衝，心為神門，脾為太白，肺為太淵，腎為太谿。

（2）合：指五俞穴中的合穴。胃為三里，小腸為小海，膀胱為委中，三焦為天井，膽為陽陵泉，大腸為曲池。

（3）經：指五俞穴中的經穴。肝為中封，心為靈道，脾為商丘，肺為經渠，腎為復溜，大腸為陽谿，小腸為陽谷，胃為解谿，膀胱為崑崙，三焦為支溝，膽為陽輔。

【白話詳解】

黃帝道：「治療的方法怎樣？」岐伯說：「治療五臟的咳嗽，要取俞穴；治療六腑的咳嗽，要取合穴；凡是由於咳嗽而見浮腫的，要取經穴。」黃帝說：「講得好。」

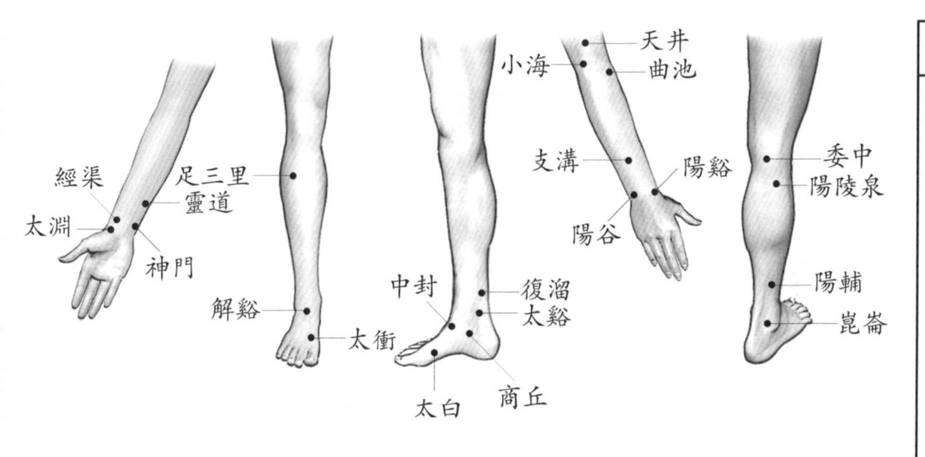

【按語】

本節結語提出了針刺治療咳嗽的法則。針治五俞穴中的俞穴可祛除五臟之邪，針治合穴可祛由五臟傳入六腑之邪。咳而兼見浮腫，為經氣阻滯，水濕不行，以疏通經氣，導利水濕為治，體現了辨證論治的基本原則。

文中提出了「治臟者治其俞，治腑者治其合，浮腫者治其經」的針刺治療原則，即五臟咳取其相應的俞穴刺治，六腑咳則取其相應的合穴進行刺治，久咳引起浮腫者取其相應經穴刺治，以疏通經絡，調暢氣血，這一點對後世辨證論治體系的形成有著重大的指導意義，對臟腑咳的藥物治療方面亦有借鑒作用。

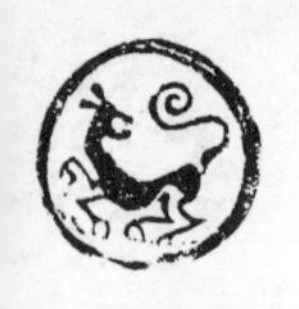

舉痛論篇第三十九

【原文】

黃帝問曰：余聞善言天者，必有驗於人；善言古者，必有合於今；善言人者，必有厭[1]於己。如此，則道不惑而要數[2]極，所謂明也。今余問於夫子，令言[3]而可知，視而可見，捫而可得，令驗於己而發蒙解惑，可得而聞乎？岐伯再拜稽首對曰：何道之問也？帝曰：願聞人之五臟卒痛，何氣使然？岐伯對曰：經脈流行不止，環周不休，寒氣入經而稽遲[4]，泣而不行，客於脈外則血少，客於脈中則氣不通，故卒然而痛。

【注釋】

（1）厭：有對照比驗之義，與上文「合」、「驗」義相通。

（2）要數：即要理，最重要的道理。

（3）言、視、捫：即中醫問、望、切診。

（4）稽遲：稽，滯留。遲，遲緩。指血脈運行阻滯不行。

【白話詳解】

黃帝問道：「我聽說凡是善於談論天道的，必能將天道應驗於人類的事情上；凡是善於談論歷史的，必能將歷史應用於現在的事情上；凡是善於談論他人事蹟的，必能結合自己的情況。只有這樣才能掌握事物的規律而不迷惑，並且透徹地領悟事物最重要的道理，這就是所謂明達事理的人。現在我請教先生，如何由問診、望診、切診瞭解到的疾病所在，做到讓我有所體會而解除疑惑，可以嗎？」岐伯再次揖拜叩首道：「您想問的是什麼呢？」黃帝說：「我想聽聽人的五臟突然疼痛，是什麼原因造成的？」岐伯回答說：「人體經脈中的氣血流行不

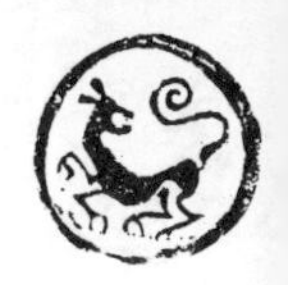

止，如環無端，如果寒氣侵入經脈則氣血的運行遲滯，氣血凝澀不暢行，則寒邪侵襲脈外使血液必然減少，侵襲脈內致氣機不通順，所以突然疼痛。」

【按語】

本段主要講述了疼痛產生的病因病機。後世醫家據此總結出通則不痛、不通則痛、不榮則痛的精闢論斷，說明在生理情況下，經脈暢通，氣血流行、環周不休、通則不痛，而在病理情況下，由於寒氣入經（寒性凝滯），客於脈外則氣滯而血凝，客於脈中則血澀而氣不通，故卒然而痛。從經文旨意分析，引起疼痛的原因固然很多，但寒邪致病乃其最常見病因。寒邪傷人所以致卒然疼痛，其一是血脈凝澀，氣血運行不暢，不通則痛；其二是血行澀滯，臟腑經絡失養，不榮則痛。前者屬實，後者為虛，是疼痛發生的病機總綱，對後世研究痛證具有重要指導意義。

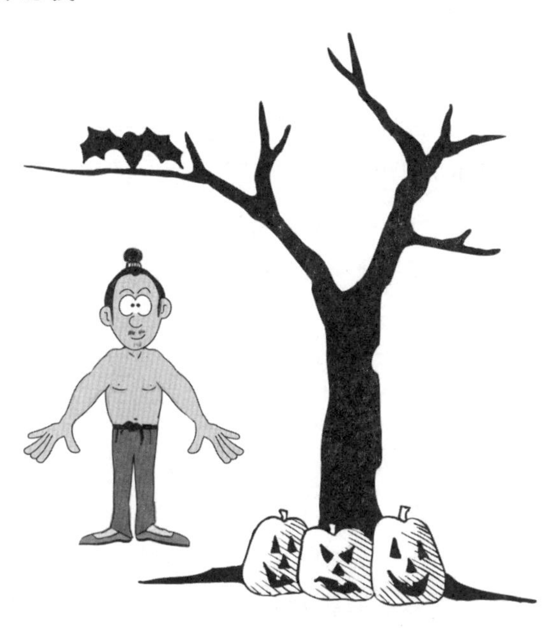

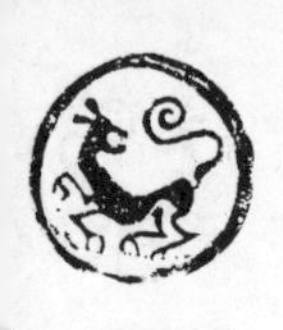

本節篇首提出的「善言天者，必有驗於人；善言古者，必有合於今；善言人者，必有厭於己」的明達事理方法，是《內經》研究世界萬物及生命本質的重要思維方法，其所揭示的歸類比象、推演絡繹、以表知裏等思維方法，為中醫理論的構建及發展提供了思想方法，給後世醫家極大啟發。

文中「言而可知，視而可見，捫而可得」的論述，提示臨床應用時必須將問診、望診和切診三者結合起來運用於痛證的診察與辨證，也成為後世四診合參診法原則運用的範例。

【原文】

帝曰：其痛或卒然而止者；或痛甚不休者；或痛甚不可按者；或按之而痛止者；或按之無益者；或喘動[(1)]應手者；或心與背相引而痛者；或脇肋與少腹相引而痛者；或腹痛引陰股者；或痛宿昔[(2)]而成積者；或卒然痛死不知人，有少間復生者；或痛而嘔者；或腹痛而後泄者；或痛而閉不通者。凡此諸痛，各不同形，別之奈何？

岐伯曰：寒氣客於脈外，則脈寒，脈寒則縮蜷，縮蜷則脈絀急[(3)]，絀急則外引小絡，故卒然而痛，得炅則痛立止。因重中[(4)]於寒，則痛久矣。寒氣客於經脈之中，與炅氣相薄則脈滿，滿則痛而不可按也。寒氣稽留，炅氣從上[(5)]，則脈充大而血氣亂，故痛甚不可按也。寒氣客於腸胃之間，膜原之下，血不得散，小絡急引故痛。按之則血氣散，故按之痛止。寒氣客於俠脊之脈[(6)]則深按之不能及，故按之無益也。寒氣客於衝脈，衝脈起於關元，隨腹直上，寒氣客則脈不通，脈不通則氣因之，故喘氣應手矣。寒氣客於背俞之脈，則脈泣，脈泣則血虛，血虛則痛，其俞注於心，故相引而痛。按之則熱氣至，熱氣至則痛止矣。寒氣客於厥陰之脈，厥陰之脈者，絡陰器，繫

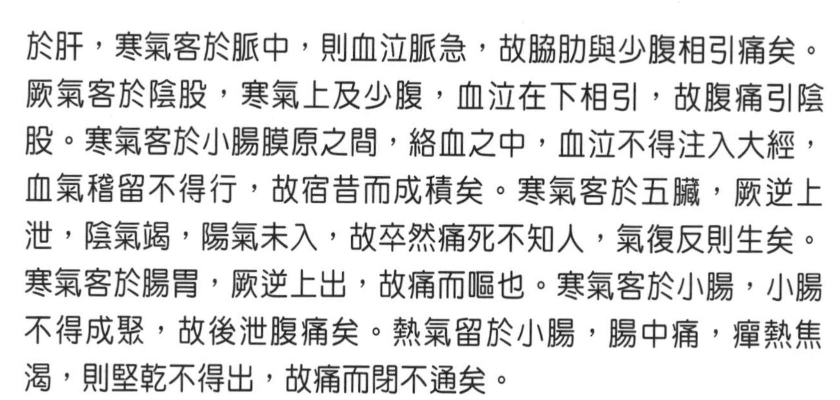

於肝，寒氣客於脈中，則血泣脈急，故脇肋與少腹相引痛矣。厥氣客於陰股，寒氣上及少腹，血泣在下相引，故腹痛引陰股。寒氣客於小腸膜原之間，絡血之中，血泣不得注入大經，血氣稽留不得行，故宿昔而成積矣。寒氣客於五臟，厥逆上泄，陰氣竭，陽氣未入，故卒然痛死不知人，氣復反則生矣。寒氣客於腸胃，厥逆上出，故痛而嘔也。寒氣客於小腸，小腸不得成聚，故後泄腹痛矣。熱氣留於小腸，腸中痛，癉熱焦渴，則堅乾不得出，故痛而閉不通矣。

帝曰：所謂言而可知者也，視而可見奈何？岐伯曰：五臟六腑，固盡有部，視其五色，黃赤為熱，白為寒，青黑為痛，此所謂視而可見者也。帝曰：捫而可得奈何？岐伯曰：視其主病之脈，堅而血及陷下者，皆可捫而得也。

【注釋】

（1）喘動：喘同「揣」，「動」同「痛」。

（2）宿昔：宿同「夙」，經久、長久的意思。

（3）絀（ㄔㄨˋ）急：屈曲拘急的樣子。

（4）重（ㄔㄨˊㄥ）中：重，反覆。重中，即重複感受。

（5）炅（ㄐㄩˇㄥ）氣從上：炅，熱也。指人體本身的熱氣因寒邪客於脈中而隨之與寒邪相搏。

（6）俠脊之脈：指督脈。

【白話詳解】

黃帝說：「疼痛有突然停止不痛的；有劇烈疼痛不休的；有劇烈疼痛不能按壓的；有按壓之後疼痛止住的；有按壓之後疼痛不見緩解的；有疼痛處跳動應手的；有心和背相互牽引而痛的；有脇肋和少腹相互牽引而痛的；有腹痛牽引陰股的；有疼痛日久積累的；有突然劇烈疼痛昏厥如死不知人事稍停片刻而後又清醒的；有痛而嘔吐的；有腹痛而後泄瀉的；有痛而大

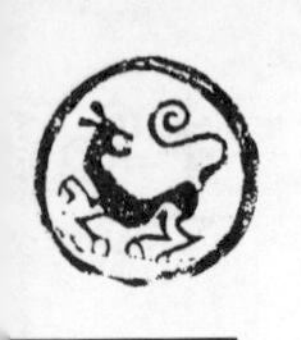

便閉結不通的，以上這些疼痛的情況，其病形各不相同，如何加以區別呢？」

岐伯說：「寒邪侵襲於脈外，經脈受寒，則經脈收縮不伸，屈曲拘急，因而牽拉在外的細小脈絡，內外都拘急不伸，所以突然疼痛。如果得到溫暖則疼痛隨即消失。假如再次受到寒邪侵襲，衛陽受損則疼痛會持續不止。

寒邪侵襲於經脈之內，和人體本身的熱氣相互搏鬥，則經脈充實，不任壓迫，痛而不可壓。寒邪停留於脈中，人體本身的熱氣則隨之而上，於寒邪相搏，使經脈充實，氣血運行紊亂，故疼痛劇烈而不可觸按。寒邪侵襲於腸胃之間，膜原之下，以致氣血凝澀而不散，細小的絡脈拘急牽引，所以疼痛，如果用手按揉，則血氣散行，故按之疼痛消失。寒邪侵襲於俠脊之脈，由於寒邪侵入的部位較深，按揉難以到達病所，所以即使按揉也無濟於事。寒邪侵襲於沖脈之中，衝脈是從小腹關元穴開始，循腹上行，如果寒邪侵襲則衝脈不通，脈不通則氣因此鼓脈欲通，故腹痛而跳動應手。寒邪侵襲於背俞足太陽之脈，則血脈流行滯澀，脈澀則血虛，血虛則疼痛。因為足太陽經循背當心入散，故心與背相牽引而痛，按揉能使熱氣來復，熱氣來復則寒邪消散，故疼痛即可消散。寒邪侵襲於足厥陰之脈，足厥陰之脈循行於股陰入於毛中，環繞著陰器抵達少腹，散佈於脇肋而從屬於肝。寒邪侵襲於脈中客於陰股，寒氣上行少腹，氣血凝澀，上下牽引，故腹痛牽引陰股。寒邪侵襲於小腸膜原之間，絡血之中，則絡血凝澀不能貫注到大的經脈之中，因而血氣停留，不得暢通，這樣日積月累久成小腸氣了。寒邪侵襲於五臟，迫使五臟之氣逆而上行，以致臟氣上越外泄，使陰氣竭於內，陽氣不得入，陰陽暫時相離，所以忽然疼痛昏厥不知人事，如果陽氣恢復，仍然可以蘇醒。寒邪侵襲於

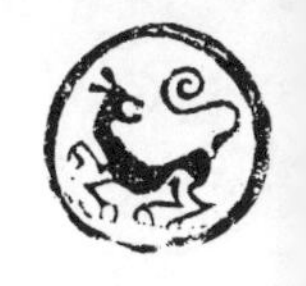

腸胃間，迫使腸胃之氣逆而上行，所以發生腹痛並且嘔吐。寒邪侵襲到小腸，小腸為受盛之腑，因寒而陽氣不化，水穀不得停留，所以就泄瀉而腹痛了。熱氣蓄留於小腸，腸中發生疼痛，由於內熱傷津而唇焦口渴，大便堅硬不得出，所以就疼痛而大便閉結不通了。」

黃帝說：「以上病情，從問診當中就可以瞭解。至於望診又是怎麼樣的？」

岐伯說：「五臟六腑，在面部各有所屬的部位，觀察面部的五色變化就可以診斷疾病，如黃色和赤色為熱、白色為寒、青色和黑色為痛，這就是由望診可以瞭解的。」

黃帝說：「用手切診就可以瞭解病情的情形是怎樣的？」

岐伯說：「這要看他主病的脈象。脈堅實的，是邪氣積聚；脈充盛而高起的，是氣血留滯；脈陷下的，是氣血不足，多屬陰證。這些是可以用手捫切按循而得知的。」

【按語】

本節分析了14種疼痛的症候特點，按其不同臨證表現有從喜按拒按辨識者，如「痛而不可按」、「按之而痛止」、「按之無益」、「喘動應手」；有從疼痛特點分析者，如「痛或卒然而止」、「痛甚不休」、「卒然痛死不知人」、「腹痛引陰股」、「心與背相引而痛」、「脇肋與少腹相引而痛」等；有從疼痛相兼證認識者，如「痛而嘔」、「痛而後泄」、「痛而閉不通」、「痛宿昔而成積」等。

文中所論述的疼痛雖然以寒邪侵犯為主，但也提示了其他邪氣，如風邪、濕邪、燥火邪、熱邪以及七情、飲食勞倦、痰飲瘀血、寄生蟲等均可引起疼痛。其中主要闡述寒邪所引起的腹痛，它因侵襲方式和循行經絡的不同而有不同表現，治療上應採取溫陽散寒的方法。如《張氏醫通・腹痛》云：「中脘痛

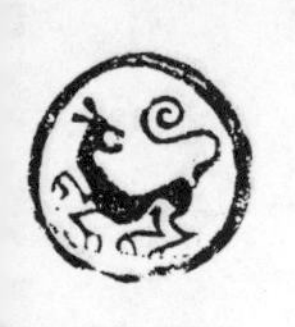

屬太陰，理中湯；臍腹痛屬少陰，真武湯；小腹痛屬厥陰，當歸四逆湯加吳茱萸……若脾胃素虛，飲食不能消克者，六君子加香砂；若兼外感宿食者，藿香正氣散。」因此，在臨床治療痛證時要注意辨清病因病機，以免誤治。

本節還提到疼痛的診察應結合望、問、切診方面收集診斷資料，綜合判斷寒熱陰陽虛實情況，尤其是五色主病的論述給後世臨證以重要啟示。

從望診而言，一方面「五臟六腑，固盡有部」，故由望色可以辨病變所在之臟腑部位。另一方面，亦可根據五色以辨寒熱虛實等，如原文曰：「黃赤為熱，白為寒，青黑為痛。」切診亦可辨其病位與病性，如按其病變部位，若堅硬而血脈壅盛，屬實；按之陷下濡軟，為虛。

【應用舉例】

凡痛而脹閉者多實，不脹不閉者多虛；痛而拒按者為實，可按者為虛；喜寒者多實，愛熱者多虛；飽而甚者多實，饑而甚者多虛；脈實氣粗者多實，脈虛氣少者多虛；新病壯年者多實，愈攻愈劇者多虛；痛在經者脈多弦大，痛在臟者脈多沉微。必兼脈證而察之，則虛實自有明辨。（《類經・疾病類》）

大塚敬節曾治一男子，34歲，二三年前即有胃痛，每當寒冷或疲倦引發，嚴重時則嘔吐，多發於春秋之季，手易冷，面色不華，全腹柔軟，用手指輕輕刺激腹壁，不久便能見到腸蠕動，脈遲弱。用大建中湯（功效：溫中祛寒）後疲乏即解除，大約2個月後，面色正常，手足冷、腹痛均癒。（《漢方診療三十年》）

【原文】

帝曰：善。余知百病生於氣也，怒則氣上，喜則氣緩(1)，悲則氣消，恐則氣下，寒則氣收，炅則氣泄，驚則氣亂，勞則

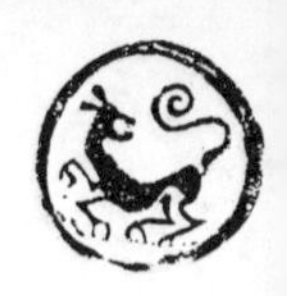

氣耗，思則氣結。九氣不同，何病之生？岐伯曰：怒則氣逆，甚則嘔血及飧泄，故氣上矣。喜則氣和志達，榮衛通利，故氣緩矣。悲則心系急，肺布葉舉，而上焦不通，榮衛不散，熱氣在中，故氣消矣。恐則精卻[2]，卻則上焦閉，閉則氣還，還則下焦脹，故氣不行矣。寒則腠理閉，氣不行，故氣收矣。炅則腠理開，榮衛通，汗大泄，故氣泄。驚則心無所依，神無所歸，慮無所定，故氣亂矣。勞則喘息汗出，外內皆越，故氣耗矣。思則心有所存，神有所歸，正氣留而不行，故氣結矣。

【注釋】

（1）喜則氣緩：指喜太過引起氣的渙散不收，即神憚散不藏之意。

（2）精卻：精氣衰退。

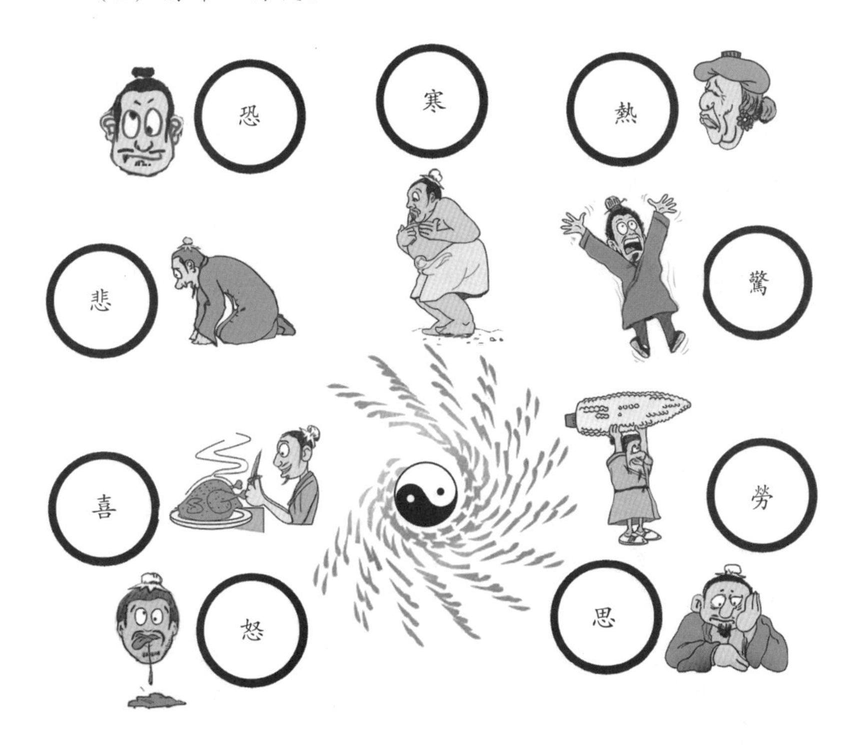

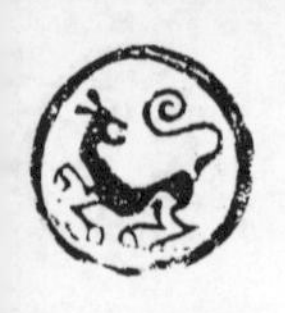

【白話詳解】

黃帝說：「講得好！我已經知道許多疾病是由於氣機失調而發生的，如暴怒則氣上逆、喜則氣舒緩、悲哀則氣消沉、恐懼則氣下卻、遇寒則氣收斂、受熱則氣外泄、受驚則氣紊亂、過勞則氣耗損、思慮則氣鬱結。這九樣氣的變化，各不相同，都能導致什麼病呢？」

岐伯說：「大怒則使肝氣上逆，血隨氣逆，甚則嘔血，或肝氣乘脾發生飧泄，所以說是氣逆。喜則氣和順而志暢達，營衛之氣通利，若是喜太過則可導致正氣渙散，心神不藏，所以說是氣緩。悲哀過度則心系急迫，悲為肺志，則肺葉張舉，上焦隨之閉塞不通，營衛之氣得不到布散，熱氣鬱閉於中而損耗肺氣，所以說是氣消。恐懼傷腎就會使精氣下卻，精氣下卻則升降不交，故上焦閉塞，上焦閉塞則氣歸還於下焦，氣鬱下焦，就會脹滿，所以說是氣下。寒冷之氣侵襲人體，則使腠理閉塞，營衛之氣不得暢行而收斂於內，所以說是氣收。熱則腠理開發，營衛通暢，汗液大量外出，致使氣隨津泄，所以說是氣泄。受驚則心悸動無所依附，神氣無所歸宿，心中疑慮不定，所以說是氣亂。過勞則氣動喘息，汗出過多，裏外氣都越發消耗，所以說是氣耗。思慮過多則心有所存，神歸一處，以致正氣留結而不能運行，所以說是氣結。」

【按語】

本節講述了外感邪氣、情志過激、過勞等會傷害人體引起疾病的「九氣」致病發病原理。外感邪氣致病分兩種，寒則氣收和熱則氣泄。前者指感受寒邪之後，由於腠理閉塞，陽氣不行，所以有惡寒無汗、肢體冷厥的症狀。

人體氣機感受寒邪則收斂凝滯，導致血脈凝澀不暢，筋脈拘攣而出現疼痛、肢體關節拘急症狀。炅則氣泄指邪氣升散，侵犯

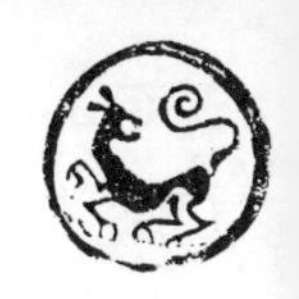

人體後腠理疏鬆，迫津外泄，同時氣也隨津外出，所以出現身體困乏無力、神疲等症狀。

文中提出了「百病生於氣」的著名觀點，對後世有深遠影響。人體臟腑經絡等組織器官是氣活動的場所，臟腑經絡的一切活動，又無一不是氣活動的體現，所以說，氣是人體生命的根本。氣的活動正常，就是生理；反之，氣的活動異常，就是病理。正如張介賓說：「氣之在人，和則為正氣，不和則為邪氣。凡表裏虛實，逆順緩急，無不因氣而至，故百病皆生於氣。」（《類經・疾病類》）所以外感邪氣、情志過激、過勞等都會傷害人體，影響氣機運動，導致臟腑功能紊亂而發病，因而「百病生於氣」的觀點，對後世臨床病因病機分析及病證治療均具有重要的指導意義。

經文還十分重視情志致病的發病學說，在「九氣」致病的內容中，屬情志所傷者有六種，顯見其情志致傷氣機引起五臟發病的重要意義。

《素問・陰陽應象大論》說：「人有五臟化五氣，以生喜怒悲憂恐。」情志活動是以五臟之氣為其物質基礎，正常情況下情志活動不會致病，但是當強烈、突然或持續的情志刺激超過人體自身的調控能力時，會造成身體氣機變化失常，然後引發各式各樣疾病的產生，許多疾病在其進程中也常因情志異常波動而使病情不斷加重或惡化，提示我們在臨床治療中應十分重視情志致病因素，並採用相應的情志制勝方法加以治療，方能收到理想的效果。

【應用舉例】

怒則氣上案：丹溪治一婦人，年十九歲，氣實多怒不發，忽一日大發，叫而欲厥，蓋痰閉於上，火起於下，上沖故也。與香附末五錢，甘草三錢，川芎七錢，童便、薑汁煎。又與青

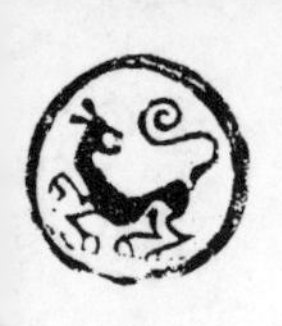

黛、人中白、香附末為丸，稍癒，後大吐乃安。復以導痰湯加薑炒黃連、香附、生薑。

驚則氣亂案：衛德新之妻，旅中宿於樓上，夜值盜劫燒舍，驚墜牀下。自後每聞有響，則驚倒不知人，家人輩躡足而行，莫敢冒觸以聲，歲餘不痊，醫作心病治之，人參珍珠及定志丸，皆無效。

戴人見而斷之曰，驚者為陽，從外入也；恐者為陰，從內出也。驚者，為自不知故也；恐者，自知也。足少陽膽經屬木，膽者，敢也，驚怕則膽傷矣。乃命二侍女執其兩手於高椅之上，當面前下，置一小几，戴人曰：娘子當視此。一木猛擊之，其婦大驚。戴人曰：我以木擊几，何必驚乎。伺少定擊之，驚少緩，又斯須，連擊三五次。又以杖擊門，又暗使人擊背後之窗，徐徐驚定而笑。曰：是何治法。戴人曰：內經云：驚者平之，平者常也。平常見之必無驚。是夜使人擊其門窗，自夕達曙，寢息如故。夫驚者神上越也，從下擊几，使之下視，所以收神也。從此遂癒。（《古今醫案按》）

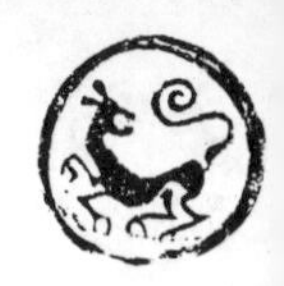

風論篇第四十二

【原文】

黃帝問曰：風之傷人也，或為寒熱，或為熱中，或為寒中，或為癘風[1]，或為偏枯[2]，或為風[3]也，其病各異，其名不同，或內至五臟六腑，不知其解，願聞其說。岐伯對曰：風氣藏於皮膚之間，內不得通，外不得泄，風者善行而數變，腠理開則灑然[4]寒，閉則熱而悶，其寒也則衰食飲[5]，其熱也則消肌肉，故使人怢慄[6]而不能食，名曰寒熱。風氣與陽明入胃，循脈而上至目內眥，其人肥則風氣不得外泄，則為熱中[7]而目黃；人瘦則外泄而寒，則為寒中[8]而泣出。風氣與太陽俱入，行諸脈俞，散於分肉之間，與衛氣相干，其道不利，故使肌肉憤䐜[9]而有瘍，衛氣有所凝而不行，故其肉有不仁也。癘者，有榮氣熱胕[10]，其氣不清，故使其鼻柱壞而色敗，皮膚瘍潰，風寒客於脈而不去，名曰癘風，或名曰寒熱。

【注釋】

（1）癘（ㄌㄞˋ）風：癘，通「癩」。癘風指麻風病，又名大風、癩風、大麻風等。

（2）偏枯：指半身不遂。

（3）風：此泛指下文的臟腑之風、腦風、目風、漏風、內風、首風、腸風、泄風等多種風證。

（4）灑然：惡寒的樣子。

（5）衰食飲：指飲食減少。

（6）怢（ㄊㄨ）慄：惡寒戰慄。

（7）熱中：指體內鬱熱。

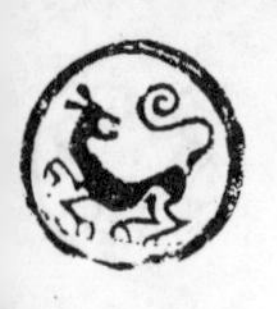

(8) 寒中：指機體陰寒。

(9) 憤䐜：腫脹。

(10) 胕：同「腐」，指營血肌肉腐敗。

【白話詳解】

黃帝問道：「風邪侵犯人體，或引起寒熱病，或成為熱中病，或成為寒中病，或引起癘風病，或引起偏枯病，或成為其他風病。由於病變表現不同，所以病名也不一樣，甚至侵入到五臟六腑，我不知如何解釋，願聽你談談其中的道理。」

岐伯說：「風邪侵犯人體常常留滯於皮膚之中，使腠理開合失常，經脈不能通調於內，衛氣不能發泄於外，然而風邪來去迅速，變化多端，若使腠理開張則陽氣外泄而灑淅惡寒，若使腠理閉塞則陽氣內鬱而身熱煩悶，惡寒則引起飲食減少，發熱則會使肌肉消瘦，所以使人惡寒而不能飲食，這種病稱為寒熱病。風邪由陽明經入胃，循經脈上行到目內眥，假如病人身體肥胖，腠理緻密，則風邪不能向外發泄，稽留體內鬱而化熱，形成熱中病，症見目珠發黃。假如病人身體瘦弱，腠理疏

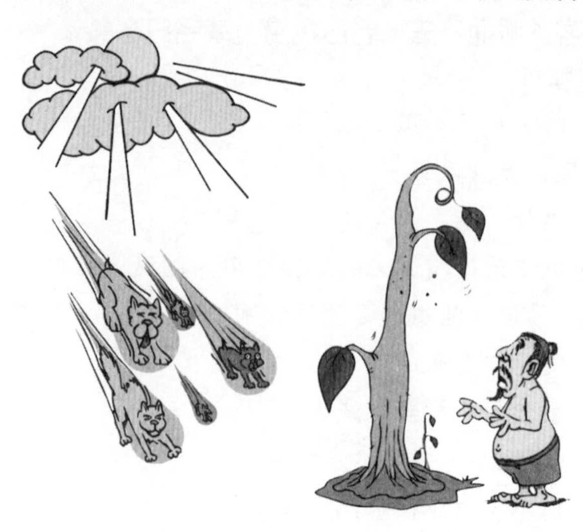

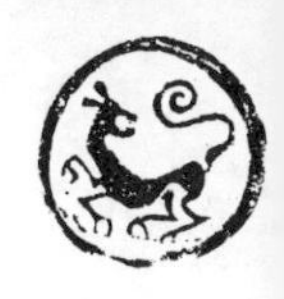

鬆，則陽氣外泄而陰寒內盛，形成寒中病，症見眼淚自出。風邪由太陽經侵入，行於太陽經脈及其俞穴，散佈在分肉之間，與衛氣相搏結，使衛氣運行的道路不通利，可見肌肉腫脹高起而產生瘡瘍；若衛氣凝澀而不能運行，則肌膚麻木不知痛癢。癘風病是營血因熱而腐壞，血氣污濁不清所致，所以使鼻柱蝕壞而皮色衰敗，皮膚生瘍。病因是風寒侵入經脈稽留不去，病名叫癘風，或者稱為寒熱病。」

【按語】

本節論述了風邪的善行數變致病特性。原文以寒熱、熱中、寒中、瘡瘍、不仁、癘風諸病證的形成及表現加以論證，指出風邪傷人途徑不同，可分別引起不同的病變，同時指出體質情況、腠理疏密等亦是風邪內入致病的重要原因。文中提及的「寒熱」病，一指疾病，係由風邪犯於「皮膚之間」引起寒戰、發熱、不能食、肌肉消瘦為特徵；一指癘風乃「風寒客於脈而不去」所為，以鼻柱壞而色敗，皮膚潰瘍為特徵；二者所指大有區別，應加注意。

文中提及的「熱中」病，是由於風邪由陽明經入胃，循經脈上行，風邪不能向外發泄，留滯體內鬱而化熱，形成熱中病。文中提及的「寒中」病，是由於病人皮膚腠理疏鬆，導致陽氣外泄而陰寒內盛，形成寒中病。文中提及的「瘡瘍」，是由於風邪由太陽經侵入，與衛氣相搏結，使衛氣運行的道路不通利，產生肌肉腫脹高起的現象而形成瘡瘍。

【原文】

以春甲乙傷於風者為肝風，以夏丙丁傷於風者為心風，以季夏戊己傷於邪者為脾風，以秋庚辛中於邪者為肺風，以冬壬癸中於邪者為腎風。風中五臟六腑之俞，亦為臟腑之風，各入

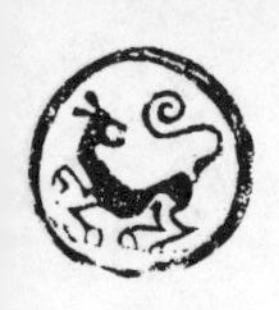

其門戶[(1)]所中，則為偏風。風氣循風府而上，則為腦風；風入系頭[(2)]，則為目風眼寒；飲酒中風，則為漏風；入房汗出中風，則為內風；新沐[(3)]中風，則為首風；久風入中[(4)]，則為腸風飧泄；外在腠理，則為泄風。故風者百病之長也，至其變化乃為他病也，無常方，然致有風氣也。

帝曰：五臟風之形狀不同者何？願聞其診及其病能[(5)]。岐伯曰：肺風之狀，多汗惡風，色皏然白[(6)]，時咳短氣，晝日則差[(7)]，暮則甚，診在眉上[(8)]，其色白。心風之狀，多汗惡風，焦絕[(9)]善怒嚇，赤色，病甚則言不可快，診在口，其色赤。肝風之狀，多汗惡風，善悲，色微蒼，嗌乾善怒，時憎女子，診在目下，其色青。脾風之狀，多汗惡風，身體怠惰，四支不欲動，色薄微黃，不嗜食，診在鼻上，其色黃。腎風之狀，多汗惡風，面痝然[(10)]浮腫，脊痛不能正立，其色炱[(11)]，隱曲不利[(12)]，診在肌上，其色黑。胃風之狀，頸多汗惡風，食飲不下，鬲塞不通，腹善滿，失衣[(13)]則䐜脹，食寒則泄，診形瘦而腹大。首風之狀，頭面多汗惡風，當先風一日則病甚，頭痛不可以出內[(14)]，至其風日則病少癒。漏風之狀，或多汗，常不可單衣，食則汗出，甚則身汗，喘息惡風，衣常濡，口乾善渴，不能勞事。泄風之狀，多汗，汗出泄衣上，口中乾，上漬其風[(15)]不能勞事，身體盡痛則寒。帝曰：善。

【注釋】

（1）門戶：指五臟六腑之俞穴。

（2）系頭：指目系。即目與腦相連之脈絡。

（3）沐：洗頭。

（4）中：指腸胃。

（5）能：音義同「態」。

（6）色皏（ㄆㄥ）然白：指面色慘澹而白。

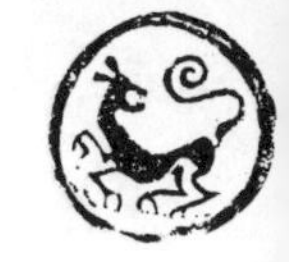

（7）差：同「瘥」，病情減輕之義。

（8）眉上：指兩眉間之額頂部位，為肺在面部所主之區域。

（9）焦絕：唇舌焦躁。

（10）痝（ㄇˊㄤ）然：腫起貌。

（11）炱（ㄊˊㄞ）：即煤煙灰。此形容色黑而暗。

（12）隱曲不利：隱曲，指前陰。隱曲不利，指性機能衰退和小便不利。

（13）失衣：指身形病變，或過腫脹，或過消瘦，而與原來的衣服寬狹不相協調。

（14）出內：離開室內。

（15）上漬其風：《素問識》說：「上漬其風四字未詳，或恐為衍文。」

【白話詳解】

在春季或甲、乙日感受風邪的，形成肝風；在夏季或丙丁日感受風邪的，形成心風；在長夏或戊己日感受風邪的，形成脾風；在秋季或庚辛日感受風邪的，形成肺風；在冬季或壬癸日感受風邪的，形成腎風。風邪侵入五臟六腑的俞穴，沿經內傳，也可成為五臟六腑的風病。

俞穴是機體與外界相通的門戶，若風邪從其血氣衰弱場所入侵，或左或右，偏著於一處，則成為偏風。風邪由風府穴上行入腦，就成為腦風；風邪侵入頭部累及目系，就成為目風，兩眼畏懼風寒；飲酒之後感受風邪，成為漏風；行房汗出時感受風邪，成為內風；剛洗過頭時感受風邪成為首風；風邪久留不去，內犯腸胃，則形成腸風或飧泄；風邪停留於腠理，則成為泄風。所以，風邪是引起多種疾病的首要因素。至於它侵入人體後產生變化，能引起其他各種疾病，就沒有一定常規了，

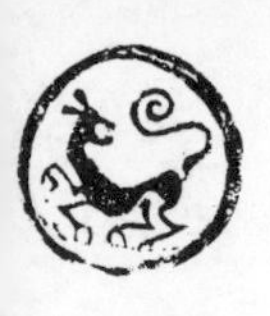

但其病因都是風邪入侵。

黃帝問道：「五臟風證的臨床表現有何不同？希望你講講診斷要點和表現。」

岐伯回答道：「肺風的症狀，是多汗惡風，面色淡白，不時咳嗽氣短，白天減輕，傍晚加重，診察時要注意眉上部位，往往眉間可出現白色。心風的症狀，是多汗惡風，唇舌焦燥，容易發怒，面色發紅，病重則言語謇澀，診察時要注意舌部，往往舌質可呈現紅色。肝風的症狀，是多汗惡風，好悲傷，面色微青，易發怒，有時憎惡女性，診察時要注意目下，往往眼圈可發青色。脾風的症狀，是多汗惡風，身體疲倦，四肢懶於活動，面色微微發黃，食慾不振，診察時要注意鼻尖部，往往鼻尖可出現黃色。腎風的症狀，是多汗惡風，面目浮腫，腰脊

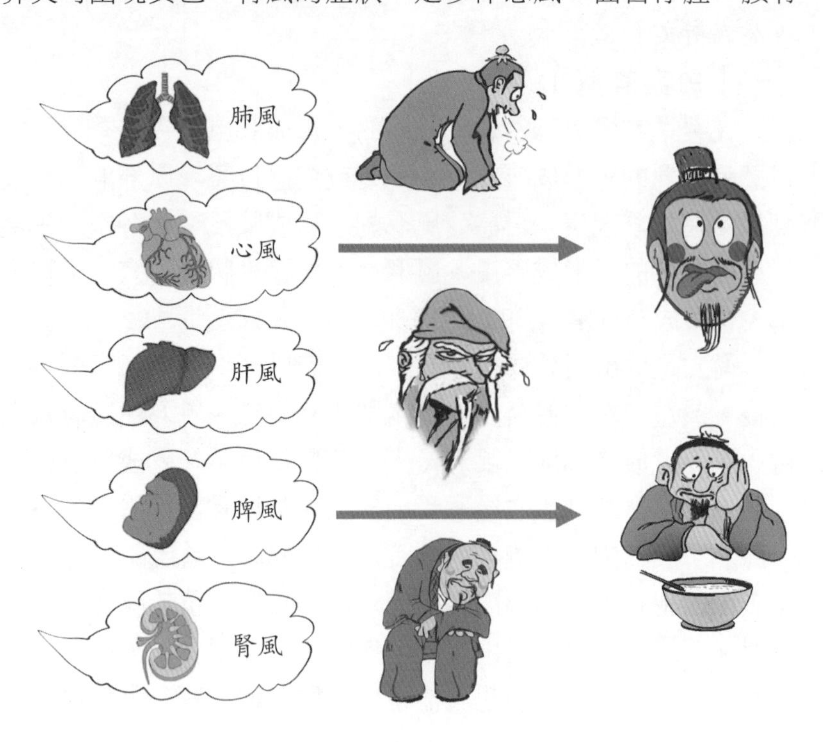

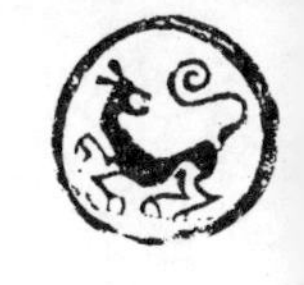

痛不能直立，面色黑如煤煙灰，二便不利，診察時要注意面頰部，往往面頰部可出現黑色。胃風的症狀，是頸部多汗惡風，吞咽飲食困難，胸膈堵塞不通，腹部易作脹滿，如少穿衣，腹脹加重，如吃了寒涼的食物，就發生泄瀉，診察時可見形體瘦削而腹部脹大。首風的症狀，是頭痛，面部多汗，惡風，每當起風的前一日病情就加重，以至頭痛得不敢離開室內，待到起風的當日，則痛稍輕。漏風的症狀，是汗多，不能少穿衣服，進食即汗出，甚至是自汗出，喘息惡風，衣服常被汗浸濕，口乾易渴，不耐勞動。泄風的症狀，是多汗，汗出濕衣，口中乾燥，上半身汗出如水漬一樣，不耐勞動，周身疼痛發冷。」

黃帝道：「講得好！」

【按語】

本節論述了風邪致病的「風為百病之長」以及「風性開泄」特性，列舉其風邪致患的各種病證機理及其臨床表現。由於風性善行數變，動而不居，其性輕揚，四季常有，故而作為六淫之首可多途徑致人疾病。或從經脈，或從腸胃，或中於臟腑之俞會皆其可犯之處，而四季之中，不同時日，亦能隨盛而動，內合五臟，亦可在多種人體不同生活狀態下潛入機體之中，如飲酒、新沐、入房種種不一。說明風邪常在，百病之長，起居稍有不慎，即可盛而發病。

此外風性開泄，其致病外及肌腠皮毛，內至臟腑之脈，其病不同，其證多異。但於臨證症狀之中皆有「多汗惡風」一症可資辨證，提示風為陽邪，輕揚開泄，可使皮毛腠理疏鬆，汗液可自玄府泄出。所以張志聰說：「風為陽邪，開發腠理，故多汗；風氣傷陽，邪正不合，故惡風。」這一特點對臨床辨證具有重要意義，臨床可資權衡參考。

文中所論五臟風及胃風、首風、漏風、泄風等的病機變化

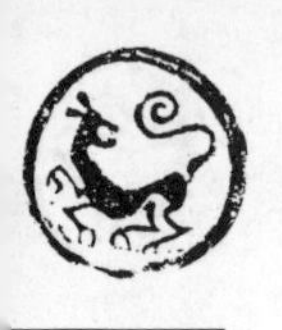

與病證特點等亦對後世臨證具有指導意義。

肺風除多汗惡風外，其特徵性症狀有咳嗽氣短面色白等。風邪迫肺，肺氣上逆，則咳嗽氣短，且其病有晝日減輕日暮加劇的特點，證屬風邪犯肺，肺氣失宣，其治療當以疏風散表為主，兼以止咳。關於肺風病機，亦有認為病人可有肺衛氣虛存在，因此治療上還應該益氣固肺。

心風除多汗惡風，化熱傷津舌焦的一般表現外，其特徵症狀有易怒，語言不利等神志功能的異常及面色赤。病邪深入，熱擾神明則易怒；風中於經絡則經氣運行阻滯，以致語言不利；赤則為心之色，證屬風邪入心，化熱擾神，按其病機，治當以疏風解表，清心安神，表裏同治，選用葳蕤湯。

肝風多汗惡風表現仍在，特徵症狀有易怒好悲，厭惡異性目下青等，風邪傷肝，疏泄失常，則情志不暢，易怒好悲，治以疏風解表，疏肝理氣。肝風臨床常見有熱極生風，是溫熱病時高熱所致，表現為頸項強直，甚則角弓反張，臨床也可見到肝陽上擾，虛風內動，由肝陽上亢病情進一步發展而來，除見眩暈、頭痛、肢體麻木等症狀外，甚或猝然跌撲、神志不清、口眼喎斜、舌強、半身不遂。

脾風，也稱慢脾風，多因大吐大瀉，熱病久病之後，造成脾虛生風，或熱病傷陰，陰虛風動所致。一般表現為形神疲憊、嗜睡昏迷、面色萎黃、四肢發冷，或手足心熱、呼吸微淺、囟門低陷或隆起、搖頭拭目、似搐非搐、手足蠕動或瘈瘲等，其治療以固本為主，或溫中散寒、健運脾陽，用理中丸、慢驚丸；或溫補脾腎、回陽逐寒，用琥珀抱龍丸、固真湯；或育陰潛陽、柔肝息風，用大定風珠等。

腎風，又稱風水，其症狀特點為多汗惡風、面目浮腫、脊痛不能直立、小便不利等。關於腎風，《內經》中有多次出

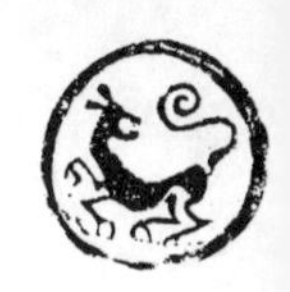

現，症狀不同，故其病機也有所區別。《風論》中所指，證屬風邪傷腎，風水相搏，治療當以祛風行水；另有腎虛水泛，則治當以溫腎化氣利水，後世濟生腎氣丸可參；若腎陽微衰，水氣淩心，則應溫陽利水，真武湯之類可用。

胃風有頸部多汗，惡風，食飲不下，膈塞不通，時易腹滿，受寒則脹，飲食寒冷則泄瀉，形體瘦小等症狀，病機屬於風邪傷胃，胃虛氣滯，治以發表和中，行氣消滯。

腸風，以瀉泄為其主證，一般而言，病程較長，表證多已除去，證屬胃腸受風，功能失調，在治療上，應當視風邪入裏傳變情況而定。屬於風邪入裏化熱，水濕停滯的，宜清腸止血、疏風利氣，可選用槐花散之類；若是由於風入腸胃，耗損正氣而中寒失運，水濕停滯瀉痢的，宜升陽益胃、疏散風邪，如升陽益胃湯。

漏風亦稱酒風，因酒後感受風邪而病。關於酒風的治療，《內經》明確給出方子澤瀉飲，「以澤瀉、白朮各十分，麋銜五分，合以三指撮為後飯」。三藥相合，起利濕，祛風止汗的作用。

泄風主證為汗出不止，尤以上半身汗出如漿，伴口乾、身痛、惡寒等，病機在於表陽不固、津液外泄，治當溫陽固表、調和營衛。

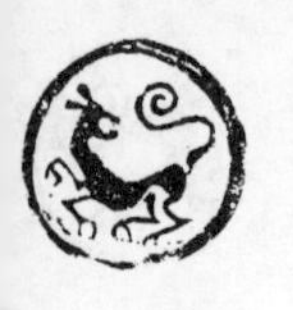

痹論篇第四十三

【原文】

黃帝問曰：痹之安生？岐伯對曰：風寒濕三氣雜至合而為痹也。其風氣勝者為行痹[1]，寒氣勝者為痛痹[2]，濕氣勝者為著痹[3]也。

帝曰：其有五者何也？岐伯曰：以冬遇此者為骨痹，以春遇此者為筋痹，以夏遇此者為脈痹，以至陰遇此者為肌痹，以秋遇此者為皮痹。

帝曰：內舍[4]五臟六腑，何氣使然？岐伯曰：五臟皆有合，病久而不去者，內舍於其合也。故骨痹不已，復感於邪，內舍於腎；筋痹不已，復感於邪，內舍於肝；脈痹不已，復感於邪，內舍於心；肌痹不已，復感於邪，內舍於脾；皮痹不已，復感於邪，內舍於肺。所謂痹者，各以其時重感於風寒濕之氣也。

【注釋】

（1）行痹：以關節酸痛，遊走無定處為特點的痹證，也稱為風痹。

（2）痛痹：以疼痛劇烈為特點的痹證，也稱寒痹。

（3）著（ㄓㄨˊㄛ）痹：以痛處重滯固定，或頑麻不仁為特點的痹證，也稱濕痹。

（4）舍：居留潛藏的意思。

【白話詳解】

黃帝問道：「痹證是怎樣產生的？」岐伯答道：「風、寒、濕三種邪氣雜合侵犯人體就會產生痹證。其中風氣偏勝的

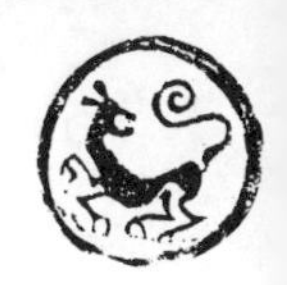

為行痹，寒氣偏勝的為痛痹，濕氣偏勝的為著痹。」

黃帝問道：「痹證又可分為五種，都有哪些？」岐伯說：「冬季感受風寒濕邪所患的痹證叫骨痹，春季感受風寒濕邪所患的痹證叫筋痹，夏季感受風寒濕邪所患的痹證叫脈痹，長夏季節感受風寒濕邪所患的痹證叫肌痹，秋季感受風寒濕邪所患的痹證叫皮痹。」

黃帝說：「痹證的病邪潛藏在五臟六腑，是什麼原因使它這樣的呢？」岐伯說：「五臟都有與之相合的五體，五體痹日久不癒，內傳於所合之臟，就成為五臟痹。如骨痹不癒，復感風寒濕邪，邪氣就內傳於腎；筋痹不癒，復感風寒濕邪，邪氣就內傳於肝；脈痹不癒，復感風寒濕邪，邪氣就內傳於心；肌痹不癒，復感風寒濕邪，邪氣就內傳於脾；皮痹不癒，復感風寒濕邪，邪氣就內傳於肺。所以說五臟痹，是五臟在各自所主的時令中，重複感受風寒濕邪而形成的。」

【按語】

本節主要論述了痹證的病因病機、病證、分類以及五臟痹的傳變。痹證產生的機制主要與偏勝邪氣的性質有關，風、寒、濕三種邪氣侵犯人體，根據邪氣本身的性質不同導致人體產生行痹、痛痹、著痹的不同痹證。但風寒濕邪之所以能侵襲人體，必有一定的內因。《靈樞·陰陽二十五人》云：「血氣皆少則無鬚，感於寒濕則善痹。」說明體質虛弱，氣血不足，營衛失調是五體痹發生的內在因素。

痹證種類繁多，《內經》中論述痹證的種類總共有五十餘種。若從辨證方面進行分類，有以病因命名的風痹、寒痹、熱痹；以證候特徵命名的行痹、痛痹、著痹、周痹、眾痹、攣痹、久痹、大痹、暴痹、遠痹、厥痹；以發病肢體組織命名的皮痹、肉痹、筋痹、脈痹、骨痹、血痹；以十二經脈分佈區域

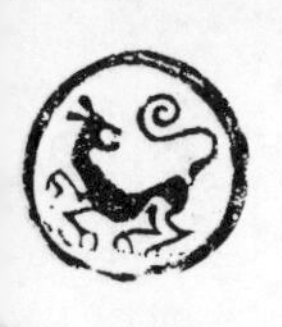

並結合發病時間命名的孟春痹、仲春痹、季春痹等；以臟腑命名的心痹、肺痹、肝痹、脾痹、腎痹和腸痹、胞痹等。其中五臟痹是由五體痹發展而成，張志聰說：「是以在臟腑經俞諸痹，留而不已，亦進益於內，而為臟腑之痹矣。」一般而言，痹初發為體痹，體痹日久不癒向內傳變，導致臟腑功能失調，故變為臟腑痹。

【應用舉例】

風為陽邪，中人最速，其性善走，竄入經絡，故肢節作痛，今見上下左右無定，名曰行痹。脈弦細而澀，陰分素虧，邪風乘虛入絡，營衛不能流通。當宜和營去風，化濕通絡。全當歸二錢，大川芎八分，威靈仙一錢五分，嫩桑枝四錢，大白芍二錢，晚蠶沙（包）三錢，海風藤三錢，西秦艽二錢，青防風二錢，甘草八分。（《丁甘仁醫案》）

李某，男，25歲，1977年診。患者下肢沉重，舉步艱難，兼有雙膝微酸痛，病已半年。詢其所因，謂地震後睡臥濕地兩個月，即現上症。化驗血沉及抗O均無陽性發現，查其下肢無浮腫，舌邊尖深紅，苔薄白，脈象濡緩。辨證：先其所因，有明顯感受外濕之環境條件，感邪以濕為主，兼夾熱邪。其病症狀表現在下肢，正符合《素問·太陰陽明論》之「傷於濕者下先受之」的理論。此屬著痹之證，治以清熱祛濕。

方藥：蒼朮10g，黃柏10g，川牛膝12g，萆薢10g，滑石12g，生薏苡仁15g，木通6g，獨活6g，車前子10g，紅豆12g，絡石藤12g。5劑，水煎溫服，每日1劑。再診：下肢沉重減輕，膝痛未作。上方再進5劑。病癒。（《黃帝醫術臨證切要》）

【原文】

凡痹之客五臟者，肺痹者，煩滿喘而嘔；心痹者，脈不

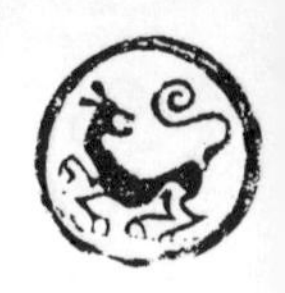

通，煩則心下鼓，暴上氣而喘，嗌乾善噫[(1)]，厥氣上則恐；肝痹者，夜臥則驚，多飲數小便，上為引如懷[(2)]；腎痹者，善脹，尻以代踵[(3)]，脊以代頭；脾痹者，四支解墮[(4)]，發咳嘔汁，上為大塞[(5)]；腸痹者，數飲而出不得，中氣喘爭[(6)]，時發飧泄；胞痹者，少腹膀胱按之內痛，若沃以湯[(7)]，澀於小便，上為清涕。

陰氣[(8)]者，靜則神藏，躁則消亡。飲食自倍，腸胃乃傷。淫氣[(9)]喘息，痹聚在肺；淫氣憂思，痹聚在心；淫氣遺溺，痹聚在腎；淫氣乏竭，痹聚在肝；淫氣肌絕[(10)]，痹聚在脾。諸痹不已，亦益內[(11)]也。其風氣勝者，其人易已也。

帝曰：痹，其時有死者，或疼久者，或易已者，其故何也？岐伯曰：其入臟者死，其留連筋骨間者疼久，其留皮膚間者易已。

帝曰：其客於六腑者何也？岐伯曰：此亦其食飲居處，為其病本也。六腑亦各有俞，風寒濕氣中其俞，而食飲應之，循俞而入，各舍其腑也。

帝曰：以針治之奈何？岐伯曰：五臟有俞，六腑有合，循脈之分，各有所發，各隨其過，則病瘳[(12)]也。

【注釋】

（1）善噫（ㄧˋ）：因心痹，氣機不暢，時發歎聲。

（2）上為引如懷：形容腹部脹大，狀如懷孕。

（3）尻（ㄎㄠ）以代踵：只能坐下不能站立，也不能行走。

（4）四支解（ㄒㄧˋㄝ）墮：四肢懈惰無力。

（5）大塞：即痞塞。

（6）中氣喘爭：指腸胃氣逆迫肺以致喘息氣急。

（7）若沃以湯：形容熱盛，如以熱水灌之。

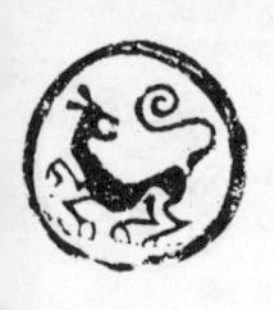

（8）陰氣：五臟的精氣。

（9）淫氣：指內臟逆亂失和之氣。

（10）肌絕：指甚饑不能食，是邪閉脾胃之症。

（11）益內：病情加重向內發展。

（12）病瘳（ㄔㄡ）：病癒。

【白話詳解】

大凡痹邪侵犯五臟的，病變隨臟腑而各不相同，如肺痹的症狀是煩悶脹滿，喘息而嘔吐；心痹的症狀是血脈不通暢，煩躁而心悸不寧，突然氣逆上壅而喘息、咽乾，常噯氣，如果厥逆氣上則會引起恐懼；肝痹的症狀是夜臥時常被噩夢驚醒，飲水多而小便頻，進一步出現少腹脹滿如懷孕之狀；腎痹的症狀是腹部易脹滿，由於肢體攣急屈而不伸，以尾骨代足，頸屈頭傾，脊骨高出，以脊代頭；脾痹的症狀是四肢倦怠無力，咳嗽，嘔吐汁水，脘腹痞塞不通；腸痹的症狀是頻頻飲水而小便難排，腸胃氣逆迫肺以致喘息氣急，時而發生完穀不化的飧泄症；膀胱痹的症狀是少腹膀胱部按之疼痛，且腹中覺得熱，如被灌了熱水似的，小便澀滯不爽，上為鼻流清涕。

五臟之氣，在安靜的情況下能內守潛藏，如果過分躁擾則易耗散。六腑之氣，受盛水穀而化生營養，若飲食過量，腸胃就要受到損傷。所以當內臟之氣逆亂而導致呼吸喘促時，痹邪就會停聚在肺，而形成肺痹；逆亂之氣表現愁憂思慮的，痹邪就會停聚在心，而形成心痹；逆亂之氣表現遺尿的，痹邪就會停聚在腎，而形成腎痹；逆亂之氣表現疲乏衰竭的，痹邪就會停聚在肝，而形成肝痹；逆亂之氣表現肌肉瘦削的，痹邪就會停聚在脾，而形成脾痹。上述各種痹症日久不癒，痹邪就會進一步深入內臟。其中風邪偏盛的痹病，因為發無定處不能停聚，所以容易痊癒。

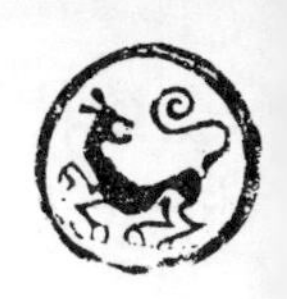

黃帝說：「患了痹證，有的能引起死亡，有的疼痛日久不癒，有的容易痊癒，這是什麼緣故？」岐伯說：「痹邪若內犯五臟則死，若稽留於筋骨間邪不易出則疼痛日久不癒，若停留在皮膚之間邪淺易散則容易痊癒。」

黃帝說：「痹邪侵犯六腑，其原因何在？」岐伯說：「這是由於飲食失節起居失度所導致，是六腑痹形成的根源。六腑在背部各有俞穴，風寒濕邪由俞穴而進入六腑，加上六腑因食飲不節而造成的功能失調為內應，所以痹邪沿著俞穴，直中相應之腑而形成六腑痹。」

黃帝說：「怎樣用針刺進行治療呢？」岐伯說：「治五臟痹取各自的俞穴，治六腑痹取本經的合穴，也可以沿著經脈所循行的部位，尋找發病徵兆，然後根據病變的部位，分別針刺其相應的俞穴或合穴，病就可以痊癒了。」

【按語】

本節主要講述了臟腑痹證的症狀、成因、預後轉歸，以及痹證的針刺治療法則。情志失常，飲食失調，起居失常，導致人體營衛氣血虛弱，五臟精氣內傷，是五臟痹發生的內在因素。

關於痹的治療，明確地提出了兩條原則：

一是辨證論治。「五臟有俞，六腑有合，循脈之分，各有所發，各隨其過。」後世有用右歸飲合當歸四逆湯加減治療骨痹；用四物湯合桂枝湯加味治療筋痹；用桃紅四物湯，或四妙勇安湯化裁治療脈痹；用除濕蠲痹湯增減治療肌痹；用黃耆建中湯合羌活勝濕湯治療皮痹等，均受其影響。

二是針刺痛處局部取穴。《靈樞・經筋》強調說「治在燔針劫刺，以知為數，以痛為輸」，也體現了局部取穴的治療原則。後世《濟生方》將痹痛部位分為背、肩、臂、腋、肘、腳、膝、腰、脊等部位，治療也多是痛處取穴，這一取穴原則

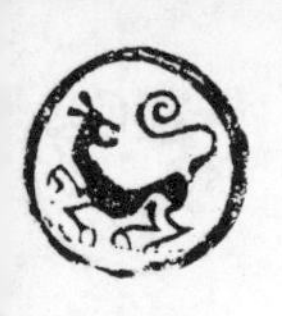

在後世針灸學中被稱為天應穴，並得到廣泛運用。

【應用舉例】

風寒濕三氣雜至，合而為痹也。其風氣勝者為行痹，遊走不定也。寒氣勝者為痛痹，筋骨攣痛也。濕氣勝者為著痹，浮腫重墜也。然即曰勝，則受病有偏重矣。治行痹者，散風為主，而以除寒祛濕佐之，大抵參以補血之劑，所謂治風先治血，血行風自滅也。治痛痹者，散寒為主，而以疏風燥濕佐之，大抵參以補火之劑，所謂熱則流通，寒則凝塞，通則不痛，痛則不通也。治著痹者，燥濕為主，而以祛風散寒佐之，大抵參以補脾之劑，蓋土旺則能勝濕，而氣足自無頑痲也。通用蠲痹湯加減主之，痛甚者，佐以松枝酒。（《醫學心悟》）

【原文】

帝曰：榮衛之氣亦令人痹乎？岐伯曰：榮者，水穀之精氣也，和調於五臟，灑陳於六腑，乃能入於脈也，故循脈上下，貫五臟絡六腑也。衛者，水穀之悍氣(1)也，其氣慓疾滑利，不能入於脈也，故循皮膚之中，分肉之間，薰於肓膜(2)，散於胸腹，逆其氣則病，從其氣則癒，不與風寒濕氣合，故不為痹。

【注釋】

（1）水穀之悍氣：水穀精微化生的盛疾滑利之氣。

（2）肓膜：腔腹肉裏之間，上下空隙之處的筋膜。

【白話詳解】

黃帝說：「營衛之氣，也能使人發生痹證嗎？」岐伯說：「營氣，是由水穀中的精微之氣所化生的，它能調和營養於五臟，散佈精氣於六腑，能夠入於經脈之中，營氣沿著經脈上下運行，有貫通五臟聯絡六腑的作用。衛氣，是由水穀中的剛悍之氣所化生的，它流動迅疾而滑利，不能入於經脈之中，所以

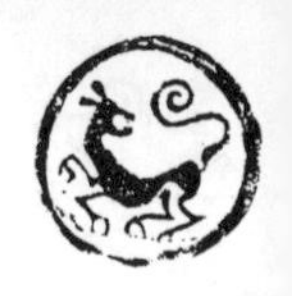

循行於皮膚肌肉之間，薰蒸於肓膜之中，敷布於胸腹之內，營衛循行周身，週而復始。若是逆營衛之氣運行人就會生病，順從營衛之氣運行病才能痊癒，如果營衛和調循行不止，不與風寒濕邪結合，就不會發生痹症。」

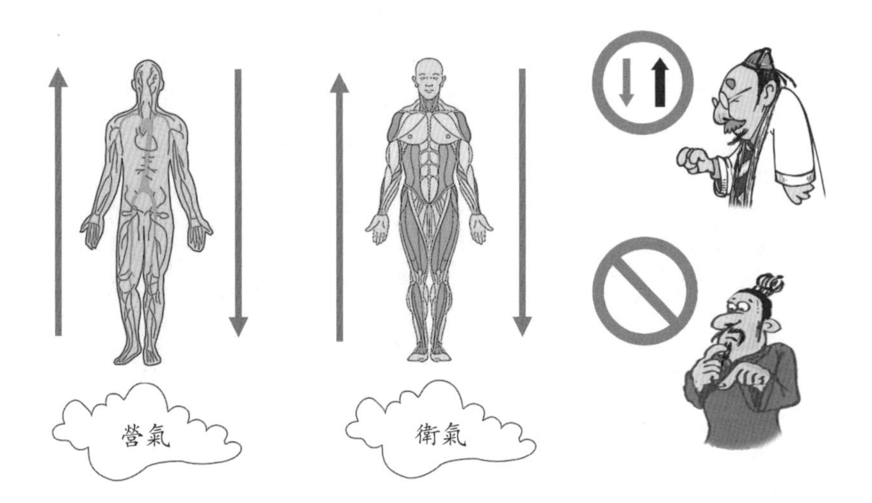

【按語】

本段主要講述了營衛之氣的特性、功能以及營衛之氣失調會導致人體發生痹證的機理。營氣是行於脈中具有營養作用的氣，是由水穀精微中的精粹部分所化生，它循行於經脈之中，運行全身各個部分，內而臟腑，外而皮膚筋脈，週而復始，發揮營養滋潤作用，其性精專柔和。

衛氣是行於脈外而具有保衛作用的氣，是由水穀精微中剽悍滑利部分所化生，它不受脈道限制，行於脈外，外而皮膚肌腠，內而胸腹臟腑，布散全身，發揮防禦、溫養、調節作用，其性慓疾滑利。營在脈中，衛在脈外，陰陽相貫，氣調血暢，濡養四肢百骸、臟腑經絡，與人體的防禦功能密切相關。

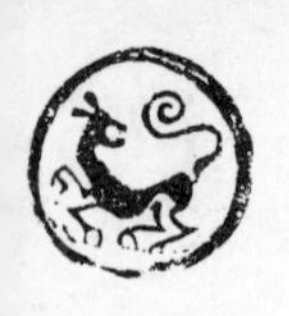

營衛和調則邪氣不易侵犯人體，營衛失調則腠理疏鬆，防禦功能減退，風寒濕邪侵襲人體，經絡閉阻，氣血凝滯而形成痹證。所以說，營衛失調是形成痹證的重要原因之一。

【應用舉例】

諸痹，風寒濕三氣雜合，而犯其經絡之陰也。風多則行注，寒多則掣痛，濕多則重著。良由營衛先虛，腠理不密，風寒濕乘虛內襲。正氣為邪所阻，不能宣行，因而留滯，氣血凝澀，久而成痹。（《類證治裁・痹證》）

【原文】

帝曰：善。痹，或痛，或不痛，或不仁，或寒，或熱，或燥，或濕，其何故也？岐伯曰：痛者，寒氣多也，有寒故痛也。其不痛不仁者，病久入深，榮衛之行澀，經絡時疏[(1)]，故不通[(2)]。皮膚不榮，故為不仁。其寒者，陽氣少，陰氣多，與病相益，故寒也。其熱者，陽氣多，陰氣少，病氣勝，陽遭陰[(3)]，故為痹熱。其多汗而濡者，此其逢濕甚也。陽氣少，陰氣盛，兩氣相感[(4)]，故汗出而濡也。

帝曰：夫痹之為病，不痛何也？岐伯曰：痹在於骨則重，在於脈則血凝而不流，在於筋則屈不伸，在於肉則不仁，在於皮則寒，故具此五者，則不痛也。凡痹之類，逢寒則蟲[(5)]，逢熱則縱。帝曰：善。

【注釋】

（1）經絡時疏：經絡之氣疏澀。

（2）不通：即「不痛」。

（3）陽遭陰：指本為陽盛體質，感受風寒濕邪後，邪氣被陽盛體質戰勝而從陽化熱，故為痹熱。

（4）兩氣相感：指人體偏盛的陰氣與以濕邪為主的風寒濕

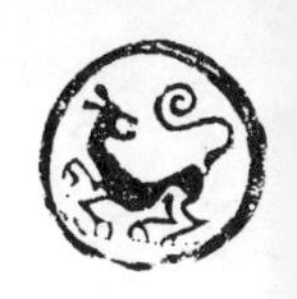

邪相互作用。

（5）逢寒則蟲（ㄊㄨˋㄥ）：蟲，即「疼」。逢寒則蟲，謂痹證遇寒則筋脈拘急而痛。

【白話詳解】

黃帝說：「講得好。痹證有的疼痛，有的不痛，有的肌膚麻木不仁，有的怕冷，有的發熱，有的皮膚乾燥，有的皮膚濕潤，這是什麼緣故？」岐伯說：「疼痛的，是寒邪偏勝，有寒所以疼痛。不痛的，麻木不仁的，是患病日久，痹邪深入，營衛之氣運行澀滯，導致經絡中氣血空虛，所以不痛。皮膚得不到營養，所以麻木不仁。怕冷的，是素體陽氣不足，陰氣偏盛，陰氣與病邪相合而加重其寒，所以發冷。發熱的，是素體陽氣偏盛，陰氣不足，偏盛的陽氣與風邪相合乘入陰分，陰不能勝陽，遂化而為熱，所以形成熱痹。多汗而皮膚濕潤的，是由於濕邪偏甚，加上素體陽氣不足，陰氣偏盛，濕氣與陰氣相合，外開腠理，所以汗出而皮膚濕潤。」

黃帝說：「有的痹證疼痛不明顯，是什麼緣故？」岐伯說：「痹證發生在骨以身重為主，發生在脈以血凝澀而不流為主，發生在筋以屈曲不能伸展為主，發生在肌肉以麻木不仁為主，發生在皮膚以寒冷為主，故具有這五種症狀的痹證，疼痛的感覺不明顯。凡屬痹證這類疾病，遇寒則筋脈拘急，遇熱則筋脈弛縱。」黃帝說：「講得好。」

【按語】

本節補充論述了痹的症狀，並論述了疼痛、冷熱、燥濕、不痛等不同類型的機理。痹之所以有痛、麻木不仁、偏寒、偏熱、偏燥、偏濕、攣屈不伸的不同表現，其發病機制有四：

一是與偏勝邪氣的性質有關。如痹之「或痛」者，為「寒氣多也」，寒性收引凝滯故主痛；痹之「或濕」為「此其逢濕

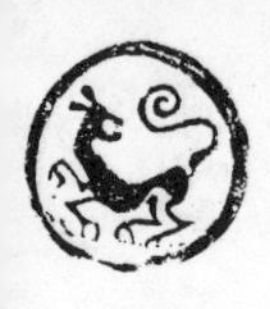

甚也」。

二是與患者體質因素有關。如痹之寒者，是因素體陰盛，邪從陰化寒之故；痹之熱者，是因素體陽亢，邪氣從陽化熱；痹之濕者，是因素體陰盛，汗出而濡，加之逢濕勝故也。

三是與病位深淺有關。如邪氣傷營，肌膚不榮，故不仁；邪傷於骨，病位深在，故有沉重之感而疼痛不著；邪傷於筋，筋急而攣，故肢體攣屈不伸。

四是與季節氣候的寒溫有關。「血氣者，喜溫而惡寒，寒則泣不能流、溫則消而去之。」（《素問・調經論》）故痹痛逢寒則氣血閉阻加劇，疼痛症狀突出；氣候轉暖變熱，氣血相對暢通，故症狀緩解，甚或不痛。

【應用舉例】

孫某，男，31歲。1 週來高熱不解（體溫 39.6℃），四肢關節酸楚，兩膝關節灼熱紅腫，疼痛而強硬，屈伸不利，甚則不能下床活動，汗出，口渴，納呆，苔黃燥，脈滑數。證屬感受風邪，入裏化熱，流注經絡關節，診為熱痹，治擬清熱通絡宣痹，佐以疏風勝濕，予清熱宣痹湯加減，藥用生石膏30g（先下），知母10g，天花粉30g，桂枝10g，忍冬藤30g，威靈仙30g，豨薟草15g，黃柏10g，薏苡仁15g，甘草3g。服3劑後，熱勢漸挫（體溫 37.8℃），關節疼痛亦隨體溫下降而減輕，口仍渴，此邪熱未徹，繼進前方加防已15g。服 5 劑熱退，關節腫痛亦基本好轉，唯膝關節活動仍感不利，原方去威靈仙，加當歸、赤芍、川牛膝，調理 2 週，復查血沉，抗「O」已正常。後用養血補氣通絡藥 10 劑以善後，半年後追訪，已能正常工作。（《現代名中醫內科絕技・張浠虯》）

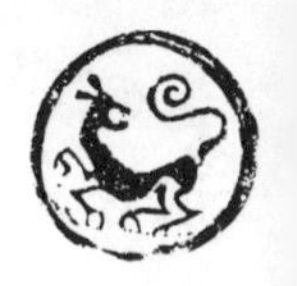

痿論篇第四十四

【原文】

黃帝問曰：五臟使人痿何也？岐伯對曰：肺主身之皮毛，心主身之血脈，肝主身之筋膜，脾主身之肌肉，腎主身之骨髓。故肺熱葉焦[(1)]，則皮毛虛弱急薄[(2)]，著[(3)]則生痿躄[(4)]也。心氣熱，則下脈厥而上，上則下脈虛，虛則生脈痿，樞折挈[(5)]，脛縱而不任地也。肝氣熱，則膽泄口苦，筋膜乾，筋膜乾則筋急而攣，發為筋痿。脾氣熱，則胃乾而渴，肌肉不仁，發為肉痿。腎氣熱，則腰脊不舉[(6)]，骨枯而髓減，發為骨痿。

【注解】

（1）葉焦：形容肺葉受熱灼傷，津液損傷的病理狀態。

（2）急薄：形容皮毛乾枯無澤，拘急不舒的樣子。

（3）著：有甚之意。

（4）痿躄：躄，指下肢行動不便。痿躄，指四肢痿廢不用。

（5）樞折挈：樞，樞軸，轉軸，在此指關節。折，斷也。挈，提也，用手提物。樞折挈，形容關節弛緩，不能提舉活動，猶如樞軸折斷不能活動。

（6）腰脊不舉：腰脊不能活動。

【白話詳解】

黃帝問道：「五臟能使人發生痿證，是什麼道理呢？」

岐伯回答說：「肺主全身的皮毛，心主全身的血脈，肝主全身的筋膜，脾主全身的肌肉，腎主全身的骨髓。所以肺中有熱，則津液耗傷而肺葉乾燥，肺不能輸精於皮毛，則皮毛虛弱急迫不適，熱氣日久留著於肺，則發生下肢痿弱不能行走的痿

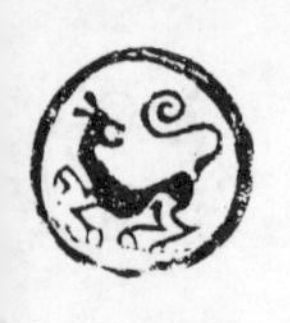

躄證。心氣熱，則下部之脈厥而上行，上行則下部脈虛，脈虛則發生脈痿，四肢關節弛緩如折，不能提舉，足脛縱緩不能站立於地。肝氣熱，則膽汁外泄而口苦，陰血耗傷不能滋養筋膜而使其乾燥，筋膜乾燥則筋脈拘急而攣縮，發為筋痿證。脾氣熱，則耗傷胃中津液而口渴，肌肉失於營養而麻痹不仁，發為肉痿證。腎氣熱，則津液耗竭，髓減骨枯而腰脊不能舉動，發為骨痿證。」

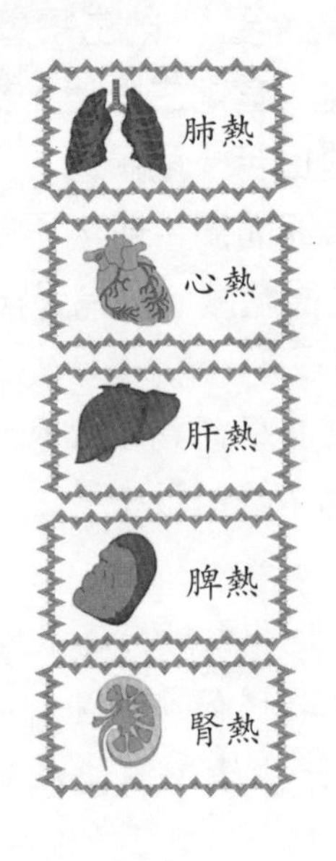

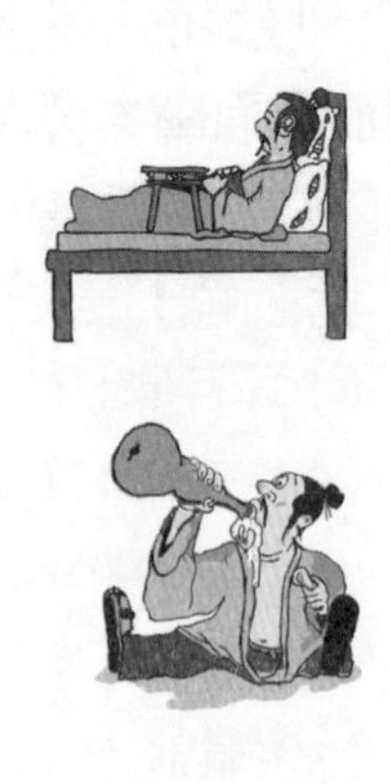

【按語】

本節論述了痿證的病因病機以及五體痿的發病機理與臨床表現。「五臟使人痿」、「肺熱葉焦」，則生痿躄，痿躄指四肢痿廢不用，以運動障礙為主的病證，包括脈痿、筋痿、肉痿、骨痿等各種痿證。「痿」有痿弱和枯萎兩義，即包括四肢功能的痿廢不用和肌肉枯萎不榮兩種。臨床上兩者可單獨出現，也可先有痿廢不用，隨之繼發肌肉萎縮。

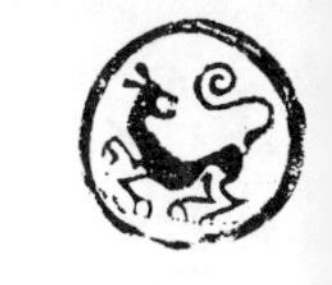

本節所論之痿可分為弛緩不收性痿（脛縱）和攣縮不伸性痿（筋急而攣）兩大類。在部位上也有下肢痿、四肢痿和腰以下痿數種，並有皮膚感覺正常和異常之不同。主要表現為肢體皮膚、肌肉、筋脈枯萎不榮，肢體痿廢不用，如「肌肉不仁」、「脛縱而不任地」；或拘急不用，「筋急而攣」，「腰脊不舉」等症狀，是以運動障礙為主的病證。

痿的病變部位雖在四肢，但產生根源卻在五臟，而五臟之中尤以肺為關鍵。

《素問・經脈別論》云：「食氣入胃，濁氣歸心，淫精於脈。脈氣流經，經氣歸於肺。肺朝百脈，輸精於皮毛。」「飲入於胃，游溢精氣，上輸於脾，脾氣散精，上歸於肺。」說明五臟精氣津液全賴肺氣的敷布，方能滋養五體。

如果五臟氣熱，肺熱葉焦，精氣津液被灼，精虧血虛，骨枯髓減，使得筋膜、肌肉、皮毛、血脈、骨等五體失養而致痿證。痿證的發病規律是由內而外，由臟腑向肢體傳變。五臟各有相應的五體所合，影響五體而致病。心氣熱，則生脈痿；肝氣熱，則生筋痿；脾氣熱，則生肉痿；腎氣熱，則生骨痿。

【應用舉例】

痿證之義，《內經》言之詳矣。觀所列五臟之證，皆言為熱，而五臟之證，又總於肺熱葉焦，以致金燥水虧，乃成痿證。……故當酌寒熱之淺深，審虛實之緩急，以施治療，庶得治痿之全矣。（《景岳全書・痿證》）

經云：肺熱葉焦，則生痿躄，又云治痿獨取陽明，以及脈痿、筋痿、肉痿、骨痿之論，《內經》於痿證一門，可謂詳精密矣。奈後賢不解病情，以諸痿一症，或附錄於虛勞，或散見於風濕，大失經旨。（《臨證指南醫案・痿》）

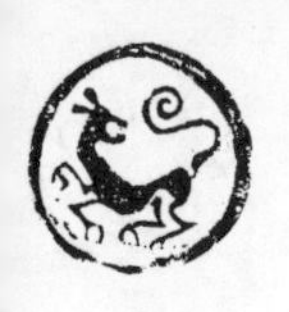

【原文】

帝曰：何以得之？岐伯曰：肺者，臟之長(1)也，為心之蓋也，有所失亡(2)，所求不得，則發肺鳴(3)，鳴則肺熱葉焦。故曰：五臟因肺熱葉焦，發為痿躄，此之謂也。悲哀太甚，則胞絡絕(4)，胞絡絕則陽氣內動，發則心下崩(5)，數溲血也。故《本病》曰：大經空虛，發為脈痹，傳為脈痿。思想無窮，所願不得，意淫於外，入房太甚，宗筋(6)弛縱，發為筋痿，及為白淫(7)。故《下經》曰：筋痿者，生於肝，使內(8)也。有漸(9)於濕，以水為事，若有所留，居處相濕(10)，肌肉濡漬(11)，痹而不仁，發為肉痿。故《下經》曰：肉痿者，得之濕地也。有所遠行勞倦，逢大熱而渴，渴則陽氣內伐(12)，內伐則熱舍於腎。腎者水臟也，今水不勝火(13)，則骨枯而髓虛，故足不任身，發為骨痿。故《下經》曰：骨痿者，生於大熱也。

【注解】

（1）肺者，臟之長：指肺居於人體五臟的上部，主氣，朝百脈，主治節。

（2）失亡：指事不隨心，心情不暢。

（3）肺鳴：指因肺氣不暢而致的喘咳有聲。

（4）胞絡絕：心包絡阻絕不通。

（5）心下崩：崩，大量出血。心下崩，指心氣上下不通，心陽妄動，迫血下行而尿血。

（6）宗筋：指衆筋彙聚處，泛指全身筋膜。

（7）白淫：指男子滑精，女子帶下之類的疾病。

（8）使內：指入房過度。

（9）漸：浸漬。

（10）相濕：《甲乙經》作「傷濕」。

（11）濡漬：浸潤。

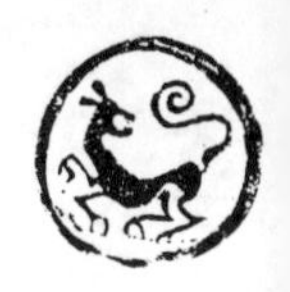

（12）陽氣內伐：伐，侵也。指陽熱邪氣內侵，使津液耗傷。

（13）水不勝火：腎之陰精受損，不能制勝於火熱之邪。

【白話詳解】

黃帝說：「痿病是怎樣發生的呢？」岐伯說：「肺為諸臟之長，又為心的上蓋，遇有失意的事情，或個人的要求沒能達到目的，則肺氣鬱而不暢，發生肺氣喘鳴，喘鳴則氣鬱化熱，致使肺葉乾燥，不能敷布營衛氣血。所以說，五臟都是因為肺熱葉焦得不到營養，而發為痿躄證，就是這個意思。悲哀太過則心系急，心包之絡脈阻絕不通，則陽氣不能外達而鼓動於內，致使心下崩損，絡血外溢，時常小便尿血。所以《本病》上說：大的經脈空虛，則發生脈痹，最後轉變為脈痿。思想貪慾無窮，願望又不能達到，意志淫於外，房勞過傷於內，致使宗筋弛緩，發為筋痿，以及白淫之病。所以《下經》上說：筋痿之病生於肝，由於房勞過度所致。經常被水濕浸漬，以臨水工作為職業，水濕有所留滯，肌肉就會受濕邪侵害，久則肌肉麻痹不仁，發生肉痿。所以《下經》上說：肉痿證，是久居濕地造成的。由於遠行過於勞累，又遇氣候炎熱，汗多傷津而致口渴，津傷口渴則陽氣內盛而熱氣內攻，內攻則熱氣侵舍於腎，腎為屬水之臟，今水不能勝過火熱的攻伐，則骨枯槁而髓空虛，以致兩足不能支撐身體，發為骨痿證。所以《下經》上說：骨痿證，是由於大熱造成的。」

【按語】

本節從情志、氣候、居處、色欲等方面，進一步論述了五臟氣熱致痿的病因與病理。「五臟因肺熱葉焦，發為痿躄」，這是發生痿的主要原因，主要強調肺氣熱是痿證發生的主要病機。肺主氣，朝百脈，居五臟之上，能敷布精血津液，內養臟

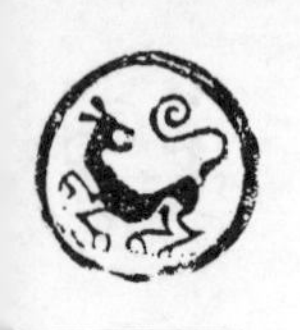

腑，外濡五體，故曰「肺者臟之長也」。若肺氣熱，內可灼傷津液，外可薰蒸五體，五體失養，以致四肢痿廢不用，而成痿躄之證。後世皆以「肺熱葉焦」為痿證的主要病機，《素問·至真要大論》亦言：「諸痿喘嘔，皆屬於上。」

五臟氣熱，皆可致痿，心氣熱，生脈痿；肝氣熱，生筋痿；脾氣熱，生肉痿；腎氣熱，生骨痿。五臟氣熱形成之因各不相同，歸納之有五：

一為情志所傷，氣鬱化熱生痿。如心、肺、肝三臟氣熱之成，皆為情志不舒所致，如「有所失亡」、「悲哀太甚」、「思想無窮，所願不得」等。二為濕邪浸淫，久而化熱致痿，如脾之氣熱形成是「有漸於濕，以水為事」。三為勞傷太過，傷陰耗液，陰不制陽，陽亢生熱致痿，肝、腎之熱的形成若此，如「意淫於外，入房太甚」、「遠行勞倦」。四為觸冒暑熱，傷津耗液成痿，如腎氣熱生骨痿是「遠行勞倦，逢大熱而渴」。五為痹證日久，發為痿證，如「肌肉濡漬，痹而不仁，發為肉痿」、「大經空虛，發為肌痹，傳為脈痿」等。

【應用舉例】

痿躄案：萬某，男，47 歲，農民。1979 年 5 月，患發熱、咳嗽、氣喘病，留戀月餘，漸覺兩足酸重以至痿弱，遷延至 9 月，雙足痿躄。患者形體羸瘦，皮膚毛髮乾枯，身熱咳嗽氣短，咳吐稠黏黃痰並夾帶血絲，口燥咽乾，聲音嘶啞，食少便秘，舌紅無苔，脈細而數。綜觀此病，起病肺熱咳喘，由於熱邪久羈，灼傷肺津，進而耗損胃陰，乃至諸症蜂起，此即「肺熱葉焦，發為痿躄」。痿由津傷，責本在肺，而胃為氣血津液生化之源泉。所以，治當清肺益胃，清熱生津，初以吳鞠通之益胃湯合千金葦莖湯加減治之。處方：玉竹15g，沙參15g，麥冬15g，生地15g，蘆根12g，桃仁9g，天花粉9g，石斛9g，水煎

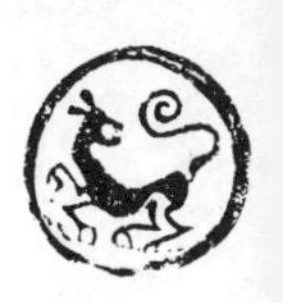

沖冰糖適量服之。服藥 10 劑，身熱喘咳、口燥咽乾及聲嘶、便秘諸症息解，飲食亦進。肺熱已清，津液將布，原方加減再進，以冀布津起痿。處方：玉竹15g，沙參15g，麥冬15g，生地15g，白芍藥20g，甘草15g，懷牛膝9g，阿膠9g（烊化）。此方服至10劑，雙足能動，再進20劑，痿躄痊癒。（湖南中醫學院學報，1982，2）

脈痿案：大學朱修之，八年痿廢，更醫累百，毫無寸功，一日讀《頤生微論》，千里相招。余診之，六脈有力，飲食若常。此實熱內蒸，心陽獨亢，證名脈痿。用承氣湯下六七行，左足便能伸縮。再用大承氣湯，又下十餘行，手中可以持物。更用黃連、黃芩各一斤，酒蒸大黃八兩，蜜丸，日服四錢，以人參湯送。一月之內，去積滯不可勝數，四肢皆能舒展。餘曰：今積滯盡矣。煎三才膏十斤與之，服畢而應酬如故。（《醫宗必讀·卷十》）

骨痿案：琴川小東門王姓，年約十七八，素有滑泄遺精，兩足痿軟，背駝腰屈，兩手扶杖而行，皮枯肉削。……觀其兩腿，大肉日削，診脈兩尺細軟。《難經》曰：五損損於骨，骨痿不能起於床。精不足者，補之以味，損其腎者益其精。進以六味地黃湯，加虎骨、龜板、鹿筋、蓯蓉，大劑填下滋陰。服十餘劑，兩足稍健，再將前方加魚線膠、鹿角霜等，服十餘劑，另服虎潛丸，每日五錢，兩足肌肉漸充，步履安穩。（《痹痿專輯·診餘集》）

【原文】

帝曰：何以別之？岐伯曰：肺熱者，色白而毛敗；心熱者，色赤而絡脈溢(1)；肝熱者，色蒼而爪枯；脾熱者，色黃而肉蠕動；腎熱者，色黑而齒槁。

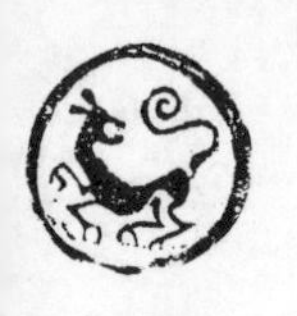

帝曰：如夫子言可矣。論言治痿者，獨取陽明何也？岐伯曰：陽明者，五臟六腑之海，主閏[2]宗筋，宗筋主束骨而利機關[3]也。衝脈者，經脈之海也，主滲灌溪谷[4]，與陽明合於宗筋，陰陽總宗筋之會，會於氣街[5]，而陽明為之長[6]，皆屬於帶脈，而絡於督脈。故陽明虛，則宗筋縱，帶脈不引[7]，故足痿不用也。

帝曰：治之奈何？岐伯曰：各補其滎而通其俞，調其虛實，和其逆順，筋脈骨肉，各以其時受月[8]，則病已矣。帝曰：善。

【注解】

(1) 絡脈溢：指表淺部位的血絡充血。

(2) 閏：《針灸甲乙經》作「潤」，即潤陽之意。

(3) 主束骨而利機關：機關，此指關節。指宗筋具有約束骨節而使關節滑利的作用。

(4) 滲灌溪谷：滲透灌溉氣穴。

(5) 氣街：穴名，又名氣衝。

(6) 陽明為之長：指諸經在主潤衆筋功用方面，陽明經有主導作用。

(7) 帶脈不引：帶脈不能約束收引。

(8) 各以其時受月：分別以各臟所主季節進行針刺治療。

【白話詳解】

黃帝說：「五種痿證如何區別呢？」岐伯說：「肺臟有熱的，面色發白而毛髮敗壞。心臟有熱的，面色發赤而絡脈充溢。肝臟有熱的，面色發青而爪甲枯槁。脾臟有熱的，面色發黃而肌肉蠕動。腎臟有熱的，面色發黑而牙齒焦槁。」

黃帝說：「先生所談的痿證我認為是很好的，但醫論上說治痿證應獨取陽明，是什麼道理呢？」岐伯說：「陽明屬胃，

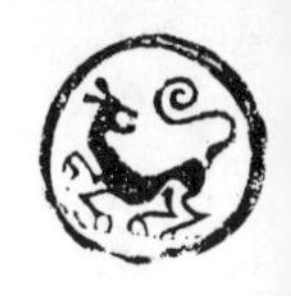

是五臟六腑營養的源泉，能夠潤養宗筋，宗筋主約束骨骼而使關節滑利。衝脈為十二經脈之海，主輸送營養以滲滋養肌腠，與陽明經合於宗筋，故此陽明二脈總統宗筋諸脈，會合於氣街，氣街為陽明脈氣所發，故陽明為諸經之統領，它們又都連屬於帶脈，而絡系於督脈，所以陽明胃脈虧虛則宗筋縱緩，帶脈也不能收引，因而兩足痿弱不用。」黃帝說：「怎樣治療呢？」岐伯說：「要根據不同情況，診察其受病之經而治之，補其滎穴以致氣，通其俞穴以行氣，再以不同的手法，調其正邪的虛實，和其病情的逆順，並根據各臟腑受氣的時月，治療筋脈骨肉的痿證，就可以痊癒。」黃帝說：「好。」

【按語】

本節主要論述五體痿的診察特點及治療法則。五體痿各有特點，但在臨床診斷時，可由五臟主色，以及五臟氣熱所反映的毛、絡、爪、肉、齒的異常改變進行鑒別診斷，辨明諸痿之病本。此外，再結合痿證的其他症狀，如肺痿之喘鳴，心痿之四肢關節弛緩如折，肝痿之口苦筋急而攣，脾痿之口渴肌肉不仁，腎痿之腰脊不舉等。

因五臟合五體、五色，由望形色鑒別五臟病變和五體痿。肺屬金，其色白，其華在毛，肺熱則色白毛敗；心屬火，其色赤，主血脈，心熱則色赤絡脈溢；肝屬木，其色青，其華在爪，肝熱則色蒼爪枯；脾屬土，其色黃，主肌肉，脾熱則色黃肉蠕動；腎屬水，其色黑，主骨，齒乃骨之餘，腎熱則色黑齒槁。這些證候特徵，可以作為診斷之參考。

痿證的形成，雖有種種原因，但正虛是其主要的原因。陽明為五臟六腑之海，是人體營衛氣血的源泉，主潤宗筋，陽明不足則筋脈骨肉失養，宗筋弛緩，四肢痿弱不用，故篇中強調「治痿獨取陽明」，並將其作為主要治療原則。治痿應當重視

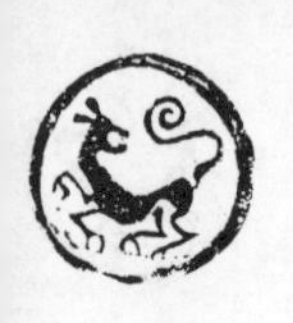

從陽明而治的道理，首先是因為足陽明胃為五臟六腑之海，有潤養宗筋作用，而宗筋有束骨利關節之功，人體的骨節筋脈依賴陽明化生的氣血以濡養，才能運動自如，若陽明虛弱，氣血虧損，宗筋失養，便生痿疾。再者，「陽明為十二經脈之長」。衝脈為十二經脈之海，將來自陽明之氣血滲灌宗筋，陽明又與督脈、帶脈相連屬，故「陽明虛則宗筋縱，帶脈不引，故足痿不用」。所以「獨取陽明」成為治療痿證的關鍵，可以補養氣血津液，濡養筋脈關節，使痿者得復。但痿證由於所侵犯的臟腑不同，症狀也不盡相同，故還要辨證施治。

痿之所生，生於五臟氣熱。病在四肢，本在五臟。應視具體病情，審所屬之內臟，查所屬受之經脈，或補其滎血，或通其俞穴，以調整虛實，和其順逆，並根據各脈所主季令，分別施針治之。本節提出「各補其滎而通其俞」的治痿方法，就是這個意思。這對臨床治療痿證，確有重要意義。

【應用舉例】

一人形肥色黑，素畏熱而好飲，年三十餘，忽病自汗如雨，四肢俱痿，且惡寒，小便短赤，大便或溏或結，飲食亦減。醫作風治，用獨活寄生湯、小續命湯罔效。仲夏，汪視之脈沉細而數，約有七至。曰：此痿證也。丹溪云：斷不可作風治。經云：痿有五，皆起於肺熱。只此一句，便知其治之法矣。經又云：治痿獨取陽明。蓋陽明，胃與大腸也。胃屬土，肺屬金，大腸亦屬陽金，金賴土生，土虧金失所養，而不能下生水，腎水涸火盛，肺愈被傷，況胃主四肢，肺主皮毛，今病四肢不舉者，胃土虧也，自汗如雨者，肺金傷也，故治痿之法獨取陽明，而兼清肺經之熱，正合東垣清燥湯。服百帖，果癒。（《古今醫案按》）

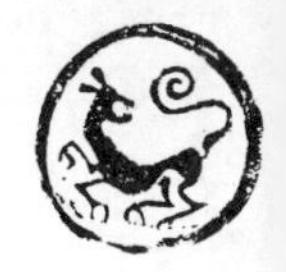

厥論篇第四十五

【原文】

黃帝問曰：厥之寒熱者何也？岐伯對曰：陽氣衰於下則為寒厥，陰氣衰於下則為熱厥。

帝曰：熱厥之為熱也，必起於足下者何也？岐伯曰：陽氣起於足五指之表(1)，陰脈者集於足下而聚於足心，故陽氣盛則足下熱也。

帝曰：寒厥之為寒也，必從五指而上於膝者何也？岐伯曰：陰氣起於五指之裏(2)，集於膝下而聚於膝上，故陰氣勝則從五指至膝上寒，其寒也，不從外，皆從內也。

【注解】

（1）五指之表：足三陽經下行，沿下肢外側而止於足趾外端，故曰「五指之表」。

（2）五指之裏：足三陰經均起於足趾內側端，沿下肢內側上行，故曰「五指之裏」。

【白話詳解】

黃帝問道：「厥證有寒有熱，是怎樣形成的？」岐伯答道：「三陽經脈的脈氣衰於下，發為寒厥，三陰經脈的脈氣衰於下，發為熱厥。」

黃帝說：「熱厥的發熱，一般從足底開始，這是為什麼？」岐伯說：「陽經的經氣循行於足五趾的外側，陰經的經氣集中在足底，聚會在足心，所以當陰經經氣虛而陽經經氣旺的時候（陽乘陰位），就會出現足底發熱。」

黃帝說：「寒厥的厥冷，一般從足五趾直至膝部，又為什

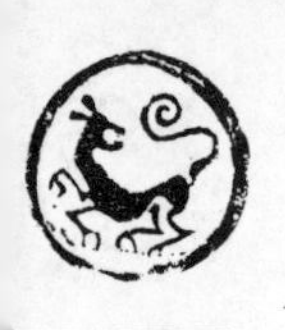

麼？」岐伯說：「陰經的經氣起於足五趾內側端，集中在膝下而聚會在膝上，所以當陰經的經氣偏盛的時候，就會出現從足五趾到膝部都厥冷的症狀。這種寒冷，不是由於外寒的入侵，而是內在陽虛所致。」

【按語】

本節論述了厥證的分類及其病機。寒厥以足寒或手足寒為特徵，熱厥則以足熱或手足熱為特徵進行分類，從其病機來說，主要是陽氣衰於下，陰氣盛，陽不制陰為寒厥；陰氣衰於下，而陽氣盛，陰不制陽的則為熱厥。值得注意的是文中所說的「不從外，皆從內」，明確指出這裏所討論的寒厥熱厥，均非感受外邪而生，而是屬於陰陽失調的內傷雜病，故以虛證居多。

寒厥即陰盛陽虛而致的四肢厥冷之證，又稱「陰厥」，其成因多由於秋冬陰盛陽衰之時，不善養生，傷伐腎中陽氣，陽虛生寒，病起於內，即由於下焦元陽不足，陰寒之氣上逆所致，所謂「陽氣衰於下，則為寒厥」。或由外感寒邪，陰寒極盛所致，如《素問・陰陽應象大論》說：「陰勝則身寒，汗出，身常清，數慄而寒，寒則厥，厥則腹滿死，能夏不能冬。」故其病機總由陰寒內盛，陽氣不能外達，或陽氣虛弱，不能溫通血脈，使氣血不能溫養四肢，致陰陽不相順接，而為四肢厥冷之症，其辨證要點為「手足為之寒」。

篇中所言之熱厥乃由「陰氣衰於下」所致，其病因為數醉飽入房，傷及脾腎陰精，致使陰虛陽亢，虛熱內生而成，臨床可見熱遍周身，內熱溺赤及「手足為之熱」等。它與熱盛於內，陽鬱不達四肢，陽盛格陰之反見四肢厥冷的傷寒熱厥證顯然有別。

《內經》之厥，其義有五：一指氣逆的病機，又作厥逆。二指手足逆冷症狀。三指突然昏倒，不省人事。四指「盡」的意思。五指氣逆所致的病證。本篇所言即指病證而言。同時，

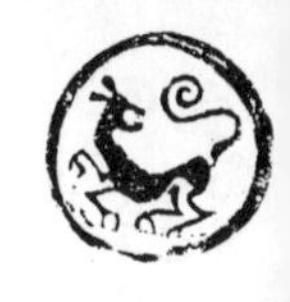

《內經》所論之厥證有十數種之多，如暴厥、屍厥、大厥、煎厥、薄厥、躁厥、四厥、少氣厥、寒厥、熱厥、陰厥、陽厥、風厥、踝厥、骨厥、六經厥等。其臨床表現雖然各異，但皆以陰陽氣逆為其基本病機。

【應用舉例】

寒厥病例：王某，女，25歲，1986年7月15日初診。自訴周身發冷，以雙下肢為著，已2年多。自1985年生孩子後，汗出頻頻，經醫生診為貧血，服用補血藥後略有好轉，但自腰以下及雙下肢發涼，甚則寒冷，時值夏季，身著棉褲也不知暖，經多方醫治無效。刻診：面色蒼白，精神不振，身著絨衣棉褲，觸下肢皮膚潤而不溫，舌淡苔白，脈沉細且遲緩（52次／分）。證屬久汗傷陰，陰損及陽致腎陽虛弱，治宜溫補腎陽，補脾斂汗。方用：熟地24g，山藥20g，山茱萸12g，桂枝12g，附子10g，牛膝12g，杜仲15g，菟絲子15g，淫羊藿15g，焦白朮15g，砂仁10g，炙甘草6g。二診：服上藥3劑後自覺兩下肢有溫感，舌苔脈象同前，效不更方，且於上方中加入當歸補血湯，黃耆60g，當歸12g。三診：患者來訴雙下肢已完全不發涼，雖時已初秋，反將棉褲換掉，見證皆除，體質轉好，囑其服金匱腎氣丸以善其後。（河南中醫，1995，1）

熱厥病例：王姓患者，年66歲，女，病案號8769，1987年3月17日初診。喘促氣短，動則喘甚30餘年。近月餘加重，乾咳少痰，口乾心煩，手足心熱，腰酸耳鳴，頭暈目眩，半身稍麻木，舌質暗紅，苔薄黃膩，脈細滑小數。證屬肺腎陰虧，兼有伏痰肝風。治當滋養肝腎，平喘化痰息風。處方：麥冬10 g，五味子5 g，山茱萸6 g，熟地10 g，炙麻黃6 g，紫石英15 g（先煎），全瓜蔞15 g，清半夏10 g，茯苓10 g，川芎10 g，全蠍3 g（6劑）。藥後喘促減輕，頭暈耳鳴大減，餘症仍存。守法製方，繼

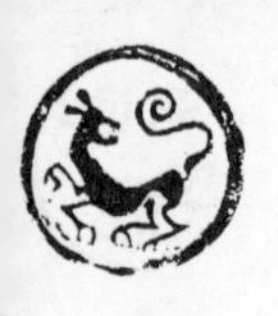

治2週，喘促大平，餘症隨之緩解。（《董建華老年病醫案》）

【原文】

帝曰：寒厥何失[1]而然也？岐伯曰：前陰者，宗筋之所聚，太陰陽明之所合也。春夏則陽氣多而陰氣少，秋冬則陰氣盛而陽氣衰。此人者質壯，以秋冬奪於所用[2]，下氣上爭不能復，精氣溢下，邪氣因從之而上也。氣因於中[3]，陽氣衰，不能滲營其經絡，陽氣日損，陰氣獨在，故手足為之寒也。

帝曰：熱厥何如而然也？岐伯曰：酒入於胃，則絡脈滿而經脈虛，脾主為胃行其津液者也，陰氣虛則陽氣入，陽氣入則胃不和，胃不和則精氣竭，精氣竭則不營其四支[4]也。此人必數醉若飽以入房，氣聚於脾中不得散，酒氣與穀氣相薄，熱盛於中，故熱遍於身，內熱而溺赤也。夫酒氣盛而慓悍，腎氣有[5]衰，陽氣獨勝，故手足為之熱也。

【注解】

（1）失：丟失。張志聰：「寒厥因失其所藏之陽，故曰失。」

（2）奪於所用：由於過度使用而耗傷。

（3）氣因於中：謂陰寒之邪上逆於中焦。

（4）四支：即四肢。支，同「肢」。

（5）有：《甲乙經》作「日」，義勝。

【白話詳解】

黃帝問：「寒厥是怎樣形成的？」岐伯說：「前陰是眾多經脈彙聚之處，也是足太陰和足陽明經脈的會合之所。人體陰陽的變化往往是在春天、夏天陽氣多而陰氣少，在秋天、冬天陰氣偏盛而陽氣偏衰。如果有人自恃體質壯實，在秋冬陽氣偏衰的季節，恣情縱慾，竭其腎精，精虛於下，則欲上爭脾胃之

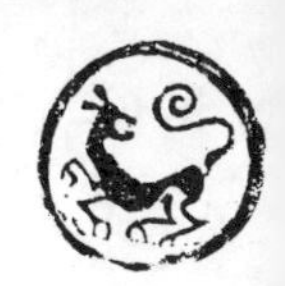

氣以補之，雖力爭亦不能迅速恢復，由於精氣不斷泄溢於下，元陽亦隨之而虛，陽虛生內寒，外在的陰寒之氣，隨從上爭之氣而上逆。邪氣因此留居中焦，致使脾胃陽氣虛衰，不能化生水穀精微以滲灌營養經絡，則陽氣日漸損傷，陰氣獨留於內，所以手足厥冷。」

黃帝問：「熱厥是怎樣形成的？」岐伯說：「酒入於胃，因其性慓悍，故迅疾行於皮膚，使絡脈充滿而經脈空虛。脾是為胃運輸水穀精微的，若飲酒過度助陽而耗陰，陰氣虛則酒熱之氣乘虛而擾之，擾之則胃不和，胃不和則精氣無以化生而精氣枯竭，枯竭則不能營養四肢。這種人多數是經常酒醉，或飲食太過而行房縱欲，這樣酒食之氣相合，鬱而成熱，積於中焦，繼而遍及全身，因內有熱故小便色紅。酒性氣盛而慓悍，加上飲食縱欲同耗腎之陰精，陰氣虛而陽氣獨盛，陽乘陰位，所以手足皆熱。」

【按語】

本節論述了寒厥證，熱厥證形成的主要病因病機和辨證要點。寒厥的足寒是由於「陽氣衰於下」所致，手足寒是由於縱慾勞累太過，耗傷精氣，損及腎陽，秋冬之寒乘虛入侵而上犯中焦，克伐脾陽，終致脾腎陽虛，不能溫養經絡四肢，致使「陽氣日損，陰氣獨在」所致。熱厥的足熱是由於「陰氣衰於下」所致。手足熱是由於醉飽入房，酒穀熱氣盛於中，腎中精氣耗於下，終致陰虛陽盛，陰精不能濡潤四肢，「腎氣日衰，陽氣獨盛」所致。可知寒厥、熱厥都是由於人體本身的陰陽偏衰所致，所涉及的臟腑主要在腎，腎居下焦，為水火陰陽之宅，腎陽虛則為寒厥，腎陰虛則為熱厥，特別呼應「不從外，皆從內也」這一發病觀。

本篇所論寒厥、熱厥與《傷寒論》及後世所說寒厥、熱厥概念不盡相同。本篇所謂寒厥，是指由於「陽氣衰」、「陰氣

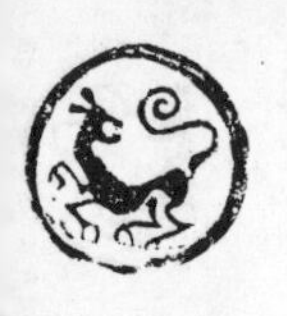

獨在」而出現以「手足為之寒」為特徵的病證，熱厥則是「腎氣有衰，陽氣獨盛」，以「手足為之熱」為特徵的病證。而仲景及後世所謂的寒厥、熱厥，其症狀皆以手足逆冷為特點，其病機則是由於「陰陽氣不相順接」所致。寒厥者，本因於陽虛不能溫煦四末，而熱厥者，則是本因於熱盛於內，格陰於外，或熱郁於內，陽氣不得外達，即所謂「熱深者，厥亦深」。是知《內經》所稱之厥與後世所稱之厥所指不盡相同，應予注意。

【原文】

帝曰：厥或令人腹滿，或令人暴不知人(1)，或至半日遠至一日，乃知人者何也？岐伯曰：陰氣盛於上則下虛，下虛則腹脹滿，陽氣盛於上，則下氣重上(2)而邪氣逆，逆則陽氣亂，陽氣亂，則不知人也。

【注解】

（1）暴不知人：謂猝然昏仆，不省人事。

（2）下氣重上：謂偏亢之腎陽成為邪氣，並逆於上。下氣，指偏亢的腎陽。

【白話詳解】

黃帝說：「厥證有的使人腹滿，有的使人突然不省人事，或者半天，甚至一天才蘇醒，這是什麼道理？」岐伯說：「寒厥病人陰寒之氣充盛於上，故下部空虛，陰盛則陽病，下部陽虛，所以會腹部脹滿。熱厥病人陽熱之氣盛於上，陽盛則陰病，陰虛陽亢之逆氣又並於上，故邪氣逆上，陽氣因之而亂，上擾神明故不省人事。」

【按語】

本段論述了寒厥證、熱厥證的兼證及其病機。說明厥證不僅僅是手足寒、手足熱而已，還包括了以突然昏倒，不省人事

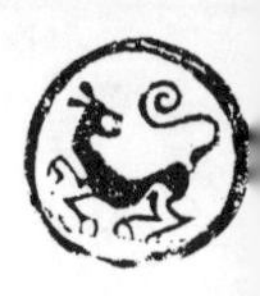

為表現的昏厥。昏厥之病，總的病機是由於氣機失調，陰氣盛於下，陽氣逆亂於上，擾亂神明。其造成陽氣亂的原因，主要是下焦腎氣虛衰。本文指出昏厥的兩個主要症狀是「腹滿」和「暴不知人」。腹滿是由於「下虛」所致，亦即腎虛不能化生脾土；暴不知人，則是由於「陽氣盛於上」，「下氣重上」，陰陽失調神明被擾，故不知人。篇中「或至半日，遠至一日，乃知人者」之說，說明昏厥是暫時的，但在臨床上亦有一厥不復，甚至死亡的危候。

【應用舉例】

張德波，男，13 歲。2006 年 3 月 14 日就診。患者症狀表現為發作性昏仆，四肢厥逆一週。每天發作 1～2 次，每次約10～30分鐘。發作前自覺心口堵塞，隨之不省人事。面色蒼白，四肢厥逆，食慾差，食少，大便日 1 次，舌淡紅，苔微膩，脈沉。經腦電圖、腦CT、心電圖等各種檢查未見異常。

平素性格內向，發作前有情志不遂，兩年前有類似發作，證屬氣厥。治以疏肝理氣，化痰通絡。方用四逆散加味：醋柴胡12g，枳實12g，白芍15g，甘草10g，半夏12g，陳皮12g，茯苓15g，通草10g，絲瓜絡10g，瓜蔞15g，香附12g，生薑3片為引。3劑，日1劑，水煎服。3月17日復診，自訴1劑而情志舒，飲食增；2劑而手足溫，膩苔消；3劑而病若失，收全功。隨訪4個多月，迄無發作。（中醫藥學報，2006，8）

【原文】

帝曰：善。願聞六經脈之厥狀病能[(1)]也。岐伯曰：巨陽之厥，則腫首頭重，足不能行，發為眴仆[(2)]。陽明之厥，則癲疾欲走呼，腹滿不得臥，面赤而熱，妄見而妄言。少陽之厥，則暴聾頰腫而熱，脇痛，䯒不可以運[(3)]。太陰之厥，則腹滿䐜脹，

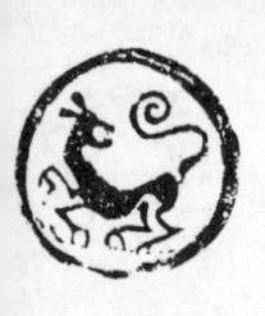

後不利，不欲食，食則嘔，不得臥。少陰之厥，則口乾溺赤，腹滿心痛。厥陰之厥，則少腹腫痛，腹脹涇溲不利，好臥屈膝，陰縮腫，䯒內熱。盛則瀉之，虛則補之，不盛不虛，以經取之。

【注解】

（1）病能：指疾病的臨床表現。能，音義同「態」。

（2）眴（ㄒㄩˋㄢ）仆：謂頭目眩暈而猝然倒地。

（3）䯒（ㄏˊㄥ）不可以運：謂兩腿不能活動。䯒，音義同「胻」，脛骨上端，此指小腿。

【白話詳解】

黃帝說：「好，我想聽聽六經厥證的病態。」岐伯說：「太陽經厥證，可見頭面浮腫而沉重，兩足不能行走，甚則可發生暈眩昏倒。陽明經厥證，可見如癲疾發作一樣的狂奔呼叫，腹部脹滿，不能安臥，面部赤熱，妄見怪異，胡言亂語。少陽經厥證，可見突然耳聾，兩頰腫大而發熱，脇肋疼痛，小腿不能活動。太陰經厥證，可見腹部脹滿，大便不暢，食納不馨，勉食則吐，不能安臥。少陰經厥證，可見口乾，小便色赤，腹脹滿，心痛。厥陰經厥證，可見少腹腫痛而脹滿，大小便不利，喜歡屈膝而臥，陰囊收縮而腫，小腿內側發熱。實證用瀉法，虛證用補法，虛實不明顯的在本經取穴治療。」

【按語】

本段所論六經厥證的臨床表現，主要根據經脈循行部位及各經所屬臟腑經脈功能特點說明，如足太陽厥首腫頭重，足不能行，皆為經脈所過處之症狀，而眴仆則是經氣上逆，下虛上實所致，足太陰之厥，腹滿脇脹，後不利，不欲食，食則嘔，則是脾運失調，引起脾胃氣機升降逆亂的表現。

所論的經脈厥逆病證，寒熱虛實皆有之，從症狀上分析包括了臨床上許多病證，可見其內容皆源於臨床實踐中。這種以

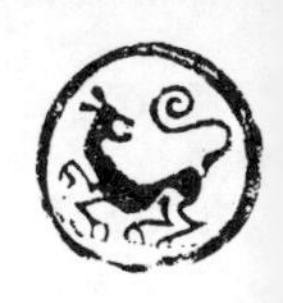

經分證的方法為後世的經絡辨證作出了範例。篇中指出以「盛則瀉之，虛則補之，不盛不虛，以經取之」的治療原則分經論治，調整逆亂之氣。臨床實踐說明，針刺對厥證的治療有較好的療效，充分體現了辨證論治的精神，以示厥證的治療亦須分清虛實，或補或瀉，循經取穴，分經論治。

【原文】

太陰厥逆，䯒急攣，心痛引腹，治主病者[(1)]。少陰厥逆，虛滿嘔變[(2)]，下泄清，治主病者。厥陰厥逆，攣腰痛虛滿，前閉譫言，治主病者。三陰俱逆，不得前後，使人手足寒，三日死。太陽厥逆，僵仆，嘔血，善衄，治主病者。少陽厥逆，機關不利[(3)]，機關不利者，腰不可以行，項不可以顧，發腸癰不可治，驚者死。陽明厥逆，喘咳身熱，善驚，衄，嘔血。

手太陰厥逆，虛滿而咳，善嘔沫，治主病者。手心主[(4)]少陰厥逆，心痛引喉，身熱死，不可治。手太陽厥逆，耳聾泣出，項不可以顧，腰不可以俛仰[(5)]，治主病者。手陽明少陽厥逆，發喉痹、咽腫，痓[(6)]，治主病者。

【注解】

（1）治主病者：謂刺其主病的經穴。

（2）嘔變：即嘔逆。清．張志聰：「嘔變當作變嘔。」

（3）機關不利：謂關節活動不利。

（4）手心主：即手厥陰心包絡之脈，其脈起於胸中，出屬心包絡。

（5）俛（ㄇㄧˇㄢ）仰：向前向後彎曲。

（6）痓（ㄓˋ）：痓作痙，手臂肩項強直也。

【白話詳解】

足太陰經的經氣厥逆，可見小腿拘急痙攣，心痛牽引腹

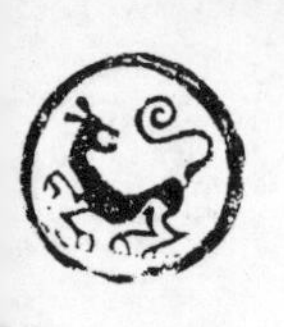

部，治療取本經主病的俞穴。足少陰經的經氣厥逆，可見腹部虛滿，嘔逆，大便瀉下清稀，治療取本經主病的俞穴。足厥陰經的經氣厥逆，可見腰部拘攣疼痛，腹部虛滿，小便不通，胡言亂語，治療取本經主病的俞穴。若足三陰經的經氣都厥逆，可見大小便不通，手足厥冷，三天就要死亡。足太陽經的經氣厥逆，可見身體僵直仆倒，嘔血，經常鼻出血，治療取本經主病的俞穴。足少陽經的經氣厥逆，可見關節活動不利，關節活動不利的，腰部不能活動，項部不能左右回顧，如果併發腸癰，則為不治之症，若出現驚恐，就會死亡。足陽明經的經氣厥逆，可見喘促咳嗽，身體發熱，容易驚駭，鼻出血，嘔血。

手太陰經的經氣厥逆，可見胸部虛滿而咳嗽，經常嘔吐涎沫，治療取本經主病的俞穴。手厥陰，手少陰兩經的經氣厥逆，可見心痛牽引咽喉，身體發熱，是不可治的死證。手太陽經的經氣厥逆，可見耳聾，流淚，項不能左右回顧，腰不可前後俯仰，治療取本經主病的俞穴。手陽明、手少陽兩經的經氣厥逆，可見喉部痹阻，咽部腫痛，頸項強直，治療取本經主病的俞穴。

【按語】

本節分別論述了手足六經厥證的症狀及預後。各經厥證的症狀，仍是表現在經脈所過之處及有關臟腑功能失調方面。還論述了出現各經厥證時所採用的治療方法，即取本經主病的俞穴，這為後世醫家治療厥證起到了良好的指導作用。六經脈之厥和十二經脈的厥證，有寒熱虛實的不同症候，但統觀全篇，不出寒熱兩大綱領。結合臨床，其中包括多種病症，如太陽之厥，為中風卒倒；陽明之厥，則是後世所言之熱厥證；太陰之厥，類似食積而致之食厥；少陰厥逆是上吐下瀉虛脫之厥，嘔血、衄血而致之厥則屬血厥等。作為厥證的專篇，有其實踐基礎，也對後世證治具有一定的指導意義。

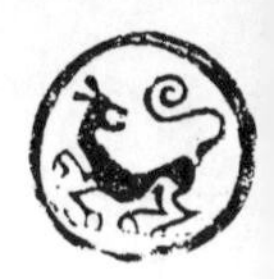

奇病論篇第四十七

【原文】

黃帝問曰：人有重身[1]，九月而瘖[2]，此為何也？岐伯曰：胞[3]之絡脈絕也。帝曰：何以言之？岐伯曰：胞絡者，繫於腎，少陰之脈，貫腎繫舌本，故不能言。帝曰：治之奈何？岐伯曰：無治也，當十月復。《刺法》曰：無損不足益有餘，以成其疹[4]，然後調之。所謂無損不足者，身羸瘦，無用鑱石[5]也；無益其有餘者，腹中有形而泄之，泄之則精出而病獨擅中，故曰疹成也。

【注解】

（1）重身：指妊娠。

（2）瘖（ㄧㄣ）：指聲音嘶啞。

（3）胞：指女子胞。

（4）疹（ㄔˋㄣ）：通「疢」，指疾病。

（5）鑱（ㄔㄢ）石：鑱，鑱針。石，砭石。鑱石，古代原始的醫療工具，一種楔狀石塊。此處指針刺。

【白話詳解】

黃帝問道：「有的婦女懷孕9個月，而音啞發不出聲音，這是什麼緣故呢？」岐伯回答說：「這是因為胞中的絡脈被胎兒壓迫，阻絕不通所致。」

黃帝說：「為什麼這樣說呢？」岐伯說：「胞宮的絡脈繫於腎臟，而足少陰腎脈貫腎上繫於舌本，今胞宮的絡脈受阻，腎脈亦不能上通於舌，舌本失養，故不能言語。」

黃帝說：「如何治療呢？」岐伯說：「不需要治療，待至

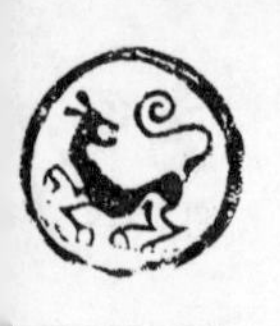

十月分娩之後，胞絡通，聲音就會自然恢復。《刺法》上說：正氣不足的不可用瀉法，邪氣有餘的不可用補法，以免因誤治而造成疾病。所謂『無損不足』，就是懷孕9個月而身體瘦弱的，不可再用針石治療以傷其正氣。所謂『無益有餘』，就是說腹中已經懷孕而又妄用瀉法，用瀉法則精氣耗傷，使病邪獨居於中，正虛邪實，所以說疾病形成了。」

【按語】

因妊娠而出現聲音嘶啞，甚或不能出聲音，稱作「子喑」，又稱「妊娠失音」、「妊娠不語」，或「啞胎」。它的發病機理，主要是腎陰不足所致。因音出於喉，發於舌本，腎脈循喉嚨而繫舌本，如患者素體腎陰不足，懷孕以後，陰血養胎，則腎陰益虛，津液不能上榮舌本而致失音。

本病多發生在妊娠9個月左右，且較罕見。如無其他症狀，一般不需治療，待分娩後，胞絡通，腎水上濟舌本，其音自復。若除聲音嘶啞的主症外，還出現顴紅，頭暈耳鳴，掌心灼熱，心悸而煩，大便乾燥，小便短赤，舌質紅，苔光剝，脈細數等腎陰不足的兼症，可選用六味地黃丸治療。

或者出現嗆咳氣逆，顴紅潮熱，盜汗失眠，舌紅少苔，脈細滑數等的陰虛肺燥的兼症，可選用清燥救肺湯加生地、玄參治療。又或者出現形體壯實，面色如常，喉間有痰，胸悶不舒，小腹作脹，苔薄膩，脈弦滑等氣實證的兼症，可選用瘦胎撻氣飲治療。

【應用舉例】

孕婦不語，非病也，間有如此者，不需服藥，臨產月，但服保生丸、四物湯之類，產下便語得，亦自然之理，非藥之功也。醫者不說與人，臨月以尋常藥服之，產後能語，以為醫之功，豈其功也哉。博陵醫之神者，曰郝翁士，有一婦人妊喑，

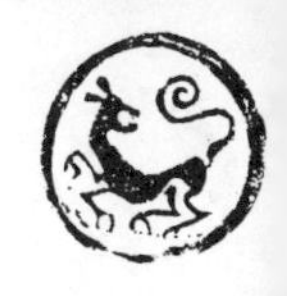

嘿不能言。郝曰：兒胎大經壅，兒生經行則言矣，不可毒以藥。……經云，婦人重身，九月而喑者，胞之絡脈絕也，無治，當十月復。方論人之受孕，一月肝經養胎，二月膽經養胎，三月心經養胎，四月小腸經養胎，五月脾經養胎，六月胃經養胎，七月肺經養胎，八月大腸經養胎，九月腎經養胎，十月膀胱經養胎。先陰經而後陽經，始於木終於水，以五行之相生言也。

然以理推之，手足十二經之脈，晝夜流行無間，無日無時而不共養胎氣也，必無分經養胎之理。今曰九月而喑，時至九月，兒體已長，胞絡、宮之絡脈，繫於腎經者，阻絕不通，故間有之。蓋腎經之脈，下貫於腎，上繫舌本，脈道阻絕，則不能言，故至十月分娩後自能言，不必治，治之當補心腎為宜。（《女科經論・卷四》）

【原文】

帝曰：病脇下滿，氣逆，二三歲不已，是為何病？岐伯曰：病名曰息積(1)，此不妨於食，不可灸刺，積為導引(2)服藥，藥不能獨治也。

帝曰：人有身體髀(3)股骱皆腫，環齊(4)而痛，是為何病？岐伯曰：病名曰伏梁(5)，此風根(6)也。其氣溢於大腸，而著於肓，肓之原在齊下，故環齊而痛也。不可動之，動之為水溺澀之病也。

【注解】

(1)息積：古病名，指息賁、肺積。

(2)導引：指調整呼吸，吐濁納新，運動肢體，是一種保健治病的方法。

(3)髀(ㄅㄧˋ)：指大腿根部。

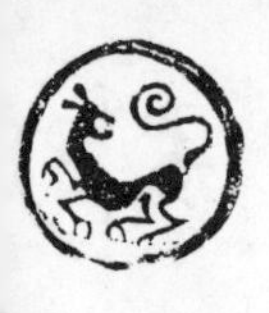

（4）齊：通「臍」。

（5）伏梁：古病名，指病邪結伏腸道積證。

（6）風根：以風為本的意思。

【白話詳解】

黃帝說：「有病脇下脹滿，氣逆喘促，二三年不好的，是什麼疾病呢？」岐伯說：「病名叫息積，這種病在脇下而不在胃，所以不妨礙飲食，治療時切不可用艾灸和針刺，必須逐漸地用導引法疏通氣血，並結合藥物慢慢調治，若單靠藥物也是不能治癒的。」

黃帝說：「人有身體大腿、小腿都腫脹，並且環繞肚臍周圍疼痛，這是什麼疾病呢？」岐伯說：「病名叫伏梁，這是由於風邪久留於體內所致。邪氣流溢於大腸，而留著於肓膜，因為肓膜的起源在肚臍下部，所以環繞臍部作痛。這種病不可用攻下方法治療，否則就會造成小便澀滯不利的疾病。」

【按語】

「息積」，即息賁、肺積也，與現代醫學所述的原發性肺癌較為相似。本病為本虛標實，《中藏經》云：「積聚癥瘕，皆五臟六腑真氣失而邪氣並，積乃生焉。」是強調真氣失為致病之本。治法務宗臟象立論，一般歸納為「清肺氣，調營衛，理虛損，通經絡」十二字。蓋邪氣痹著，則肺氣不清，輕則咳逆，重則懸飲、喘鳴。因其不關於胃，故不妨食。肺金畏火，故不可灸；病不在經，故不可刺，刺之徒傷經氣。「積」，累也，宜積累導引服藥以治之。所以然者，藥不能獨治，必兼用導引之術方可。

伏梁是指因穢濁之邪結伏腸道，阻滯氣血運行，穢濁與氣血搏結日久而成，以腹痛，髀部、大腿、小腿腫脹為主要表現的積聚類疾病。中醫認為，陽氣相和曰聚，陰氣相合曰積。以

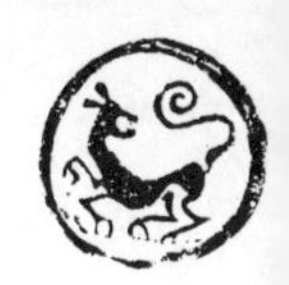

此可知，該病為陰氣起積，而陰氣有形，故小腹盛，上下左右皆有根，若梁隱伏於臍周，稱作「伏梁」。又裹大膿血，居腸胃之外，故腹痛常位於右下腹或臍周，且多於食後發生，伴腸鳴，便後緩解，亦可呈持續性腹痛或全腹痛。發病以青壯年多見，男性略多於女性，起病緩慢，病程遷延，反覆發作，呈漸進性發展。伏梁多似西醫學的克羅恩病，血常規檢查可見貧血、白細胞增多；血沉加快；大便常規檢查可見脂肪含量增多，隱血試驗常呈陽性。

X光鋇餐檢查可見腸道病變呈節段性分佈，腸黏膜皺襞增寬、扁平，甚至消失，可有線狀潰瘍、卵石徵和息肉樣變，腸管狹窄程度不一，腸管僵硬，呈線樣徵，病變近端腸管有擴張和積液。結腸鏡檢可見黏膜充血、水腫、大小不等的潰瘍，腸腔狹窄，腸袋改變，假息肉形成等，活檢可發現黏膜下微小肉芽腫及纖維組織增生。臨床上需與腸癆、大瘕泄、腸癌、腸癰、小腸癉進行鑒別診斷。中醫治法以健脾行氣，化痰祛瘀為主，如伏梁丸、鱉甲湯、桃奴散。

【應用舉例】

《內經》曰：病脇下滿，氣逆，二三歲不已，病名曰息積。夫消息者，陰陽之更事也。今氣聚於脇下，息而不消，積而不散，故滿逆而為病。然氣不在胃，故不妨於食，特害於氣而已。治宜導引服藥，藥不可獨治，善導引能行積氣，藥力亦借導引而行故也。推氣散治右脇痛，脹滿不食。片薑黃、枳殼、桂心（各五錢）、炙草（二錢），上為細末，每服二錢，薑、棗湯調下。赤茯苓湯治息積，脇下氣逆滿悶。赤茯苓、桂心、陳皮（炒，半兩）、高良薑（一兩）、大腹皮（五錢）、吳茱萸（三分）、甘草（一分）、水煎三錢，空心溫服日二。（《金匱翼・卷六》）

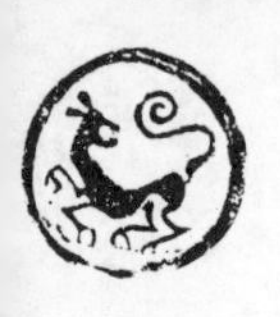

某伏梁病在絡，日後當血凝之慮，脈數左大是其徵也。濃朴（一錢）、青皮（八分）、當歸（一錢）、鬱金（一錢）、益母草（三錢）、茯苓（一錢）、澤瀉（一錢）。某脈數堅，伏梁病在絡，宜氣血分消。桃仁（三錢炒研）、鬱金（一錢）、茺蔚子（一錢）、枳實（七分）、濃朴（一錢）、茯苓（三錢）、通草（五分）。自《難經》分出「積者陰氣也，五臟所生；聚者陽氣也，六腑所成」後，巢氏《病源》另立癥瘕之名，以不動者為癥，動者為瘕。究之亦即《難經》積聚之意也。（《臨證指南醫案·積聚》）

【原文】

帝曰：人有尺脈數甚，筋急而見，此為何病？岐伯曰：此所謂疹筋[(1)]，是人腹必急，白色黑色見，則病甚。

帝曰：人有病頭痛以數歲不已，此安得之？名為何病？岐伯曰：當有所犯大寒[(2)]，內至骨髓，髓者以腦為主，腦逆，故令頭痛，齒亦痛，病名曰厥逆。帝曰：善。

【注解】

（1）疹筋：疹，通「疢」，病也。疹筋，指筋之病。

（2）當有所犯大寒：此是說一定有地方遭受重寒。

【白話詳解】

黃帝說：「人有尺部脈搏跳動數疾，筋脈拘攣很明顯，這是什麼病呢？」岐伯說：「這就是所謂疹筋病，此人腹部必然拘急，如果面部見到或白或黑的顏色，病情則更加嚴重。」

黃帝說：「有人患頭痛已經多年不癒，這是怎麼得的？叫做什麼病呢？」岐伯說：「此人一定遭受過嚴重的寒邪侵犯，寒氣向內侵入骨髓，腦為髓海，寒氣由骨髓上逆於腦，所以使人頭痛，齒為骨之餘，故牙齒也痛，病由寒邪上逆所致，所以

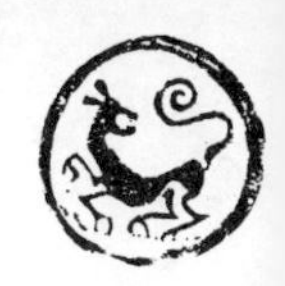

病名叫做『厥逆』。」黃帝說：「好。」

【按語】

本節論述了「厥逆」之證。它與我們一般所說的以四肢厥冷為主症的「厥逆」有所不同，主要強調的是因「大寒」而引起的強烈持久的頭痛。根據頭痛的病因，中醫將頭痛主要分成外感和內傷兩類。一般來說，內傷頭痛，其痛反覆發作，時輕時重。外感頭痛起病較急，常伴有外邪束表或犯肺的症狀，應區別風、寒、濕、熱之不同。

其中，古醫家尤為強調「大寒」在頭痛中的致病作用。認為「大寒犯腦」傷人，其生理病理變化是髓為之應，腦為之病，故其痛也劇，其病也深，此乃寒性收引、凝滯，影響氣血運行，氣機阻滯之故，因而寒邪引起的病理改變與病理層次也就深重。

從症狀分析，太陽主一身之表，足太陽膀胱經循項背，上行巔頂。風寒外襲，邪客太陽經脈，循經上犯，故頭痛連及項背。此外，還可能具有別的風寒襲表的兼症，如惡風畏寒、常喜裹頭、苔薄白、脈浮或浮緊。

另外，文中對「疹筋」一病，未論病機，歷代注家均有所論，然觀點不一。辨其病狀，病初似屬腎陰不足，水不涵木而筋急，日久陰損及陽，故膚見白色或黑色之寒象，終至陰陽俱損而病甚。然而依據「筋急而見」，又似指靜脈怒張現象。

【應用舉例】

治疹筋，肝虛生寒，脈數勁急，腹脇痞悶，見於外。（《聖惠方》中十五位柏子仁丸亦治。）柏子仁，茯苓，防風，細辛，白朮，官桂，枳殼，川芎（各三兩），附子，當歸，檳榔（各半兩）。上為末，每服3錢，水1盞半，生薑3片，棗2枚，同煎至八分，去滓，溫服，不計時候。（《黃帝

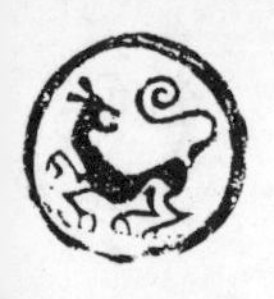

素問宣明論方・卷二》)

【原文】

帝曰:有病口甘者,病名為何?何以得之?岐伯曰:此五氣之溢也,名曰脾癉[1]。夫五味入口,藏於胃,脾為之行其精氣,津液在脾,故令人口甘也。此肥美之所發也,此人必數食甘美而多肥也。肥者令人內熱,甘者令人中滿,故其氣上溢,轉為消渴。治之以蘭[2],除陳氣[3]也。

【注解】

(1)脾癉:脾癉,古病名,指脾胃積熱之口甘、口渴病證。

(2)蘭:指蘭草,也叫佩蘭。

(3)陳氣:謂久食甘美所致沉積之氣。

【白話詳解】

黃帝說:「有患口中發甜的,病名叫什麼?是怎樣得的呢?」岐伯說:「這是由於五味的精氣向上泛溢所致,病名叫脾癉。五味入於口,藏於胃,其精氣上輸於脾,脾為胃輸送食物的精華,因病水穀精微停留在脾,使其向上泛溢,就會使人口中發甜,這是由於肥甘美味所引起的疾病。患這種病的人,必然經常吃甘美而肥膩的食物,肥膩能使人生內熱,甘味能使人中滿,所以脾運失常,脾熱上溢,就會轉成消渴病。本病可用蘭草治療,以排除蓄積鬱熱之氣。」

【按語】

「脾癉」是一種以口中發甜為主症的疾病,其中的「癉」是熱的意思。究其病機,多因過食肥甘,引起脾熱而濁氣上泛,故口中甜膩,不思飲食。因上泛的五液清華,失其本來之真味,故口中的甜味並無清爽之感,為淫淫之甜味。此症久

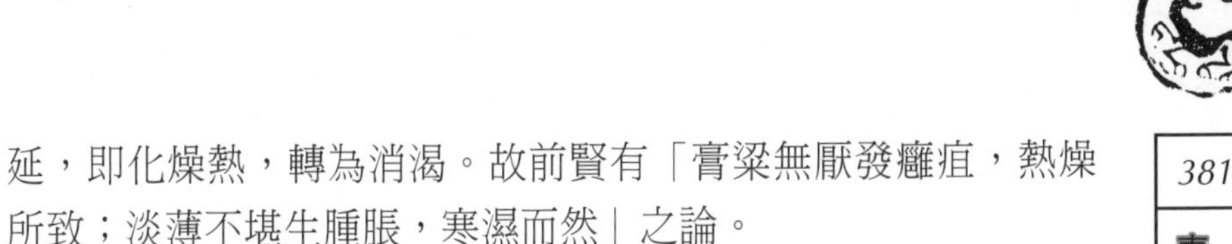

延，即化燥熱，轉為消渴。故前賢有「膏粱無厭發癰疽，熱燥所致；淡薄不堪生腫脹，寒濕而然」之論。

文中還指出「脾癉」的治療可遵循「治之以蘭，除陳氣也」的原則。「陳氣」指甘肥釀成陳腐之氣；「蘭」指佩蘭，俗名為省頭草。婦人插於髻中，以辟髮中油穢之氣，其形似馬蘭而高大，其氣香，其味辛，其性涼，亦與馬蘭相類，用以醒脾氣，滌甘肥。這一治法原則至今仍指導臨床，頗有現實意義。今天臨床治療濕熱壅脾，口甜苔膩之證，仍以佩蘭之類的芳香化濕之品為主，或選用其他補脾氣的藥物配伍苦辛寒的藥物以行氣泄熱，除陳氣之意。

【應用舉例】

楊晉翔治張某，女，50歲，口中反覆發甜 2 個多月。胃鏡提示：慢性淺表性胃炎，治以芳香化濕，理氣醒脾。方藥以佩蘭、藿香、蒼朮、蘇梗、清半夏、薏苡仁各10g，砂仁、甘草各6 g。

孫玉甫治馬某，男，48 歲。曾有嗜濃茶、酒史，10 日前因洗澡著涼，治療不當出現口甜吐涎，方藥以藿香、佩蘭各15g，清半夏、薏苡仁、杏仁、竹葉各10g，甘草 6g 取效。後佩蘭加至30g，痊癒。

于珠瑩治劉某，男，52歲。口中吐涎，大量溢出，形體肥胖，精神欠佳，口中其味特甜，苔厚膩，脈滑數。後以半夏9g，厚朴12g，陳皮12g，佩蘭20g，藿香15g，黃芩9g，梔子6g，茯苓12g，甘草3g。3劑症狀大減。（河南中醫藥雜誌，2001，2）

開灤市劉某，女，48歲。因口甜3個月，久治不效而就診。診時患者覺滿口甜若噙冰糖，自覺咽喉不利，經常噫氣，不思飲食，時有寒熱，腹脹，雙腿舒伸不適，大便清利而數，四肢

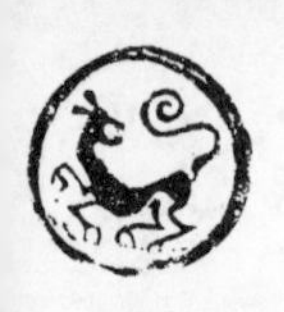

懶倦，形氣相失，面黃白，舌體平、濡軟，質淡無苔，口中吐沫，脈中取而澀。腹軟稍脹，肝脾未觸及，臍腹無壓痛。尿糖陰性，唾糖陰性。木戕脾愈旺，旺而反極，脾氣失營，宿則偏勝，津涎上溢於口，甘為脾反極之象。應以補脾為根蒂，因甘益脾而不益甘，酸瀉木而不益酸，續養胃氣，以治口甜。

處方：生山藥30g，蓮子肉15g，旋覆花、白朮（麸炒）各12g，半夏、茯苓、甘松各9g，陳皮、雞內金、枳具子各6g，膽南星3g，烏梅1枚。煎服3劑，口甜症癒。隨訪半年，未見復發。（遼寧中醫雜誌，1983，7）

【原文】

帝曰：有病口苦，取陽陵泉，口苦者，病名為何？何以得之？岐伯曰：病名曰膽癉。夫肝者，中之將也，取決於膽，咽為之使。此人者，數謀慮不決，故膽虛，氣上溢，而口為之苦。治之以膽募俞(1)。治在《陰陽十二官相使》(2)中。

【注解】

（1）膽募（ㄇㄨˋ）俞：膽募，在期門穴下五分處，即日月穴；膽俞，在第十椎骨下旁開1.5寸。

（2）《陰陽十二官相使》：指古典藉，已佚。

【白話詳解】

黃帝說：「有病口中發苦的，取足少陽膽經的陽陵泉治療仍然不癒，這是什麼病？是怎樣得的呢？」岐伯說：「病名叫膽癉。肝為將軍之官，主謀慮，膽為中正之官，主決斷，諸謀慮取決於膽，咽部為之外使。患者因屢次謀略而不能決斷，情緒苦悶，遂使膽失卻正常的功能，膽汁循經上泛，所以口中發苦。治療時應取膽募日月穴和背部的膽俞穴，這種治法，記載於《陰陽十二官相使》中。」

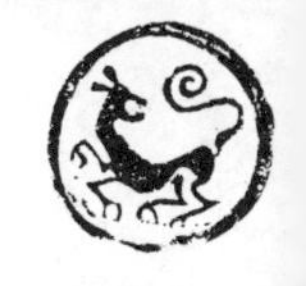

【按語】

「膽癉」是指口中自感有苦味的病症，最早見於《內經》。除該篇外，本書中還有多處文章對其進行闡述，如《靈樞·四時氣篇》「膽液泄則口苦」，《靈樞·邪氣臟腑病形篇》「膽病者，善太息，口苦，嘔宿食，心下澹澹，恐人將捕之」。中醫認為，膽汁味苦，今肝膽有病，氣機不暢，以致膽汁泛溢，故口苦。另外，肝升膽降以輔佐脾胃的升降，若膽汁排泄逆反，可使胃氣不和鬱而化熱，故本病在肝膽，而又與脾胃密切相關，臨證所治，除本篇所說針刺瀉膽募穴與膽俞穴以外，內科多肝膽脾胃兼顧為主。

臨床上本證以肝胃鬱熱、膽熱犯胃及肝膽濕熱證較為常見。肝胃鬱熱，指肝失疏泄，胃火旺盛，鬱熱犯膽，膽汁泛溢而致口苦。症見口苦咽乾、燒心、泛酸、胸骨後燒灼感、急躁易怒、心煩不寐、小便黃赤、舌紅苔黃、脈滑數或弦數。

膽熱犯胃，指少陽化熱，脾胃受累，氣機不暢，邪熱鬱蒸，膽汁泛溢而致口苦。症見口苦嘔惡、泛酸燒心、心煩易怒、胸膺疼痛，甚則胸痛徹背、胃脘脹痛、半夜咳嗆，舌紅苔黃膩，脈弦數。

肝膽濕熱，指肝膽生濕化熱，濕熱蘊結，阻滯氣機，以致肝失疏泄，膽汁不利，脾胃失和，膽汁泛溢，而致口苦。症見口苦而膩，尤以晨間或睡醒後更為明顯，兼見兩脇脹痛或刺痛、腹脹氣竄、脘悶納差、精神困倦、肢軟乏力，甚可出現黃疸、小便黃混或深黃、大便不爽，或見白色，舌質紅或紅赤，邊尖尤顯，舌苔黃膩，脈象弦或弦數。

【應用舉例】

膽癉的主要病因病機為飲食失宜，情志刺激，勞逸所傷，病邪在膽，膽液泄，胃氣逆，膽胃失於和降，故而以口苦、嘔

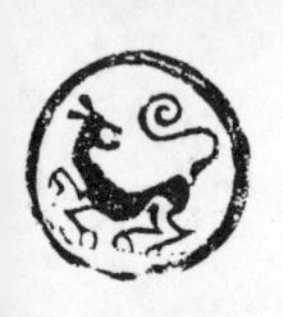

苦、嘈雜、脘脇脹痛為主要表現。新加溫膽湯治療膽瘅，效果良好。基本方為黃連6g，秦艽10g，半夏10g，竹茹10g，枳實10g，陳皮10g，茯苓10g，甘草10g，生薑10g，大棗10g。熱甚者加梔子、龍膽草；嘔吐、呃逆重者加旋覆花、代赭石；胃脘疼痛加川楝子、煅瓦楞子、白芍藥；脹滿甚者加佛手；血瘀重者加炙五靈脂、丹參、鬱金、牡丹皮等；夾有虛寒而致寒熱錯雜者加黨參、山藥、吳茱萸等；陰虛明顯加沙參、麥門冬、石斛；便溏者加薏苡仁、白扁豆；濕盛者加佩蘭、冬瓜皮等……1999年2月至2001年1月，應用新加溫膽湯治療膽瘅病86例，治癒50例（58.14%），好轉29例（33.72%），無效7例（8.14%），總有效率91.86%。（河南中醫藥雜誌，2001，6）

【原文】

帝曰：有癃者，一日數十溲，此不足也。身熱如炭，頸膺如格[(1)]，人迎躁盛，喘息氣逆，此有餘也。太陰脈[(2)]微細如髮者，此不足也。其病安在？名為何病？岐伯曰：病在太陰，其盛在胃，頗在肺[(3)]，病名曰厥，死不治。此所謂得五有餘、二不足也。帝曰：何謂五有餘、二不足？岐伯曰：所謂五有餘者，五病之氣有餘也；二不足者，亦病氣之不足也。今外得五有餘，內得二不足，此其身不表不裏，亦正死明矣。

【注解】

（1）頸膺（ㄧㄥˋ）如格：膺，指胸部。格，扞格不通。頸膺如格，謂胸喉氣不通。

（2）太陰脈：即寸口脈。

（3）頗在肺：頗，偏差。頗在肺，指肺失其常。

【白話詳解】

黃帝說：「有患癃病，一天要解數十次小便，這是正氣不

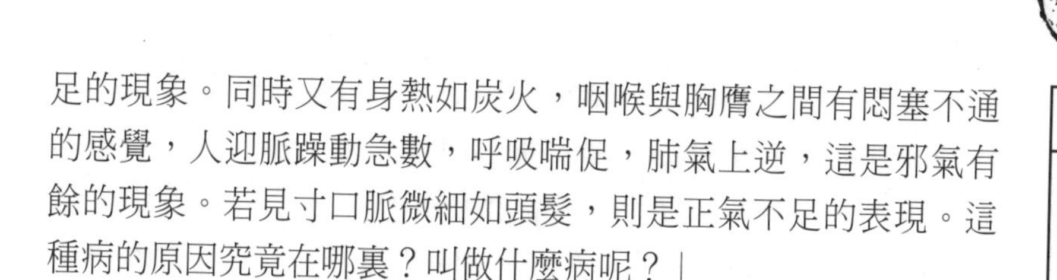

足的現象。同時又有身熱如炭火，咽喉與胸膺之間有悶塞不通的感覺，人迎脈躁動急數，呼吸喘促，肺氣上逆，這是邪氣有餘的現象。若見寸口脈微細如頭髮，則是正氣不足的表現。這種病的原因究竟在哪裏？叫做什麼病呢？」

岐伯說：「此病是太陰脾臟不足，邪氣壅盛在胃，影響肺的正常功能。病的名字叫做厥，屬於不能治的死症。這就是所謂五有餘、二不足的證候。」

黃帝說：「什麼叫五有餘、二不足呢？」

岐伯說：「所謂五有餘就是身熱如炭、喘息、氣逆等五種病氣有餘的證候。所謂二不足，就是癃而一日數十溲，脈微細如發兩種正氣不足證候。現在患者外見五有餘，內見二不足，這種病既不能依有餘而攻其表，又不能從不足而補其裏，所以說是必死無疑了。」

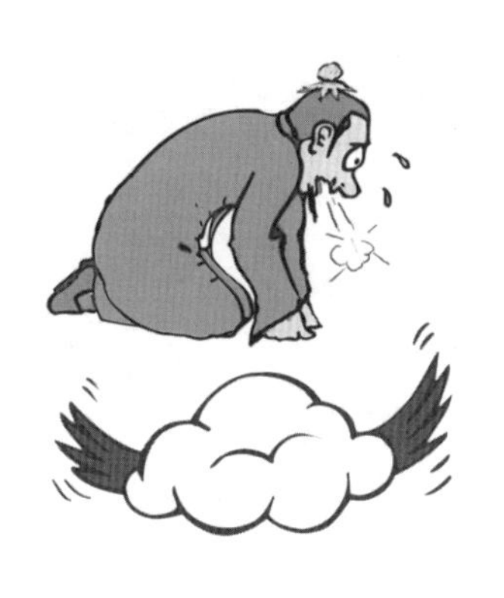

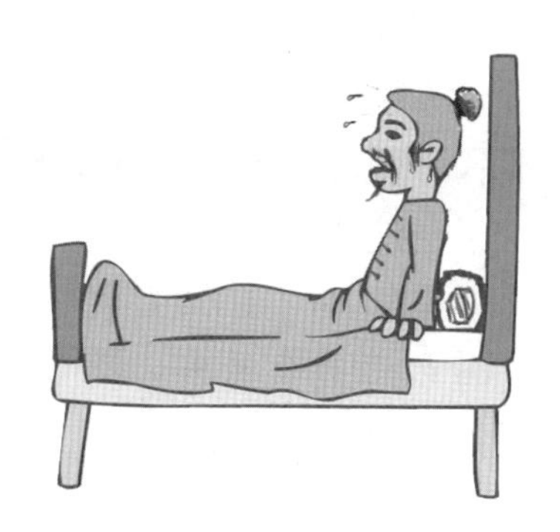

【按語】

篇中所論之「厥」，是一個虛實錯雜的複雜病證，示以後人分析複雜重病的一個模式。其症狀為五有餘、二不足。即外得五有餘：身熱如炭、頸膺如格、人迎躁盛、喘息、氣逆。內得二不

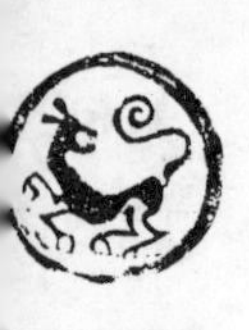

足：癃而一日數十溲、太陰脈細如髮。其中的「癃」是小便不暢，點滴而出的意思。「溲」是小便的意思。癃而一日數十溲者，由中氣虛衰，欲便則氣不能傳送，出之不盡，少間則又欲便，而溲出亦無多。若瀉其在表，則內有二不足；若補其在裏，則外有五有餘。表裏相為忤逆，病機厥逆，病情危急。

【應用舉例】

曰身熱如炭，曰頸膺如格，曰人迎躁盛，曰喘息，曰氣逆，此得五有餘也。曰病癃，一日數十溲，曰太陰脈微細如髮，此二不足也，所謂得五有餘者，病氣有餘也；所謂得二不足者，正氣不足也。即五有餘而欲瀉之，則其裏甚虛，而不能以當夫瀉；即二不足而欲補之，則其表甚盛，而不可以施夫補。此其不表不裏，正以必死而無疑也。（《黃帝內經素問注證發微》）

【原文】

帝曰：人生而有病巔疾(1)者，病名曰何？安所得之？岐伯曰：病名為胎病，此得之在母腹中時，其母有所大驚，氣上而不下，精氣並居(2)，故令子發為巔疾也。

【注解】

（1）巔（ㄉㄧㄢ）疾：巔應做「癲」，謂癲癇。

（2）精氣並居：謂精氣因逆亂之氣而並聚影響及胎兒。

【白話詳解】

黃帝說：「人出生以後就患有癲癇病的，病的名字叫什麼？是怎樣得的呢？」岐伯說：「病的名字叫胎病，這種病是胎兒在母腹中得的，由於其母曾受到很大的驚恐，氣逆於上而不下，精也隨而上逆，精氣並聚不散，影響及胎兒故其子生下來就患癲癇病。」

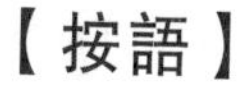

【按語】

「巔疾」最早見於《內經》，即是後世所論的「子癇」。文中所指「胎病」為出生後就患有癲癇，又作「胎癇」。此病多因胎兒時期母親受到嚴重的精神刺激，或過勞或少動，或飲食失調，過食酸鹹或誤服藥物，或近親結婚等。它的辨證要點有三：（1）發病時間。《活幼心書》規定：「兒生百日內。」（2）症狀以多種形式的抽搐為主，發作時常伴憋氣、吐痰沫、顏面青紫，甚者二便失禁，舌質淡紅，苔薄白，脈虛數或指紋淡隱。（3）多有其他伴隨症狀，最常見為五遲五軟。

癇病是一種發作性神志異常的腦病疾患，歷代醫家在對情志因素致癇的病因論述中，多重點強調驚恐致癇的作用，可以說均受到了本篇「其母有所大驚，氣上而不下，精氣並居，故令子發為巔疾也」的啟發。如隋・巢元方《諸病源候論・小兒雜病諸候》說：「驚癇者，起於驚怖大啼，精神傷動，氣脈不足，因驚而作癇也。」《壽世保元・癇證》曰：「蓋癇疾之原，得之驚，或在母腹之時，或在有生之後，必因驚恐而致疾。蓋恐則氣下，驚則氣亂，恐氣歸腎，驚氣歸心。並於心腎，則肝脾獨虛，肝虛則生風，脾虛則生痰，蓄極而通，其發也暴，故令風痰上湧而癇作矣。」可見在七情失調、情志過極的諸情志因素中，以驚恐最為常見和重要。

由於突受大恐，致使氣機逆亂，進而損傷臟腑，肝腎受損則易致陰不斂陽而生熱生風，脾胃受損則精微不布，痰濁內聚，經久不化，遇逢誘因，則痰濁或隨氣逆，或隨火炎，或隨風動，蒙閉腦竅，發為癲癇。

【應用舉例】

有胎癇者，在母腹中，母受驚，驚氣沖胎，故生子成疾，發則仆倒，口吐涎沫，可服延壽丹，久而自癒。有氣癇者，因

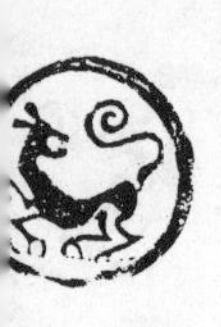

惱怒思想而成，須灸中脘穴而癒。胎癇出於母腹，俗所謂三搐成癇者也。氣癇由於七情，故大病後及憂苦人，並縱性貪口腹人率多患此。醫書雖有陰陽五臟之分，然皆未得其要，而癒者蓋寡。（《扁鵲心書》）

吾郡別駕何公，續遷甘肅，眷屬仍居郡城。宅中一僕婦，重身九月，偶患頭痛，醫作外感治，其痛益甚，嘔吐汗淋。至二鼓時，忽神迷肢掣，目吊口噤，乍作乍止，何公少君六吉兄，當晚遣力相召，曉造其宅，六兄告以病危之故，入視搐搦形狀，診脈虛弦勁急，謂曰：此子癇證也。勢雖危險，幸在初起，當不殞命。……參入熟地、沙參、麥冬、阿膠、芝麻，養陰濡液，少佐鉤藤、桑寄生，平肝息風。頭煎服後，其搐漸平，隨服二煎，搐定頭痛亦減。（《程杏軒醫案》）

【原文】

帝曰：有病痝然[(1)]如有水狀，切其脈大緊，身無痛者，形不瘦，不能食，食少，名為何病？岐伯曰：病生在腎，名為腎風[(2)]。腎風而不能食，善驚。驚已，心氣痿者死。帝曰：善。

【注解】

（1）痝（ㄇㄤˊ）然：腫大的樣子。

（2）腎風：病名。指腎受風邪所致的疾患，以面部浮腫、脈緊、食少為主證。

【白話詳解】

黃帝說：「面目浮腫，像有水狀，切按脈搏大而緊，身體沒有痛處，形體也不消瘦，但不能吃飯，或者吃的很少，這種病叫什麼呢？」岐伯說：「這種病發生在腎臟，名叫腎風。腎風病人常見胃口不好，容易驚恐等。若驚恐後心氣不能恢復，心腎俱敗，神氣消亡，即為預後不良。」黃帝說：「好。」

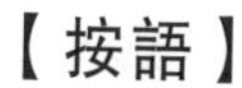

【按語】

本節論述了腎風的症狀與預後。腎風之名，始於《內經》。雖然本篇中將其作為奇病，但本病實為臨床常見病、多發病。其臨床表現除本篇所論之面部浮腫、脈大緊、不能食及食少以外，尚可出現腰痛、面色黑、害於言等症。一年四季皆可發生，尤以冬春二季為多。

本病在臨床中常分為急性、慢性兩類，其急者多實，虛者少見，但亦有大實有羸狀者，而慢者多虛，然亦有虛中挾實者。急性腎風，又叫實證腎風，亦稱外感腎風，發病原委是基於機體內在正氣不足，外在衛氣不固，腠理不密，外在邪氣，伺機內乘，正邪交爭，外而陰陽失調，內而臟腑經絡失和而發病。其症狀有：兩下眼瞼如臥蠶狀，尿少，腰痛，眩暈，漸繼由眼瞼、顏面、胸腹、四肢出現浮腫，舌質淡紅，苔白膩，脈多呈現沉緩或滑數之象。

慢性腎風是臨床常見病，也是難治之疾。它的發生和發展，多由急性腎風誤治而來，隱發者亦有。它的臨床病象，多數不浮腫，唯全身乏力，腰酸楚，口中淡，小便短少，或多尿，尤以夜間為甚，或腰腹不適，頭暈等。

【應用舉例】

急性腎風，病起於內者則正虛，誘發於外者為外邪之毒所傷也。內者為虛，本氣自病，外誘發者為實，邪氣內侵，犯於腎，腎有邪為實，無邪本氣自侵自犯，則為虛也。因此，治則必取損有餘之邪，邪傷則毒解，其病可痊；補不足之虛，調整陰陽，益氣和血，正復則病癒也。

病發於風寒者，法宜疏風散寒為主，佐以滲濕之品，方用解肌滲濕湯治之；毒邪已解者，方用滲濕治腎湯治之；病成於風熱者，法宜疏風清熱為主，佐以滲解之品，方用疏清滲解湯

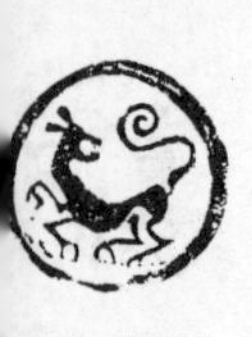

治之；表已解者，改用益腎清濁飲治之；病生於濕熱者，法宜清熱滲濕為主，佐以化濁之品，方用清滲養腎湯治之；濕清熱解者，改用健腎化濁湯治之；病由寒濕所致者，法宜通陽化濕為主，佐以溫運之品治之，方用復腎壯陽湯治之。（《懸壺漫錄》）

陳某，女，38歲。於2002年4月23日因腰酸痛1年就診。患者於1年前因「感冒、咽喉疼痛1週後腰酸痛，晨起眼瞼浮腫」，在當地醫院診為「慢性腎小球腎炎」，經中西醫治療未見明顯好轉。診見：腰酸痛，疲乏無力，咽乾，咽部紅赤，舌淡紅，苔薄白，脈沉弱無力……中醫診斷：慢性腎風。西醫診斷：慢性腎小球腎炎。辨證為腎氣不足，毒邪犯腎型。治以利咽解毒，益氣補腎之法。處方：穿山甲5g，西洋參10g，生黃耆20g，桔梗10g，馬勃15g，續斷15g，生茅根20g，當歸頭15g，砂仁15g，熟地20g，肉桂3g，以上為基本方，隨證加減。經治療後症狀明顯改善，半年後無尿潛血，1年後追訪癒後未復發。（長春中醫學院學報，2003，3）

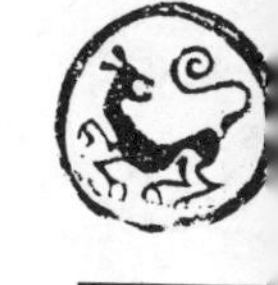

水熱穴論篇第六十一

【原文】

黃帝問曰：少陰何以主腎？腎何以主水？岐伯對曰：腎者，至陰也，至陰者，盛水也；肺者，太陰也，少陰者，冬脈也。故其本在腎，其末在肺，皆積水也。

帝曰：腎何以能聚水而生病？岐伯曰：腎者，胃之關也，關門不利，故聚水而從其類也。上下溢於皮膚，故為胕腫[(1)]。胕腫者，聚水而生病也。

帝曰：諸水皆生於腎乎？岐伯曰：腎者，牝臟[(2)]也，地氣上者屬於腎，而生水液也，故曰至陰。勇而勞甚則腎汗出，腎汗出逢於風，內不得入於臟腑，外不得越於皮膚，客於玄府[(3)]，行於皮裏，傳為胕腫，本之於腎，名曰風水。所謂玄府者，汗空也。

【注解】

（1）胕（ㄈㄨˊ）腫：水氣溢於皮膚而致的浮腫。

（2）牝（ㄆㄧˋㄣ）臟：陰性的臟器。

（3）玄府：汗孔。

【白話詳解】

黃帝問：「少陰為什麼主腎？腎又為什麼主水？」岐伯答：「腎是至陰之臟，而陰屬水，所以說腎是主水的臟器。肺主太陰，腎屬少陰，少陰在冬季最旺，而冬季正是與水相應的。所以，水腫病的根本在腎，它的標末在肺。肺腎兩臟如不健全，都能夠積水為病。」

黃帝又問：「腎為什麼能夠積水而生病呢？」岐伯說：

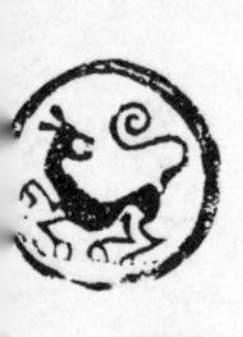

「腎就好比胃的門戶，門戶不靈活了，就會積聚水液，水液上下氾濫於皮膚，就會發生浮腫，浮腫就是水液積聚體內而形成的疾病。」

黃帝問：「一切水病，都是由腎導致的嗎？」岐伯說：「腎是陰臟，地氣與腎相通而生為水液，所以叫做至陰。假如自恃其勇，勞力過甚，就會出汗，當汗出的時候，遇到風邪，水液不得回到其臟，又不能向外泄出皮膚，就會壅塞汗孔滯留在六腑，泛溢皮膚，最後形成浮腫。這種病是由腎的病變所導致的，又因感風而成，所以叫做風水。所謂玄府，就是汗孔。」

【按語】

本節主要敘述風水的病因和病機。風水，又名腎風，是感受風邪而見全身浮腫的病證。其病因是「腎汗出逢於風」，為外感風邪的病證，故症狀當有初起眼瞼、頭面腫，多伴有發熱、身痛、惡風、多汗等外感表證。總結其病機為「其本在腎，其末在肺」，突出了肺腎兩臟的作用，其中又以腎為本。因為腎是至陰之臟，主水，凡水液代謝障礙，導致水腫，往往腎的功能失調是其根本病機。其次，肺為水之上源，主通調水道，一旦肺失宣肅，水運失常，也會發生水腫病變。這裏以本末即標本關係來闡述肺腎兩臟的關係以及水腫病的發生機制，對後世水腫病的辨證施治產生了重大的影響。

對於文中「腎者，胃之關也」的理解。張介賓注：「關者，門戶要會之處，所以司啟閉出入也。腎主下焦，開竅於二陰，水穀入胃，清者由前陰而出，濁者由後陰而出。腎氣化則二陰通，腎氣不化則二陰閉；腎氣壯則二陰調，腎氣虛則二陰不禁，故曰腎者胃之關也。」說明在水腫病的病機中，腎和脾胃的功能正常與否是十分關鍵的一環。

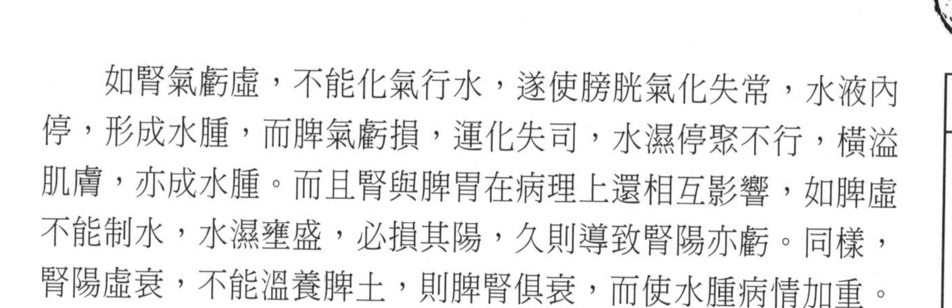

如腎氣虧虛，不能化氣行水，遂使膀胱氣化失常，水液內停，形成水腫，而脾氣虧損，運化失司，水濕停聚不行，橫溢肌膚，亦成水腫。而且腎與脾胃在病理上還相互影響，如脾虛不能制水，水濕壅盛，必損其陽，久則導致腎陽亦虧。同樣，腎陽虛衰，不能溫養脾土，則脾腎俱衰，而使水腫病情加重。故臨床治療水腫常健脾與溫腎同時並進。

【應用舉例】

胡某，女。平素嗜菸肝旺，且有痰紅，壬寅產後患此病，實因早浴而起。惡風無汗，頭面獨腫，四肢亦腫，腹微脹而尿少。脈浮濡，苔薄白滑。脈症合參，浮主風，濡主水，水漬膜腠，故發腫而微脹，風襲皮毛，故惡風而無汗，此所謂風水腫也。治以祛風行水，方用五皮飲加麻、杏，以麻杏開肺發表為君，五皮達膜消腫以佐之。

處方：麻黃3g，光杏仁9g，五加皮4.5g，茯苓皮12g，桑白皮9g，冬瓜皮9g，生薑皮3g，蔥鬚0.6g。復診，1劑即周身汗出溱溱，浮腫驟退。連服3劑，小便暢解，腫遂漸退，胃動納馨而痊。（《近現代名醫驗案類編》）

陳某，男性，42歲，於1987年3月2日發病。近日來，顏面浮腫，漸至下肢，指壓凹陷，胸悶憋氣，動則心悸氣短加劇，腰痛，全身乏力，飲食減少，脈濡滑而數，前來就醫。該患素有慢性氣管炎、肺氣腫。尿檢：蛋白（+++），顆粒管型4～5。西醫診為急性腎炎，中醫辨證為腎水腫證肺脾腎俱虛型。治宜補肺健脾益腎之法，並以益腎為關鍵。

方用香砂六君子湯合二陳湯化裁治之。黨參20g，黃耆30g，白朮20g，茯苓15g，甘草15g，香附10g，木香5g，砂仁15g，茯苓皮20g，半夏15g，廣皮45g，桂枝15g，旱蓮草15g，薑皮20g，薏苡仁20g，菟絲子15g，枸杞子15g，麻黃5g，肉桂

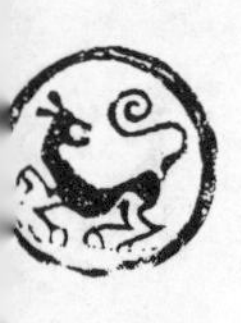

15g，木通10g，3劑，水煎服。二診：症狀好轉，但仍腰痛，少尿，食少乏力。四診時諸症消失，浮腫全消，尿檢正常而癒。（臨症薈萃，1990，7）

【原文】

帝曰：水俞五十七處者，是何主也？岐伯曰：腎俞五十七穴，積陰之所聚也，水所從出入也。尻上五行行五者，此腎俞，故水病下為胕腫大腹，上為喘呼(1)，不得臥者，標本俱病，故肺為喘呼，腎為水腫，肺為逆不得臥，分為相輸俱受者，水氣之所留也。伏菟(2)上各二行行五者，此腎之街也，三陰之所交結於腳也。踝上各一行行六者，此腎脈之下行也，名曰太衝。凡五十七穴者，皆臟之陰絡，水之所客也。

【注解】

（1）喘呼：呼呼而喘，不得平臥。

（2）伏菟（ㄊㄨˋ）：今為伏兔，是足陽明胃經穴位，伸腿時股部有肉隆起，狀如伏兔。

【白話詳解】

黃帝問：「治療水病的俞穴有57處，與何臟關係最密切？」岐伯說：「57穴是陰氣積聚的地方，也是水液出入的地方。骶上有5行，每行有5個穴，共25穴，這是督脈和足太陽經脈所主的俞穴。所以有了水病，就會下見浮腫與腹部膨大，在上部則出現喘息急促，不能平臥，這是標本同病，喘呼屬肺，水腫屬腎。肺腎本是互相輸應的，現在同時受病了，這就是由於水氣稽留的關係。伏兔上各有兩行，每行5個穴，這是腎氣通行的道路，3條足陰脈交結於小腿的所在。足內踝上各有一行，每行有6個穴，這是腎脈下行的部分，叫做太衝。以上57個穴，都是屬臟的陰經所聯絡之處，也是水液所停留的

地方。」

【按語】

本節主要敘述風水病證的症狀表現及其與經脈俞穴的關係。風水為病，證見浮腫，按之凹陷易於恢復，小便量少，每伴惡寒發熱，肢體酸重，咳喘氣粗等表現。且水腫多始發於眼瞼、額面，繼則延及四肢、全身，以頭面部為劇。究其病機為，風邪襲表，肺腎同病，失其通調水道和主行水之職，故小便不利，全身浮腫。邪在肌表，衛陽被遏，營衛不和，故惡寒發熱，肢體酸重。水氣凌肺，氣逆不降，宣肅失常，故咳嗽氣粗如喘。又風為陽邪，其性輕揚，善行數變，風水相搏於上，故水腫起於顏面，以面腫為劇。

治法以宣肺疏表，利水消腫為準。其中宣肺之法，即使表邪得解，又取其「提壺揭蓋」之深意。文中水俞57穴之說，係從陰脈所聯繫肢體的角度而言，乃三陰經脈屬肺、脾、腎臟而經氣不利，水液輸布失常而氾濫為腫之意。

【應用舉例】

王某，6 歲，男。主訴：惡寒發熱引起眼瞼及全身浮腫已 8 天。病史：13 天前，因外感而發熱微惡寒。5 天後眼瞼浮腫，爾後，頭面及全身皆腫，小便短少。經兒科診斷為「急性腎小球腎炎」。檢查：全身浮腫，按之沒指，輕微咳嗽，咽紅，舌苔薄黃，脈浮數。尿常規：蛋白++，紅細胞 0～4，透明管型++。診斷：中醫：水腫（陽水，風水氾濫）；西醫：急性腎小球腎炎。治法：疏風清熱，宣肺利水。方藥：越脾加朮湯加減。麻黃3g，石膏 9g，白朮 5g，澤瀉 6g，茯苓 6g，浮萍 12g，前胡3g，桔梗 6g，玄參 8g，白茅根 12g，甘草 3g，生薑 2 片。水煎服。（《中醫內科學教學病案精選》）

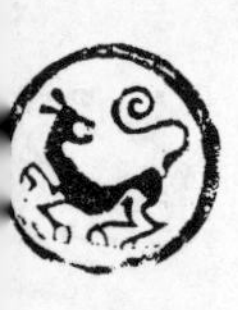

【原文】

帝曰：春取絡脈分肉何也？岐伯曰：春者木始治，肝氣始生，肝氣急，其風疾，經脈常深，其氣少，不能深入，故取絡脈分肉間。帝曰：夏取盛經分腠何也？岐伯曰：夏者火始治，心氣始長，脈瘦氣弱，陽氣留溢，熱薰分腠，內至於經，故取盛經分腠，絕膚[1]而病去者，邪居淺也。所謂盛經者，陽脈也。帝曰：秋取經俞何也？岐伯曰：秋者金始治，肺將收殺，金將勝火，陽氣在合，陰氣初勝，濕氣及體，陰氣未盛，未能深入，故取俞以瀉陰邪，取合以虛陽邪[2]，陽氣始衰，故取於合。帝曰：冬取井滎何也？岐伯曰：冬者水始治，腎方閉，陽氣衰少，陰氣堅盛，巨陽伏沉，陽脈乃去，故取井以下陰逆，取滎以實陽氣[3]。故曰：冬取井滎，春不鼽衄[4]。此之謂也。

帝曰：夫子言治熱病五十九俞，余論其意，未能領別其處，願聞其處，因聞其意。岐伯曰：頭上五行行五者，以越諸陽之熱逆也；大杼、膺俞、缺盆、背俞，此八者，以瀉胸中之熱也；氣街、三里、巨虛上下廉，此八者，以瀉胃中之熱也；雲門、髃骨、委中、髓空，此八者，以瀉四支之熱也。五臟俞傍五，此十者，以瀉五臟之熱也。凡此五十九穴者，皆熱之左右也。帝曰：人傷於寒而傳為熱何也？岐伯曰：夫寒盛則生熱也。

【注解】

（1）絕膚：針刺透過皮膚。

（2）虛陽邪：瀉解陽邪。

（3）實陽氣：充實陽氣。

（4）鼽（ㄑㄧˊㄡ）衄：鼻塞和鼻出血。

【白話詳解】

黃帝說：「春天要取絡脈分肉，為什麼？」岐伯說：「春

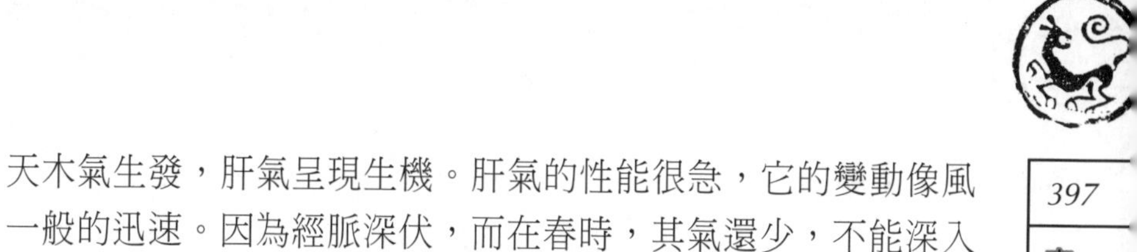

天木氣生發，肝氣呈現生機。肝氣的性能很急，它的變動像風一般的迅速。因為經脈深伏，而在春時，其氣還少，不能深入到經脈，所以只能淺刺，取絡脈分肉之間。」

黃帝問：「夏天要取盛經分腠，為什麼？」岐伯說：「夏天火氣生發，心氣開始旺盛，雖然脈瘦氣弱，但陽氣充溢。熱氣薰蒸於腠理之間，向內進入經脈，所以應取盛經分腠。針刺只透過皮膚，病邪就會外出，這是由於病邪處於淺表的關係。所謂的盛經，就是陽脈。」黃帝問：「秋天要取經輸，為什麼？」岐伯說：「秋天是金氣盛，肺出現了收斂之象。金氣旺了，反要勝火，陽氣在經脈的合穴。陰氣剛旺，如濕邪侵犯人體，陰邪尚未太盛，還不能深入，所以應取俞穴以瀉陰邪，取合穴以瀉陽邪，因陽氣初衰，所以要取合穴。」黃帝問：「冬天要取井滎穴，為什麼？」岐伯說：「冬天水氣盛，腎臟呈現出陽氣閉藏、陽衰陰盛的氣象。足太陽經氣伏沉在骨，陽氣隨之下行，故取井穴以抑制陽逆的太過，取滎穴以充實陽氣。所以說冬取井滎，春不鼽衄，就是這個道理。」

黃帝說：「夫子所說治療熱病的 59 個俞穴，我已經懂得了它的意義，但還不能分清俞穴的部位，希望聽一下其部位的所在和它們的作用。」岐伯說：「頭上五行，每行五穴，能夠泄諸陽經上逆的熱邪。大杼、膺俞、缺盆、背俞，這左右 8 個穴，可以泄除胸中的熱邪。氣街、足三里、上巨虛、下巨虛，這左右 8 個穴，可以泄除胃中的熱邪。雲門、髃骨、委中、髓空，這左右 8 個穴，可以泄除四肢的熱邪。五臟在背部的俞穴，兩側各 5 個穴共 10 個穴，用以泄五臟熱邪。以上 59 個穴位，都是熱邪所經過的，可以刺而瀉之。」

黃帝說：「人受了寒邪，會轉為發熱，這是什麼緣故？」岐伯說：「寒邪太盛，就會鬱而發熱。」

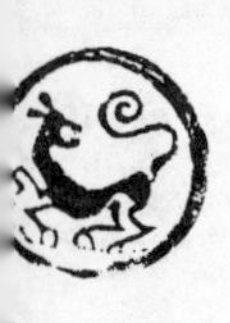

【按語】

本節連同上段中所述，涉及了治療水病的 57 處俞穴和治療熱病的 59 處俞穴，並對春、夏、秋、冬四季取穴的不同意義也作了比較詳細的論述。文中所提出的春取絡脈分肉，夏取盛經分腠，秋取經俞，冬取井滎的隨季節而取穴的方法，體現了人與天地四時相參的整體觀。所介紹的治療熱病的 59 穴，《內經》多篇均有所論及，但部分俞穴互有出入，讀者宜詳之。

針灸對水腫病的治療目前一般多作為輔助療法，可分為體針、耳針、水針和放水療法四種。例如用體針治療陽水，可取肺俞配偏歷宣肺散寒，外關配合谷發汗清熱，使表邪得解，佐以三焦俞通調水道，陰陵泉健脾利水，共收表裏分消，疏風散水之效。

治療熱病的俞穴組方中臨床使用較多的是瀉胃熱方和清胸熱方。瀉胃熱方由氣街、足三里、上巨虛和下巨虛組成，功效清胃瀉熱，主治胃中熱痛、飲食不化、嘔逆、牙齦腫痛、牙痛、口臭等。清胸熱方由大杼、膺俞、缺盆、背俞組成，功見清胸瀉熱。主治發熱、咳嗽氣急、胸痛胸悶、心煩口渴，甚者痰黃帶血。兩方的區別在：前者邪在表，表邪較重，證屬火，病情較重，以氣滯為主，無伏邪；後者邪在肺、表邪較輕，證屬熱，病情較輕，以氣遏為主，多有伏邪。

另外，文中還提出「夫寒盛則生熱也」，這在臨床上較為常見。寒邪的一大特徵就是寒鬱日久，常從熱化。寒邪凝滯，陽氣被遏，氣血不通，經脈瘀滯，津停為痰，但久鬱之後，常隨陽氣來復而從熱化。如風寒襲肺，症見惡寒、發熱、頭痛、咳吐白痰，數日之後，又見身熱不惡寒、咳喘、咯吐黃痰、苔黃脈數之熱症。這就是風寒鬱而化熱之故。

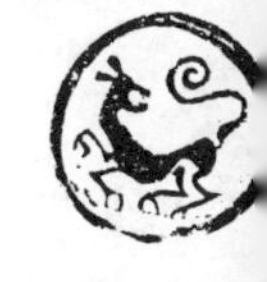

調經論篇第六十二

【原文】

黃帝問曰：余聞刺法言，有餘瀉之，不足補之。何謂有餘？何謂不足？岐伯對曰：有餘有五，不足亦有五，帝欲何問？帝曰：願盡聞之。岐伯曰：神有餘有不足，氣有餘有不足，血有餘有不足，形有餘有不足，志有餘有不足，凡此十者，其氣不等[1]也。

帝曰：人有精氣津液，四支九竅，五臟十六部[2]，三百六十五節，乃生百病，百病之生，皆有虛實。今夫子乃言有餘有五，不足亦有五，何以生之乎？岐伯曰：皆生於五臟也。夫心藏神，肺藏氣，肝藏血，脾藏肉，腎藏志，而此成形[3]。志意通，內連骨髓，而成身形五臟。五臟之道，皆出於經隧[4]，以行血氣。血氣不和，百病乃變化而生，是故守經隧焉。

【注釋】

（1）不等：指神、氣、血、形、志各有虛實不同的病理變化。

（2）十六部：手足經脈十二部，蹻脈二部，督脈一部，任脈一部。

（3）而此成形：指五臟是形成身體的根本。《甲乙經》無此四字。

（4）經隧：即經脈。

【白話詳解】

黃帝問道：「我聽刺法中說治療有餘的實證用瀉法，治療不足的虛證用補法，但是什麼是有餘的實證，什麼是不足的虛

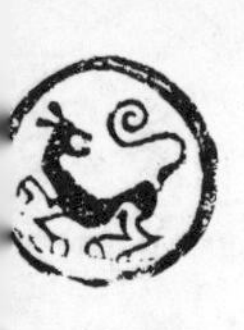

證呢？」岐伯回答說：「有餘的實證有 5 種，不足的虛證也有 5 種，你要問的是哪一種呢？」黃帝說：「我希望你能全部講給我聽。」岐伯回答說：「神的病證有有餘，有不足；氣的病證也有有餘，有不足；血的病證也有有餘，有不足；形的病證也有有餘，有不足；志的病證也有有餘，有不足。所有這 10 種病證，都各有其不同的病理變化。」

黃帝問道：「人身有精、氣、津液，四肢九竅，五臟十六經脈，365個俞穴，而發生百病，但百病的發生，都有虛實。現在先生說病屬有餘的實證有 5 種，屬不足的虛證也有 5 種，這是怎樣產生的呢？」岐伯回答說：「這些病證都是生於五臟。五臟中的心主藏神，肺主藏氣，肝主藏血，脾主藏肉，腎主藏志，由五臟所藏的神、氣、血、肉、志五者組成了人的形體。當志意通達，內與骨髓聯繫通暢時，就能發揮身形五臟的正常功能。五臟是人體之本，它與身形之間的聯絡，都由經脈運行氣血發揮作用，人若出現血氣不和，就會由此變化而發生各種疾病，所以要保持經脈通暢，掌握經脈的變化。」

【按語】

本節主要由五臟與神、經脈關係的論述，說明人體是以五臟為中心，以神為主導，由經脈聯繫所構成的有機整體。提出了調經大法「有餘瀉之，不足補之」的原則。五臟內藏五神，其功能正常，則意志調暢，神明不亂，形與神俱，五體堅強。其中臟腑系統整體間的聯絡通道則有賴經脈運行氣血，因此只有經脈通暢，氣血平和，五臟才能發揮其生理功能。一旦各種病因導致經脈氣血失和，即可引起五臟有餘不足的病理變化，從而致生百病，所以經脈能決死生，處百病，調虛實，調暢經脈則可以調整臟腑機能而治百病有餘不足。誠如馬蒔注：「善治生者，必守此經隧焉，真可以決死生，處百病，調虛實

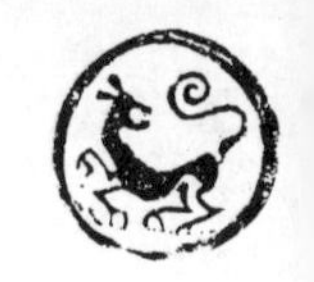

也。」充分說明調治經脈的重要意義。

【應用舉例】

《內經》謂「五臟之道，皆出於經隧，以行血氣。血氣不和，百病乃生。是故守經隧焉。」夫所謂經隧者，非營衛所行之道路乎？出於經隧，以行血氣者，是由內而外行於營衛。血氣不和，百病乃生者，是由內而外行之血氣，或行之不及，或行之太過，或偏於營，或偏於衛，皆為不和也。行之不及，則內不化而外不充。行之太過，則枝強而幹弱。偏於營則陰勝，偏於衛則陽勝，百病乃生，自然之理也，是則營衛豈不為生身之大關鍵哉？醫者治病，遵《內經》守經隧之訓加意於營衛可也。（《存存齋醫話稿》）

【原文】

帝曰：神有餘不足何如？岐伯曰：神有餘則笑不休，神不足則悲。血氣未並(1)，五臟安定，邪客於形，灑淅起於毫毛，未入於經絡也，故命曰神之微(2)。帝曰：補瀉奈何？岐伯曰：神有餘，則瀉其小絡之血出血，勿之深斥(3)，無中其大經，神氣乃平；神不足者，視其虛絡，按而致之，刺而利之，無出其血，無泄其氣，以通其經，神氣乃平。帝曰：刺微奈何？岐伯曰：按摩勿釋，著針勿斥，移氣於不足，神氣乃得復。

帝曰：善。氣(4)有餘不足奈何？岐伯曰：氣有餘則喘咳上氣，不足則息利少氣。血氣未並，五臟安定，皮膚微病，命曰白氣微泄(5)。帝曰：補瀉奈何？岐伯曰：氣有餘，則瀉其經隧，無傷其經，無出其血，無泄其氣；不足則補其經隧，無出其氣。帝曰：刺微奈何？岐伯曰：按摩勿釋，出針視之，曰我將深之，適人必革(6)，精氣自伏，邪氣散亂，無所休息，氣泄腠理，真氣乃相得。

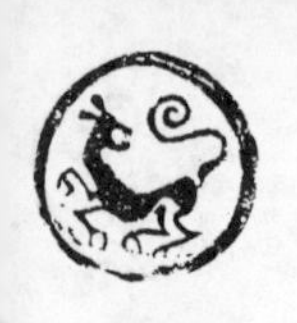

帝曰：善。血有餘不足奈何？岐伯曰：血有餘則怒，不足則恐。血氣未並，五臟安定，孫絡水溢(7)，則經有留血。帝曰：補瀉奈何？岐伯曰：血有餘，則瀉其盛經出其血；不足則視其虛經，內針其脈中，久留而視，脈大，疾出其針，無令血泄。帝曰：刺留血奈何？岐伯曰：視其血絡，刺出其血，無令惡血得入於經，以成其疾。

帝曰：善。形有餘不足奈何？岐伯曰：形有餘則腹脹，涇溲不利(8)，不足則四支不用。血氣未並，五臟安定，肌肉蠕動，命曰微風，帝曰：補瀉奈何？岐伯曰：形有餘則瀉其陽經，不足則補其陽絡。帝曰：刺微奈何？岐伯曰：取分肉間，無中其經，無傷其絡，衛氣得復，邪氣乃索(9)。

帝曰：善。志有餘不足奈何？岐伯曰：志有餘則腹脹飧泄，不足則厥。血氣未並，五臟安定，骨節有動(10)。帝曰：補瀉奈何？岐伯曰：志有餘則瀉然筋(11)血者，不足則補其復溜(12)。帝曰：刺未並奈何？岐伯曰：即取之，無中其經，邪所乃能立虛。

【注釋】

（1）並：偏聚。

（2）神之微：神病之輕微者。

（3）勿之深斥：即勿深斥之，指不要向深處進針和搖大針孔。

（4）氣：原文無此字，按《太素》補。

（5）白氣微泄：白為肺色，白氣即指肺氣，此指外邪客於皮毛，衛表不固，肺氣微虛。

（6）適人必革：適，臨置。革，變易。此句意為針置於人體後則變易原來所說的手法，以取得心理療效，因為言其深刺而實淺之。

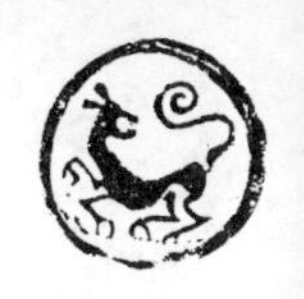

(7) 孫絡水溢：水，《太素》、《甲乙經》均作「外」，指絡脈能滿溢於肌膚之外。

(8) 涇溲不利：大小便不通。

(9) 索：離散。

(10) 動：疼痛。

(11) 然筋：即然谷穴，為足少陰腎經滎穴，位於足內踝前大骨下陷中。

(12) 復溜：即復溜穴，屬足少陰腎經，在足內踝上二寸處。

【白話詳解】

黃帝問道：「神的有餘病證和不足病證會出現什麼症狀呢？」岐伯回答說：「神的有餘病證是喜笑不止，而神的不足病證是悲哀。若在氣血沒有相互並聚，五臟尚屬安定的時候，有邪氣侵襲，那麼邪氣僅侵犯於肌體的膚表，病人有灑淅惡寒的表現。這是邪在毫毛膚表，尚未侵入經絡，屬於神的輕淺病證。」黃帝問道：「怎樣進行補瀉治療呢？」岐伯回答說：「神的有餘病證應刺患者的細小絡脈放血，但不要向深層刺治，不要刺中大經，這樣刺治，神氣自然會平復。對神的不足之虛證，由於經絡之氣必定虛損，所以應在患者的虛絡處，先用手按摩，使氣血充實於虛絡，再用針刺治，以疏利氣血，但不要放血，也不要使經氣外泄，這樣，神氣就可以平復。」黃帝問道：「怎樣治療輕微的神病呢？」岐伯回答說：「按摩的時間要久一些，進針時不要深刺，使氣移到不足之處，神氣就可以平復。」

黃帝說：「好。氣的有餘和氣的不足病證會出現哪些症狀呢？」岐伯回答說：「氣的有餘證候會出現咳喘氣上逆，氣的不足病證會有呼吸通利，氣息短少的症狀。若在氣血還沒有並

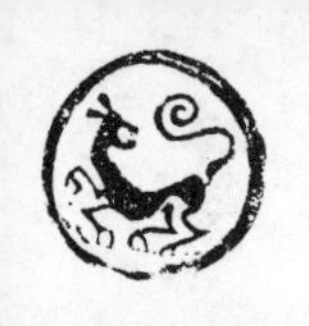

聚，五臟安定的時候，有邪氣侵襲，則邪氣僅傷犯於皮膚而發生皮膚微病，使肺氣微傷，病屬肺氣微虛證，所以叫做『白氣微泄』。」黃帝問道：「怎樣進行補瀉治療呢？」岐伯回答說：「氣有餘的病證應當瀉其經隧，但不要傷及經脈，不要使之出血，不要使經氣外泄。氣不足的虛證就應當補其經隧，針刺時不要使經氣外出。」黃帝問道：「怎樣刺其微邪呢？」岐伯回答說：「先用手按摩，時間要長一些，然後拿出針來給病人看，並說我要深刺，但在針刺時卻刺入很淺，這樣可使病人精氣深伏體內，邪氣向外散去而從腠理外泄，使真氣通達，恢復正常。」

黃帝說：「好。血的有餘和不足的病證會出現些什麼症狀呢？」岐伯回答說：「血有餘的病證有發怒，血不足病證出現恐懼。在氣血沒有相互並聚，五臟安定之時，若有邪氣侵襲，那麼邪氣僅僅侵犯人的孫絡，孫絡就會滿盛外溢，流於絡脈，使絡脈有血液滯留。」黃帝問道：「怎樣進行補瀉治療呢？」岐伯回答說：「對血有餘的病證治療，應當瀉其血液充盛的經脈，並放血。對血不足的病證，要審察經脈之虛，再行補法，針刺中經脈後，留針觀察，待經氣到達針下其脈搏大時，就迅速出針，不要放血。」黃帝問道：「怎樣針刺這種血絡中有滯留血液的病證呢？」岐伯回答說：「診察血絡確有留血，就用針刺放血方法，使瘀血不得入於經脈而形成其他疾病。」

黃帝說：「形有餘和形不足的病證會出現什麼症狀呢？」岐伯回答說：「形有餘的病證有腹脹滿，大小便不利；形不足病證就會出現四肢不能運動。在氣血沒有相互並聚，五臟安定之時，若有邪氣侵襲，邪氣也僅犯於肌肉，使肌肉有蠕動的感覺，這就叫微風病。」黃帝問道：「怎樣進行補瀉治療呢？」岐伯回答說：「形有餘的病證就應當瀉足陽明胃的經脈，使邪

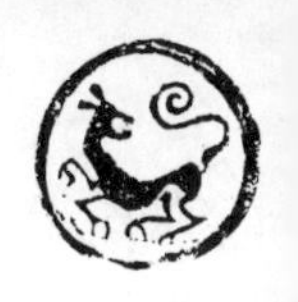

氣從內向外排出；形不足的病證，就要補足陽明胃經的絡脈，使氣血能夠向內布散。」黃帝問道：「怎樣刺治微風呢？」岐伯回答說：「應當刺病人的分肉之間，不要刺中經脈，也不要刺傷絡脈，使衛氣得到恢復，邪氣也就可以消散。」

黃帝說：「好。志有餘和志不足的病證會出現哪些症狀呢？」岐伯回答說：「志有餘的病證有腹脹飧泄症狀，志不足的病證會出現手足逆冷。在氣血沒有互相並聚，五臟安定之時，若有邪氣侵襲，邪氣就僅犯於骨骼，使骨節致病。」黃帝問道：「怎樣進行補瀉治療呢？」岐伯回答說：「志有餘的病證應瀉然谷穴，針刺放血；志不足的病證就要補復溜穴。」黃帝問道：「當血氣尚未並聚，邪氣僅犯於骨時，應當怎樣進行針刺呢？」岐伯說：「就在有邪之處，立即針刺，但不要刺中經脈，邪氣散盡便會痊癒。」

【按語】

本節主要論述了五臟系統的虛實病證及刺治方法。「心藏神，肺藏氣，肝藏血，脾藏肉，腎藏志」，神、氣、血、形、志與五臟密切相關，五者的虛實，乃是五臟病變，文中用五小段文字加以表述，列舉其虛、實、微病證候以及治療原則和方法。邪氣有餘為實證，正氣不足為虛證，邪氣輕微、病位表淺、血氣未亂、五臟安定者為微病。治療時，有餘則瀉，不足則補，微者則調之。

神病實證的刺法是瀉絡出血，在本經範圍內，刺盛絡出血，以瀉其有餘。但瀉實應當防其傷正。虛證則視其本經之虛絡所在，予以按摩，使絡脈充盈後，再刺虛絡之處，意在於補而不滯。神病刺法中「按而致之」與「刺微」中的「按摩勿釋」比較，前者指廣泛按摩，後者指針刺部位，所以在針刺部位上是有區別的，根據「志有餘不足」一段的取穴原則，刺

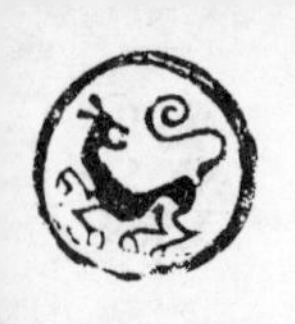

「神之微」似應取本經的井穴，或選用解表的穴位。

氣病的刺法是瀉其經隧，根據補瀉部位，取本經的滎穴；補其經隧，應取本經的經穴。伏精散邪，因「恐則氣下」，故用驚恐的方法，使精氣內伏，再淺刺體表，以引邪氣外出，以達到正氣協調的目的。

血病的刺法是瀉絡出血，神有餘則瀉小絡出血，本條瀉盛經（絡）出血，其刺法是一致的，久留致氣，「內針脈中，久留而視」，待針下脹大為準。「脈大」不能理解為絡脈脹大，或現在所說的針下血腫，應理解為絡脈豐滿，才能與「虛經（絡）」相應。與「神不足者，視其虛絡，按而致之」同義，所不同的在於按摩與納針久留之分。刺絡放血，「視其血絡刺出其血」，以防止經脈瘀血。與「瀉絡出血」的區別在於此僅指局部而言，不施行瀉的手法。

形病的刺法是瀉其陽經，形有餘瀉其表裏的陽經，針刺部位應取經穴；形不足則補相表裏的陽絡，即足陽明胃經的絡脈，穴名豐隆，別行於足太陰脾經，同時刺分肉間，分肉受衛氣溫養，針刺分肉，使衛氣得復，邪氣乃索。

志病的刺法是有餘瀉滎，「瀉然筋血者」，即取足少陰腎經滎穴的然谷放血；不足補經，「不足則補其復溜」，復溜穴係足少陰經的經穴。針刺邪所，在有病變的關節部位針刺之，如此則「邪所乃能立虛」。

【應用舉例】

神不足案：金某，女，58 歲，1972 年 8 月 21 日就診。患者 11 年前丈夫亡故，過於悲傷，七情內鬱，……症見胡言亂語，頭暈心悸，整夜不寐，有時伴有意識朦朧，表情淡漠，悲傷欲哭，精神恍惚，失去自制能力，畏光怕吵，惡聞人聲，並出現全身性痙攣，兩手發抖，皮膚灼熱易出汗，口唇乾燥，大

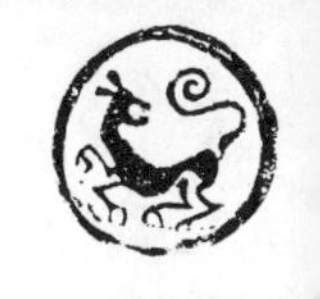

便乾結，舌紅少苔，脈細數。此乃憂愁思慮傷心，營血虧耗，不能濡養五臟。治宜養心安神，安臟潤臟，充營固衛，兼顧肝腎。處方：炙甘草6g，淮小麥30g，大棗6g，百合12g，生地12g，麥冬9g，柏子仁9g，龍齒12g，牡蠣30g，合歡皮9g，白芍6g，竹茹9g，陳皮2.4g，黑芝麻12g。水煎服。共服9劑，神志恢復正常。經隨訪，迄今未復發。

氣有餘案：麥某，男，7 歲，1995 年 4 月 20 日初診。患兒 2 天前飲食無度，昨天感受風寒，出現鼻塞流涕，今早喘咳痰鳴。刻診：喘咳痰鳴，咳聲重濁，呼吸困難，鼻塞流涕，舌質淡紅，苔白膩，脈浮滑。證屬風痰喘咳。治擬宣肺止咳，化痰降逆，消食導滯。方用三拗湯合二陳湯加味：炙麻黃4g，杏仁10g，甘草3g，半夏10g，茯苓10g，蘇子10g，地龍5g，僵蠶5g，萊菔子15g，橘紅5g。每日1劑，水煎服。4月22日二診：喘咳減半，喉中痰鳴減輕，……連服2劑，病告痊癒。（山西中醫，1999，3）

【原文】

帝曰：善。余已聞虛實之形，不知其何以生？岐伯曰：氣血以並，陰陽相傾，氣亂於衛，血逆於經，血氣離居，一實一虛。血並於陰，氣並於陽，故為驚狂；血並於陽，氣並於陰，乃為炅中(1)；血並於上，氣並於下，心煩惋(2)善怒；血並於下，氣並於上，亂而喜忘。

帝曰：血並於陰，氣並於陽，如是血氣離居，何者為實？何者為虛？岐伯曰：血氣者，喜溫而惡寒，寒則泣不能流，溫則消而去之，是故氣之所並為血虛，血之所並為氣虛。

帝曰：人之所有者，血與氣耳。今夫子乃言血並為虛，氣並為虛，是無實乎？岐伯曰：有者為實，無者為虛，故氣並則

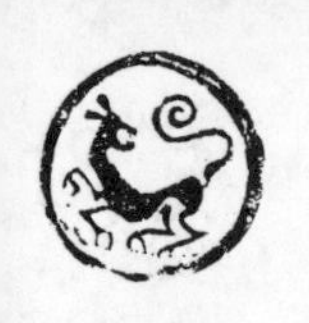

無血，血並則無氣，今血與氣相失，故為虛焉。絡之與孫脈俱輸於經，血與氣並，則為實焉。血之與氣並走於上，則為大厥，厥則暴死，氣復反則生，不反[3]則死。

【注釋】

(1) 炅中：熱中。

(2) 煩悗：即煩悶，悗、悗、悶三字通。

(3) 反：同「返」。

【白話詳解】

黃帝問道：「好。我已知道了關於虛實的症狀，但還不瞭解這些病證是怎樣發生的？」岐伯回答說：「虛實的發生，是由於氣血的相互並聚，氣為陽，血為陰，氣血相互並聚，就必然產生偏盛偏衰，使陰陽失去協調而有所偏傾，氣血逆亂於經脈內外，血和氣分離，就會形成虛和實的情況。如果血並聚於陰分，氣並聚於陽分，就會發生驚狂之類病證。血並聚於陽分，氣並聚於陰分，就會發為內熱。血並聚於人體膈上，氣並聚於人體膈下，就會發生煩悶、易怒病症。血並聚於膈下，氣並聚於膈上，就會產生驚懼及善忘病症。」

黃帝問道：「血並聚於陰分，氣並聚於陽分，像這樣血和氣分離，怎樣才算是實，怎樣才是虛呢？」岐伯回答說：「血和氣都具有喜溫暖而惡寒冷的特性，因為寒冷就會使氣血凝澀，流行不暢，溫暖就會使氣血得以消耗而亡失，所以氣偏盛則血虛，血偏盛則氣虛。」

黃帝問道：「人身的重要物質是血和氣。現在先生說氣盛則血虛，血盛則氣虛，難道就沒有實了嗎？」岐伯回答說：「有餘為實，不足為虛，所以氣盛則血少，是氣實血虛；血盛氣少，為血實氣虛。血和氣各自分離不能相互維繫所以為虛。人身絡脈和孫脈的氣血均輸注於經脈，如果發生血和氣相互並

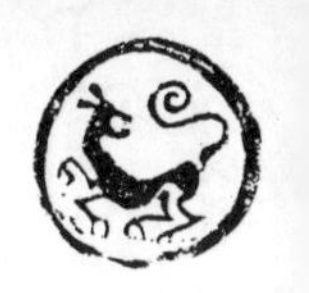

聚，就成為實了。譬如血與氣並聚後沿著經脈向上逆行，就會發生嚴重厥證，發作時就會使人突然昏厥不省人事，如果上逆的氣血能夠及時下行，恢復正常循行狀態，就可能生還。如果氣血繼續上湧而不能下行，就會死亡。」

【按語】

本節論述了氣血相互並聚是形成虛實的病機所在，指出虛實是由於「氣血以並，陰陽相傾」所致，這是多種疾病的總病機。因此可以說氣血陰陽失調是臨證百病致生的基本病機變化。一般來說，疾病在臨床上有各種複雜的表現，但概括而言不外虛實兩類，即有餘為實，不足為虛。而虛實形成則多由於各種原因導致「氣亂於衛，血逆於經，血氣離居」的結果，說明氣血有生理上互根互用，互相維繫的密切聯繫，對機體臟腑陰陽平衡有著至關重要的作用，正是氣血之間的相互協調作用，人體的器官組織才能發揮其正常的生理功能。

【應用舉例】

《調經論》曰：血之與氣，並走於上，則為大厥，厥則暴死，氣返則生，氣不返則死。蓋血不自升，必隨氣而上升，上升之極，必至腦中充血。至所謂氣返則生，氣不返則死者，蓋氣返而下行，血即隨之下行，故其人可生。若其氣上行不返，血必隨之充而益甚，不至血管破裂不止，猶能望其復蘇乎？讀此節經文，內中風之理明，腦充血之理亦明矣。（《醫學衷中參西錄・醫方》）

【原文】

帝曰：實者何道從來？虛者何道從去？虛實之要，願聞其故。岐伯曰：夫陰與陽皆有俞會，陽注於陰，陰滿之外，陰陽勻平，以充其形，九候[(1)]若一，命曰平人。夫邪之生也，或生

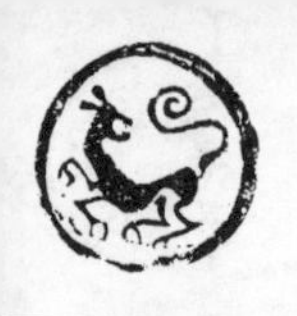

於陰，或生於陽。其生於陽者，得之風雨寒暑；其生於陰者，得之飲食居處，陰陽喜怒[(2)]。

帝曰：風雨之傷人奈何？岐伯曰：風雨之傷人也，先客於皮膚，傳入於孫脈，孫脈滿則傳入於絡脈，絡脈滿則輸於大經脈，血氣與邪並客於分腠之間，其脈堅大，故曰實。實者外堅充滿，不可按之，按之則痛。帝曰：寒濕之傷人奈何？岐伯曰：寒濕之中人也，皮膚不收[(3)]，肌肉堅緊，榮血泣[(4)]，衛氣去，故曰虛。虛者聶辟[(5)]氣不足，按之則氣足以溫之，故快然而不痛。帝曰：善。陰之生實奈何？岐伯曰：喜怒不節則陰氣上逆，上逆則下虛，下虛則陽氣走之，故曰實矣。帝曰：陰之生虛奈何？岐伯曰：喜則氣下[(6)]，悲則氣消，消則脈虛空，因寒飲食，寒氣熏滿[(7)]，則血泣氣去，故曰虛矣。

【注釋】

（1）九候：古人將人體分為上、中、下三部，每部各有天、地、人三候，合為三部九候。

（2）陰陽喜怒：陰陽，指男女房室活動。喜怒，代指七情變化。

（3）不收：《甲乙經》、《太素》均無「不」字。寒邪收引，故見皮膚堅緊。

（4）泣：指澀滯不通的意思。

（5）聶辟：指皮膚鬆弛而有皺紋。

（6）喜則氣下：指過喜引起陽氣渙散，陷而不升。較之《素問．舉痛論》的「喜則氣緩」程度為重。

（7）薰滿：《甲乙經》作「動臟」，即傷動臟氣，義勝。

【白話詳解】

黃帝問道：「實證是由什麼途徑產生的？虛證又是由什麼途徑發生？希望能聽你講講形成虛和實的道理。」岐伯回答

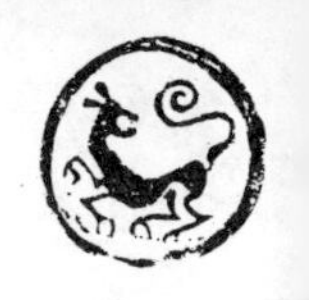

說：「陰經和陽經都有經氣注輸會合之處，陽經的氣血灌注於陰經，陰經的氣血盛滿後亦能輸注於在外的陽經，經脈氣血能正常運行，就能保持機體的陰陽平衡，形體也能得到充足的氣血灌養，三部九候的脈象也表現一致，這就是正常的人。大凡邪氣致病，有的屬於陽邪所傷，有的屬於陰邪所傷。陽邪傷人致病，都是感受了風雨寒暑邪氣的侵襲；陰邪傷人致病的，都是由於飲食不節，房事過度，起居失調，情志所傷等。」

黃帝問道：「風雨之邪是怎樣傷人的呢？」岐伯回答：「風雨之邪傷人，是先侵入皮膚，由皮膚向內傳於孫脈，孫脈受邪後就向內傳於絡脈，絡脈被邪氣充滿就向內傳注於大經脈，由於血氣與邪氣搏結於分肉腠理之間，脈象必堅實而大，所以叫做實證。實證表現為肌體表面局部多呈堅實充滿狀態，不能按壓，按壓就痛。」

黃帝問道：「寒濕邪氣傷人又是怎樣的情況呢？」岐伯回答說：「寒濕邪氣傷人，會使人皮膚收縮，肌肉堅緊，營血滯澀，衛氣離去，所以稱為虛證。虛證多見有皮膚皺紋，衛氣不足，營血滯澀等，按摩可以使衛氣充足，衛氣充足就能溫煦營血，所以施行按摩就能使衛氣充實，營血運行暢通，便會覺得爽快而不疼痛。」

黃帝說：「好。陰邪所傷是怎樣使人產生實證的呢？」岐伯回答說：「人若喜怒不加節制，就會使陰氣上逆，陰氣逆於上就必然使下部虛，陽氣乘虛湊之，所以為實證。」黃帝問道：「陰邪是怎樣使人發生虛證？」岐伯回答說：「人若過喜，就會陽氣渙散陷而不升，過度悲哀就會消散肺氣，肺氣消耗無力行血，就會使血行遲緩，脈道空虛，若再吃寒涼飲食，寒氣傷動了內臟之氣，使陽氣更加損傷，血行愈加滯澀，所以就形成了虛證。」

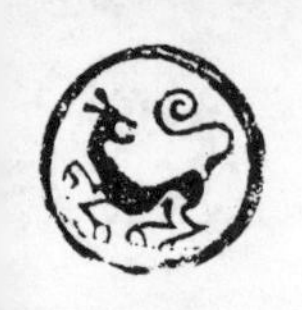

【按語】

本節主要論述了虛實形成的原因，並從邪氣性質及其致病特點出發，將紛繁複雜的致病因素概括為兩類，提出「夫邪之生也，或生於陰，或生於陽。」這對掌握不同病因的一般發病規律、疾病診斷，以及對後世病因分類，都具有指導意義。

這一陰陽兩類病邪區分方法，亦是中醫學對病因分類研究的最早分類方法，對後世病因學的發展奠定了基礎。篇中對外感與內傷所致的虛實證候作了討論，原文首先從生理角度闡明了「陰陽勻平」，則無虛實之變的觀點，提示了虛實之變，是由於病邪侵襲後經脈失調所致，病邪傷及血氣，則可循經脈的陰陽貫注，而導致疾病的傳變，從而為論述「虛實之要」提供了理論依據。

基於病邪分類及其侵襲途徑多種多樣，既可由外邪風雨寒暑從外侵入經脈，也可因內邪、飲食居處、陰陽喜怒等從內部傷及經脈，從而引起經脈陰陽失調而發病並出現病理變化。對外感而言，外邪先傷肌表與血氣並聚於分腠為實，而營衛不足於分腠者為虛；對內傷而言，臟腑氣血並聚為實，而氣血消散者為虛。提示虛實病機不僅要注意病邪實質，更要重視內在正氣，為後世病機學說提供了分析依據。

【應用舉例】

虛實者，有餘不足也。有表裏之虛實，有氣血之虛實，有臟腑之虛實，有陰陽之虛實。凡外入之病多有餘，內出之病多不足。實言邪氣實則當瀉，虛言正氣虛則當補。凡欲察虛實者，為欲知根本之何如，攻補之宜否耳。夫疾病之實，固為可慮，而元氣之虛，慮尤甚焉。故凡診病者，必當先察元氣為主，而後求疾病。（《景岳全書・傳忠錄》）

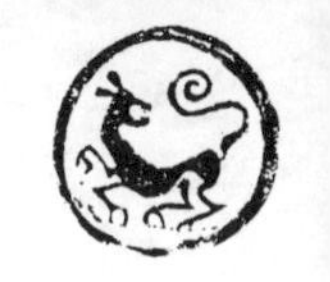

【原文】

帝曰：經言[1]陽虛則外寒，陰虛則內熱，陽盛則外熱，陰盛則內寒，余已聞之矣，不知其所由然也。岐伯曰：陽受氣於上焦，以溫皮膚分肉之間。今寒氣在外，則上焦不通[2]，上焦不通，則寒氣獨留於外，故寒慄。帝曰：陰虛生內熱奈何？岐伯曰：有所勞倦，形氣衰少，穀氣不盛，上焦不行，下脘[3]不通，胃氣熱，熱氣薰胸中，故內熱。帝曰：陽盛生外熱奈何？岐伯曰：上焦不通利，則皮膚緻密，腠理閉塞，玄府不通，衛氣不得泄越，故外熱。帝曰：陰盛生內寒奈何？岐伯曰：厥氣上逆[4]，寒氣積於胸中而不瀉，不瀉則溫氣[5]去，寒獨留，則血凝泣，凝則脈不通，其脈盛大以澀，故中寒[6]。

【注釋】

（1）經言：引上古醫經話。

（2）上焦不通：上焦陽氣通道被遏，不能布散衛氣。

（3）下脘：《甲乙經》作「下焦」。

（4）厥氣上逆：指下焦或中焦的陰寒之氣逆行於上。

（5）溫氣：即陽氣。

（6）中寒：即指胸中寒邪留積。

【白話詳解】

黃帝問道：「古醫經所說的陽虛生外寒，陰虛生內熱，陽盛生外熱，陰盛生內寒，這些我已聽說過了，但是不知道是什麼原因產生的。」岐伯回答說：「人身衛陽之氣由上焦宣發佈散，以溫煦皮膚肌肉，現寒邪從外侵襲於機體，使上焦不能宣通，陽氣就不能充分外達，這樣就使寒邪偏盛於肌表，因而發生惡寒戰慄。」

黃帝問道：「陰虛就生內熱是怎麼回事？」岐伯回答：「過度勞倦就會傷脾，脾虛不能運化，使人形體之氣衰少不

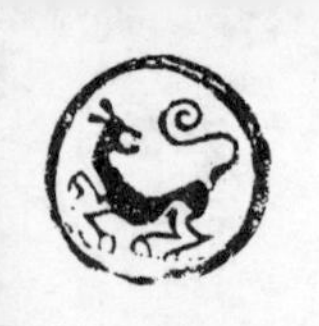

足，脾胃氣虛使清氣不能升於上焦，濁氣不能下降，胃中穀氣鬱積，鬱而化熱，熱氣上薰於胸中，因而發生內熱。」

黃帝問道：「陽盛能生外熱是怎樣的呢？」岐伯回答說：「如果上焦不通暢，就會使皮膚緻密、腠理閉塞、汗孔不通，這樣就使衛氣不能向體表發散，鬱結於體內而發熱，所以就發生外熱。」

黃帝問道：「陰盛是怎樣產生內寒的呢？」岐伯回答說：「如果寒邪所傷，陰寒之氣向上逆行，寒氣鬱積於胸中而不能散去，就會損傷陽氣，陽氣損傷，那麼寒氣獨留，致使血運滯澀，脈道不暢，可見脈象盛大而澀，就生成為內寒。」

【按語】

本節闡發了古醫經所言「陽虛則外寒，陰虛則內熱，陽盛則外熱，陰盛則內寒」的陰陽盛衰寒熱機理。「陽虛則外寒」的「寒」並非虛寒，實為外感寒邪早期階段的惡寒，與現在所說的元陽虛即指陽不足，衛陽亦虛是有所區別，外寒是由於陽氣不足，體失溫煦所致。

「陰虛生內熱」的內熱實際是脾氣虛發熱，因脾虛影響氣機升降所致，亦即李東垣所說的氣虛發熱，故用升陽益氣，甘溫除熱法治之。而與現在所說的陰虛發熱，如肺胃或肝腎之陰不足，陰不斂陽，虛火內生之發熱、盜汗、口乾、舌紅苔少、脈細數等症，治當用滋陰清虛熱法。

「陽盛生外熱」的外熱。這種發熱僅指寒邪侵犯肌表之發熱，是前述外感病惡寒之進一步發展。而現在臨床上的陽盛生外熱，實係「陽盛則熱」，包括有裏熱證，治療以清熱為主，在表者解表，在裏者清裏。

「陰盛則內寒」中的內寒雖屬陽虛陰寒之邪過盛所致，但它僅限於寒積胸中。而現在臨床上所稱之內寒證，泛指一切臟

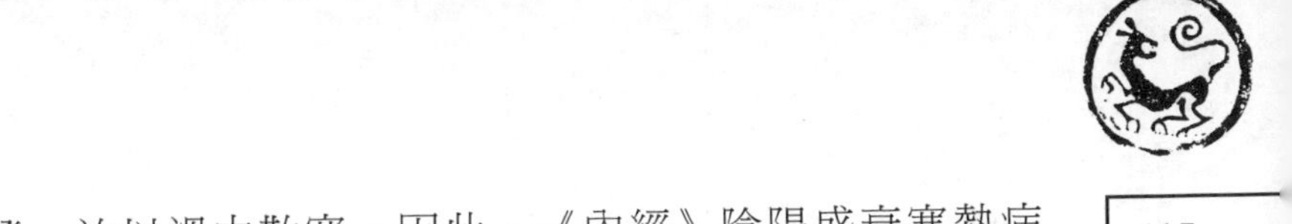

腑之寒證，治以溫中散寒。因此，《內經》陰陽盛衰寒熱病機，名稱固然相同，而其實所指則有區別，應予注意。

上述陰陽虛實寒熱的病理儘管不盡相同，但本篇以陰陽為總綱來分析內外寒熱虛實機理的方法，卻給後世以極大啟發，為中醫學的「八綱辨證」奠定了基礎。

【應用舉例】

陽盛生外熱案：李某，男，25 歲，1989 年 3 月 3 日初診。傷寒一日，惡寒重，發熱39.5℃，無汗，頭項痛，身重，鼻塞流涕，咳嗽，口渴，水入即吐，已嘔吐 6 次，面色蒼白，精神不振，苔薄白潤，脈浮緊。按太陽表寒實證處理，投以麻黃湯沖劑，每次 2 包，日 3 次，藥後 2.5 小時見汗，3.5 小時體溫降至 37.8 ℃。3 月 4 日二診：體溫38.1 ℃，諸證減輕，守方再進。3 月 5 日三診，體溫 37 ℃，諸症消失。（《中國百年百名中醫臨床家叢書·萬有生》）

陰盛生內寒案：張某，男，62 歲，幹部。2004 年 12 月 14 日初診。患者胸悶憋氣，善太息，右肋疼痛十餘年，曾經省內某醫院確診為「冠心病」、「慢性膽囊炎」。近日來，入夜則發胸痛，痛如針刺，放射背部，每次約持續 3～5 分鐘，伴胸悶緊束感，痰涕黃稠，咽乾喜飲，大便不成形，日行 2～3 次，小便正常，舌淡，邊紅有瘀點，苔薄白，脈細澀。證屬胸陽痹阻，氣血瘀滯，不通則痛。治宜溫通胸陽，活血祛痰。方擬：丹參10g，歸尾5g，檀香5g，瓜蔞實15g，薤白9g，赤芍9g，半夏6g，茯苓10g，蘇梗9g，炙甘草6g。3劑，水煎服，1日1劑。……藥後胸痛不明顯，胸悶、氣短、痰多明顯減輕。效不更方，繼服5劑後，胸痛未再發作。（中華現代中醫學雜誌，2006，6）

陽虛則外寒案：封姓縫匠，病惡寒，遍身無汗，循脊背之

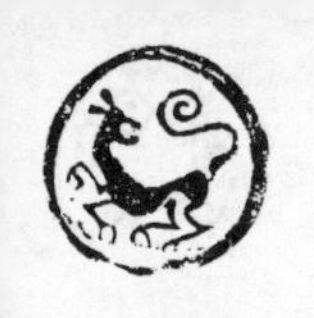

筋骨疼痛不能轉測，脈浮緊。……此外邪襲於皮毛，故惡寒無汗，況脈浮緊，證屬麻黃，而邪氣已侵及背輸經絡，必之麻黃更進一層，宜治以葛根湯。葛根五錢，麻黃三錢，桂枝二錢，白芍三錢，甘草二錢，生薑四片，紅棗四枚。……服後頃刻，覺背內微熱，再服，背汗遂出，次及周身，安睡一宵，病遂告嗟。（《經方實驗錄・上卷》）

陰虛生內熱案：范某，男，67歲，退休幹部。患胃癌，在山西大學附屬第三醫院化療2月餘，因白細胞減少至2.6×10^9/L，中斷化療，回家療養。出院一週後發熱（體溫 39℃），家庭病床醫師每日輸400萬單位青黴素，注射柴胡針，熱不見退，後加青黴素800萬單位，發熱依舊，已持續5日矣。詢知骨節痛楚，喜噴嚏，納穀不香，大便3日未行，口乾不思飲。望其頭禿齒缺，耳枯顏蒼，舌淡白，苔白膩。診得脈浮滑數。證屬正氣虛弱，風寒襲表，腑氣不通。擬參蘇飲加大黃表裏雙解。藥後微汗出，輕瀉1～2次。至此，本應邪去熱退，然過午體溫復又上升至39℃，骨節疼痛，神疲不支。診其脈，浮數無力。脈症相參，診為氣虛發熱。蓋經化療，白細胞減少，中氣虛損，急需扶正以益之，若一味祛邪，只能更傷正也。遵甘溫能除大熱之說，擬四君子湯加減：黨參30g，白朮15g，茯苓10g，炙甘草6g，黃耆15g，葛根15g，2劑。

囑其藥後如發熱益甚，煩躁不安，切勿驚慌，佳兆也，乃邪氣外達所致。後聞果然面赤躁擾，稍頃即止。當晚熱減，2劑熱退。（《臨證實驗錄》）

【原文】

帝曰：陰與陽並，血氣以並，病形以成，刺之奈何？岐伯曰：刺此者，取之經隧，取血於營，取氣於衛，用形哉[1]，因

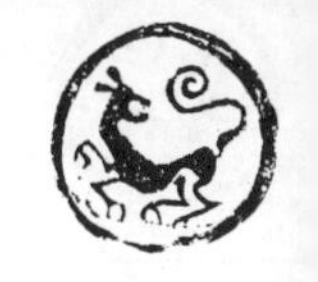

四時多少高下。

帝曰：血氣以並，病形以成，陰陽相傾，補瀉奈何？岐伯曰：瀉實者，氣盛乃內針，針與氣俱內，以開其門，如利其戶，針與氣俱出，精氣不傷，邪氣乃下，外門不閉，以出其疾，搖大其道，如利其路，是謂大瀉，必切而出，大氣(2)乃屈。帝曰：補虛奈何？岐伯曰：持針勿置，以定其意，候呼內針，氣出針入，針空四塞，精無從去，方實而疾出針(3)，氣入針出，熱不得還，閉塞其門，邪氣布散，精氣乃得存，動氣候時(4)，近氣不失，遠氣乃來，是謂追之(5)。

帝曰：夫子言虛實者有十，生於五臟，五臟五脈耳，夫十二經脈，皆生其病，今夫子獨言五臟。夫十二經脈者，皆絡三百六十五節，節有病必被(6)經脈，經脈之病皆有虛實，何以合之？岐伯曰：五臟者，故得六腑與為表裏，經絡支節，各生虛實，其病所居，隨而調之。病在脈，調之血；病在血，調之絡；病在氣，調之衛；病在肉，調之分肉；病在筋，調之筋；病在骨，調之骨；燔針劫刺(7)其下及與急者(8)；病在骨，焠針(9)藥熨；病不知所痛，兩蹻為上；身形有痛，九候莫病，則繆刺(10)之；痛在於左而右脈病者，巨刺(11)之。必謹察其九候，針道備矣。

【注釋】

(1) 用形哉：用針於長短肥瘦大小不同身形。

(2) 大氣：指亢盛的邪氣。

(3) 方實而疾出針：指得氣後快速出針。

(4) 動氣候時：動氣，指針刺時引動的經氣。候時，指留針以候得氣之時。

(5) 追之：針刺中的補法。

(6) 被：波及。

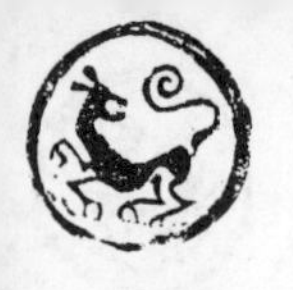

（7）燔針劫刺：燒針劫散寒邪。

（8）其下及與急者：其下，指筋會之陽陵泉穴。急者，指筋急的部位。

（9）焠針：用火燒紅針然後刺入。

（10）繆刺：左病刺右，右病刺左，刺絡脈。

（11）巨刺：左病刺右，右病刺左，刺大經。

【白話詳解】

黃帝問道：「陰與陽相並，氣與血相並，疾病已經形成，那麼怎樣進行針刺治療呢？」岐伯回答說：「針刺治療這樣的疾病，應刺取其經脈，病在血分，刺治營血；病在氣分的，刺治衛陽，同時還要根據病人形體的肥瘦高矮，四時氣候的寒熱溫涼，以決定針刺取穴的多少高下。」

黃帝問道：「血氣與邪氣已經並聚，病已形成，陰陽失去平衡的疾病，應怎樣應用補法和瀉法進行針刺呢？」岐伯回答說：「瀉實證時，要在氣盛的時候進針，即在病人吸氣時進針，使針與氣同時入內，並在病人呼氣時出針，使針與邪氣同時外出，精氣不傷，邪氣得以外泄，同時在針刺時還要使針孔敞開，以排泄邪氣，要搖大針孔，有利邪氣外出，這就叫大瀉之法，出針時先用左手輕輕切按針孔周圍，邪氣才可消除殆盡。」黃帝問道：「怎樣補虛呢？」岐伯回答說：「醫生持針不要立即刺入，先安定患者的神氣，待病人呼氣時進針，氣出針入，針刺入後不要搖動撚轉，使針孔周圍緊密與針體連按，精氣無隙外泄，當得氣於針下時，要在病人吸氣時迅速出針，即氣入針出，使邪熱外出不能內返，出針後立即按閉針孔，使精氣得以保存。針刺候氣要耐心等待，必須在氣至針下而充實時，方可出針，這樣可使已至的氣不會散失，未至的氣還可繼續到來，這就是補法。」

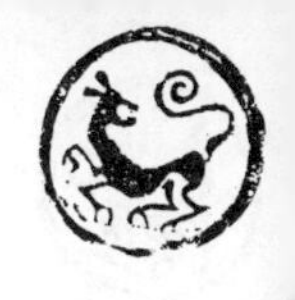

黃帝問道：「先生說虛證和實證共有 10 種，都是發生於五臟的病證，但是五臟只有 5 條經脈，而人有 12 經脈都能發生疾病，現在先生只強調五臟，而 12 經脈聯絡 365 節，節有病就會涉及到經脈，經脈所發生的病證，又都存在著虛證和實證，這些虛證和實證，又怎樣與五臟的虛證實證相結合呢？」

岐伯回答說：「五臟和六腑，是為表裏關係，經絡肢節，各有其所發生的虛證實證，應根據病變部位，以及病情的虛實變化，給以適當的調治。如果病在脈，可以調治血；病在血分，可以調治絡脈；病在氣分，調治衛分；病在肌肉，就調治肌肉；病位在筋，就調治於筋；病在骨骼，就調治於骨。病在筋時，可用燔針劫刺法治療，刺治筋會陽陵泉及筋脈拘急之處；病在骨，可用焠針和藥熨法治療；如有不知疼痛的病證，以刺陽蹺陰蹺脈最佳；身體疼痛的病，但三部九候的脈象不出現病象者，就用繆刺法治療；如果疼痛在左側而右脈有病象，就用巨刺法治療，總之，必須審察三部九候的脈象，根據病情運用針刺調治，只有這樣，針刺調治虛實病症的技術才算完備。」

【按語】

本節論述了針刺取穴的原則及針刺方法，提出要因人因時因部位制宜，根據證候虛實，施以呼吸補瀉、開闔補瀉，還可候氣留針等。關於取穴的原則，文中提出了兩條，一是「用形哉，因四時多少高下」，即因人因時的原則。人體有高矮胖瘦大小之不同，氣血陰陽之多寡，所以針刺之時應察其形氣之不同，辨證施針，辨證施治。而四時有春夏秋冬寒熱溫涼之異，人體氣血隨之發生相應變化，故針刺之時宜結合其時氣季節的不同影響綜合考慮而施以相應的方法。二是「其病所居，隨而調之」，即因病而刺的原則。由於病邪侵犯部位各異，病復部

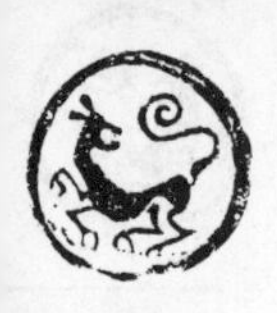

位多不相同，其所表現的臨床症狀亦有所差異，故針刺治病須把握隨證治之，方能有的放矢，做到「病在脈，調之血；病在血，調之絡……」而直達病所，應手取效。

此外，關於用針時具體的補瀉手法，強調呼吸補瀉和開闔補瀉，注意結合呼吸之氣而進出用針，以及出針後閉啟針孔等，這些調治經脈虛實的原則和方法，對後世中醫針灸治療學的發展以及內科治療虛實補瀉原則的運用均產生了較大的影響。

【應用舉例】

設有人焉，正已奪而邪方盛者，將顧其虛而補之乎？抑先其邪而攻之乎？見有不的，則死生繫之，此其所以宜慎也。夫正者，本也；邪者，標也。若正氣既虛，則邪氣雖盛，亦不可攻，蓋恐邪未去而正先脫，呼吸變生，則措手不及。故治虛邪者，當先顧正氣，正氣存則不至於害，且補中自有攻意，蓋補陰即所以攻熱，補陽即所以攻寒。

世未有正氣復而邪不退者，亦未有正氣竭而命不傾者。如必不得已，亦當酌量緩急，暫從權宜，從少從多，寓戰於守，斯可矣。此治虛之道也。若正氣無損者，邪氣雖微，自不宜補。蓋補之，則正無與而邪反盛，適足以借寇兵而資盜糧。故治實證者，當直攻其邪，邪去則身安。但法貴精專，便臻速效。此治實之道也。要之能勝攻者，方是實證，實者可攻，何慮之有？不能勝攻者，便是虛證，氣去不返，可不寒心？此邪正之本末，不可不知也。（《類經‧論治類》）

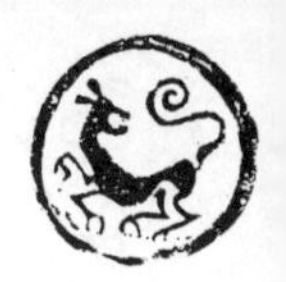

標本病傳論篇第六十五

【原文】

黃帝問曰：病有標本，刺有逆從奈何？岐伯對曰：凡刺之方，必別陰陽[1]，前後相應[2]，逆從得施[3]，標本相移[4]，故曰有其在標而求之於標，有其在本而求之於本，有其在本而求之於標，有其在標而求之於本。故治有取標而得者，有取本而得者，有逆取而得者，有從取而得者。故知逆與從，正行無問；知標本者，萬舉萬當；不知標本，是謂妄行。

【注釋】

（1）陰陽：張介賓：「陰陽二字，所包者廣，如經絡時令，氣血疾病無所不在。」

（2）前後相應：前後，指先病與後病。相應，指相互對應聯繫。

（3）逆從得施：逆從，即逆治與從治。吳昆：「逆者反治，從者正治。得施，謂施治無失。」

（4）標本相移：先治本病或標病，不能固定不移，須視情況具體而定。

【白話詳解】

黃帝問道：「疾病有標和本的分別，刺法有逆治和從治的不同，是怎麼回事？」

岐伯回答說：「大凡針刺的準則，必須辨別其陰陽屬性，聯繫其先後病的關係，恰當地運用逆治和從治，靈活地處理治療中的標本先後關係。所以說有的病在標就要治標，有的病在本就要治本，有的病在本卻要治標，有的病在標卻需治本。在

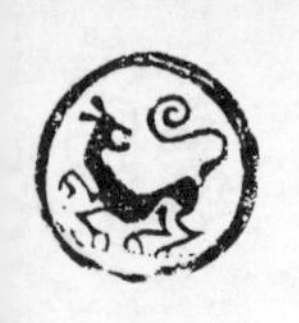

治療上，有治標而緩解的，有治本而見效的，有逆治而痊癒的，有從治而成功的。所以懂得了逆治和從治的原則，便能進行正確的治療而不必疑慮；知道了標本之間的輕重緩急，治療時就能得心應手；如果不知標本，那就是盲目行事了。」

【按語】

《黃帝內經》確立了中醫對疾病的治療原則，提出：治病要分標本、別虛實，也就是「急則治其標，緩則治其本」。文中「知標本者，萬舉萬當；不知標本，是謂妄行」就是強調標本在辨證論治中的重要性。

「本」與「標」的含義頗廣，是一個相對的概念，用以說明病變過程中各種矛盾的主次關係。如從病因與症狀來說，病因為本，症狀為標；從正邪雙方來講，正氣為本，邪氣為標；從疾病的先後而言，舊病、原發病為本，新病、繼發病為標等等。

一般而言，「本」是代表著疾病過程中占主要地位和起主要作用的方面，而「標」則是代表疾病過程中居於次要地位的方面。但在特殊情況下，標本的地位也可能發生變化，「標」也可以轉化為矛盾的主要方面，因此，在辨證時必須分析病證的標本主次、輕重緩急，從而確定治療步驟以指導臨床實踐。具體應用要注意三方面原則：

一是急則治其標：急危重症當先治療。如因肝病出現重度腹水，致呼吸喘促，難以平臥，二便不利，若正氣可支，當先攻水利尿，以治其標，待水消病緩，再予以疏肝養肝，以圖其本。再如，胃病併發大量吐血，治當先止其血，再治其胃之虛實；夏日中暑，出現猝然昏倒，不省人事，身熱肢厥，則宜以針刺及通關開竅之法，使其神志蘇醒，然後再清暑養陰以治其本。此外，就疾病表裏緩急而言，一般宜先表後裏，但若裏急

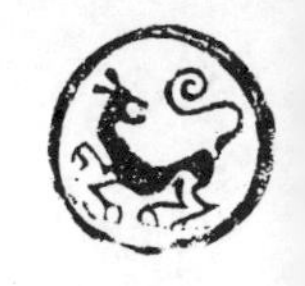

的，又當急救其裏；就病證先後緩急而言，一般宜先治新病，後治宿疾。例如，腎虛喘咳，復兼感冒重症，則當先治感冒，再治虛喘。

二是緩則治其本：主要適應於慢性病或急性病恢復期。如肺癆咳嗽，其本多為肺腎陰虛，故治療不應用一般的止咳法治其標，而應滋養肺腎之陰以治其本。

三是標本兼治：指標病本病並重，應標本兼治。例如虛人感冒，只祛其邪，則正氣難支，只扶其正，則實邪難去。唯有祛邪、扶正並舉，標本兼治，方能兩全。又如表證未解，裏證又現，則應表裏雙解，亦屬標本兼治。

【應用舉例】

夫用藥者，當知標本。以身論之，外為標，內為本；氣為標，血為本；陽為標，陰為本； 六腑屬陽為標，五臟屬陰為本。以病論之，先受病為本，後傳變為標。凡治病者，先治其本，後治其標。雖有數病，靡弗去矣。若先治其標，後治其本，邪氣滋甚，其病益堅。若有中滿，無問標本，先治其滿，謂其急也。若中滿後有大小便不利，亦無問標本，先治大小便，次治中滿，謂尤急也。

又如先病發熱，後病吐瀉，飲食不下，則先定嘔吐，後進飲食，方兼治瀉。待元氣稍復，乃攻熱耳。此所謂緩則治其本，急則治其標也。除大小便不利及中滿吐瀉之外，皆先治其本，不可不知也。

假令肝受心火之邪，是從前來者為實邪，實則瀉其子，然非直瀉其火，入肝經藥為之引，用瀉火為君，是治實邪之病也。假令肝受腎邪，是從後來者為虛邪，虛則補其母，入腎經藥為之引，用補肝藥為君是也。標本已得，邪氣乃服。醫之神良，莫越乎此。（《珍珠囊補遺藥杏賦•標本論》）

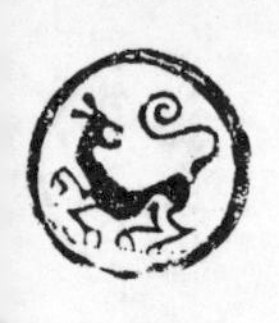

【原文】

治反為逆，治得為從。先病而後逆者治其本，先逆而後病者治其本；先寒而後生病者治其本，先病而後生寒者治其本；先熱而後生病者治其本，先熱而後生中滿者治其標；先病而後泄者治其本，先泄而後生他病者治其本，必且調之，乃治其他病；先病而後生中滿者治其標，先中滿而後煩心者治其本。人有客氣，有同氣[(1)]。小大不利治其標[(2)]，小大利治其本。病發而有餘，本而標之，先治其本，後治其標。病發而不足，標而本之，先治其標，後治其本。謹察間甚，以意調之，間者並行，甚者獨行[(3)]。先小大不利而後生病者治其本。

【注釋】

（1）客氣、同氣：客氣，指新受之邪氣。同氣，應作「固氣」，即原本在體內之邪氣。先受病為本，後受病為標，則客氣為標，固氣為本。

（2）小大不利治其標：即大小便不利，應當先治其標症。

（3）間者並行，甚者獨行：間，輕淺。甚，深重。病情輕淺的可標本同治；病情較重者，可單獨治標或治本。

【白話詳解】

與疾病證候表現逆反而治的為逆治，順從而治的為順治。先患某病而後發生氣血逆亂的，先治其病；先氣血逆亂而後生病的，先調其氣血。先有寒而後生病的，先治其寒；先有病而後生寒的，先治其病。先有熱而後生病的，先治其熱；先有熱而後生中滿腹脹的，應當先治中滿腹脹。先有某病而後發生泄瀉的，先治其某病；先有泄瀉而後發生疾病的，當先治其泄瀉，必須先把泄瀉調治好，然後再治其他病。先患某病而後發生中滿腹脹的，宜先治其中滿腹脹；先患中滿腹脹而後出現心煩的，也宜先治其中滿腹脹。人體疾病過程中有邪氣和正氣的

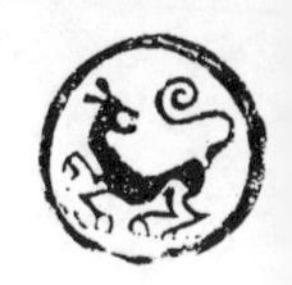

相互作用，凡是出現了大小便不利的，宜先通利大小便以治其標，如大小便通利則可考慮治其本病。疾病發作表現為邪氣有餘的實證，就用「本而標之」的治法，先瀉實邪以治其本，後理氣血以治其標；疾病發作表現為正氣不足的虛證，就用「標而本之」的方法，先扶正氣以治其標，後除邪氣以治其本。

總之，必須謹慎地觀察疾病的輕重深淺，以及緩解期與發作期中標本緩急的不同，用心調理；凡病輕的，緩解期的，可以標本同治；凡病重的，或發作期，應當採用專一的治本或治標的方法。另外，如果先有大小便不利而後併發其他疾病的，應當先治其本病。

【按語】

本節突出了治病求本的治療原則，強調在治療疾病時，必須針對造成疾病的根本原因進行治療。所舉14種病證中，除少數幾種採用治標的方法外，絕大多數都是「治其本」，說明了不管疾病千變萬化，都應追本溯源進行治療。同時，文中還突出了「急則治標」和「保胃氣」的治療原則，這對臨床治療具有極其重要的指導意義。

在治標的病例中，主要舉中滿和小大不利兩種病證進行闡述。中滿者當急治，是因為脾胃為後天之本，中滿者脾胃的運化功能障礙，正氣無法正常生成，藥物也不能良好吸收，必然影響治療，如拖延損傷脾胃之氣，恐致水漿不入，藥食不納，後天化源竭絕的境地。充分體現了《內經》中重視脾胃中氣的思想，為後世李東垣倡言「脾胃論」，仲景提出「保胃氣」的治療思想奠定了基礎。

小大不利需當急治，是由於某些疾病引起的大小便不通屬於危急病證，若不及時通暢則邪無從出，有可能危及生命。張景岳說：「蓋二便不通，乃危急之候，雖為標病，必先治之。

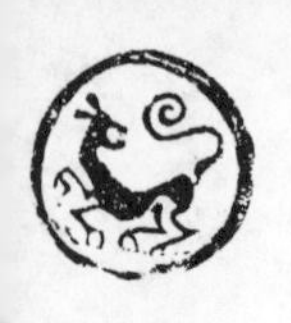

此所謂急則治其標也。」只有在採取了二便通暢的應急措施後，才能最終為治本創造更為有利的條件，充分反映了《內經》靈活權變的治療思想。

標本緩急先後的治療原則，既有原則性，又有靈活性，是中醫治療求本原則的主要內涵之一。臨床上或先治其本，或先治標，或標本兼治，應視病情變化掌握，目的仍是最終抓住主要矛盾，達到治病求本恢復陰陽平衡。而經文所強調的「急則治標」、「緩則治本」以及「保胃氣」等治療法則，均是中醫臨床治則學說的重要內容，一直有效指導著中醫的臨床實踐。

【應用舉例】

病有標本者，本為病之源，標為病之變。病本唯一，隱而難明，病變甚多，顯而易見。故今之治病者，多有不知本末，而惟據目前，則最為斯道之大病。且近聞時醫有云：急則治其標，緩則治其本，互相傳誦，奉為格言，以為得其要矣。予聞此說而詳察之，則本屬不經而亦有可取。所謂不經者，謂其以治標治本對待為言，則或此或彼，乃可相參為用矣。……今見時情，非但不知標本，而且不知緩急。不知標本，則但見其形，不見其情；不知緩急，則所急在病，而不知所急在命。故每致認標作本，認緩作急，而顛倒錯亂，全失四者之大義，重命君子，不可不慎察於此。（《景岳全書・標本論》）

謝某，女，22 歲。初起小便短赤，尿道刺痛，中西醫注射服藥，未見好轉。患者呼吸短促，氣粗聲濁，面紅唇紫，不可按，眼結膜充血，十指發紺，瞳孔縮小，從臍腹脹至上脘，痛苦異常。《素問・五常政大論》載：「引水漬之，和其中外。」思索經旨，應從治標，使氣化而小便自退。《靈樞營衛生會篇》云：「酒者，熟穀之液也，其氣至悍而清。」擬用熱湯配米酒，以調和氣血，使酒氣滲入體內，流通經絡，去滯散

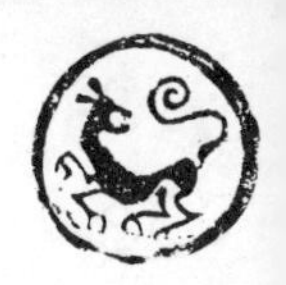

結，使脾臟氣化行，小便自下。遂囑其家人以沐浴桶貯滿熱水，倒入米酒 2.5 kg，待溫度適宜時，使患者坐沐其中，不久患者將有小便意，至患者小便急不可忍時，才許離浴。結果排尿約有 5 kg之多。繼用利膀胱、通小便之藥以善後。處方：澤瀉15 g，豬苓15 g，白朮10 g，茯苓15 g，肉桂2.5 g，車前子15g。（《福建中醫醫案醫話選編》）

【原文】

夫病傳[(1)]者，心病先心痛，一日而咳，三日脇支痛，五日閉塞不通，身痛體重。三日不已，死。冬夜半，夏日中。

肺病喘咳，三日而脇支滿痛，一日身重體痛，五日而脹。十日不已，死。冬日入，夏日出。

肝病頭目眩，脇支滿，三日體重身痛，五日而脹，三日腰脊少腹痛，脛痠。三日不已，死。冬日入，夏早食。

脾病身痛體重，一日而脹，二日少腹腰脊痛，脛痠，三日背胒筋痛[(2)]，小便閉。十日不已，死。冬人定[(3)]，夏晏[(4)]食。

腎病少腹腰脊痛，䯒痠[(5)]，三日背胒筋痛，小便閉，三日腹脹，三日兩脇支痛。三日不已，死。冬大晨，夏晏晡。

【注釋】

（1）病傳：病變傳化。

（2）背胒筋痛：謂背部脊柱兩側高起的肌肉和筋膜疼痛。胒，與膂同，脊骨也。

（3）人定：即夜臥入睡人安定之時。

（4）晏（ㄧㄢˇ）食：指晚飯。

（5）䯒痠（ㄙㄨㄢ）：脛部發酸。

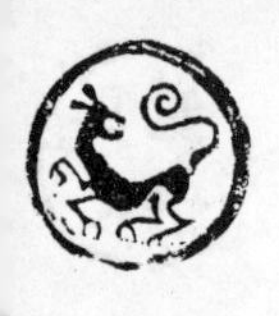

【白話詳解】

大凡疾病的傳變，心病先發心痛，過1日病傳於肺而咳嗽，再過3日病傳入肝而脇肋疼痛，再過5日病傳入脾而大便閉塞不通、身體疼痛沉重，若再過3日不癒，就有死亡的危險。冬天死於半夜，夏天死於中午。

肺病先是喘咳，3天未癒，病傳於肝，就會脇肋脹痛，再1日病傳於脾，就會發生身重疼痛，再過5日，病傳於胃，發生脹悶，再10日不癒，就有死亡的危險。冬天死於日落時分，夏天死於日出時分。

肝病先是頭疼目眩，脇肋脹滿，3日後病傳於脾而身體沉重疼痛，再過5日病傳於胃，產生腹脹，再過3日病傳於腎，產生腰脊少腹疼痛，腿脛發酸，再過3日不癒，就有死亡的危險。冬天死於日落之時，夏天死於吃早飯的時候。

脾病先是身體沉重疼痛，大約1天時間，病轉到胃，發生胃脘脹悶，大約2天後，病傳到腎，發生少腹腰脊疼痛，腿脛發酸，大約3天時間後，病傳到膀胱，發生背脊筋痛，小便不通。如果再過10天不好，就有死亡的危險。冬天大多死於夜靜臨睡之時，夏天多是死在吃晚飯的時候。

腎病先是少腹腰脊疼痛，脛部發酸。大約3天時間，病傳到膀胱，發生背脊筋痛，小便不通，再過3天時間，病傳到小腸，產生小腹脹滿，大約3天後，病傳到肝，發生兩脇脹痛。如果再過3天不好，就會有死亡的危險。冬天大多死於天亮之時，夏天多死於黃昏前後。

【按語】

中醫學十分看重整體觀念，認為人體是一個有機的整體，臟與臟、臟與腑及腑與腑之間皆由經絡密切聯繫，並由五行相生相剋達到制約生化平衡。當五臟之中的某一臟的功能失常，

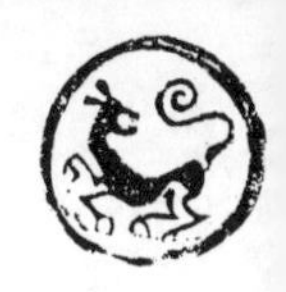

就會產生疾病，而疾病一旦產生又必然影響整體功能，導致它臟發病，這就是傳變。五臟病變的傳化一般有兩大規律：一是按五行相剋關係傳變，如文中所述即是心病傳肺傳肝傳脾傳腎，此與《素問・玉機真臟論》所言「五臟相通，移皆有次，五臟有病，則各傳其所勝」規律相同；二是按臟腑表裏相合關係傳變，如身重體痛（脾）傳為脹（胃），腰脊痛脛酸（腎）傳為背脊筋痛、小便閉（膀胱），以及小便閉（膀胱）傳為腰脊痛脛酸等，而死期時間則由五行關係確定，與《素問・玉機真臟論》「至其所不勝，病及死」論斷基本一致，體現了中醫病變相互傳化的整體思想。

當然，五行傳變與臟腑表裏傳變，只是從一個角度說明機體疾病的變化與發展情況，不能完全概括說明五臟病變的相互影響，而且疾病的發生發展是複雜多變的，也不可能完全按照以上規律傳變模式去發展變化，因此，《素問・玉機真藏論》還有「然其卒發者，不必治於傳，或其傳化有不以次」之論。因此，我們在臨床應用五行學說及臟腑學說來闡釋疾病的病理變化時，一定要從病證的實際情況出發，不可拘泥於固定的五行傳變模式或臟腑表裏傳變模式。

對於文中所言及的 3 日不已死、10 日不已死等，更是要靈活理解，萬不可拘泥「死」字而謂其必死不治，只從病情危重著眼即可。而 3 日、5 日亦不必拘泥日數，當作辨證看待。

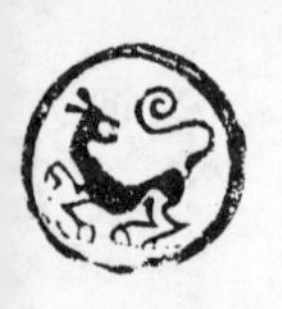

至真要大論篇第七十四（節選）

【原文】

帝曰：善。夫百病之生也，皆生於風寒暑濕燥火，以之化之變[1]也。經言盛者瀉之，虛者補之，余錫[2]以方士[3]，而方士用之尚未能十全，余欲令要道必行，桴鼓相應[4]，猶拔刺雪汙[5]，工巧神聖，可得聞乎？岐伯曰：審察病機，無失氣宜[6]，此之謂也。

帝曰：願聞病機何如？岐伯曰：諸風掉眩[7]，皆屬於肝；諸寒收引[8]，皆屬於腎；諸氣膹鬱[9]，皆屬於肺；諸濕腫滿，皆屬於脾；諸熱瞀瘛[10]，皆屬於火；諸痛癢[11]瘡，皆屬於心；諸厥固泄[12]，皆屬於下[13]；諸痿喘嘔，皆屬於上[14]；諸禁鼓慄[15]，如喪神守，皆屬於火；諸痙項強[16]，皆屬於濕；諸逆沖上[17]，皆屬於火；諸脹腹大，皆屬於熱；諸躁狂越[18]，皆屬於火；諸暴強直[19]，皆屬於風；諸病有聲，鼓之如鼓，皆屬於熱；諸病胕腫[20]，痛酸驚駭，皆屬於火；諸轉反戾[21]，水液[22]渾濁，皆屬於熱；諸病水液，澄澈清冷，皆屬於寒；諸嘔吐酸，暴注下迫[23]，皆屬於熱。故《大要》曰：謹守病機，各司其屬[24]，有者求之，無者求之，盛者責之，虛者責之。必先五勝[25]，疏其血氣，令其調達，而致和平，此之謂也。

【注釋】

（1）之化之變：化為六氣之常，變為六氣之異。指風、寒、暑、濕、燥、火六氣的化生和變化。

（2）錫：通「賜」。

（3）方士：指醫生。

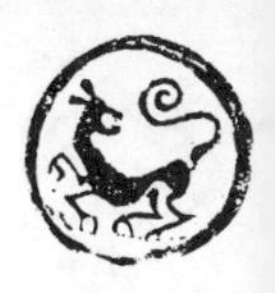

（4）桴鼓相應：桴，擊鼓槌。全句比喻治療效果顯著，藥到病除。

（5）雪汙：汙，同「污」。喻治療疾病，祛除疾病。

（6）氣宜：指六氣主時之所宜。

（7）掉眩：掉，搖也，指肢體動搖震顫。眩，指視物動幻不定。

（8）收引：收，收縮。引，拘急。謂肢體關節牽引拘急，屈伸不利。

（9）膹鬱：指氣喘胸悶。

（10）瞀瘛：瞀，昏悶不清。瘛，抽搐。

（11）癢：通「瘍」。

（12）厥固泄：厥，指昏厥與四肢厥冷。固，指二便不通。泄，指二便泄利不禁。

（13）下：此指下焦。

（14）上：與上文「下」相對，可指上、中二焦。

（15）禁鼓慄：禁，同「噤」，即口噤不開。鼓，鼓頷。慄，戰慄。

（16）痙項強：痙，病名，以口噤肢攣，項背強急，角弓反張為特徵。項強，頸項強直。

（17）逆沖上：指氣逆上沖的病證，如嘔吐、呃逆、吐血等。

（18）躁狂越：躁，躁動不寧。狂，神志狂亂。越，言行舉止失常。

（19）暴強直：指突然發作的筋脈攣急，肢體僵硬不能屈伸。

（20）胕腫：胕，通「腐」。胕腫，指癰腫膿腐。

（21）轉反戾：轉，轉筋。反戾，拘攣。

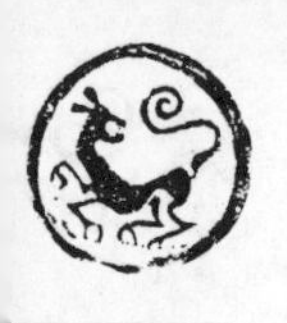

（22）水液：主要指小便，亦可包括涕、唾、涎、白帶等分泌物及瘡瘍滲出物等。

（23）暴注下迫：暴注，突然劇烈地泄瀉，下迫。裏急後重。

（24）各司其屬：即探求症狀體徵的病位病性等病機歸屬。

（25）五勝：指天之五氣與人之五臟間的五行更勝關係。

【白話詳解】

「許多疾病的發生，都由於風寒暑濕燥火六氣的變化。醫經上說：實證用瀉法治療，虛證用補法治療。我把它告訴了醫工，但是醫工們運用了它，還不能收到十全的效果。我要這些重要的理論得到普遍運用，並且能夠收到桴鼓相應的效果，如撥刺、雪汙一樣，對於望聞問切的診察方法和技術，可以告訴我嗎？」

岐伯說：「審查疾病發展變化的機理，切勿失卻氣宜。就是這個意思。」

黃帝道：「請問疾病發生和發展變化機理是怎樣的？」

岐伯說：「凡是風病，振搖眩暈，都屬於肝。凡是寒病，收引拘急，都屬於腎。凡是氣病，喘急胸悶，都屬於肺。凡是濕病，浮腫脹滿，都屬於脾。凡是熱病，神志昏亂，肢體抽搐，都屬於火。凡是疼痛，瘙癢瘡瘍，都屬於心。凡是厥逆，二便不通或失禁，都屬於下焦。凡是痿症，喘逆嘔吐，都屬於上焦。凡是口噤不開，鼓頷戰抖，神志不安，都屬於火。凡是痙病，頸項強急，都屬於濕。凡是氣逆上沖，都屬於火。凡是脹滿腹大，都屬於熱。凡是躁動不安，發狂越常，都屬於火。凡是突然發生強直，都屬於風。凡是因病有聲，叩之如鼓，都屬於熱。凡是浮腫，疼痛酸楚，驚駭不寧，都屬於火。凡是轉

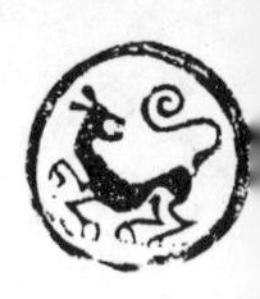

筋反折，排出渾濁的水液，都屬於熱。凡是排泄的水液澄明清冷，都屬於寒。凡是嘔吐酸水，急劇的下利，都屬於熱。所以《大要》說：謹慎地掌握病機，分別觀察其所屬關係，有邪、無邪均必須加以推求，實證、虛證都要詳細研究，首先分析五氣中何氣所勝，然後疏通其血氣，使之調達舒暢，而歸於和平，就是這個意思。黃帝道：講得對。」

【按語】

本節在闡述了六氣變異致人發病的基礎上，總結歸納了五臟、六氣及上下部位等病變的常見證候機理與辨證思路，提出了著名的病機19條，它反映了中醫辨證的一些基本方法，奠定了中醫病機學說的理論基礎，對後世病機學說的發展和中醫臨床實踐具有重要的指導意義。

本節把疾病某些類同的證候，歸納於某一病因或某一臟腑的範圍內，作為辨證求因依據，列為19條，其中屬於六淫火、熱、風、寒、濕者12條，病位上、下各1條，屬於五臟的5條，對一些比較複雜的症狀辨證具有執簡馭繁的作用，但它只是一種粗略的分類歸納，臨證必須聯繫具體病情，全面分析，才能切合實際。病機19條是：

「諸風掉眩，皆屬於肝」，意指一般的內風疾患，出現頭目昏花，肢體動搖等症狀，多屬肝的病變。

「諸寒收引，皆屬於腎」，意指一般的陰寒內盛，出現筋脈攣急，關節屈伸不利，兼見面色蒼白，形寒肢冷，小便清等，多屬腎的病變。

「諸氣膹鬱，皆屬於肺」，意指一般因上焦氣機不利而出現呼吸迫促，胸部痞塞的症狀，多屬肺的病變。

「諸濕腫滿，皆屬於脾」，意指一般水濕豬留而出現浮腫脹滿的症狀，多屬脾的病變。

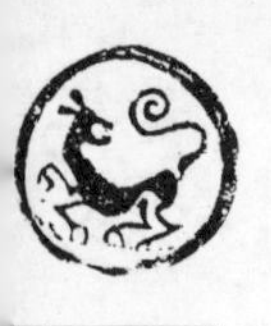

「諸熱瞀瘛，皆屬於火」，意指一般熱病出現神志昏迷，抽搐症狀，多屬火證。

「諸痛癢瘡，皆屬於心」，意指一般皮膚瘡瘍，出現焮熱疼痛瘙癢的症狀，多屬心火熾盛，血分有熱所致。

「諸厥固泄，皆屬於下」，意指一般的厥逆、便秘、泄瀉等證候，多屬下焦的病變。

「諸痿喘嘔，皆屬於上」，意指一般的痿症、氣喘、嘔吐等證候，多屬上部肺胃的病變。

「諸痙鼓慄，如喪神守，皆屬於火」，意指一般熱病出現口噤、寒戰鼓慄、神志失常等，多屬火證。

「諸痙項強，皆屬於濕」，意指一般身體強直或頸項強硬、轉動障礙，多屬濕證。

「諸腹脹大，皆屬於熱」，意指一般腹部堅硬脹滿，兼見便秘、尿澀、煩熱、口苦等，多屬熱證。

「諸逆沖上，皆屬於火」，意指一般氣逆上沖，如連聲響亮的呃逆、噴射狀嘔吐等，多屬火證。

「諸躁狂越，皆屬於火」，意指一般出現煩躁發狂，舉動失常的症狀，多屬火證。

「諸暴強直，皆屬於風」，意指一般突然出現筋脈強直拘攣的症狀，多屬風證。

「諸病有聲，鼓之如鼓，皆屬於熱」，意指一般出現腹脹腸鳴，叩之有鼓音，多屬於熱。

「諸病跗腫，疼酸驚駭，皆屬於火」，意指一般出現下肢足背浮腫而有酸疼的感覺，又見心神不安，驚駭的症狀，多屬火證。

「諸轉反戾，水液渾濁，皆屬於熱」，意指一般的抽筋、角弓反張、肢體強直而小便混濁的，多居熱證。

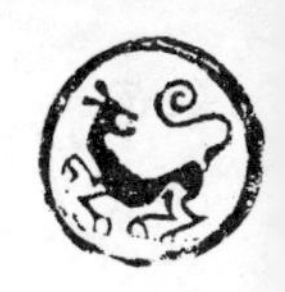

「諸病水液，澄澈清冷，皆屬於寒」，意指一般體內排出的水液，如果是淡薄透明而又寒冷的，多屬寒證。

「諸嘔吐酸，暴注下迫，皆屬於熱」，意指一般嘔吐物有酸臭腐味或較急的噴射狀腹瀉而有裏急後重感覺的，多屬熱證。

病機19條中雖然討論六氣病機，並說：「夫百病之生也，皆生於風寒暑濕燥火」，但篇中所論卻無暑燥，金·劉完素有感於此，遂於其所著《素問玄機原病式·六氣為病》中補出燥類病機一條曰：「諸澀枯涸，乾勁皴揭，皆屬於燥。」後人多予稱道，認為是對病機19條的完善。暑氣病機，本節雖無所述，但就《內經》而言，則見於《素問·生氣通天論》「因於暑，汗，煩則喘喝，靜則多言」、《素問·瘧論》「外內皆熱，則喘而渴，故欲冷飲也，得之夏傷於暑」以及《素問·刺志論》「氣虛身熱，得之傷暑」等，可結合理解。

針對文例中「諸」、「皆」、「屬」三字的理解，宜靈活而忌拘守。諸，眾也，僅表示多數、大多，或僅理解為某某諸證即可；皆，與諸字相似，也作大多、一般的意義理解；屬，近也，猶言有關，不必理解為必屬、隸屬、必定。如此則更能接近經文宗旨，也更符合臨床實際。否則，拘泥字義反致滯澀。此外，病機19條的分析示例，主要是為了從紛繁的臨床表現中理出其主要病理綱領，為辨證審機提供執簡馭繁的法則和範例，其所涉者僅為一部分常見病症，難以概括全部所有的病證機理，在具體閱讀理解時應把握其基本精神，正確理解《內經》病機理論所揭示的診療思想，即病同機異而治異、病異機同而治同的病治異同思想，它是中醫辨證論治思想的淵源，也是「治病必求其本」與「必伏其所主，而先其所因」的體現，兩千年來一直指導著中醫的臨床實踐，成為中醫學理論體系的

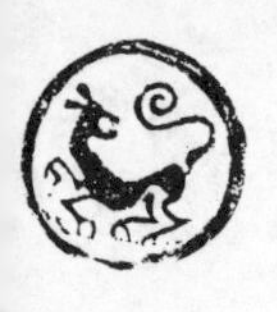

基本特點之一。

【應用舉例】

「諸風掉眩，皆屬於肝」案：水不涵木，則肝風煽動；水不制火，則心陽獨亢，以致眩暈。經云：「諸風掉眩，皆屬於肝。」然病既稱肝與心，則病本在腎。先宜平肝寧心，繼當滋養真陰。羚羊角、麥冬、茯神、酸棗仁、遠志、柏子霜、龜板、池菊、生地。（《清代名醫醫案精華・何書田醫案》）

「諸氣膹鬱，皆屬於肺」案：患者某，女，52歲，家庭婦女。患者患肺癰多年，因母子不和服敵敵畏，經醫院洗胃搶救脫離危險，然遺腹部脹大如鼓。就診時見咳嗽，微引胸中疼痛，唾濃痰，氣味腥臭，口中乾燥，小便黃，脈微數。病乃肺部癰膿，失於主氣。本「諸氣膹鬱，皆屬於肺」之旨，擬葦莖湯桔梗湯合方加味。葦莖30g，薏苡仁10g，冬瓜仁15g，桔梗10g，甘草10g，魚腥草15g，大貝母10g，桃仁（去皮尖炒打）10g。以水煎服。服藥3劑，腹脹消失，咳嗽減輕，今6劑而病癒。（《李今庸臨床經驗輯要・肺癰》）

【原文】

寒者熱之，熱者寒之，微者逆之，甚者從之，堅者削之，客者除之，勞者溫之，結者散之，留者攻之，燥者濡之，急者緩之，散者收之，損者溫之，逸者行之，驚者平之，上之下之，摩之浴之，薄之劫之，開之發之，適事為故(1)。

帝曰：何謂逆從？岐伯曰：逆者正治，從者反治，從少從多，觀其事也。帝曰：反治何謂？岐伯曰：熱因寒用(2)，寒因熱用(3)，塞因塞用(4)，通因通用(5)。必伏其所主(6)，而先其所因，其始則同，其終則異，可使破積，可使潰堅，可使氣和，可使必已。

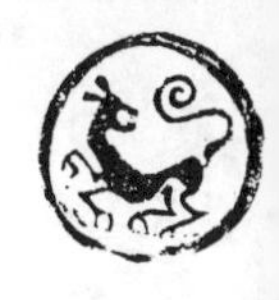

帝曰：論言治寒以熱，治熱以寒，而方士不能廢繩墨而更其道也。有病熱者，寒之而熱；有病寒者，熱之而寒。二者皆在，新病復起，奈何治？岐伯曰：諸寒之而熱者取之陰(7)，熱之而寒者取之陽(8)，所謂求其屬(9)也。

【注釋】

（1）適事為故：指選用哪種治療方法，以適應病情為準。

（2）熱因寒用：應當為「熱因熱用」，即以熱藥治療眞寒假熱證。

（3）寒因熱用：應當為「寒因寒用」，即以寒藥治療眞熱假寒證。

（4）塞因塞用：前一「塞」字，指阻塞不通之證；後一「塞」字，指補法。即正虛所致的痞滿，宜用補益法治療。

（5）通因通用：前一「通」字指邪實於內的瀉利症；後一「通」字，指下法。謂用攻下法治療下利的病症。

（6）伏其所主：制伏疾病的本質。

（7）取之陰：陰虛發熱，補陰而熱自退。

（8）取之陽：陽虛生寒，補陽而寒自消。

（9）求其屬：探求疾病本質之所屬，即疾病是屬於陰虛還是屬於陽虛。

【白話詳解】

寒病用熱藥治療，熱病用寒藥治療，病情輕的就逆其徵象而治，病情嚴重有假象的，就順從假象而治，病屬堅實的削弱它，有客邪的驅除它，因勞所致的溫養它，耗散的收斂它，虛損的溫補它，安逸的通行它，驚悸的平靜它，在上者使之上越，在下者使之下奪，或用按摩，或用湯浴，或迫使其外出，或劫截其發作，或用開導，或用發泄，以適合病情為度。

黃帝道：「什麼叫逆從？」岐伯說：「逆就是正治法，從

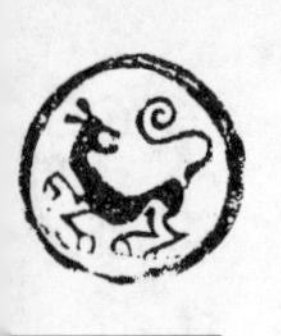

就是反治法。反治藥的多少，要根據病情而定。」黃帝道：「反治是怎樣的？」岐伯說：「就是熱因寒用，寒因熱用，塞因塞用，通因通用。要制伏疾病的本質，必先探求發病的原因。反治法開始時藥性與病性似乎相同，但最終其藥性與病性是相反的。可以用來破除積滯，消散堅塊，調暢氣機，使疾病痊癒。」

黃帝道：「醫論上說，治寒證當用熱藥，治熱證當用寒藥，醫工是不能違背這些準則而改變其規律的。但是有些熱病，服寒藥後更熱；有些寒病，服熱藥後更寒。不但原有的寒與熱仍舊存在，而且更有新病增加，這應該怎樣治療呢？」岐伯說：「凡是用寒藥而反熱的，應該滋其陰，用熱藥而反寒的，應該補其陽，這就是探求其根本而治的方法。」

【按語】

本節繼上文論述分析病機之後，集中論述了治法逆從和陰虛陽虛之治的理論及應用，並舉例說明了治病求本的方法及其重要性。其中正治法的含義，原文曰：「逆者正治。」故又稱為逆治，指治療用藥的性質、作用趨向違逆疾病表像的治療方法。正治法的適用證，原文曰：「微者逆之。」即正治法適用於病變較輕，病情單純，疾病表像與本質相一致的情況。如寒病表現為寒象，熱病表現為熱象，虛病表現為虛象，實病表現為實象等。正治法有寒者熱之，熱者寒之，微者逆之，堅者削之，客者除之，勞者溫之，結者散之，留者攻之，燥者濡之，急者緩之，散者收之，損者溫之，逸者行之，驚者平之，上之下之等不同治法。

反治法的含義，原文曰：「從者反治。」故又稱從治，指治療用藥的性質、作用趨向順從疾病表像的治法。反治法的適用證，原文曰：「甚者從之。」即反治法適用於病變較重，病

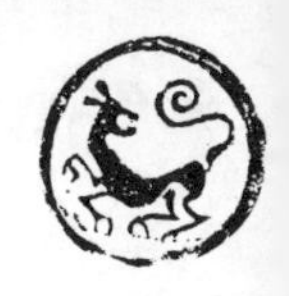

情複雜，疾病表像與本質不一致的情況。如寒病出現熱象，熱病出現寒象，虛證出現閉塞之象，積滯、瘀阻者出現瀉利之象等。順從疾病表像而治，藥性與之相同，但與疾病本質則相逆。故原文曰：「其始則同，其終則異。」反治法有熱因熱用，寒因寒用，塞因塞用，通因通用等。

正治與反治，是就疾病的表像與治療用藥性質、作用趨向的關係而劃分的不同方法。就疾病的本質而言，兩者都是逆疾病本質而治的方法，體現著「必伏其所主，而先其所因」的治病求本法則。

另外，本節原文還以寒熱辨證為例，論述了陰虛與陽虛的不同治法應用，進一步闡述了治病求本的重要性。一般而言陽勝則熱，治以寒涼清熱；陰勝則寒，治以溫熱散寒。但寒熱之象又有虛實不同，「寒者熱之」與「熱者寒之」之法僅可用於實熱與實寒的治療，若用於虛寒、虛熱或真寒假熱、真熱假寒之證，勢必出現「有病熱者，寒之而熱；有病寒者，熱之而寒。二者皆在，新病複起」的局面，對此，當詳辨病機，以求其病證所屬之本質。對「寒之而熱者」之虛熱證，治宜甘寒、鹹寒以滋陰清熱，所謂「壯水之主，以制陽光」；對「熱之而寒者」之虛寒證，則宜溫陽散寒，所謂「益火之源，以消陰翳」。以上治法，體現了《內經》治病求本的原則運用，對後世臨床運用具有很大的指導意義。

【應用舉例】

治法有逆從，以寒熱有假真也，此《內經》之旨也。經曰：逆者正治，從者反治。夫以寒治熱，以熱治寒，此正治也，正即逆也。以熱治熱，以寒治寒，此反治也，反即從也。如以熱藥治寒病而寒不去者，是無火也，當治命門，以參、熟、桂、附之類，此王太僕所謂益火之源以消陰翳，是亦正治

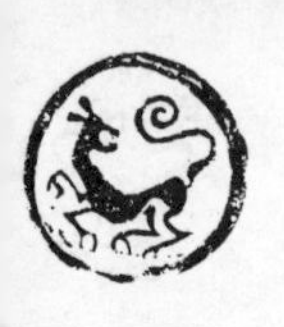

之法也。又如熱藥治寒病而寒不退，反用寒涼而癒者，此正假寒之病，以寒從治之法也。又如以寒藥治熱病而熱不除者，是無水也，治當在腎，以六味丸之類，此王太僕所謂壯水之主以鎮陽光，是亦正治之法也。又有寒藥治熱病而熱不癒，反用參、薑、桂、附、八味丸之屬而癒者，此即假熱之病，以熱從治之法也，亦所謂甘溫除大熱也。第今人之虛者多實者少，故真寒假熱之病為極多，而真熱假寒之病則僅見耳。（《景岳全書・傳忠錄》）

寒因寒用案：魯藩某病寒，時方盛暑，寢門重閉，床施氈帷懸貂帳，身覆貂被三重，而猶呼冷。李（中梓）往診之，曰：「此伏熱也，古有冷水灌頂法，今姑通變用之。」乃以石膏1.5kg，濃煎作3次服。一服去貂被，再服去貂帳，服3次，而盡去週邊，體蒸蒸流汗，遂呼進粥，病若失矣。（《對山書屋墨餘錄》）。

熱因熱用案：休甯吳文哉，傷寒，煩躁，面赤，昏亂悶絕，時索冷水。手揚足擲，難以候脈，五六人制之，方得就診，洪大無倫，按之如絲。余曰：浮大沉小，陰證似陽也，與附子理中湯，當有生理。日休駭曰：醫者十輩至，不曰柴胡承氣，則曰竹葉石膏，今反與熱劑，烏乎敢？余曰：溫劑猶生，涼劑立斃矣。日休卜之吉，遂用理中湯加人參四錢，附子二錢，煎成入井水冷與飲。甫及一時，狂躁定矣。再劑而神爽，服參至五斤而安。（《醫宗必讀・傷寒》）

通因通用案：某男孩，2歲。3天來大便泄瀉，每日3～4次，有酸臭味，腹部脹痛，痛則即瀉，瀉後痛減，面色蒼白，形體消瘦，胸悶噯飽，噫臭厭食，口中渴，小便短赤，舌苔垢膩。屬脾胃虛弱，乳食過飽，復為生冷所傷，以致泄瀉，治當導滯通利，用煨木香3g、黃連2g、豬苓6g、茯苓6g、炒白朮

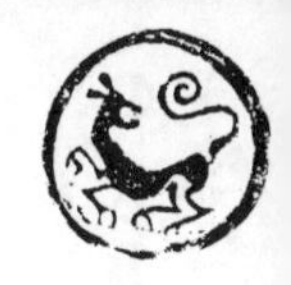

6g、黃芩5g、製大黃5g（後下）、枳實3g、神麴10g、澤瀉6g、薑皮2g，3劑，水煎服。服藥後大便正常，腹脹痛已瘥，食慾好轉，但仍面黃口渴，小便短黃，苔膩。為宿食未盡，濕熱內蘊，再用原方加減治療而癒。（中華現代中西醫雜誌，2005，11）

塞因塞用案：石山治一人，年逾三十，病中滿，朝寬暮急，屢醫不效。汪診視，脈浮小而弦，按之無力。曰：此病宜補。人參二錢，白朮、茯苓各一錢，黃芩、木通、歸尾、川芎各八分，梔子、陳皮各七分，厚朴五分，煎服。且喻之曰：初服略脹，久則寬矣。彼疑氣無補法。汪曰：此俗論也。氣虛不補，則失其健順之常，痞滿無從消矣，經曰塞因塞用，正治此病之法也。服之果癒。（《名醫類案・痞滿》）

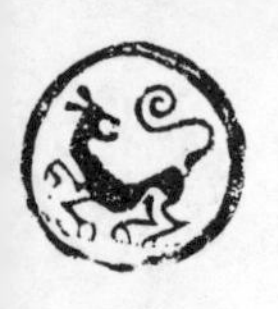

著至教論篇第七十五

【原文】

黃帝坐明堂(1)，召雷公而問之曰：子知醫之道乎？雷公對曰：誦而未能解，解而未能別，別而未能明，明而未能彰(2)，足以治群僚，不足治侯王。願得受樹天之度(3)，四時陰陽合之，別星辰與日月光，以彰經術，後世益明，上通神農，著至教疑於二皇(4)。帝曰：善。無失之，此皆陰陽表裏上下雌雄相輸應(5)也，而道上知天文，下知地理，中知人事，可以長久，以教眾庶，亦不疑殆(6)，醫道論篇，可傳後世，可以為寶。

雷公曰：請受道，諷誦用解(7)。帝曰：子不聞《陰陽傳》乎？曰：不知。曰：夫三陽天為業(8)，上下無常(9)，合而病至，偏害陰陽。雷公曰：三陽莫當(10)，請聞其解。帝曰：三陽獨至者，是三陽並至，並至如風雨，上為巔疾，下為漏病，外無期，內無正(11)，不中經紀，診無上下，以書別。

雷公曰：臣治疏癒，說意而已。帝曰：三陽者，至陽(12)也，積並則為驚，病起疾風，至如礔礪，九竅皆塞，陽氣滂溢，乾嗌喉塞。並於陰，則上下無常，薄為腸澼。此謂三陽直心，坐不得起，臥者便身全，三陽之病。且以知天下，何以別陰陽，應四時，合之五行。

雷公曰：陽言不別，陰言不理，請起受解，以為至道。帝曰：子若受傳，不知合至道以惑師教，語子至道之要，病傷五臟，筋骨以消，子言不明不別，是世主學盡矣。腎且絕，惋惋日暮(13)，從容不出，人事不殷。

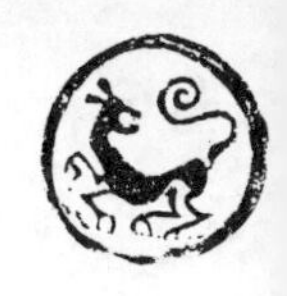

【注釋】

（1）明堂：古代天子宣明政教的地方，凡朝會及祭祀、慶賞、選士、養老、教學等大典，均於其中舉行。

（2）誦、解、別、明、彰：讀書為誦，粗解其義為解，能分辨其條理為別，能深入理解其精微為明，能闡發其義理並能應用為彰。

（3）樹天之度：建立天之度數。

（4）二皇：指伏羲和神農。

（5）相輸應：相互聯繫，相互應和的意思。

（6）疑殆：懷疑的意思。

（7）諷誦用解：背誦鑽研理解。

（8）三陽天為業：指三陽之氣，護衛人一身之表，以適應天氣的變化。

（9）上下無常：上下經脈之氣的循行失其常度。

（10）三陽莫當：指三陽之氣並至，其勢不可擋。

（11）外無期，內無正：指在外無明顯的氣色變化等症狀可察，在內無一定的徵象來預期。正，預期也。

（12）至陽：此言三陽並至，陽氣盛極，所以謂之至陽。

（13）悗悗日暮：此言腎氣將絕，因腎主志而藏精，故終日心中悗悗不安。

【白話詳解】

黃帝坐在明堂上，召見雷公問道：「你懂得學醫的道理嗎？」

雷公回答說：「我誦讀醫書不能完全理解，有的雖然能粗淺地理解，但不能分析辨別；有的雖然能分析辨別，但不能深入瞭解其精奧；有的雖然瞭解了其精奧，但不能加以闡發和應用，所以我的醫術只足以治療一般官吏的病，不足以治療侯王

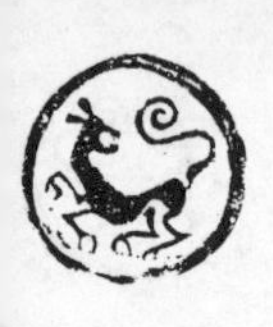

之疾。我很希望你能傳授給我關於樹立天之度數，如何合之四時陰陽，測日月星辰之光等方面的知識，以進一步闡發其道理，使後世更加明白，可以上通於神農，並讓這些精確的道理得到發揚，其功可比擬於二皇。」

黃帝說：「你說得好。不要忘掉，這些都是陰陽表裏上下雌雄相互聯繫相互應和的道理，就醫學而言，必須上通天文，下通地理，中和人事，才能長久流傳下去，用以教導群眾，也不致發生疑惑。只有這樣的醫學論篇，才能傳於後世，而作為寶貴的遺產。」

雷公說：「請把這些道理傳授於我，以便背誦和理解。」

黃帝說：「你沒聽說過有《陰陽傳》這部書嗎？」

雷公說：「不知道。」黃帝說：「三陽之氣，主護衛人一身之表，以適應天氣的變化，若人之上下經脈的循行失其常度，則內外之邪相合而病至，必使陰陽有所偏盛而為害。」雷公說：「『三陽莫當』這句話，應當怎樣理解？」

黃帝說：「所謂三陽獨至，實為三陽之氣合併而至，並至則陽氣過盛，其病來疾如風雨，犯於上則發為頭巔部疾病，犯於下則發為大小便失禁的漏病。由於這種病變化無常，外無明顯的氣色變化等症狀可察，內無一定的徵象可以預期，其病又不符合於一般的發病規律，所以在診斷時，也就無法記錄分辨其病變的屬上屬下。」

雷公說：「我治療這類病，很少治癒，請你詳細解釋一下，以解除我的疑惑。」

黃帝說：「三陽是極盛之陽，若三陽之氣積並而至，則發而為驚，病起疾如風，病至猛如霹靂，九竅皆因之閉塞，因陽氣滂漬盈溢，而咽乾喉塞。若並於陰，則為盛陽之氣內薄於臟，病亦上下無常，如果迫於下，則發為腸澼。若三陽之氣直

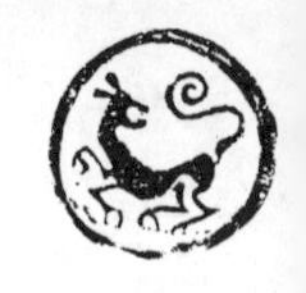

沖心膈，使人坐而不得起，臥下覺得舒適，這是三陽積並而至之病。由此可知，欲通曉人與天地相應的關係，必須知道如何辨別陰陽，及其上應天之四時，下合地之五行等道理。」

雷公說：「對這些道理，確切地講我還不能很好辨別與領會，請你再解釋一下其中的精微，使我能更好地領會這一深奧的道理。」

黃帝說：「你受老師的教授，若不知與至道相合，反而會對老師的傳授產生疑惑，我現在告訴你至道的要點。如果病邪傷人五臟，筋骨就會日漸瘦削，如果像你所說的那樣不能辨別，世上的醫學至理豈不失傳了？例如腎氣將絕，就表現為心中不安，傍晚時更重，身體懶得不想出門，沒有精神去應酬人事。」

【按語】

本篇闡述了學習醫學的方法及學習醫學的道理。至道即高深奧妙的醫學要理，文中所言為「子若受傳，不知合至道以惑師教」。學習中醫的五大方法是誦、解、別、明、彰，即文中所謂的「誦而未能解，解而未能別，別而未能明，明而未能彰」。讀書為誦，粗解其義為解，能分辨其條理為別，能深入理解其精微為明，能闡發其義理並能應用為彰。楊上善概括這五點為學習醫學的總方法：「習道有五：一誦、二解、三別、四明、五彰。」張志聰認為此五法，為習醫之順序：「由誦而解，解而別，別而明，明而彰，皆漸積日進之功。」但無論講方法，還是講程式，都一致認為這是習醫的必由之路。

學醫之道，雖有方法抑或程式，但必須具有指導思想才能達到目的。雷公所言四個方面的「未能」，就是因為其思維方法的缺陷所導致的結果。因此黃帝給予教導：「陰陽表裏上下雌雄相輸應也，而道上知天文，下知地理，中知人事，可以長

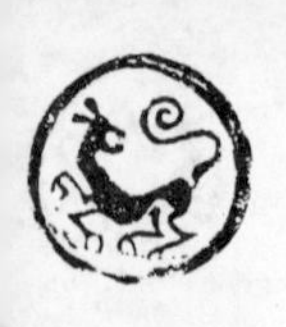

久。」只有知道多維的、整體的分析事物方法，全面聯繫、通盤考慮，並加以融會貫通，才會事半功倍。

文中並以三陽為例，說明上下經脈的循行失去常度，會導致內外合邪而致病的機理。三陽者，至陽也，即為天之陽，天的陰陽不和，影響及人則病至，出現陰陽偏盛的疾病。天為陽，地為陰；在上為陽，在下為陰；日為陽，夜為陰。一晝一夜，天道繞地一周，陰陽相貫，上下氣交，晝夜環轉之不息，人也是如此。氣為陽，血為陰；火為陽，水為陰，亦晝夜環轉不息。一陰一陽，雌雄相應。少陰與太陽相合，太陰與陽明相合，厥陰與少陽相合，所以氣從太陰出注陽明，陽明行於太陽，太陽合於少陰，少陰行於少陽，少陽合於厥陰，厥陰復出於太陰，陰陽相貫，如環無端。如果三陽並至則為偏害之患，這樣就形成內傷病因。

再者，經絡是外邪由表及裏的途徑，當體表受到病邪侵襲時，可由經絡由表及裏，由淺入深，逐次向裏傳變。所以說，上下經脈的循行失去常度會導致內外合邪而病生。這種對疾病全面整體聯繫的分析方法，為中醫整體觀念的形成奠定了基礎，是中醫學理論構建與臨床實踐的基本特點。

【應用舉例】

夫醫者，意也。疾生於內，藥調於外。醫明其理，藥效如神。觸類而生，參詳變易，精微之道，用意消停。執見庸醫，證候難曉。……夫醫道之難，昔賢猶病。設使誦而未能解，解而未能別，別而未能明，明而未能盡，窮此之道者，其精勤明智之士歟！（《太平聖惠方・序》）

夫天一生水，在上為天，在下為泉。天包乎地，水通乎天，陰陽相貫，上下循環。在人則太陽在上，精水在下，如三陽並至，並於陰而上下無常。薄為腸澼，則腎之精氣且絕矣。

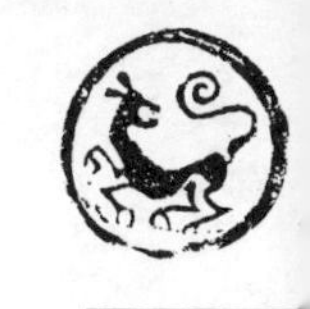

……蓋言在天之道，陽氣為陽，精水為陰；晝為陽，夜為陰。在人之道，三陽為陽，精液為陰；晝出為陽，夜入為陰。蓋以比天之陰陽，晝出夜臥，陰陽和平，可常保其天年。若能和於陰陽，調於四時，亦可壽敝天地。如有陽無陰，有陰無陽，且斃在旦夕，又焉能如天之常，地之久乎。是以天下萬民應天之道，至陽盡而陰受氣之時，驚歎其日暮，則從容不出，人事不般。蓋以天之陰陽，比類人之陰陽，絕者絕而生者生。在天之道，不過陰陽亢極，豈至於有陽無陰，有晝無夜哉？（《黃帝內經素問集注》）

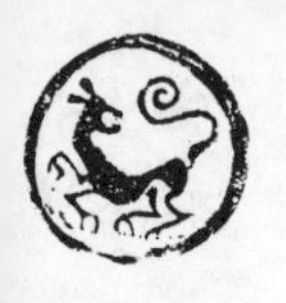

示從容論篇第七十六

【原文】

黃帝燕坐[1]，召雷公而問之曰：汝受術誦書者，若能覽觀雜學[2]，及於比類，通合道理，為余言子所長，五臟六腑，膽、胃、大小腸、脾、胞、膀胱，腦髓涕唾，哭泣悲哀，水所從行[3]，此皆人之所生[4]，治之過失，子務明之，可以十全，即不能知，為世所怨。雷公曰：臣請誦《脈經》[5]上下篇，甚眾多矣，別異比類，猶未能以十全，又安足以明之。

【注釋】

（1）燕坐：即安坐。

（2）雜學：即醫學以外的書籍。

（3）水所從行：指五液的運行。

（4）人之所生：人生存所依賴的。

（5）《脈經》：指上古醫經。

【白話詳解】

黃帝安坐，召雷公問道：「你學習醫術誦讀醫書，經常能夠廣泛閱覽群書，並能取類比象，融會貫通醫學道理，請你為我談談你的專長吧。五臟六腑，膽、胃、大小腸、脾、胞、膀胱，腦髓涕唾，哭泣悲哀，皆五液所從運行，這一切皆是人體所賴於生存的根本，治療中易於產生過失，你一定要明瞭，這樣治療時就可以十全，若不能全部通曉，就不免會出現差錯而被世人抱怨。」雷公回答說：「我曾誦讀脈經上下篇，對其中的內容已經知道很多了，但對辨別異同，取類比象這類內容，還不能十全，又怎能說完全明白呢。」

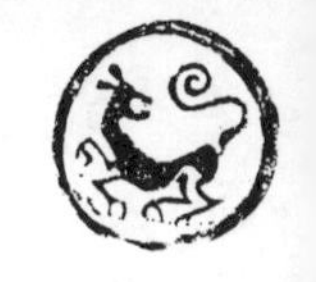

【按語】

本節主要論述了習醫讀書應廣博閱覽，辨別異同，融會貫通的道理。「觀覽雜學，及於比類，通合道理」的方法的提出，是基於醫學不僅是生命科學，也是自然界陰陽四時交感運動的結果，體現了中醫的「天人相應」觀點。

作為高明的醫生而言，學習並掌握醫學理論與方法，並能融會貫通應用於臨床實踐，其基本前提需要掌握廣博的知識，並且具有法天則地，比類貫通的能力才能充分勝任之。而取類比象推演絡繹的思維方法，是古代人們認識事物的一種方式。在中醫學尤其是在中藥學中，運用尤為廣泛。比如：由於花朵多生於植物的頂端，所以它的藥用功能是多治頭部疾病，故有「諸花皆升」之說；藤類植物，因其枝幹運送水分營養的功能強大，故能治療肢體、關節疾病；而骨、肉、臟器之類藥品能治療人身體中與之相同或相近部位虛損類疾病，被稱之為「血肉有情之品」等等。

從人與自然相關的角度來看，古人這一形象觀察別異比類與推演的方法，具有反覆實踐的基礎，也具有一定的科學性。

《內經》診治疾病，非常重視鑒別診斷與病治異同的應用，如本篇所說的「別異比類，猶未能以十全」，就是指疾病診治具有其複雜性，《素問・疏五過論》說的「善為脈者，必以比類奇恒，從容知之」以及《素問・徵四失論》所說「不知比類，足以自亂，不足以自明」等則是指診病時鑒別診斷的重要性。說明古代醫家十分重視鑒別診斷與治病辨證應用，很多醫家在繼承《內經》思想基礎上，運用中醫比類思想對具體醫學現象取類比象，分析天人的差異，注意人體病理生理變化的特殊性，遵循人體自身的變化規律，靈活地將比類別異的方法運用於疾病的診斷與治療實踐之中，發展了中醫理論，並取得

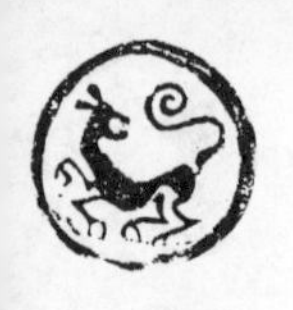

了臨床治療的良好效驗。

【原文】

帝曰：子別試[(1)]通五臟之過，六腑之所不和，針石之敗，毒藥所宜，湯液滋味，具言其狀，悉言以對，請問不知。雷公曰：肝虛腎虛脾虛，皆令人體重煩冤[(2)]，當投毒藥、刺灸、砭石、湯液，或已或不已[(3)]，願聞其解。帝曰：公何年之長而問之少，余真問以自謬[(4)]也。吾問子窈冥[(5)]，子言上下篇以對，何也？夫脾虛浮似肺，腎小浮似脾，肝急沉散似腎，此皆工之所時亂也，然從容得之[(6)]。若夫三臟土木水參居[(7)]，此童子之所知，問之何也？

【注釋】

（1）別試：《脈經》上下篇之外的知識。《太素》作「試別」，可參。

（2）體重煩冤：身體沉重，心情煩悶。

（3）或已或不已：治癒或不治癒。

（4）余眞問以自謬：我提的問題也可能不適當。

（5）窈冥：深遠難見之奧義。

（6）從容得之：指脈診應該安緩從容，詳審辨析，才能從相類似的脈象中，找出各臟的病脈。

（7）參居：指脾肝腎三臟均居於膈下，部位相近。

【白話詳解】

黃帝說：「你試著用脈經上下篇之外曾經學得的知識來解釋五臟的疾病，六腑的不和，針石治療之所敗，毒藥治療之所宜，以及湯液滋味等方面的內容，並具體說明其症狀，詳細地作出回答，如果有不知道的地方，請提出來問我。」雷公說：「肝虛、腎虛、脾虛都能使人身體沉重和煩悶，當施以毒藥、

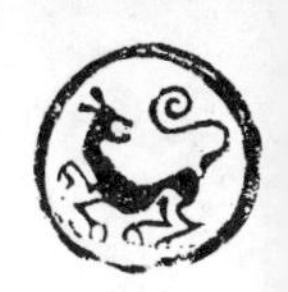

刺灸、砭石、湯液等方法治療後，有的治癒，有的不癒，想知道這應如何解釋。」黃帝說：「你已經年長了，為什麼提的問題這麼幼稚呢？我提的問題也可能不適當，我本來想問你比較深奧的道理，而你卻從脈經上下篇的內容來回答我，是什麼緣故呢？脾脈本宜微軟，今病而現虛浮，與肺脈相似，腎脈本應微沉，今病而現小浮，與脾脈相似，肝脈本應微弦，今病而現急沉而散，與腎脈相似，這些都是醫生時常所易於混亂的，然而如能從容不迫地去診視，還是可以分辨清楚的。至於脾、肝、腎三臟，分屬於土、木、水，三者均居膈下，部位相近，這是小孩子都知道的，你問它有什麼意義呢？」

【按語】

本段講述了肝虛、脾虛、腎虛的脈證辨析。脾與長夏之氣相通應，夏天陽氣隆盛，但夏天濕氣重，濕性黏滯，氣機為濕所困，故脈較緩，所以脾脈正常情況下應該微緩，人體生病時脈象虛浮，與肺的脈象相似，容易混淆。腎與冬氣相通應，冬天陽氣潛藏，脈氣沉而搏指，所以腎脈正常情況下應該較沉，人體生病時脈象浮，與脾的脈象相似，容易混淆。肝與春季相通應，春天陽氣初升，寒未盡除，氣機有約束之象，故脈稍弦，所以肝脈正常情況下應該微弦。當人體生病時脈象沉而散，與腎的脈象相似，容易混淆。

從解剖角度講，脾、肝、腎三臟均在膈膜之下且部位相近，診病時容易將某一臟器的病痛與相近臟器混淆，所以醫生診病時要從容且專心辨別患病的臟器，以免誤診。

【原文】

雷公曰：於此有人，頭痛筋攣骨重，怯然[1]少氣，噦噫[2]腹滿，時驚不嗜臥，此何臟之發也？脈浮而弦，切之石堅，不

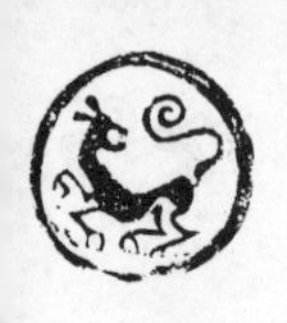

知其解，復問所以三臟者，以知其比類也。帝曰：夫從容之謂也。夫年長則求之於腑，年少則求之於經，年壯則求之於臟。今子所言皆失，八風菀熱[3]，五臟消爍，傳邪相受。夫浮而弦[4]者，是腎不足也。沉而石者，是腎氣內著也。怯然少氣者，是水道不行，形氣消索也。咳嗽煩冤者，是腎氣之逆也。一人之氣，病在一臟也。若言三臟俱行，不在法也。

【注釋】

（1）怯（ㄑㄧˋㄝ）然：畏怯的樣子。

（2）噦（ㄏㄨˋㄟ）噫（ㄧˋ）：打嗝。

（3）菀（ㄨㄢˇ）熱：鬱熱。

（4）浮而弦：浮為虛，弦為肝，腎氣外泄，故脈浮弦。

【白話詳解】

雷公說：「在此有這樣的病人，頭痛、筋脈拘攣、骨節沉重、畏怯少氣、噦噫腹滿、時常驚駭、不欲臥，這是哪一臟所發生的病呢？其脈象浮而弦，重按則堅硬如石，我不知應如何解釋，故再問三臟，以求能知如何比類辨析。」黃帝說：「這應從容進行分析。一般的說，老年人的病，應從六腑來探求；少年的病，應從經絡來探求；壯年的病，應從五臟來探求。現在你只講脈證，不談致病的根由，如外而八風之鬱熱，內而五臟的消爍，以及邪傳相受的次第等，這樣就失去了對疾病全面理解。脈浮而弦的，是腎氣不足。脈沉而堅硬如石的，是腎氣內著而不行。畏怯少氣的，是因為水道不行，而形氣消散。咳嗽煩悶的，是腎氣上逆所致。這是一人的病狀，其病在腎一臟，如果說是三臟俱病，是不符合診病的法則的。」

【按語】

本節論述了辨病需要從脈證、病因、傳變、年齡等方面綜合考慮，並以腎病為例說明這一點。脈浮而弦，主虛證，腎在

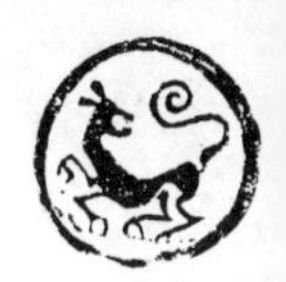

正常情況下脈象微沉，腎氣虛則脈浮弦。腎氣內著不行形成裏證，所以原本微弦的脈象變成沉而堅硬如石。腎陽能促進人體的新陳代謝即氣化過程，加速代謝過程，促進精血津液的化生，並促進精血津液化生為氣，腎陽虛衰，化氣功能減退，則畏怯少氣。

腎主納氣，清氣由腎氣的攝納潛藏，達到一定的深度，以利於氣體的交換，使氣道通暢，呼吸均勻，腎氣上逆，則清氣不能下達而出現咳嗽煩悶症狀。這些都是腎臟疾病表現出來的症狀，而非三臟疾病，辨證時不僅要根據脈證來判斷發病臟器，還要根據年齡、病因、傳變來綜合考慮。

文中「年長則求之於腑，年少則求之於經，年壯則求之於臟」的論述，不僅提出了體質情況對治療的影響，也指出了中醫治病要因人制宜的原則。提示要根據各人的具體情況不同，在治療時針對具體情況靈活掌握。例如：性別方面，男女的生理不同，各有特殊疾患，治療時要考慮其生理、病理特點；年齡方面，小兒臟腑柔弱，老人氣血衰少，各有其常見疾病；體質方面，每個人的先天稟賦和後天調養往往不同，所以身體素質也不同，不但強弱不同，體質也有偏寒偏熱或素有某種慢性疾病等的不同；職業方面，工作條件與某些疾病的發生有關等。這些都是《內經》思想對治療學的發明，也是後世醫學工作者臨床實踐所宜遵守的規範。

【原文】

雷公曰：於此有人，四支解墮[1]，咳喘血泄[2]，而愚診之，以為傷肺，切脈浮大而緊，愚不敢治，粗工下砭石，病癒，多出血，血止身輕，此何物也？帝曰：子所能治，知亦眾多，與此病失矣。譬以鴻飛[3]，亦沖於天。夫聖人之治病，循

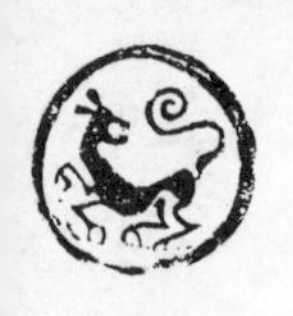

法守度，援物比類，化之冥冥[4]，循上及下，何必守經。今夫脈浮大虛者，是脾氣之外絕，去胃外歸陽明也。夫二火不勝三水，是以脈亂而無常也。四支解墮，此脾精之不行也。咳喘者，是水氣並陽明[5]也。血泄者，脈急血無所行[6]也。若夫以為傷肺者，由失以狂[7]也。不引比類，是知不明也。夫傷肺者，脾氣不守，胃氣不清，經氣不為使，真臟壞決，經脈傍絕，五臟漏泄，不衄[8]則嘔，此二者不相類也。譬如天之無形，地之無理，白與黑相去遠矣。是失吾過矣，以子知之，故不告子，明引比類、從容[9]，是以名曰診經，是謂至道也。

【注釋】

（1）解（ㄒㄧˋㄝ）墮：解，通「懈」。解墮，即懈怠無力。

（2）血泄：即大便帶血。

（3）鴻飛：指鴻雁之飛行。

（4）化之冥冥：此言技術高明的醫生診治疾病，能達到掌握變化於冥冥莫測的境地。

（5）水氣並陽明：此言由於脾虛而水氣泛溢於胃。

（6）脈急血無所行：脈為血之府，因氣亂而致脈行急疾，血行失常而外溢。

（7）由失以狂：猶如狂言妄語。由，通「猶」。

（8）不衄：不出鼻血。

（9）比類、從容：皆指上古醫經篇名。

【白話詳解】

雷公問：「在此有這樣的病人，四肢懈怠無力，氣喘咳嗽而便血，我診斷了一下，以為是傷肺，診其脈浮大而緊，我未敢治療，一個粗率的醫生治之以砭石，病癒，但出血多，血止以後，身體覺得輕快，這是什麼病呢？」

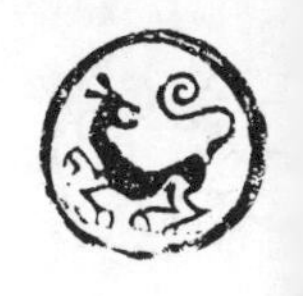

黃帝說：「你所能治的和能知道的病，已經很多的了，但對這個病的診斷卻錯了。醫學的道理是非常深奧的，好比鴻雁的飛翔，雖亦能上沖於天，卻得不到浩渺長空的邊際。所以聖人治病，遵循法度，引物比類，掌握變化於冥冥莫測之中，察上可以及下，不一定拘泥於常法。今見脈浮大而虛，這是脾氣外絕，去胃而外歸於陽明經。由於二火不能勝三水，所以脈亂而無常。四肢懈怠無力，是脾精不能輸布的緣故。氣喘咳嗽，是水氣氾濫於胃所致。大便出血，是由於脈急而血行失其常度。假如把本病診斷為傷肺，是那診斷太隨意了。診病不能引物比類，是認識還不夠明確。如果肺氣受傷。則脾氣不能內守，致胃氣不清，經氣也不為其所使，肺臟損壞，則治節不通，致經脈有所偏絕，五臟之氣俱漏泄，不衄血則嘔血，病在肺在脾，二者是不相類同的。如果不能辨別，就如天之無形可求，地之無位可理，黑白不分，未免相距太遠了。這個失誤是我的過錯，我以為你已經知道了，所以沒有告訴你，由於診病必須明曉引物比類，以求符合從容篇的說法，所以叫做真經，這是至真至確的道理所在。」

【按語】

本節在分析脾肺同病的基礎上，進一步引證臨證治療比類從容的重要性。經文以「四支解墮，喘咳血泄」、「脈浮大而虛」為例，論述脾肺病機致病的不同辨證，指出四肢懈墮乃因脾精不行，喘咳為脾虛而水氣泛溢於胃腑所致，脈浮大而虛係由脾氣外絕，不能為胃主行津液之象。說明脾有運化水液的功能，在水液的上下布散運動中起樞紐作用，由於脾氣虛脾不散精必然導致水液在體內停留而產生水濕痰飲等病理產物，表現為四肢懈怠。

脾胃之氣升降相因，若脾虛氣陷，可導致胃失和降而上

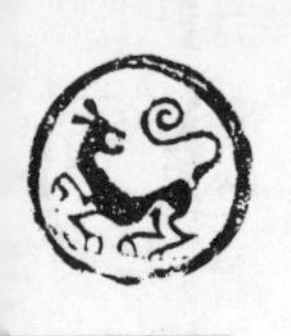

逆，表現為水溢於胃而喘咳。脾有統攝、控制血液在脈中正常運行而不逸出脈外的功能，這個功能賴於氣的固攝作用，脾為氣血生化之源，脾氣虛弱，運化障礙，氣血生化無源，氣的固攝功能勢必減退，表現為氣亂脾失統血而血泄。

臨床表現及病機均與傷肺者有所不同，若見傷肺宜見衄血或嘔血之症，是肺臟損傷，治節不通以致經脈偏絕之故，所以也可同時出現五臟之氣失守的表現。因肺與脾在氣的生成和水液代謝方面有密切聯繫，兩者雖相類而病本不同，提示診病時應於相類中從容辨其差異。

文中有「二火不勝三水」句，因文義較難理解，注家有不同的解釋。《素問釋義》云：「二火三水不解，前所列症亦無脈亂無常之文，誤衍也。」認為係傳抄衍誤。王冰則云：「二火，謂二陽臟；三水，謂三陰臟。」二陽臟指心肺，三陰臟指肝脾腎，因三陰臟之氣勝二陽臟之氣，五臟各不協調，故見脈亂無常。吳昆云：「二火，猶言二陽，謂胃也；三水，猶言三陰，謂脾也。言脾太陰之氣外歸陽明，陽明不生太陰，是以脈亂而失其常，常脈浮緩，今失而為浮大虛矣。」結合文義，似以吳注為勝，可供參考。

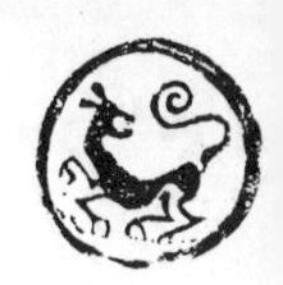

疏五過論篇第七十七

【原文】

黃帝曰：嗚呼遠哉！閔閔乎[1]若視深淵，若迎浮雲，視深淵尚可測，迎浮雲莫知其際。聖人之術，為萬民式，論裁志意，必有法則，循經守數，按循醫事，為萬民副[2]。故事有五過四德[3]，汝知之乎？雷公避席再拜曰：臣年幼小，蒙愚以惑，不聞五過與四德，比類形名，虛引其經，心無所對。

帝曰：凡未診病者，必問嘗貴後賤，雖不中邪，病從內生，名曰脫營[4]。嘗富後貧，名曰失精[5]，五氣留連，病有所並。醫工診之，不在臟腑，不變軀形，診之而疑，不知病名。身體日減，氣虛無精，病深無氣，灑灑然時驚，病深者，以其外耗於衛，內奪於榮。良工所失，不知病情，此亦治之一過也。

凡欲診病者，必問飲食居處，暴樂暴苦，始樂後苦，皆傷精氣。精氣竭絕，形體毀沮[6]。暴怒傷陰，暴喜傷陽，厥氣上行，滿脈去形[7]。愚醫治之，不知補瀉，不知病情，精華日脫，邪氣乃並，此治之二過也。

善為脈者，必以比類、奇恒[8]、從容[9]知之。為工而不知道，此診之不足貴，此治之三過也。

診有三常[10]，必問貴賤，封君敗傷，及欲侯王。故貴脫勢，雖不中邪，精神內傷，身必敗亡。始富後貧，雖不傷邪，皮焦筋屈，痿躄[11]為攣。醫不能嚴，不能動神，外為柔弱，亂至失常，病不能移，則醫事不行，此治之四過也。

凡診者，必知終始，有知餘緒[12]，切脈問名，當合男女。離絕菀結[13]，憂恐喜怒，五臟空虛，血氣離守，工不能知，何

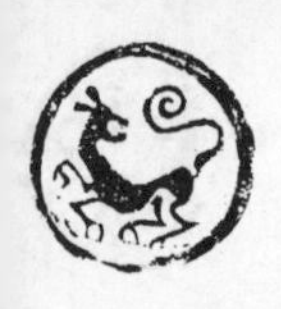

術之語。嘗富大傷，斬筋絕脈，身體復行，令澤不息[14]。故傷敗結，留薄歸陽，膿積寒炅[15]。粗工治之，亟刺陰陽，身體解散，四支轉筋，死日有期。醫不能明，不問所發，唯言死日，亦為粗工，此治之五過也。凡此五者，皆受術不通，人事不明也。

【注釋】

（1）閔閔乎：遼遠深幽的樣子，此指醫道奧妙玄深。

（2）副：同「福」，幸福。

（3）五過四德；指醫療上易犯的五種過失與作為醫生應具備的四種德行。

（4）脫營：病名，指貴族脫勢而貧賤後，心情抑鬱而營血不生的虛損性疾病。

（5）失精：病名，指先富後貧，難為粗食之苦或衣食不繼而出現精氣耗損病證。

（6）形體毀沮：形體損傷而敗壞。

（7）滿脈去形：滿脈，經脈張滿的意思。去形，形體羸弱。

（8）奇恒：指古醫經，見《著至教論篇》注。

（9）從容：指古醫經，見《著至教論篇》注。

（10）三常：指瞭解貴賤、貧富、苦樂三方面的情況。

（11）痿躄（ㄅㄧ）：足痿弱不能行走，見《痿論篇》注。

（12）餘緒：指涉及事物的多種因素。

（13）離絕菀結：離絕，生離死別。菀結，情志鬱結。

（14）令澤不息：指津液不能滋生。

（15）膿積寒炅：指膿血蓄積，寒熱互作。炅，熱也。

【白話詳解】

黃帝說：「啊！醫學的道理真是遼遠幽深啊！研究它就好像在俯視幽深的淵谷，好像在仰視天空的浮雲。俯視淵谷尚可

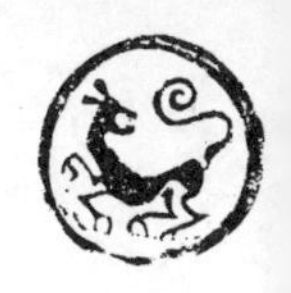

測量其深度，仰視浮雲，卻不能測知其邊際。聖人的醫術，可作為百姓依循的法式，即是裁度病人的志意，也必有一定的法則。他們依照自然的規律來研究醫學的理論，從而給百姓幫助。早先有五過與四德的說法，你知道嗎？」雷公起坐再拜後回答說：「我年少識淺，天資愚笨，見聞不廣，沒有聽說過五過與四德的說法。雖然知道比類形名，亦只是虛引經義。並未明瞭其遠大博深的道理，無法回答你所提出的問題。」

黃帝說：「在沒有給病人診治之前，必須詢問患者的職業和政治地位的變遷。如果以前地位高而後失勢，病人雖然不中外邪，疾病也會由內而生，這種病叫『脫營』。或者是以前富裕而後破產貧困發病的，這種病叫『失精』。這些病都是由於五臟之中的邪氣鬱結，病勢兼併而日趨深重。醫生在診病時，如果病位不在臟腑，軀體形態都沒有明顯變化，醫生容易產生疑惑，不能確定是屬何病，但患者的身體日漸瘦削，氣虛精竭，病勢深重，陽氣消散，灑灑然惡寒，時常驚駭不安。這種病勢之所以會逐漸深重，是因為情志鬱結，外則耗損了衛氣，內則劫奪了營血的緣故。若遇到這些疾病，即或是醫術很高的醫生，若不問清病人的有關情況。就無法明白致病的緣由，也就無法治癒這類疾病。這是臨床診治疾病的第一種易犯的過失。

凡是診察病人，必須先要問他飲食起居和周圍環境情況。突然的歡樂，或突然的痛苦，或先歡樂而後痛苦，都能耗傷精氣，使精氣衰竭，形體敗壞。暴怒可以傷陰氣，暴喜可以傷陽氣，陰陽有傷，則厥逆之氣上行，充滿經脈，而神氣離散形體。學識粗淺的醫生診治這些疾病時，不知是用補法還是用瀉法，也不瞭解病情，以致病人五臟的精氣日漸耗脫，邪氣乘虛侵襲。這是診療上的第二種易犯的過失。

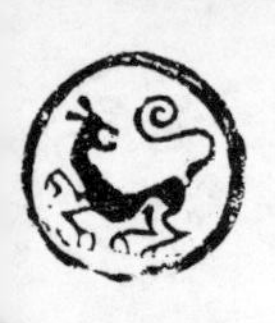

善於診脈的醫生，必然能夠別異比類，分析奇恒，細緻深入地掌握脈象的變化。作為醫生而不懂得這個道理，他的診療技術就不能算高明。這是診治上的第三種易犯的過失。

診察疾病時對病人的貧賤、富貴、苦樂三種情況，必須加以注意，首先是要問明病人在社會的地位貴賤，其次要瞭解他是否遭遇到地位的變遷和挫折，再是有無升官發財的妄想。因為原來高官顯爵的人，一旦脫勢，雖然沒有被外邪所傷，而精神上卻已先傷，從而使身體敗壞，甚至死亡。原來富有後來貧窮的人，雖無外邪侵襲，也會發生皮毛枯憔，筋脈拘急，發為痿躄，或為拘攣。對這些疾病，如果醫生沒有嚴謹的治學精神，就不能說服病人遵從醫囑，而表現得柔弱無能，舉止失措，從而導致治療失敗，疾病不除。這是第四種易犯的過失。

凡是診察疾病，必須瞭解發病的原因和發病後的經過情況，並掌握疾病的相關情況。在切脈診病時，應參合男女的生理特點和病理差異。若出現了生離死別，情懷鬱結，憂愁恐懼喜怒等情志變化，都會使五臟空虛，氣血離散，如果醫生不知道這些，還談什麼診療技術呢！原來富有的人，由於失去了財勢而使身心受到大的傷害，以致筋脈消損衰絕，卻仍勉強勞作，以致津液不能滋生，所以形體傷敗，氣血內結，鬱而從陽化熱，使肌肉腐爛而生癰膿，亦可產生寒熱病。草率的醫生治療時，總是針刺陰陽經脈，使氣血更加消散，病人的身體不能自如運動，四肢拘攣轉筋，死期也就不遠了。所以，醫生不能明辨病情，不問疾病發生的緣由，只看到疾病的預後不良，這只能是一個草率的醫生。這是診治上的第五種易犯的過失。以上所述的五種過失，都是由於學術不精通，既沒掌握診療技術，也未細心瞭解全面情況的緣故。」

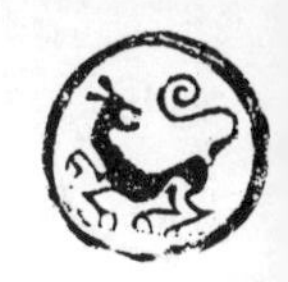

【按語】

本節論述了醫生在行醫過程必須避免發生的五種過失，提出了為醫者必須遵守的規範。其中五過的內容如下：

一是不善於由問診收集病史資料，未能瞭解病人的社會生活經歷，忽視了官位失落、生活變遷給病人帶來的心靈創傷。這樣便對所發的「脫營」、「失精」等病的早期，即「不在臟腑，不變軀形」階段，失於辨認，沒能及時採取正確的治療措施。

二是診病時沒有全面瞭解病人生活狀況及形志的苦樂，不能施以相應的補瀉之法。如不知「精氣竭絕，形體毀沮」，可以是因強烈精神刺激所致的形神俱傷之病，不知「厥氣上行，滿脈去形」，乃是情志過急，氣血逆亂，神形將離之病，因而治不得法，致使「精華日脫」正氣消索，反遭外邪內侵，使治療更為棘手。

三是「為工而不知道」。論脈之道，載於《比類》、《奇恒》、《從容》等古醫籍中，必熟讀之。若不讀古經，不能運用古經理論與方法診察疾病，必然發生嚴重過失。

四是醫生既未掌握「三常」，更未抓住治病尤要治人這一要素。因此，醫生必須全面掌握病情，同時要嚴格管理教育病人，否則無法實施治療計畫，去病無望。

五是診病之時，沒有明瞭發病的全過程，沒能注意病人男女之別，以及情緒之變給臟腑氣血帶來的損害，生活境遇之變給形體帶來的影響等；治病之時，不察表裏虛實，草率施針，使已虛之體更耗其氣，出現全身懈惰，筋脈拘攣的危候。作為醫者不能明白醫療致誤的道理而不能採取正確的治療措施，僅僅告知病家說將死於某日了事等，都是不負責任的表現。

《內經》還認為，為醫必須「上知天文，下知地理，中知

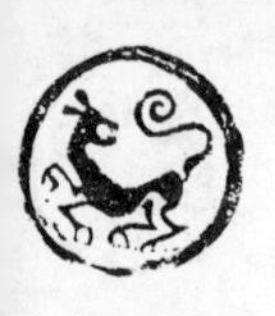

人事」。天地自然之事在《內經》它篇已有很多記載，唯人事則在授道七篇中較為集中。本篇所言「五過」，就是圍繞著人的社會性與疾病的關係，反覆深入地加以討論。醫生在診治疾病過程中出現了五過，則既不能做到早期診斷，以救其萌芽，面臨「不在臟腑，不變軀形」而精神日損之證，茫然無措，又不能做到正確治療，及至病成，或束手無策，「唯言死日」，或「亟刺陰陽」，濫用驅邪之法，亦實速其死。可見，五過之戒是從慘痛的教訓中總結出來的。

關於「精神內傷」一類疾病的治療，當與單純軀體疾病之治有別。在明瞭疾病的發生發展經過的基礎上，首先要對此類患者「嚴」以「動神」，即要求病人聽命於醫生，服從治療，配合治療。然後針對具體病情，採取適宜的方法。對於「失營」與「脫精」更是舉例從發病過程及臨床表現上予以闡述，只是有「嘗貴後賤」與「嘗富後貧」的區別，事實上兩者病因病機相似，病證表現也大致相同，均可見形體消瘦，精神困頓，少氣懶言，精氣衰減，陽虛振寒，驚悸不安，終至營血盡耗，氣血大衰，形神俱傷的結果。治療上也大致同法，宜以精神心理治療，結合藥物調養施治，方能取得較為理想的效果。

【應用舉例】

馮楚瞻治一壯年，作宦失意退居，抑鬱成疾，即經所謂常貴後賤，名曰脫營，常富後貧，名曰失精。其後氣血日消，神不外揚，六脈弦細而澀，飲食入胃盡化為痰，必咳吐盡出乃能臥，津液內耗，肌表外疏，所以惡寒而瘦削。

以人參保元固中為君；黃耆助表達衛為臣；當歸和養氣血，白朮助脾勝濕，麥冬保護肺中之氣，五味收斂耗散之金，炙甘草和藥性而補脾，並以為佐；桂枝辛甘之性，能調榮衛而溫肌達表，麻黃輕揚力猛，率領群藥，遍徹皮毛，驅逐陰凝之

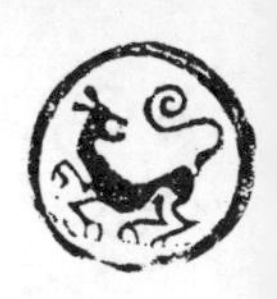

伏痰，化作陽和之津液，並以為使。但恐麻、桂辛烈，有耗榮陰，入白芍和肝，以抑二藥之性，更加白朮以固中，薑、棗以助脾生津。2～3劑，脈氣漸充有神，痰涎咳吐俱癒。繼以十補丸及歸脾養榮加減痊癒。（《續名醫類案・卷十》）

【原文】

故曰聖人之治病也，必知天地陰陽，四時經紀，五臟六腑，雌雄表裏，刺灸砭石，毒藥所主，從容人事，以明經道，貴賤貧富，各異品理，問年少長，勇怯之理，審於分部，知病本始，八正九候(1)，診必副(2)矣。

治病之道，氣內為寶，循求其理，求之不得，過在表裏。守數據治，無失俞理，能行此術，終身不殆。不知俞理，五臟菀熱(3)，癰發六腑。診病不審，是謂失常，謹守此治，與經相明。《上經》、《下經》、《揆度》、《陰陽》、《奇恒》、《五中》(4)，決以明堂，審於終始，可以橫行。

【注釋】

（1）八正九候：八正，指二分（春分，秋分）、二至（夏至，冬至）、四立（立春、立夏、立秋、立冬）八個節氣。九候，指切脈上的三部九候。

（2）副：符合。

（3）菀熱：謂鬱而發熱。菀，通「鬱」，鬱積。

（4）《上經》、《下經》、《揆度》、《奇恒》、《五中》等：皆指《內經》之前的古醫籍。

【白話詳解】

所以說，有修養的醫生在診治疾病時，必須知道自然界的變化，四時寒暑的變遷規律，五臟六腑間的相互關係，然後才能施用刺灸、砭石、毒藥的治療方法，更須依照病人的具體情

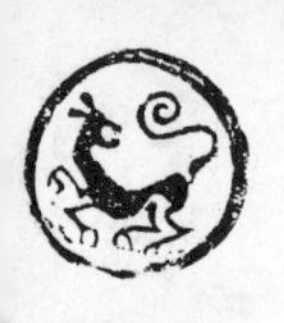

況，掌握診治的常規。瞭解貴賤貧富，體質強弱，年齡長幼，個性勇怯，再審察疾病的部位，就可以知疾病的根本原因。結合八正時節，三部九候之脈象，只有如此，才能準確無誤地診治疾病。

治病的關鍵在於以人體臟氣內守為貴，來尋求邪正變化的機理。假若五臟的變化不大，其病變的部位當在陰陽表裏之間，治療時應循經守則，不能搞錯出入的理法。能夠這樣來治療，就可避免醫療上的過錯。若不知取穴的理法，妄用刺灸，會使五臟鬱熱不散。癰瘍發於六腑，診病不能審慎詳密，這叫做失常。謹守這些常規來治療，自然會和經旨相符。根據《上經》、《下經》、《揆度》、《陰陽》、《奇恒》、《五中》等經典，再結合觀察病人的面部的方法來瞭解疾病的終始，就可以得心應手地行醫，普救眾生於天下了。

【按語】

本節繼「五過」之後，又提出了診治疾病應遵循的規範：一是「必知天地陰陽，四時經紀」。必須瞭解自然界陰陽之運動變化，四時寒暑更替之規律。二是必知「五臟六腑、雌雄表裏、刺灸砭石、毒藥所主」。必須掌握藏象經絡、刺灸藥石等醫藥理論和技術。三要「從容人事，以明經道」。即懂得人情事理，明瞭社會世事。四要做到「審於分部，知病本始，八正九候，診必副矣」。熟練掌握色脈診法，細緻周到地診察病人。同時還必須注意體內元氣的強弱，治療時以保護元氣為主，而後察其邪在表或在裏以治之。要遵循治療規律，掌握針刺的法則及俞穴治病的理論，做到熟讀經書，深諳《上經》、《下經》、《揆度》、《陰陽》、《奇恒》、《五中》等醫學經典理論，只有這樣診治才不會失誤。這種傳承前人經驗，學以致用的學習態度，也給後人學習經典著作以啟示。

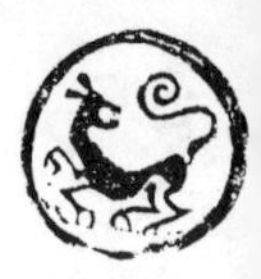

徵四失論篇第七十八

【原文】

黃帝在明堂，雷公侍坐。黃帝曰：夫子所通書受事[(1)]眾多矣。試言得失[(2)]之意，所以得之，所以失之。雷公對曰：循經受業[(3)]，皆言十全，其時有過失者，請聞其事解也。帝曰：子年少智未及邪？將言以雜合[(4)]耶？夫經脈十二，絡脈三百六十五，此皆人之所明知，工之所循用也。所以不十全者，精神不專，志意不理，外內相失[(5)]，故時疑殆。

【注釋】

（1）通書受事：通曉醫療書籍，接受醫療工作。

（2）得失：診治的成功與失敗。

（3）循經受業：遵循醫學經典學習醫學。

（4）言以雜合：雜合各家之學說而缺乏獨自分析判斷的能力。

（5）外內相失：謂不能將疾病外在表現與內在變化聯繫起來綜合分析。

【白話詳解】

黃帝坐在明堂裏，雷公侍坐於旁。黃帝說：「先生所通曉的醫書和所從事的醫療工作，已經是很多的了，你試談談對醫療上的成功與失敗的看法，為什麼能成功，為什麼會失敗。」

雷公說：「我遵循醫經學習醫術，書上都說可以得到十全的效果，但在醫療中有時還是有過失的，請問這應該怎樣解釋呢？」

黃帝說：「這是由於年歲輕智力不足，考慮不及呢？還是

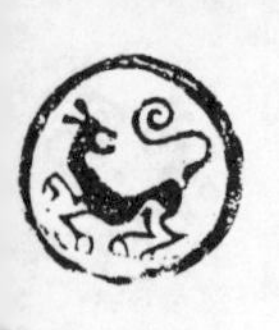

對眾人的學說缺乏分析呢？經脈有12，絡脈有365，這是人們所知道的，也是醫生所遵循應用的。治病所以不能收到十全的療效，是由於精神不能專一，志意不夠條理，不能將外在的脈證與內在的病情綜合一起分析，所以時常發生疑惑和危殆。」

【按語】

本段主要論述了治病不能十全的原因：精神不專，志意不理，外內相失。即不注意深入鑽研醫學理論，不認真學習與熟練掌握醫療技術，臨床時精神不集中，粗枝大葉，草率從事，從而導致診治失誤。

因此，作為一個醫生要十分注意對醫學理論和治療技術做認真深入的學習研究，要講究精益求精，認真細緻，實事求是的作風，掌握好醫學基本理論，培養紮實的醫療基本功和認真負責，耐心細緻的醫風，才能成為一個好的醫生。

【應用舉例】

醫師掌醫之政令，聚毒藥以共醫事。凡邦之有疾病者，疕瘍者造焉，則使醫分而治之，歲終則稽其醫事，以制其食，十全為上，十失一次之，十失二次之，十失三次之，十失四為下。（《周禮・天官》）

《周禮》設司醫之官，歲終則稽其醫事，十全為上，十失一次之，十失四為下。上世之見於史傳者，惟倉公、扁鵲、淳于意、華佗，數人而已；魏晉及前明見於方術傳者，屈指亦不過百餘人耳。可見為名醫有著述傳世，亦云難矣！……古來如狄梁公之針難產，海陵王纂之療邪鬼，皆為一代名臣，非專專於是業者，而其技仰何神耶！吾願天下之人，有學而志淡功名，有業而不謀衣食。任聰明年壯之時，博覽古聖前賢之說，更訪明理造詣之家，溝求精蘊，志存拯濟，為一代善良。可得也耶！可得也耶！（《友漁齋醫話》）

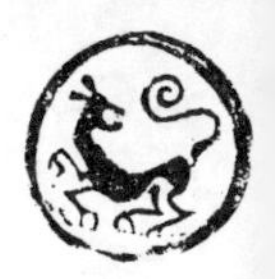

【原文】

診不知陰陽逆從之理，此治之一失矣。受師不卒[1]，妄作雜術，謬言為道，更名自功[2]，妄用砭石，後遺身咎[3]，此治之二失也。不適貧富貴賤之居，坐之薄厚[4]，形之寒溫，不適飲食之宜，不別人之勇怯，不知比類，足以自亂，不足以自明，此治之三失也。診病不問其始，憂患飲食之失節，起居之過度，或傷於毒，不先言此，卒持寸口，何病能中？妄言作名，為粗所窮，此治之四失也。

【注釋】

（1）受師不卒：指跟隨老師學習沒有完成學業。

（2）更名自功：指巧立名目以誇耀自己。

（3）後遺身咎：給自身遺留下過錯。

（4）坐之薄厚：指居處環境的優劣。

【白話詳解】

診病時不知道陰陽逆從的道理，這是治病失敗的第一個原因。

隨師學習沒有畢業，學術未精，亂用雜術，以錯誤為真理，變易其說，而自以為功，亂施砭石，給自己遺留下過錯，這是治病失敗的第二個原因。

治病不能適宜於病人的貧富貴賤生活特點，居處環境的好壞，形體的寒溫，不能適合飲食之所宜，不區別個性的勇怯，不知道用比類異同的方法進行分析，這種作法，只能擾亂自己的思想，不足以自明，這是治病失敗的第三個原因。

診病時不問病人開始發病的情況，及是否曾有過憂患等精神上的刺激，飲食是否失於節制，生活起居是否超越正常規律，或者是否曾傷於毒，如果診病時不首先問清楚這些情況，

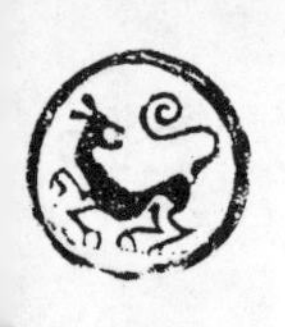

便倉促去診視寸口，怎能診中病情，只能是亂言病名，使病為這種粗略治療的作風所困，這是治病失敗的第四個原因。

【按語】

本段主要論述了醫者在診治過程中的四種過失，一是在診治中不能弄清疾病的陰陽屬性和病勢之逆順。二是不能認真學習與全面繼承先師的學術，盲目施行不正確的醫術，從而造成治療失誤。三是不能根據實際情況，辨清病人的生活、社會、精神、形體等狀況，比類權衡，以作出正確的診斷。四是不善於運用問診以瞭解病人各方面情況，而胡亂診斷。由於這四種過失，往往造成治療失敗，貽誤病人。

對文中提出的「受師不卒，妄作雜術，謬言為道，更名自功，妄用砭石」現象尤其要引起警惕，發生這樣情況的原因有兩種：一種是某些技術低劣粗枝大葉的醫生，診斷不清，辨證不明，治療技術粗疏，造成治療的失敗，但這些人不是很好地總結自己學業不精的教訓，而是將失敗歸咎於老師傳授不夠，有些人甚至由此而懷疑學術的科學性。

另一種情況是，某些不學無術的江湖騙子，妄作雜術，四處招搖撞騙，故意誇大其詞，騙取患者的信任，從而造成治療失敗。所以，臨床治療中的四種過失都是我們在實踐過程中應充分加以避免，只有這樣才能達到治病救人的目的，也是《內經》所提倡的為醫之道。

【應用舉例】

當世之名於醫者，有三種大病：一種藉世醫之名，絕志聖學，株守家傳，矜言削伐，不顧本元，斯皆未聞大道之故；一種棄儒業醫，徒務博覽，不卒師傳，專於溫補，極詆苦寒，斯皆不達權變之故；一種氣之交通，高車炫術，曲為趨時，日殺無辜，以充食客之腸，竭厥心力，以博妻孥之笑，斯皆地獄種子，

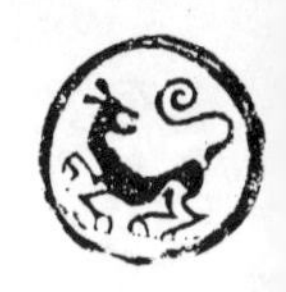

沉淪業識之故。此三種病，非藥可除。（《診宗三昧・宗旨》）

古之神聖未嘗不以望聞問切四者互相參考，審察病情，然必先望其氣色，次則聞其音聲，次則問其病源，次則診其脈狀，此先後之次第也。近世醫者既自附於知脈，而病家亦欲試其本領，遂絕口不言，惟伸手就診，而醫者即強為揣摩，若揣摩偶合，則信為神手，而揣摩不合，則薄為愚昧。噫嘻！此《內經》所謂妄言作名，為粗所窮。如是而欲拯危起殆，何異欲其入室而反閉門耶！（《診家正眼・必先問明然後診脈》）

【原文】

是以世人之語者，馳千里之外，不明尺寸之論，診無人事(1)，治數之道，從容之葆(2)，坐(3)持寸口，診不中五脈，百病所起，始以自怨，遺師其咎(4)。是故治不能循理，棄術於市(5)，妄治時癒，愚心自得。嗚呼！窈窈冥冥(6)，孰知其道！道之大者，擬於天地，配於四海，汝不知道之諭，受以明為晦。

【注釋】

（1）人事：指病人生活條件，居住環境等情況。

（2）葆：同「寶」，寶貴的意思。

（3）坐：徒然的意思。

（4）遺師其咎：歸罪於老師傳授不好。

（5）棄術於市：言其醫術被市集衆人所棄。

（6）窈窈冥冥：指醫術的玄遠、幽深。

【白話詳解】

所以社會上的一些醫生，雖學道於千里之外，但卻不明白尺寸的道理，診治疾病，不知參考人事，更不知診病之道應以能做到比類從容為最寶貴的道理，只知診察寸口。這種作法，

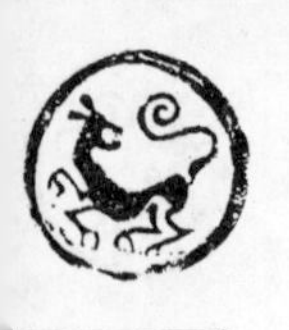

既診不中五臟之脈，更不知疾病的起因，開始埋怨自己的學術不精，繼而歸罪於老師傳授不明。所以治病如果不能遵循醫理，必為大眾所不信任，而偶然治癒疾病，卻不知是僥倖成功，反自鳴得意。啊！醫道之精微深奧，有誰能徹底瞭解其中的道理？醫道之大，可以比擬於天地，匹配於四海，你若不能通曉醫道的奧妙，則所接受的知識，也反會暗晦不明。

【按語】

本段主要告誡醫者應該踏踏實實，刻苦鑽研，不要驕傲自大，自鳴得意。作為醫生一定要做到精神專一，對技術精益求精，並善於條理比類，內外結合，綜合分析，才能得出正確的判斷，並施以切合病情的治療，從而收到良好的臨床療效。

【應用舉例】

世之習醫者，不過誦一家之成說，守一定之方，以幸病之偶中，不復深為探索，上求聖賢之意，以明夫陰陽造化之會歸，又不能博極群書，採擇眾議，以資論治之權變。甚者至於盡棄古方，附會臆見，輾轉以相迷，而其為患不少矣！是豈聖賢慈惠生民之盛意哉？（《醫門法律・先哲格言》）

凡為醫之道，必先正己，然後正物。正己者，謂能明理以盡術也；正物者，謂能用藥以對病也。如此，然後事必濟而功必著矣。若不能正己，則豈能正物？不能正物，則豈能癒疾？今冠於篇首，以勸學人。凡為醫者，性存溫雅，志必謙恭，動須禮節，舉止和柔，無自妄尊，不可矯飾，廣收方論，博通義理，明運氣，曉陰陽，善診切，精察視，辨真偽，分寒熱，審標本，識輕重，疾小不可言大，事易不可云難，貧富用心皆一，貴賤使藥無別。苟能如此，於道幾希，反是者，為生靈之巨寇。（《小兒衛生總微論方・醫工論》）

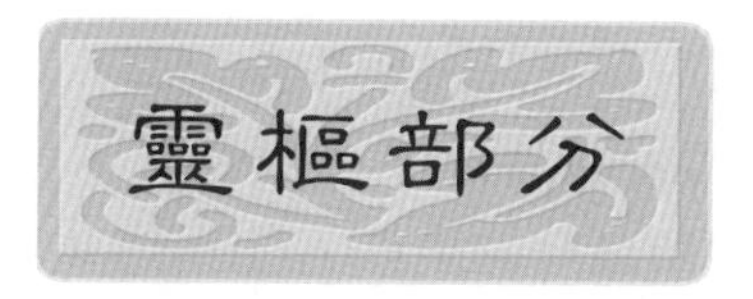

本神篇第八

【原文】

黃帝問於岐伯曰：凡刺之法，先必本於神。血脈營氣精神，此五臟之所藏也。至其淫泆[(1)]離臟則精失，魂魄飛揚，志意恍亂[(2)]，智慮去身者，何因而然乎？天之罪歟？人之過乎？何謂德氣生精神魂魄心意志思智慮？請問其故。岐伯答曰：天之在我者德也，地之在我者氣也，德流氣薄[(3)]而生者也。故生之來謂之精，兩精相搏謂之神，隨神往來者謂之魂，並精而出入者謂之魄，所以任物者謂之心，心有所憶謂之意，意之所存謂之志，因志而存變謂之思，因思而遠慕謂之慮，因慮而處物謂之智。故智者之養生也，必順四時而適寒暑，和喜怒而安居處，節陰陽而調剛柔。如是則僻邪[(4)]不至，長生久視[(5)]。

【注解】

（1）淫泆：因太過而散失。泆，通「溢」，水滿而外流。

（2）恍（ㄏㄨˇㄤ）亂：神志迷亂不清。

（3）薄：通「迫」，相交，附著。這裏是指地氣升騰而與天德交合。

（4）僻邪：邪氣。

（5）長生久視：視，活也。即生命長久的意思。

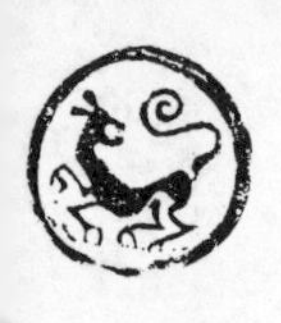

【白話詳解】

黃帝問岐伯道：「大凡針刺治病的法則，一定要首先以病人的精神狀態及其活動為依據。因為血、脈、營、氣、精、神，這些都是五臟所藏守的東西。如果這些東西流散於外而離開五臟，維持生命的精微物質就會隨之喪失，從而導致魂魄飄蕩渙散、志意恍惚迷亂、智慮和思考能力喪失的結果。是什麼原因造成這樣的結果呢？是來自於天意的懲罰呢？還是人為的過失造成的呢？到底什麼叫做德氣產生精神魂魄心意志思智慮？請你談談它們聚散變化的道理。」

岐伯回答說：「天所賦予我們人類的就是德，地所賦予我們人類的就是氣，天之德下流和地之氣上交便有了生命。那種與生俱來而維持人體生命活動的基本物質就稱之為精，陰陽兩精交媾而生成的生命活動就稱之為神，隨神往來變化的就稱之為魂，附於精氣出入的生命本能反應就稱之為魄，用來接受外界事物的刺激而又能做出相應反應的就稱之為心，心所進行的思維活動就稱之為意，思維活動中所形成的認識就稱之為志，根據這種感性認識而進行的反覆考慮的過程就稱之為思，在思的基礎上所進行的由近及遠的推想就稱之為慮，在慮的基礎上形成的正確對待事物的能力就稱之為智。所以智者在養生方面，一定能夠順應四季氣候的寒暑變化，使神情舒暢而安於所處的環境，調和陰陽做到剛柔相濟。這樣去做，邪氣就不會侵襲身體，從而可以延年益壽。」

【按語】

本節闡述了精神思維活動的產生、分類及概念，指出了精神與物質間的相互關係。精神思維活動產生於精，「生之來謂之精，兩精相搏謂之神」指出腎中精氣是構成生命的最基本物質，兩精相合產生生命活動的「神」，人體之神有廣義和狹義

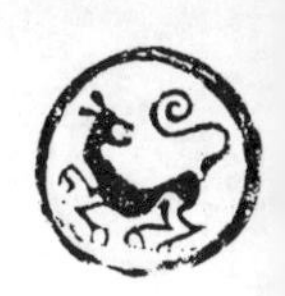

之分，廣義之神即是由精所化生的生命活動的總概括，狹義之神包括精神意識思維活動，也是由血脈營氣為其物質基礎，又可分為兩個方面：一為精神活動，包括魂與魄；二是人的思維活動過程，即意志思慮智。

本文關於意志思慮智的定義，總的來說是正確的，是合乎思維活動的邏輯過程的。同時，也指出一個人的聰明智慧是在實踐中不斷地進行思維活動的結果。

文中有關精神意識思維活動的論述沒有絲毫神秘主義的東西，這裏的神魂魄，與宗教迷信的靈魂不死說是毫不相干的，因為它肯定了精是第一性的，神是第二性的。而對人的心理活動中認識思維過程的描述，也是樸素的、科學的，心接受外界事物留下感性的印象，由印象保存起來形成初步的概念，進而對積累的經驗進行分析思考，並據此作出推理，探求事物之間的內在聯繫，形成正確的判斷並處理。

這些描述說明人類的認識過程是由感性到理性，從低級到高級的。《內經》有關心理認知思維過程的這一認識，直至今天仍有實踐指導意義。

篇首提出的「凡刺之法，必先本於神」的命題，是《內經》對針刺乃至一切治療手段所以取效的關鍵解讀。正確的治療措施，必須由調動人體的神氣而起效，所以神氣的有無直接影響治療效果與預後轉歸，這也是《素問· 移精變氣論》「得神者昌，失神者亡」的內涵所在，因此從神的角度而言，疾病即是失神，診斷即是察神，治療則是復神與得神。醫者得此，則可謂把握住了要領，也可謂是能夠活讀活用經典了。

【原文】

是故怵惕(1)思慮者則傷神，神傷則恐懼，流淫(2)而不止。

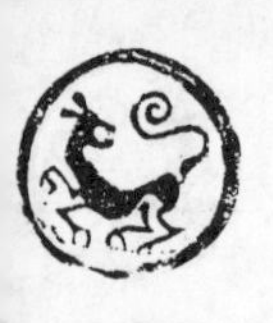

因悲哀動中者，竭絕而失生。喜樂者，神憚散[3]而不藏。愁憂者，氣閉塞而不行。盛怒者，迷惑而不治。恐懼者，神蕩憚[4]而不收。

心怵惕思慮則傷神，神傷則恐懼自失，破䐃[5]脫肉，毛悴色夭，死於冬。脾愁憂而不解則傷意，意傷則悗亂[6]，四肢不舉，毛悴色夭，死於春。肝悲哀動中則傷魂，魂傷則狂忘不精，不精則不正，當人陰縮而攣筋，兩脇骨不舉，毛悴色夭，死於秋。肺喜樂無極則傷魄，魄傷則狂，狂者意不存人，皮革焦，毛悴色夭，死於夏。腎盛怒而不止則傷志，志傷則喜忘其前言，腰脊不可以俯仰屈伸，毛悴色夭，死於季夏。恐懼而不解則傷精，精傷則骨酸痿厥，精時自下。是故五臟主藏精者也，不可傷，傷則失守而陰虛，陰虛則無氣，無氣則死矣。是故用針者，察觀病人之態，以知精神魂魄之存亡得失之意，五者以傷，針不可以治之也。

【注解】

（1）怵惕（ㄔㄨˋ ㄊㄧˋ）：恐懼，驚慌不安的意思。

（2）流淫：即流泄，指滑精帶下之類。

（3）憚散：即神氣渙散的意思。

（4）蕩憚：散亂的樣子。

（5）破䐃（ㄐㄩㄣˋ）脫肉：指肌肉消瘦下陷。䐃，隆起的大塊肌肉。

（6）悗（ㄇㄢˊ）亂：悗，煩悶。即胸膈鬱悶煩亂。

【白話詳解】

恐懼思慮的情緒太過，神氣就會受到損傷，神氣受到損傷，就會驚慌不安，滑精帶下不止；因悲哀過度而內傷精氣，就會導致生命衰竭而死亡；喜樂過度的話，神氣就會四散而不能藏守於內；愁憂過度，氣機就會閉塞而不能正常運行；過度

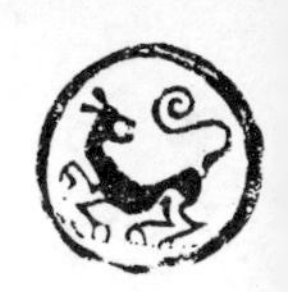

發怒，就會使神志迷亂惶惑；恐懼過度，神氣就會散失而難以收聚。

心因恐懼思慮就會使其所藏的神受到傷害，神受到傷害就會因恐懼而不能自主，並且會使肌肉消瘦下陷，毛髮衰敗，面色灰暗，日久會在冬季死亡。

脾因憂愁不解就會使其中所藏的意受到傷害，意受到傷害就會煩亂，並且會使四肢無力舉動，毛髮衰敗，面色灰暗，日久會在春季死亡。

肝因悲哀過度就會使在其中所藏的血中寄居著的魂受到傷害，魂受到傷害就會狂亂而處事有失精明，言行失常。日久會使陰器萎縮，筋脈拘攣，兩肋骨下垂，毛髮衰敗，面色灰暗，從而會在秋季死亡。

肺因喜極無度就會使在其中所藏的氣中寄居著的魄受到傷害，魄受到傷害就會導致癲狂，癲狂的人對外界的刺激無動於衷，旁若無人，並且皮膚乾枯，毛髮衰敗，面色灰暗，日久會在夏季死亡。

腎因過度發怒而不止就會使所藏的精中寄居著的志受到傷害，志受到傷害就會容易對從前說過的話失去記憶，並且使腰脊難以自如地俯仰屈伸，毛髮衰敗，面色灰暗，日久會在夏末之月死亡。

恐懼的情緒擺脫不掉，就會使精受到傷害，精氣被傷就會骨節酸軟，肌肉枯萎，四肢厥逆，常常發生遺精滑精現象。

因此，五臟是主藏守精氣的器官，是不能傷害的，如果受到傷害就會喪失藏守的功能而導致真陰虧虛，真陰虧虛就會失去正氣的化源，就會導致死亡。因此，用針治病的人，必須仔細觀察病人的具體病態，並以此來掌握其精、神、魂、魄的存亡得失情況，如果五臟精氣已經受到了嚴重的損傷，就不能用

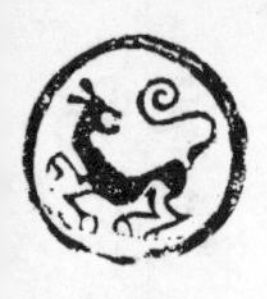

針刺治療了。

【按語】

本節分別論述了七情太過傷害五臟的病機變化與臨床表現，給篇首提出的「何因而然乎？天之罪與？人之過乎？」作出了具體的回答。指出了情志活動過極，會影響人體的正常生理活動，特別是導致氣機閉塞而發病的機理。另一方面，臟腑氣血功能紊亂，又可引起種種精神情志的異常。這種臟腑與精神情志之間的關係，為祖國醫學把精神作為重要致病因素之一和重視精神治療提供了理論根據。

文中論述的情志致病的內容，具有寶貴的學術價值。情志活動不僅可以反映五臟的生理活動和病理變化，反過來，情志過激亦可傷及五臟精氣，引起五臟病變，甚至造成正氣衰竭的不良後果。

如怵惕思慮傷及心神，表現為恐懼不能自控，滑精消瘦；憂思過度傷脾之意，則令胸膈痞悶，心煩不安，四肢無力；悲哀太過傷肝之魂，則狂妄不清，行越常規，筋脈拘攣；喜樂過度傷肺之魄，則言行失常，旁若無人，皮膚乾焦失養；大怒不止傷腎之志，則迷亂不能自治，腰脊酸軟無力等，均提示形神關係在臨床治療上有其重要的理論指導意義。

【應用舉例】

思慮傷神案：劉某，男，30 歲。自訴婚後兩年多，夫妻關係甚密，但因工作需要外出一年多未歸思慮過多。不久即發生失眠、煩躁、遺精、盜汗。開始二三晚遺精一次，近 3 個月來每夜皆遺。此後出現頭暈、目眩、心悸不安，精神不振，疲倦無力，五心煩熱，舌質紅，脈細數等症狀。此因思慮過度，君火內動，相火下熾所致。治法：補心安神，滋陰益水。生地、山茱萸、山藥、澤瀉、茯神、炒棗仁、遠志、五味子、龍齒、

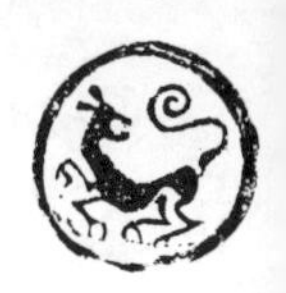

黃連、牛膝、車前子。3 劑後症減輕，仍有午後潮熱，上方加丹皮、炙龜板。7 劑後諸症解除。為鞏固療效，早服柏子養心丸，晚服六味地黃丸，連服 1 個月，再未復發。

喜樂神憚散案：某女，19 歲，平時喜讀愛情小說，並酷嗜採茶戲。病自笑多言，整日外走，甚至兩三日不吃飯。其身體豐滿，無甚病容，暗笑，脈浮緊……。遂擬方，治之以清心養氣。金釵石斛、蓮子心、酸棗仁、遠志、茯神、當歸、鬱金、竹茹各二錢，九節菖蒲錢半，薑、棗各二錢，服 3 劑，仍然自笑，但外出時間減少，能按時歸家吃飯……服藥數劑，無什麼反應。數月後結婚，一切正常，已生子女四人矣。（《醫學經驗錄》）

【原文】

肝藏血，血舍[1]魂，肝氣虛則恐，實則怒。脾藏營，營舍意，脾氣虛則四肢不用，五臟不安，實則腹脹經溲不利[2]。心藏脈，脈舍神，心氣虛則悲，實則笑不休。肺藏氣，氣舍魄，肺氣虛，則鼻塞不利少氣，實則喘喝[3]胸盈仰息。腎藏精，精舍志，腎氣虛則厥，實則脹，五臟不安。必審五臟之病形，以知其氣之虛實，謹而調之也。

【注解】

（1）舍：寄居。

（2）經溲不利：經，《甲乙經》作「涇」。王冰：「涇，大便；溲，小便。」即指大小便不利。

（3）喘喝：呼吸急促，喝喝有聲。

【白話詳解】

肝藏血，血中寄居著魂，所以肝氣虧虛就容易恐懼，盛實則容易發怒。脾藏營，營氣寄居著意，所以脾氣虧虛，四肢就

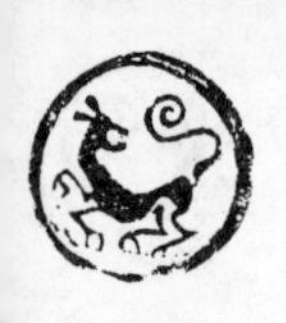

不能靈活運動，五臟就不能安和正常，盛實則會腹中發脹，大小便不通。心藏脈，脈中寄居著神，所以心氣虧虛就容易產生悲哀，盛實則會狂笑不止。肺藏氣，氣中寄居著魄，所以肺氣虧虛就會鼻塞不通而氣短，盛實則會喘促，胸滿，甚至仰面呼吸。腎藏精，精中寄居著志，所以腎氣虧虛就會四肢厥冷，盛實則會少腹作脹，五臟不安。一定要明察五臟的病形症狀，並以此來掌握其氣的虛實，謹慎地進行調治。

【按語】

本段繼上文後進一步闡明情志所傷之五臟虛實病證表現。說明七情過度不但可以導致五臟發病，而且五臟的虛實也可以在精神情志的異常上反映出來，這對指導臨床的辨證和治療，確實有著現實的意義。如「肝氣虛則恐，實則怒」、「心氣虛則悲，實則笑不休」等，都是臨床上習以常見的。

值得重視的是：脾腎氣虛五臟不安的觀點，對一些慢性病的治療與療效的鞏固，很有臨床指導價值，如李東垣在他的《脾胃論》中就提出過「治脾可以安五臟」的論述。

文末所說：「必審五臟之病形，以知其氣之虛實，謹而調之也。」這一觀點，不論是服藥調治，還是針刺治療，都是應該嚴格遵守的。

此外，本段所提出的心藏神、肺藏魄、肝藏魂、脾藏意、腎藏志等「五神臟」的理論，將精神情志活動分屬於五臟，說明人的精神活動與人體五臟都有密切的聯繫。這種歸屬方法，同樣反映出《內經》以五臟為中心劃分五個功能活動系統的特點。

【應用舉例】

於某，女，73 歲，1990 年 3 月 2 日診。無故大笑不止 7 天，非但開口即笑，獨處亦笑，影響飲食及睡眠。西醫診斷為

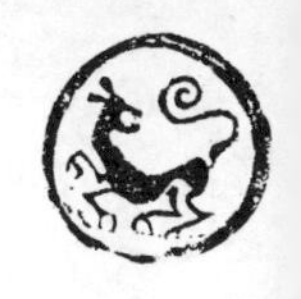

腦動脈硬化，服藥不效。病人面部潮紅，舌紅無苔，脈細數。心主神明，火盛傷心陰，責腎水之虧。滋水清熱，交通心腎，乃為本病治療之肯綮。黃連阿膠湯加味治之。黃連l0g，黃芩12g，阿膠15g，白芍30g，雞子黃2枚，夜交藤50g，生龍骨、生牡蠣各60g。2 劑笑止。隨訪年餘，未見復發。（《傷寒名醫驗案精選》）

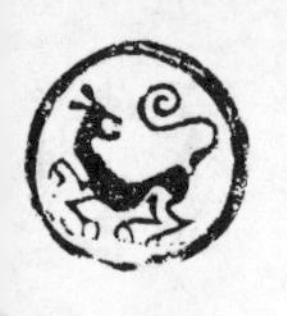

營氣第十六

【原文】

黃帝曰：營氣[1]之道，內穀為寶[2]。穀入於胃，乃傳之肺，流溢於中，布散於外，精專[3]者行於經隧，常營無已，終而復始，是謂天地之紀[4]。故氣從太陰出，注手陽明，上行注足陽明，下行至跗上，注大指間，與太陰合；上行抵髀，從脾注心中；循手少陰，出腋中臂，注小指，合手太陽；上行乘腋，出䪼內，注目內眥，上巔，下項，合足太陽；循脊下尻，下行注小指之端，循足心注足少陰；上行注腎，從腎注心，外散於胸中；循心主脈，出腋下臂，出兩筋之間，入掌中，出中指之端，還注小指次指之端，合手少陽；上行注膻中，散於三焦，從三焦注膽，出脇注足少陽；下行至跗上，復出跗注大指間，合足厥陰，上行至肝，從肝上注肺，上循喉嚨，入頏顙之竅[5]，究於畜門[6]。其支別者，上額循巔，下項中，循脊入骶，是督脈也；絡陰器，上過毛中，入臍中，上循腹裡，入缺盆，下注肺中，復出太陰。此營氣之所行也，逆順之常[7]也。

【注釋】

（1）營氣：由水穀精微所化生的精氣之一，可以進入脈道中，具有化生血液、營養全身的作用。

（2）內穀為寶：張介賓：「營氣之行由於穀氣之化，穀不入則營氣衰，故云。」內，音義同「納」。內穀，即進飲食之意。

（3）精專：意即飲食精微中純而清的精粹部分，此實指營氣。

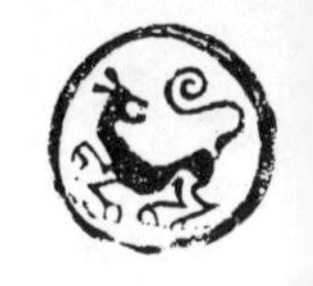

（4）天地之紀：紀，法度，規律。天地之紀，指自然規律。

（5）頏顙之竅：楊上善：「當會厭上雙孔」。指鼻腔之後，食管以上部分。

（6）畜門：即「蓄門」，指鼻孔。

（7）逆順之常：楊上善：「逆順者，在手循陰而出，循陽而入；在足循陰而入，循陽而出，此為營氣行，逆順常也。」

【白話詳解】

黃帝指出：「要使營氣保持化生、運行的正常規律，人體能夠受納飲食水穀是最為重要的。飲食水穀進入胃中，所化生出的精微就上輸於肺臟，再經過肺的宣佈發散作用，使其流溢於內，營養臟腑，布散於外，滋養形體。其所化精微中清而純的營氣入行於經脈中，營運不息，終而復始，這可以說是和天地間的自然規律是一樣的。營氣的運行首先從手太陰肺經出發，流注於手陽明大腸經，上行傳注於足陽明胃經，下行到達足背，流注於足大趾間，與足太陰脾經會合。再上行到達大腿部，從脾經的支脈流注於心中，沿著手少陰心經出於腋窩，往下沿著前臂內側後緣，傳注到手小指端，於手太陽小腸經會合。由此又上行過腋窩的外方，出於眼眶下的內側，流注到眼內角。由此再上行頭頂，又下行項後，與足太陽膀胱經會合，然後沿著脊柱下行經尾骶部，再下行流注於足小趾之端，沿著足心傳注於足少陰腎經。由腎經上行注入腎臟，由腎臟又轉注於心臟，向外布散於胸中。再循著手厥陰心包經，出腋窩，下行前臂，出於腕後兩筋之間，入手掌中，直出於中指端。然後再回出注於無名指端，與手少陽三焦經會合。由此上行注於兩乳之間的膻中，散佈於上中下三焦，從三焦又流注於膽腑，出於脇部，傳流於足少陽膽經，下行到足背，又從足背注於大趾

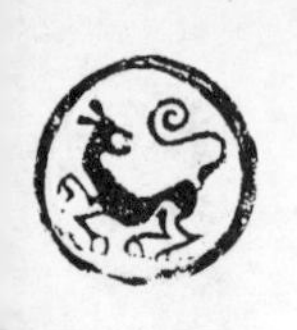

間，與足厥陰肝經相合。循著肝經上行到肝臟，從肝臟上注於肺臟，再向上沿著喉嚨後面，入鼻的內竅，深入鼻孔內通腦之處。它的支脈由鼻竅上行前額部，上頭頂，下行項後中部，循著脊柱進入腰骶部，這是督脈的循行路線。再由此環絡外生殖器，上過毛際，進入肚臍中，再向上沿著腹內到達缺盆，由缺盆向下流注到肺臟，又從手太陰肺經循環周流。這就是營氣運行的路線，手足兩經逆順而行的常規。」

【按語】

本節主要論述了營氣的生成、運行規律與作用。由於營氣的特性是精專柔順，所以它的循行也就有著嚴格的規律性。這種規律性主要體現在以下兩個方面：一是循十四經常道運行，如環無端。營氣從中焦流出，注手太陰肺經，然後沿十四經常道，運行全身。在到達足厥陰肝經之後，一部分營氣通過經脈之別，貫膈注肺中；另一部分繼續沿肝經循喉嚨之後，上入頏顙，於督脈交會於巔頂，再經督脈、任脈復注肺中。二是一晝夜五十周身，終而復始。關於這個規律，本篇經文沒有直接闡述，但是，透過對「常營無已，終而復始，是謂天地之紀」這句原文分析，結合《靈樞・營衛生會》等篇內容，我們可以瞭解這一理論。所謂「天地之紀」，可以認為營氣的運行，就如

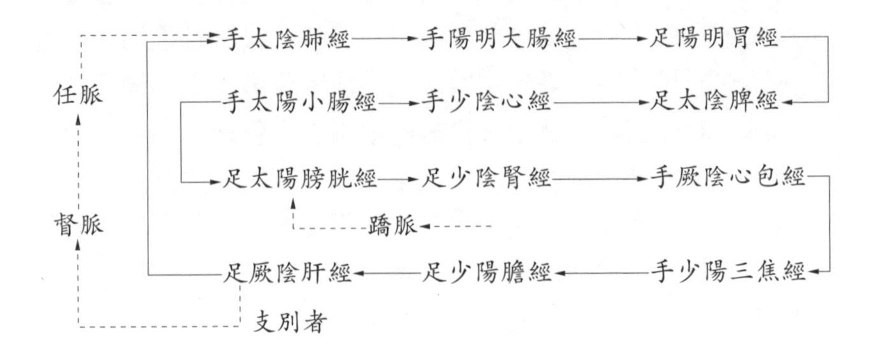

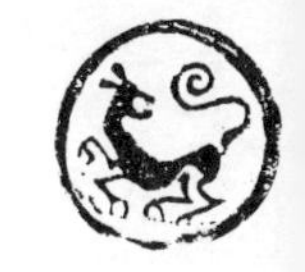

同日月星辰的運行一樣，晝夜不息永不停止。

流注全身的營氣在人體生命活動過程中，具有重要功能。《素問・痹論》說：「營者，水穀之精氣也，和調於五臟，灑陳於六腑，乃能入於脈也。故循脈上下，貫五臟絡六府也。」精闢地闡明了營氣的內養五臟六腑，外濡皮毛筋骨的生理作用。只有血脈調和，營衛通利，人體的臟腑活動才能維持正常，全身的肌肉、筋骨、關節才能健壯有力，活動自如。

另外，營氣與血可分而不可離。《靈樞・邪客》說：「營氣者，泌其津液，注之於脈，化以為血，以榮四末，內注五臟六腑。」說明營可化血，血中有營，營血俱行脈中，以行濡養全身的功能，故營氣衰則血必不足，血虛者，營必受損。營和血在生化過程、循行規律、生理功能、病理變化諸方面，都有密切關係。所以，通常營血並稱，又因其精專滋養，性質屬陰，故也稱營陰。

【應用舉例】

一日一夜，週三百六十五度四分度之一，因天進一度，則日為退一度。人身肺之宗氣，統心之營氣，一日一夜，五十度周於身，每日自寅始，至丑終，終而復始，七日行足，方與天合度。故《易》曰：七日來復，以見天心。蓋營氣之行，必隨宗氣以行，所以十二經脈，首從肺起，每日寅時，百脈上朝於肺（人生於寅），肺主天氣，其明證也。（《醫原・人身一小天地論》）

營者，水穀之精氣，其體清而屬陽中之陰，入心化血為營，而行於脈中，人之百骸九竅，所以得榮華者，由此血氣以養之也。（《難經會通・第三十一難》）

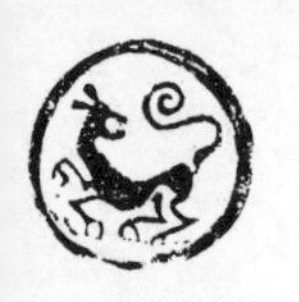

營衛生會第十八

【原文】

黃帝問於岐伯曰：人焉受氣？陰陽焉會？何氣為營？何氣為衛？營安從生？衛於焉會？老壯不同氣，陰陽異位，願聞其會。岐伯答曰：人受氣於穀，穀入於胃，以傳與肺，五臟六腑，皆以受氣。其清者為營；濁者為衛。營在脈中，衛在脈外，營周不休，五十而復大會。陰陽相貫，如環無端。衛氣行於陰二十五度，行於陽二十五度，分為晝夜，故氣至陽而起[(1)]，至陰而止[(2)]。故曰：日中而陽隴[(3)]為重陽，夜半而陰隴為重陰。故太陰主內，太陽主外，各行二十五度，分為晝夜。夜半為陰隴，夜半後而為陰衰，平旦陰盡而陽受氣矣。日中為陽隴，日西而陽衰，日入陽盡而陰受氣矣。夜半而大會，萬民皆臥，命曰合陰[(4)]，平旦陰盡而陽受氣，如是無已，與天地同紀。

【注釋】

（1）至陽而起：陽，手足三陽經。起，寤醒。指氣至陽經而寤醒。

（2）至陰而止：陰，手足三陰經。止，寐睡。指氣至陰經而入睡。

（3）陽隴：隴，作「隆」。陽隴，即陽氣隆盛。

（4）合陰：氣血合於裏，即營衛合於裏。

【白話詳解】

黃帝問岐伯說：「人體的精氣受自何處，陰陽之氣是怎樣交會的？什麼氣叫營？什麼氣叫衛？營是怎樣生成的？衛是怎樣和營相會的？老年人與壯年人氣的盛衰不同，日夜氣行的位

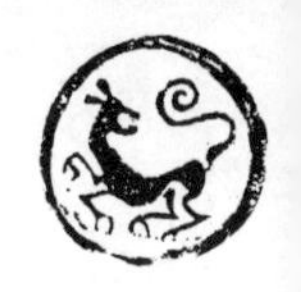

置各異，請你講講交會的情況。」

岐伯答道：「人體精氣來源於食物，飲食入胃，經過消化，再經脾吸收其精微之氣，然後向上傳注到肺，從而五臟六腑都能得到精微之氣的供養。這些精氣中，精粹的部分叫營，剽悍的部分叫衛，營氣運行於經脈之內，衛氣運行於經脈之外，周流不息，各行 50 周次而後大會，陰分和陽分互相貫通，終而復始，如圓環之無端點。衛氣運行於陰分 25 周次，再行於陽分 25 周次，這是以白天和黑夜來劃分的，所以氣行到陽分為起始，行到陰分為終止。因此，當中午陽氣隆盛時叫做重陽，到半夜陰氣隆盛時叫做重陰。太陰主管人體內部，太陽主管人體外表，營衛在其中各運行 25 周次，都以晝夜來劃分。半夜是陰分之氣最隆盛的時候，自半夜以後，行於陰分之氣就逐漸衰減，到早晨時，則行於陰分之氣已盡，而陽分開始受氣。中午是陽分之氣最隆盛的時候，當太陽西斜，行於陽分之氣就逐漸衰減，到日落時，則行於陽分之氣已盡，而陰分開始受氣。並且在半夜的時候，陰陽之氣相會合，此時人們均已入睡，稱為合陰。到早晨則行於陰分之氣已盡，而陽氣開始受氣。如此循環不息，和自然界晝夜陰陽的變化規律相一致。」

【按語】

本節主要論述了營衛之氣的生成、特性、運行與會合。營氣和衛氣，均屬於機體中重要的物質之氣，都由脾胃運化的水穀精氣所化生。其中一部分精專者進入心脈，變化而赤，形成營氣。另一部分轉至上焦，進入肺臟中，然後由肺將其運輸到全身各處、皮膚表面上，稱作衛氣。之後，營氣在血脈之中運行，衛氣在血脈之外、分肉之間運行。

營氣始於手太陰肺經，終於足厥陰肝經，復還於手太陰肺經；衛氣始於足太陽膀胱經，晝行於陽經，夜行於五臟，於平

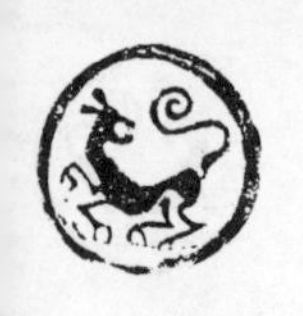

旦複合於足太陽膀胱經，營衛之氣晝夜運行50周而於半夜重新大會於內臟，如此週而復始，如環無端（見下圖）。期間，營衛之氣由中焦升散至上焦，然後上下表裏升降不息，往返不止，在上下往返轉運中復又化生營衛之氣。

從其特性來看，營主內而為陰，化生血液，營養機體，故宜養宜斂；衛主外而屬陽，剽悍滑疾，護衛肌表，薰膚充身，司腠理之開合，故宜溫宜固。營衛二氣雖是陰陽不同的屬性，但相互制約、相互依存。營衛之間相互協調，才能維持機體正常功能，防禦外邪侵襲。若二者不和，可出現惡寒發熱、無汗或汗多、抗禦外邪能力的低下等「營衛不和」的現象。

同時經文還提出了營衛之氣運行的晝夜陰陽變化相通應的規律。「夜半為陰隴，夜半後而為陰衰，平旦陰盡而陽受氣矣。日中為陽隴，日西而陽衰，日入陽盡而陰受氣矣」即指出自然界陰陽之氣的消長具有晝夜變化的規律，對應於體內營衛之氣的運轉則「太陰主內，太陽主外，各行二十五度，分為晝夜」，說明了《內經》人與天地相應的整體觀念。

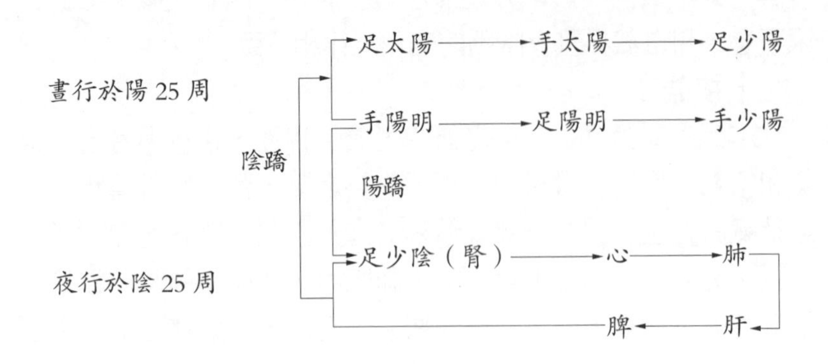

【原文】

黃帝曰：老人之不夜瞑者，何氣使然？少壯之人不晝瞑者，

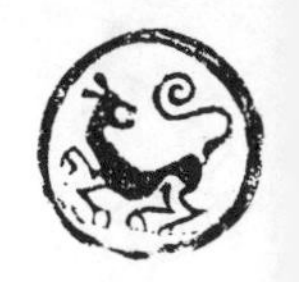

何氣使然？岐伯答曰：壯者之氣血盛，其肌肉滑，氣道[1]通，營衛之行，不失其常，故晝精而夜瞑[2]。老者之氣血衰，其肌肉枯，氣道澀，五臟之氣相搏，其營氣衰少而衛氣內伐[3]，故晝不精，夜不瞑。

【注釋】

（1）氣道：指營衛之氣運行的道路。

（2）晝精而夜瞑：白天精神清爽，晚上睡眠良好。

（3）內伐：即內擾，指衛氣當行於陽而反內擾於陰。

【白話詳解】

黃帝說：「老年人往往夜間不易熟睡，是什麼氣使他們這樣的？壯年人在白天往往不想睡，這又是什麼氣使他們這樣的？」岐伯答道：「壯年人的氣血旺盛，肌肉滑利，氣道暢通，營衛的運行都很正常，所以白天的精神飽滿，而晚上睡得很熟。老年人的氣血衰少，肌肉枯瘦，氣道滯澀，五臟之氣耗損，營氣衰少，衛氣內擾，所以白天精神不振，晚上也就不能熟睡了。」

【按語】

本節論述了營衛之氣與睡眠的關係。中醫學把睡眠歸之於營衛安和，夜晚衛氣行於內臟，與營氣相合，共助五臟之精，以涵養五臟之神，神安則能寐。這與自然界陽氣的晝夜變化相一致，從而保證了人體正常的作息機制。在生理上表現為白晝目張而寤，機能旺盛，而夜晚則臟腑安和，目瞑而寐。

本節以老人與少壯之人在睡眠方面的不同表現，說明營衛之氣與人體生理活動的密切關係，指出少壯之人血氣旺盛，氣道通暢，營衛之氣運行正常，故晝精夜瞑，反之，老年人因氣血衰憊，氣道不暢，營氣衰少，衛氣內伐，故晝不精而夜不瞑。

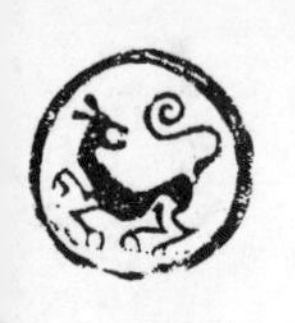

從臨床上看，失眠一證可因營衛失和而引起，它的病機主要有兩方面。

第一，邪氣內擾，衛氣不得入於陰。邪氣客於人體，內擾臟腑之氣，衛氣奮而抗邪於外，不能入於陰分，形成衛氣浮盛於體表，臟腑之精氣虛於內，神氣不得內守，故而不得眠。

第二，營氣衰少，衛氣內伐。這可以解釋老年人白天精力不集中，晚間睡眠少的問題。老年人氣血衰，肌肉枯，氣道澀，五臟之氣相搏，其營氣衰少而衛氣內伐，故晝不精，夜不瞑。在臨床治療中，失眠和精神不振均可從補益氣血、調和營衛入手。

【原文】

黃帝曰：願聞營衛之所行，皆何道從來？岐伯答曰：營出於中焦，衛出於下焦[(1)]。黃帝曰：願聞三焦之所出。岐伯答曰：上焦出於胃上口，並咽以上貫膈而布胸中，走腋，循太陰之分而行，還至陽明，上至舌，下足陽明，常與營俱行於陽二十五度，行於陰亦二十五度一周也，故五十度而復大會於手太陰矣。

黃帝曰：人有熱飲食下胃，其氣未定，汗則出，或出於面，或出於背，或出於身半，其不循衛氣道而出何也？岐伯曰：此外傷於風，內開腠理，毛蒸理泄，衛氣走之，固不得循其道，此氣慓悍滑疾，見開而出，故不得從其道，故命曰漏泄[(2)]。

黃帝曰：願聞中焦之所出。岐伯答曰：中焦亦並胃中，出上焦之後，此所受氣者，泌糟粕，蒸津液，化其精微，上注於肺脈，乃化而為血，以奉生身，莫貴於此，故獨得行於經隧，命曰營氣。

黃帝曰：夫血之與氣，異名同類，何謂也？岐伯答曰：營

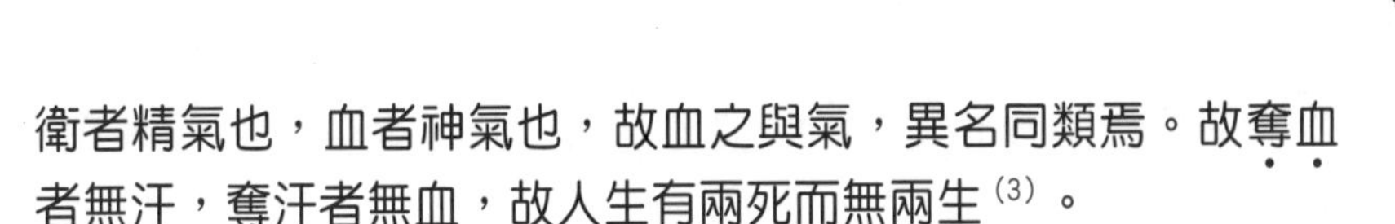

衛者精氣也，血者神氣也，故血之與氣，異名同類焉。故奪血者無汗，奪汗者無血，故人生有兩死而無兩生[(3)]。

黃帝曰：願聞下焦之所出。岐伯答曰：下焦者，別回腸，注於膀胱而滲入焉。故水穀者，常並居於胃中，成糟粕而俱下於大腸，而成下焦，滲而俱下，濟泌別汁[(4)]，循下焦而滲入膀胱焉。

黃帝曰：人飲酒，酒亦入胃，穀未熟而小便獨先下何也？岐伯答曰：酒者熟穀之液也，其氣悍以清，故後穀而入，先穀而液出焉。

黃帝曰：善。余聞上焦如霧，中焦如漚，下焦如瀆，此之謂也。

【注釋】

（1）衛出於下焦：衛氣根於下焦腎中陽氣始於足太陽膀胱經，故云。又，《太素》「下」作「上」。

（2）漏泄：古病名，由於外感於風，內有熱飲食開腠理，導致皮緩腠開，氣機外泄，以汗出為主的一種疾病。

（3）有兩死而無兩生：有兩死，既奪血，又奪汗，是死證；無兩生，指奪汗而不奪血，或奪血而不奪汗，尚有生機。

（4）濟泌別汁：指大腸接受胃及小腸所傳下的水穀，分別清濁。

【白話詳解】

黃帝說：「請教關於營氣與衛氣的運行，是從什麼道路來的？」岐伯答道：「營氣出於中焦，衛氣出於下焦。」黃帝說：「請教三焦之氣的出發處。」岐伯說：「上焦出自胃的上口賁門，與食道並行向上至咽喉，貫穿於膈膜而分佈於胸中，再橫走至腋下，沿著手太陰經的路線循行，回復至手陽明，向上到舌，下循足陽明胃經，衛氣與營氣同樣運行於陽分25周

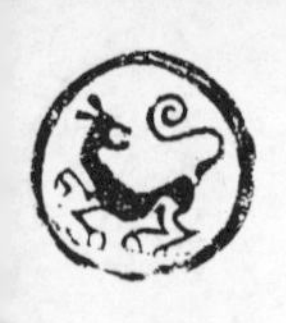

次，運行於陰分25周次，這就是晝夜一周，所以衛氣50周次行遍全身，再與營氣大會於手太陰肺經。」

黃帝說：「人吃了熱的飲食入胃，還沒有化成精微的時候，就已出汗，有出於面部的，有出於背部的，有出於半身的，不循衛氣通常的運行道路而出，這是什麼緣故呢？」岐伯說：「這是由於外表受了風邪的侵襲，腠理開發，毛竅疏泄，衛氣趨向體表，就不能循常道而行，這是因為衛氣的本性是剽悍滑疾的，見到何處疏張開來，就由此道而出行，所以不一定循行於脈道，這種出汗過多的情況，名叫漏泄。」

黃帝說：「請你再談談中焦的出處。」岐伯答道：「中焦的部位與胃相並列，在上焦之後，它的功能是吸收精氣，由分泌糟粕、蒸騰津液，而化成精微，然後向上傳注於肺脈，再化為血液，奉養周身，這是人體內最寶貴的物質，所以能夠獨行於經脈之內，稱為營氣。」黃帝說：「血與氣，名雖不同而實是同類的物質，如何來理解呢？」岐伯答道：「營和衛，都屬於精微之氣，而血是神志所發生的主要物質，因此叫神氣。所以說血與氣名雖不同，而實質上是同類的物質。凡失血過多的人，其汗也少；出汗過多的人，其血亦少。所以說，人體奪血並奪汗則可死亡，若血與汗奪一則尚有生機。」

黃帝說：「請教關於下焦的出處。」岐伯答道：「下焦分別清濁，糟粕從回腸而下行，水液注於膀胱而滲入其中。所以說，水穀同在脾胃之中，經過消化吸收以後，糟粕傳入大腸，水液滲入膀胱，這就是下焦的主要功能。」

黃帝說：「人飲的酒也是入胃的，為什麼五穀尚未消化而小便卻先下行呢？」岐伯答道：「由於酒是穀類蒸熟釀成的液體，其性剽悍而質清稀，因此，酒液雖在五穀之後入胃，但經過脾胃的迅速吸收，多餘的水分反可在五穀腐熟之前排出於體

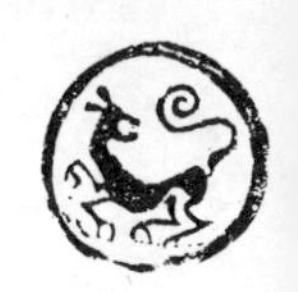

外。」

黃帝說：「講得對。我聽說上焦的作用能像霧露蒸騰一樣輸布精氣；中焦的作用能像漚漬東西一樣腐熟運化水穀；下焦的作用能像溝渠一樣排泄廢料，就是這樣的道理吧！」

【按語】

本節首先提出三焦的名稱，並論述了三焦的部位和功能。三焦，為六腑之一，是上、中、下三焦的合稱，與心包絡有經脈相互絡屬，構成表裏關係。依據《內經》所說，三焦的劃分主要按部位確定，即胸膈以上包括心肺兩臟、頭面部為上焦，膈下臍上包括脾胃為中焦，而臍下部位為下焦，包括小腸、大腸、腎、膀胱。而對肝膽所屬，《內經》未有明言，後世醫家或有按部位分屬中焦，或有按功能歸入下焦者，至今尚未統一。目前一般傾向於從精血同源、乙癸同源下焦的生理功能以及溫病後期肝的病證歸屬下焦病的病理表現出發，而將肝歸於下焦者。因此三焦劃分較公認的意見，仍是宗法於《內經》，而本節所論亦當為其確論。

上焦包括心肺二臟。心主血，推動血液運行於全身。肺主氣，主宣發肅降，將水穀精氣布散於全身和生成輸布衛氣。因此，上焦的生理功能，主要是輸布水穀精微、血氣和衛氣。所謂「如霧」，是形容上焦心肺敷布氣血，猶如霧露彌漫之狀，灌溉並溫養全身臟腑組織的作用。

中焦主要包括脾、胃。胃主腐熟，脾主運化。因此，中焦具有消化、吸收並轉輸水穀精微和化生營氣的功能。所謂「如漚」，是形容中焦腐熟食物像漚漬東西一樣糜熟而爛，能化生津液、營氣等。

下焦主要包括腎、膀胱及大小腸。它的主要生理功能為傳導糟粕，排泄二便。所謂「如瀆」，是形容下焦所出之氣像溝

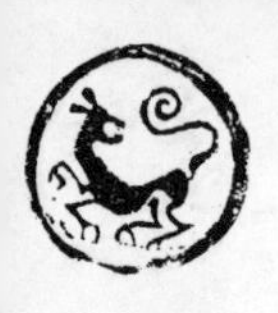

渠排出流動的污濁之物，即所言由二便所排出的糟粕。

【應用舉例】

人身上下，臟腑肌表，陰陽固有定位，然則必賴營衛與之相傍周流，與之交媾，協助臟腑氣血上下循環合度，出入生化。營衛之氣行於內外，固有從其過而發痛病者，亦必有所不至之處而病者，所不至則氣不化。

上焦主行營衛氣不化，則營衛不復布，與邪相滯。中焦氣不化則不能消穀引食。下焦主出，氣不化則小便不利。此營衛之變，不輸布於三焦而然，雖病變不一，其盡因營衛之所致。（《金匱方論衍義》）

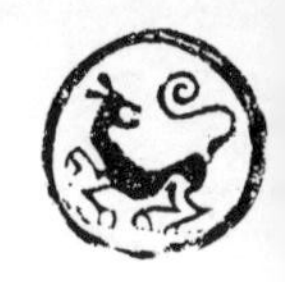

癲狂第二十二

【原文】

目眥[1]外決[2]於面者，為銳眥，在內近鼻者為內眥。上為外眥，下為內眥。

癲疾始生，先不樂，頭重痛，視舉目赤，甚作極，已而煩心，候之於顏[3]，取手太陽、陽明、太陰，血變而止。癲疾始作，而引口[4]啼呼喘悸者，候之手陽明、太陽。左強者，攻其右；右強者，攻其左，血變而止。癲疾始作，先反僵[5]，因而脊痛，候之足太陽、陽明、太陰、手太陽，血變而止。治癲疾者，常與之居，察其所當取之處。病至，視之有過者瀉之，置其血於瓠[6]壺之中，至其發時，血獨動矣，不動，灸窮骨二十壯。窮骨者，骶骨[7]也。

【注釋】

(1) 目眥：眼角。

(2) 決：通「缺」，開裂的意思。

(3) 顏：面部氣色。

(4) 引口：口角牽引。

(5) 反僵：角弓反張的痙攣狀態。

(6) 瓠（ㄏㄨˊ）：葫蘆。

(7) 骶骨：骶骨端之長強穴，屬督脈。

【白話詳解】

眼角向外開裂於面頰一側的叫做目銳眥，眼角向內開裂於靠近鼻梁的，叫做目內眥。上眼泡屬目外眥，下眼泡屬目內眥。

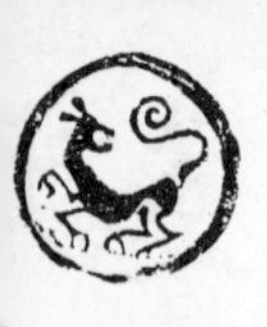

癲病在初起時，病人先出現悶悶不樂，頭重而痛，雙目上視，眼睛發紅等症狀，當其嚴重發作後，就會感到煩亂不寧。觀察病人顏面部的色澤，就可推斷癲病將要發作。治療時應取手太陽、手陽明、手太陰經的主治穴，針刺放血，待到血色轉變為正常為止。癲病開始發作，口角常被牽引以致歪斜，發出啼哭呼叫的聲音或見喘促心悸等症。

治療時，應取手陽明、手太陽二經的穴位，觀察病變所在部位針刺。向左牽引的刺其右側放血，向右牽引的刺其左側放血，待血色轉變為止。癲病開始發作時，先出現角弓反張的痙攣狀態，因此會感到背部疼痛，治療時，取足太陽經，足陽明經，足太陰經和手太陽經的穴位進行針刺放血，待到血色轉變為止。

治療癲病，醫生應常和病人接觸，借此可觀察發病時的情況和變化，以便確定取何經何穴進行治療。當癲病發作時，根據有病的經脈，施行瀉的針刺方法，把所放出的血置於葫蘆瓢內。如果患者癲病發作時，放血處的血脈就會變動，若沒有變動，可在窮骨艾灸21壯。所謂窮骨，就是尾骶骨的長強穴。

【按語】

本節主要論述了癲癇病發作時的先兆症狀和治療措施。其中症狀各不相同，有的發作之後如常人，有的則在數小時或一二日內仍有某些症狀。本段所載「先不樂」即為先兆症狀，也有先覺有氣自小腹上沖至心胸者，先有某些幻覺，先有痛苦莫名者，先有驚恐者等症狀。也有的表現出心煩、乏力、身痛等。其發作有悶悶不樂，頭重而痛，發作後心煩不寧者。分析這些症狀對辨證治療具有一定的意義。

治療方面，從「血變而止」觀之，主要採用針刺放血之法。針刺治療之法可取手太陽、手陽明、手太陰三經穴位，放

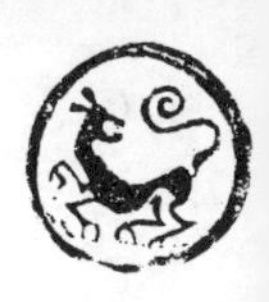

血至血色轉為正常而止。其有口角牽引，繼而呼叫，呼吸不暢，如驚恐之狀者，可取手陽明、手太陽二經穴位，在抽搐或僵直的對側肢體穴位上放血。其有發作呈角弓反張，因而發作後脊痛者，可選取足太陽、足陽明、足太陰及手太陽諸經之穴，針刺放血治療。針刺放血者，當為實證，艾灸長強穴者，則應為虛證。後世醫家依據虛實辨證而有所發揮，並在臨床應用中常結合心主神明而從心辨治，多有治驗。

【應用舉例】

吳茭山治一女子，瘦弱性急，因思過度，得癲疾。或哭或笑，或裸體而走，或閉戶而多言，諸療罔效。吳診其脈浮而澀，思慮過傷，神不守舍也。用紫河車二具，漂洗如法，煮爛如豬肚，切片，任意啖之，二次即癒。後服定志丸一料，日煎補心湯一服。調理百日後，乃畢婚，次年生子，身肥壯。

嘉善朱懷音兄患癲狂，用消痰清火藥而癒。越三年復發，消痰清火不應，用天王補心丹而癒。越二年又發，進以前二法，皆不應，用歸脾湯而癒。（《古今醫案按・癲狂》）

【原文】

骨癲疾者，顑[(1)]齒諸腧分肉皆滿而骨居，汗出煩悗；嘔多沃沫[(2)]，氣下泄，不治。筋癲疾者，身倦攣急大，刺項大經之大杼脈[(3)]。嘔多沃沫，氣下泄，不治。脈癲疾者，暴仆[(4)]，四肢之脈皆脹而縱，脈滿，盡刺之出血；不滿，灸之挾項太陽，灸帶脈於腰相去三寸，諸分肉本輸；嘔多沃沫，氣下泄，不治。癲疾者，疾發如狂者，死不治。

【注釋】

（1）顑（ㄎㄢˇ）：腮部。

（2）沃沫：嘔吐出來的涎沫很多。

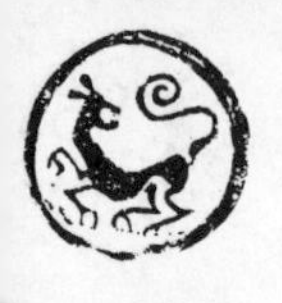

（3）大杼脈：膀胱經之大杼穴。

（4）暴仆：突然昏倒。

【白話詳解】

病深入骨的骨癲病患者，在腮、齒、各俞穴的分肉之間都因邪氣壅閉而脹滿，形體羸瘦到僅留存著骨骼，且常有汗出，心中煩亂。若有嘔吐涎沫及腎氣下陷的表現，就是不治之症。病深入筋的筋癲病患者，身體倦怠，痙攣拘急，脈脹大，可針刺足太陽經在項後的大杼穴。若出現嘔吐涎沫，氣泄於下等現象，就是不治之症。

病深入於脈的脈癲病患者，發病時會突然仆倒，四肢的脈脹滿而弛縱。如果脈脹滿，就要針刺放血。脈不脹滿的，可艾灸挾項兩旁的足太陽經的穴位，再灸足少陽膽經的帶脈穴，此穴在距腰間3寸的部位。各經分肉之間和四肢的俞穴，皆可酌情取用。若嘔吐涎沫，二便失禁者，就是不治之症。如果癲病突然發作如狂者，就是不治的死證。

【按語】

本節討論了不同類型癲病發作時的臨床表現以及虛實辨證與治療。病深在骨而骨僵直者，稱骨癲疾。齒為骨之餘，分肉連屬於骨，邪氣壅閉，故顑齒分肉皆脹滿。病涉少陰，故汗出於外，煩悶於內。陽明之氣上逆而嘔涎沫，脾腎之氣下脫而氣下泄，是為難治之證。病在筋而身倦拘攣者，稱筋癲疾。邪氣太盛，故脈急而大。當刺足太陽經之大杼穴，以瀉其邪。若嘔吐涎沫，氣下泄者，是正氣衰竭，亦屬難治之證。病在血脈，四肢經脈脹滿而縱者，稱脈癲疾。

神失所養，筋失其濡，故突然昏仆，當盡刺其血脈脹滿處以瀉邪氣，若昏仆而血脈不脹滿者，為正氣大虛，可灸足太陽經之天柱、大杼等穴，再灸帶脈穴，以溫其經。同樣，若見嘔

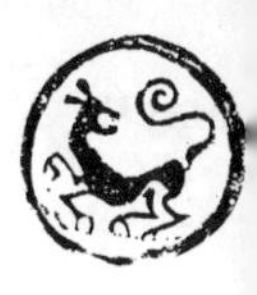

吐涎沫，氣下泄之症狀，為難治之證。癲疾發作時猶如狂病，是邪氣深結於血分，擾亂心神所致，尤為難治之證。

這些症狀表現與辨證方法是很有科學價值的臨床研究方法，根據這一辨證分類選取相應穴位治療，實者刺而瀉之，虛者灸而補之，對於後世臨床運用也有較大的指導意義。如《傷寒論》治療蓄血證「其人如狂」，即以桃核承氣湯、抵當湯加減，多有效驗。而依據所論採用的滌痰開竅、重鎮熄風、活血祛風等方法，更是後世臨床對《內經》理論的應用發揮。

【應用舉例】

蓋癲疾始發，志意不樂，甚則精神呆癡，言語不倫，而睡如平時，以邪並於陰也。狂疾始發多怒不臥，甚則兇狂欲殺，目直罵詈，不識親疏，而夜多不臥，以邪並於陽也。然俱不似癇疾發則吐涎神昏卒倒無知，口噤牙緊，抽搐時之多少不等，而省後起居飲食皆若平人為別也。……癲狂癇疾初起多痰者，先以三聖散吐之。風盛有痰者，用青州白丸子，熱盛有痰者，用礞石滾痰丸。痰而形氣實者用遂心散，甘遂、朱砂、豬心也。痰而兼氣鬱者用礬鬱丸，白礬、鬱金也。痰而兼驚者用控涎丹。無痰神輕因而驚悸者用鎮心丹、抱膽丸，皆成方也。（《醫宗金鑒・雜病心法要訣》）

【原文】

狂始生，先自悲也，喜忘苦怒，善恐者得之憂饑，治之取手太陰陽明，血變而止，及取足太陰陽明。狂始發，少臥不饑，自高賢也，自辯智也，自尊貴也，善罵詈(1)，日夜不休，治之取手陽明太陽太陰舌下少陰，視之盛者，皆取之，不盛，釋之也。狂言，驚，善笑，好歌樂，妄行不休者，得之大恐，治之取手陽明太陽太陰。狂，目妄見，耳妄聞，善呼者，少氣

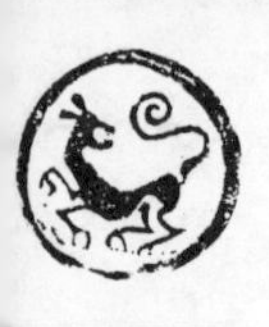

之所生也，治之取手太陽太陰陽明足太陰頭兩顑。狂者多食，善見鬼神，善笑而不發於外者，得之有所大喜，治之取足太陰太陽陽明，後取手太陰太陽陽明。狂而新發，未應[2]如此者，先取曲泉左右動脈，及盛者見血，有頃已[3]，不已，以法取之，灸骨骶二十壯。

【注釋】

（1）罵詈：責罵。

（2）應：對應。

（3）有頃已：有頃，不久，較短時間。已，發作停止。即在較短時間內停止發作。

【白話詳解】

狂病開始發生時，患者常先有悲哀的情緒，健忘，容易發怒，時常恐懼，多由過度憂愁和饑餓所致，治療時可先取用手太陰經、手陽明經的穴位，針刺放血，待面部血色變為正常時為止，也可取足太陰、足陽明經穴針刺，隨症配合治療。

狂病開始發作時，患者常不想睡眠，不知饑餓，並且會出現自以為了不起、自以為最聰明、最高貴等理智失常的狂妄表現，還會經常罵人，日夜吵鬧不休，治療時可取手陽明、手太陽、手太陰和舌下廉泉穴針刺，如發現病情嚴重的，這些經穴可全部取用，病勢並不嚴重的，可選擇而用。

狂病患者，言語狂妄，易驚，時時癡笑，好歌唱，亂跑不止，這是因受極度驚恐傷其神志所致。治療時可刺手陽明、手太陽、手太陰等經，狂病患者，如有幻視、幻聽、經常呼叫等症狀，這是由於神氣虧少所致，治療時應取手太陽、手太陰、手陽明、足太陰經及頭部、兩腮的穴位針刺。

狂病患者，食量大增，時常好像見到鬼神一般，經常冷笑而不出聲，這是由於過度喜樂傷神所致，治療時，應先刺足太

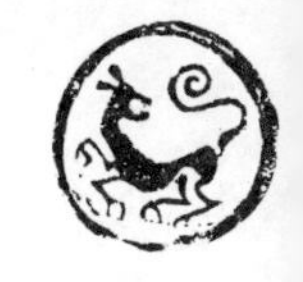

陰、足太陽、足陽明經的穴位，再刺手太陰、手太陽、手陽明經的穴位。

新發的狂病，未出現以上各種證候，先取足厥陰的曲泉穴左右並刺，諸經絡脈有滿勝現象的都可針刺放血，就會很快痊癒，如果仍然不能治癒的，可依照上述灸癲病的方法在骶骨長強穴施灸20壯。

【按語】

本節論述了狂病的病因病機及虛實表現與治療原則。指出狂病的病因主要是憂、大恐、大喜等精神因素，其次為營養不良和各種原因所致的「少氣」。其病機則為神氣逆亂或神氣虛，病涉五臟而有虛實兩類證候。大喜傷心，神氣渙散，心氣有餘則自高自貴，狂妄自大，心氣不足則獨自悲傷，暗笑而不發於外。憂思則氣結，病及肝、脾、肺，致魂魄不藏，意不內守。肝氣有餘則苦怒，肝氣不足則驚恐，邪在脾則不知饑飽，妄行不休，好歌樂，肺虛魄傷則有妄見、妄聞等幻覺，腎志傷而喜忘其前言。

所述狂病的多種症狀，都是精神病患者所常見的，而「得之憂饑」、「得之大恐」、「得之有所大喜」等皆為情志內傷，可見《內經》時代對狂病已有一定認識。因狂病屬陽，治法大多用針刺放血的瀉法，這與《素問・病能論》「有病怒狂者，生於陽也」、「奪其食即已」有類似意義。後世醫家，又據《難經》「重陽者狂，重陰者癲」之論開展治療，常用之法有豁痰、開竅、攻下、瀉火、重鎮、理氣、活血、補益等，顯示了《內經》理論對後世臨床應用的重要指導意義。

【應用舉例】

曾某，女，21歲，1997年3月10日初診，家屬代述。1997年1月下旬因瑣事與人爭吵，隨後晝夜不眠。2月28日出

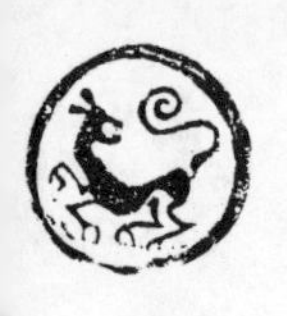

現精神症狀，白晝四處亂跑，夜晚獨自與窗外對罵，胡言亂語，不思飲食，不知饑餓。3月初前往診治，患者若無旁人，不理不睬，答非所問，問及大便，其父言已多日未解，查舌紅苔黃膩，脈滑數。中醫診斷：狂症，西醫診斷：精神分裂症（偏執型），證屬肝氣鬱結，氣滯血瘀，通降失常，痰火上擾。治宜通下瀉火，滌痰化瘀，大承氣湯加味，3劑，1日1劑，水煎分兩次服。藥後大便6次，先硬後稀，量少，狂躁症大減，原方撤芒硝，減大黃至4g，繼服6劑，病癒。（中國民康醫學雜誌，2003，7）

【原文】

風逆，暴四肢腫，身漯漯[(1)]，唏然[(2)]時寒，饑則煩，飽則善變[(3)]，取手太陰表裏，足少陰陽明之經，肉清[(4)]取滎，骨清取井、經也。厥逆為病也，足暴清，胸若將裂，腸若將以刀切之，煩而不能食，脈大小皆澀，暖取足少陰，清取足陽明，清則補之，溫則瀉之。厥逆腹脹滿，腸鳴，胸滿不得息，取之下胸二脇，咳而動手[(5)]者，與背腧，以手按之，立快者是也。內閉不得溲[(6)]，刺足少陰太陽與骶上以長針，氣逆，則取其太陰、陽明、厥陰，甚取少陰、陽明動者之經也。少氣，身漯漯也，言吸吸[(7)]也，骨痠體重，懈惰不能動，補足少陰。短氣，息短不屬，動作氣索[(8)]，補足少陰，去血絡也。

【注釋】

（1）漯漯：水濕寒慄的樣子。

（2）唏然：寒慄的樣子。

（3）善變：變動不寧。

（4）清（ㄐㄧㄥˋ）：寒冷的意思。

（5）動手：脈動而應手。

（6）溲：小便。

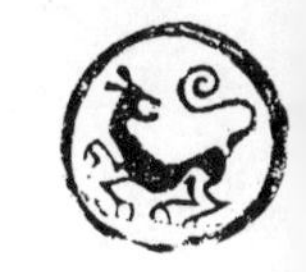

（7）言吸吸：氣怯言語無力。

（8）索：消索。

【白話詳解】

外受風邪而厥氣內逆的病，四肢會突然腫脹，身體像被水淋一樣寒慄顫抖，時常因寒慄而發出唏噓聲，饑餓時心中就煩亂，吃飽後又多變而不安，治療可取手太陰與手陽明表裏兩經，以及足少陰、足陽明經的一些俞穴，如果肌肉清冷的，可取上述四經的滎穴刺之；骨骼清冷的，應取井穴與經穴刺之。厥逆病的症狀，兩足會突然清冷，胸中痛得像要裂開一樣，腸中痛得如刀切一樣，心中煩悶而不能進食，脈搏無論大小都兼澀象，如身體溫暖的，可取足少陰經的俞穴；身體清冷的，可取足陽明經的俞穴，身體清冷的當用補法，身體溫暖的當用瀉法。厥逆病，有腹脹、腸鳴、胸中悶而呼吸不利等症狀時，治療可取胸下兩脇肋間穴位，咳嗽則脈動應手的俞穴，再取背俞穴，用手按壓就覺得輕快的，就是應刺的穴位。下焦腎與膀胱氣化不利而小便不通，治療可取足少陰與足太陽兩經及骶骨上的一些俞穴，用長針刺之。

氣機上逆，就取足太陰、足陽明、足厥陰經的一些俞穴，病勢重的，可取足少陰與足陽明經配合施治。少氣的病人，身體時常像被水淋著一樣的寒慄發抖，言語不相連續，骨節酸痛而身體沉重，身體懈惰無力而不能動作，治療可取足少陰經的俞穴用補法。如果氣息短促，呼吸不能連續，活動就感到氣虛而疲乏，治療可取足少陰經的俞穴施用補法，其脈有瘀血時，應刺之出血。

【按語】

本段論述了風逆、厥逆、氣逆的證候表現及針刺治療方法。由於風邪侵襲，使氣機逆亂而見眩暈昏仆之癲疾，因風行

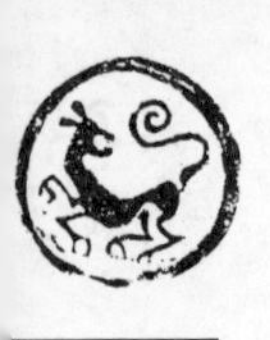

水渙，尚可見四肢暴腫，身清冷，時有惡寒。風木之氣剋害中土，故見饑則心煩，飽則變動不寧等症狀。治療當取手太陰肺與手陽明大腸兩經之穴，以散風邪，刺足少陰腎經之穴，以調逆氣。

厥逆之氣出自足少陰之經而為癲疾，有不見昏仆抽搐諸症者，但因陽氣逆於上而足部暴冷，且逆氣從腹至胸，故有發作性胸痛如裂、腸痛如刀切、煩而不能食等症狀。由於邪逆於經，因而脈見澀象。腎為生氣之源，若足雖暴冷而身體溫暖者，為實逆，當刺足少陰經之穴以瀉之；若身寒者為虛逆，當補足陽明之經，以資腎臟精氣；若氣逆而小便不通者，是腎與膀胱氣化被阻，當刺足少陰、太陽經及督脈之長強穴以通之。

少陰之氣虛逆為狂，而見身寒、骨酸、體重懈惰者，當補足少陰之氣，若短氣不相接續者，也當補足少陰，同時在其絡脈充斥處刺血以調之。

文中風逆、厥逆、氣逆以及少氣、短氣之論，可視為癲、狂病之特殊證候，病因則為風邪侵襲所致，臨床雖然少見，但在古代以「風」為致癲之因卻有其說，如巢元方《諸病源候論・風癲疾》謂：「因為風邪所傷，故邪入於陰則為癲疾。又人在胎，其母卒大驚，精氣並居，令子發癲……原其癲病，皆由風邪故也。」而所舉胸痛如裂，腸痛如切，腸鳴腹脹等，也可視為其特殊表現，提示說明臨床辨證論治的重要性。

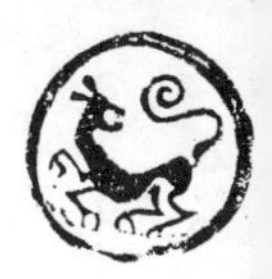

師傳第二十九

【原文】

黃帝曰：余聞先師，有所心藏，弗著於方[(1)]，余願聞而藏之，則而行之，上以治民，下以治身，使百姓無病，上下和親，德澤下流，子孫無憂，傳於後世，無有終時，可得聞乎？岐伯曰：遠乎哉問也！夫治民與自治，治彼與治此，治小與治大，治國與治家，未有逆而能治之也，夫惟順而已矣。順者，非獨陰陽脈論[(2)]氣之逆順也，百姓人民皆欲順其志[(3)]也。

黃帝曰：順之奈何？岐伯曰：入國問俗，入家問諱，上堂問禮，臨病人問所便。

【注釋】

（1）方：刻寫文字的木板。

（2）論：詳文義，「論」字疑衍。

（3）志：意願。

【白話詳解】

黃帝說：「聽說先師有許多心得，但沒有在著作中記載下來，我希望聽聽並牢牢記住，以作為準則執行，在大的方面用以治療民眾的疾病，從小的方面可以保養自己的身體，使百姓不為疾病所困，上下親善，造福後人，讓子子孫孫不為疾病所憂慮，並讓這些經驗世代流傳，永不終止。你可以告訴我嗎？」岐伯說：「你的思想真深邃啊！不論治民、治身、治彼、治此、治小還是治大，治國還是理家，從來沒有用逆行倒施的方法能治理好的，只有順應客觀規律，才行得通。所謂順，不僅僅是指醫學上陰陽經脈氣血的逆順，就是對待人民都

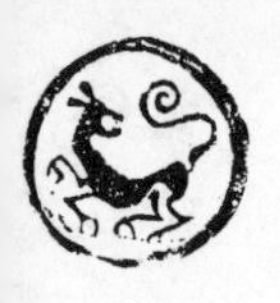

要順應民心。」

黃帝說：「怎樣才能做到順呢？」岐伯說：「到達一個國家後，要先問清楚當地的風俗習慣；進入人家時，要先問清楚他家的忌諱；登堂時更要先問清楚人家的禮節；醫生臨證時也要先詢問病人怎樣才覺得適宜。」

【按語】

本節指出「夫惟順而已矣」是治病之道，任何客觀事物發展皆有其自身的規律，處理解決問題必須順從這種規律，故無論是治理國家還是治療疾病，都要遵循此理。「夫惟順而已矣」一方面是指治病要因勢利導，先辨清病勢強弱，正氣盛衰，陰陽脈氣的順逆，病位表裏上下，陰陽寒熱真假，再採用相應的方法進行治療，如「其高者，因而越之；其下者，引而竭之；中滿者，瀉之於內」（《素問・陰陽應象大論》）

另一方面，也是指順病人情志而治，具體地說，就是由瞭解患者的情志意願喜惡，然後順其志而調治之。推而廣之，則還可以指順患者體質而治等。而對病者資訊的收集主要是由醫生的問診來進行的。經文由引用「入國問俗，入家問諱，上堂問禮」的一般道理，在強調診治過程中要全面把握病情的同時，突出「臨病人問所便」的重要性。這既討論了問診的重要意義及其與治療的密切關係，也強調臨證須先「問所便」，即根據不同的物件，採取不同的勸告和說服的診治方法去順應病人的具體情況，而達到治療目的。

【原文】

黃帝曰：便病人奈何？岐伯曰：夫中熱消癉(1)則便寒；寒中之屬則便熱。胃中熱則消穀，令人懸心(2)善饑，臍以上皮熱；腸中熱，則出黃如糜，臍以下皮寒。胃中寒則腹脹，腸中

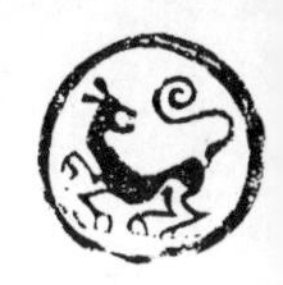

寒，則腸鳴飧泄[3]。胃中寒，腸中熱，則脹而且泄；胃中熱，腸中寒，則疾饑，小腹痛脹。

【注釋】

（1）消癉（ㄉㄢ）：即消渴病。以多飲、多食、多尿、消瘦為主要表現的病證。

（2）懸心：指心懸不寧、神情不安。

（3）飧（ㄙㄨㄣ）泄：大便清稀，且有不消化的食物殘渣。

【白話詳解】

黃帝問：「使病人覺得適宜又該怎樣做呢？」岐伯說：「由熱而致多食易饑的消渴病人，適宜於寒的治法；屬於寒邪內侵一類的病證，就適宜於熱的治法。胃裏有熱，就會很快地消化穀物，叫人心似懸掛，總有饑餓感，臍以上的皮膚發熱。如病人腸中有熱，就會排出像糜粥一樣的糞便，臍以下皮膚發涼。胃中有寒，就會出現腹脹；腸中有寒，就會出現腸鳴和水穀不化的泄瀉。如胃中有寒，腸中有熱，就會導致脹滿泄瀉；胃中有熱，腸中有寒，就會易於饑餓而小腹脹痛。」

【按語】

本節共提及了六種病症，分別是「胃中熱」、「胃中寒」、「腸中熱」、「腸中寒」、「胃中寒，腸中熱」和「胃中熱，腸中寒」。「胃中熱」可見「消穀，令人懸心善饑，臍以上皮熱」。此為胃中火盛，故臍以上皮熱；胃火盛則胃之受納、腐熟水穀功能亢盛，則消穀善饑，時有胃脘空虛的「懸心」感。「胃中寒」可見「腹脹」，為胃中陽氣運行不利，腐熟水穀功能不行引起。「腸中熱」者可見「出黃如糜，臍以下皮寒」，此證主要由於濕熱蘊結腸道，大腸傳導失職，故大便糜爛穢臭而色黃。「腸中寒」者可見「腸鳴、飧泄」。腸中陰寒內盛，氣機凝滯不運，小腸不能分清別濁，大腸不能變化水

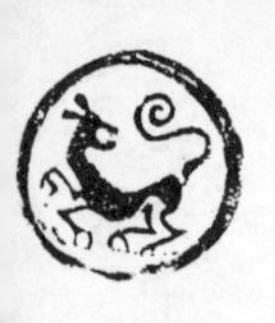

穀，則水穀攻沖於腸間而腸鳴轆轆有聲，水穀未及運化則瀉出物完穀不化。「胃中寒，腸中熱」，則見「脹而且泄」。胃受寒，則氣收不行，而為脹滿；腸客熱，濕熱蘊結腸道，則水穀不聚，而為泄瀉。病為寒濁之氣在上，而清熱之氣在下也。「胃中熱，腸中寒」則見「疾饑，小腹痛脹」。此多因飲食不節，寒溫失宜，致腸胃受邪，有冷有熱。胃熱則消穀，故善饑；腸寒則血凝脈急，故小腹痛；又寒則氣聚，故痛且脹。

文中「臍以上皮熱」，「臍以下皮寒」句，歷代醫家多有不同見解。有指臍以上皮熱則腸中熱，臍以下皮寒則腸中寒者，亦有指臍以上皮熱屬胃中熱，而臍以下皮寒屬腸中寒，或有改臍以下寒為臍以下熱者。按《內經》此段文句，臍以上熱為胃熱，臍以下寒屬腸熱，究其病機則臍以下為腸府，腸府有熱，陰陽相隔，陽氣隔絕不通，故反見寒象，可供參考。

【原文】

黃帝曰：胃欲寒飲，腸欲熱飲，兩者相逆，便之奈何？且夫王公大人，血食(1)之君，驕恣從欲(2)輕人，而無能禁之，禁之則逆其志，順之則加其病，便之奈何？治之何先？岐伯曰：人之情，莫不惡死而樂生，告之以其敗，語之以其善，導之以其所便，開之以其所苦，雖有無道之人，惡有不聽者乎？

【注釋】

（1）血食：以血出於肉。血食，即肉食。

（2）從欲：從，通「縱」。從欲，即放縱慾望。

【白話詳解】

黃帝說：「胃熱宜食寒飲，腸寒宜食熱飲，寒熱兩者性質相反，治療應該怎樣呢？尤其那些以肉食為主的王公大人，都是性情驕傲恣意妄行之人，輕視別人無法勸導，而且，如加以

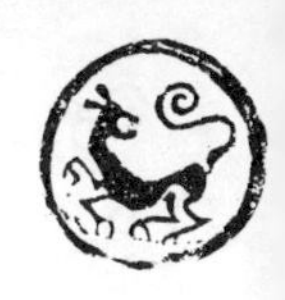

勸阻就算違背他們的意志，但如順他們的意志，又會加重病情。在這種情況下，如何順適其宜？治療時又應先從哪裏著手呢？」岐伯說：「人沒有不怕死的，誰不喜歡活著？如果醫生告訴他哪些對身體有害，哪些對身體有益，並指導他怎樣做，那麼儘管有不太懂情理的人，怎麼還會有不聽勸告的呢？」

【按語】

本節說明了醫生有必要對患者施行勸慰開導法。勸慰開導法屬於醫學心理學中的語言交往形式的一種，是醫患間交流思想和感情的主要形式。它具有暗示和治療功能，不僅能影響人的心理和行為，而且能影響人的生理過程。所以醫患間採取合適的交流方式對治療具有實際意義。

一般而言，「人之情，莫不惡死而樂生」，醫生由對患者心理狀態的細微洞悉，有的放矢地根據患者的病情對其進行勸慰開導，講清疾病的危害程度，告以治療的措施及效果，那麼即使是驕恣放縱的人亦會聽從醫生的勸慰。這對於病人瞭解病情危害，配合治療，加速痊癒，均有很好的輔助效用。

【應用舉例】

語言對人的積極影響作用，表現在它使人明瞭事理，樹立信心，安定情緒，變消極為積極狀態。

因此，醫務人員對患者講的每句話，都應該是對患者的安慰、鼓勵和支持，都應該給患者帶來希望。如在早晨對某患者說：「今天你的精神挺好！」會使患者感到欣喜，而使其整天都處於良好的情緒狀態。醫務人員要充分認識語言的這種精神力量，選用中肯的語義、和藹的語調、清晰的語音進行敘述，切不可在患者面前發表無把握的意見和無根據的解釋，更不可有輕率的言辭。（《醫學心理學》）

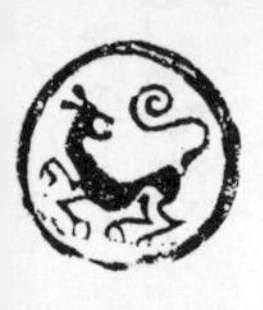

【原文】

黃帝曰：治之奈何？岐伯曰：春夏先治其標，後治其本；秋冬先治其本，後治其標。

黃帝曰：使其相逆[1]者奈何？岐伯曰：便此者，食飲衣服，亦欲適寒溫，寒無悽愴[2]，暑無出汗。食飲者，熱無灼灼，寒無滄滄[3]。寒溫中適，故氣將持，乃不致邪僻也。

【注釋】

（1）相逆：謂胃欲寒飲，腸欲熱飲，兩者相逆。

（2）悽愴（ㄔㄨㄤˋ）：寒冷。

（3）滄（ㄙㄤ）滄：寒冷。

【白話詳解】

黃帝問：「怎樣治療呢？」岐伯說：「春夏時節，應先治在外的標病，後治在內的本病；秋冬之季，應先治在內的本病，後治在外的標病。」

黃帝問：「對那種病情相矛盾的又如何使其適宜呢？」岐伯說：「治療這樣的病人，在日常生活中，應注意使他寒溫適中。天冷時，要加厚衣服，不要使他凍得發抖；天熱時，要減少衣服，不要使他熱得出汗。在飲食方面，也不要吃過熱過涼的食物。這樣寒溫適中，真氣就能內守，邪氣也就無法侵入人體而致病了。」

【按語】

本節提出了「春夏先治其標，後治其本；秋冬先治其本，後治其標」的觀點。標，指樹枝，樹葉；本，言樹根。春夏季節，萬物復蘇，其氣升發於枝葉枝條，故枝葉茂盛；秋冬季節，萬物收斂內藏，其氣流歸於樹根以藏之。治病亦類同此理，春夏人體陽氣發散於外，若有病變，先治其表，後治其裏；秋冬陰陽之氣內藏於裏，若有不足，先治其裏，益其虧

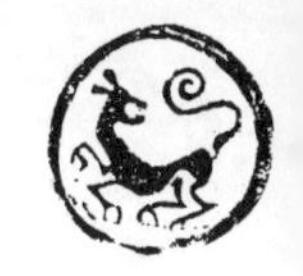

損，後治其表。

【原文】

黃帝曰：《本臟》以身形支節䐃肉[1]，候五臟六腑之小大焉。今夫王公大人，臨朝即位之君而問焉，誰可捫循之而後答乎？岐伯曰：身形支節者，臟腑之蓋也，非面部之閱也。

黃帝曰：五臟之氣，閱於面者，余已知之矣，以支節而閱之奈何？岐伯曰：五臟六腑者，肺為之蓋，巨肩陷咽，候見其外。黃帝曰：善。岐伯曰：五臟六腑，心為之主，缺盆為之道，骺骨[2]有餘，以候髑骬[3]。黃帝曰：善。岐伯曰：肝者，主為將，使之候外，欲知堅固，視目小大。黃帝曰：善。岐伯曰：脾者，主為衛，使之迎糧，視唇舌好惡，以知吉凶。黃帝曰：善。岐伯曰：腎者主為外，使之遠聽，視耳好惡，以知其性。黃帝曰：善。願聞六腑之候。

岐伯曰：六腑者，胃為之海，廣骸、大頸[4]、張胸，五穀乃容。鼻隧以長，以候大腸。唇厚、人中長，以候小腸。目下果大[5]，其膽乃橫。鼻孔在外，膀胱漏泄。鼻柱中央起，三焦乃約，此所以候六腑者也。上下三等[6]，臟安且良矣。

【注釋】

（1）䐃（ㄐㄩˇㄥ）肉：指肢體較突起之肌肉。

（2）骺（ㄏㄨˊㄛ）骨：指肩端骨，即缺盆骨兩旁之端。

（3）髑骬（ㄏㄜˊ ㄩˊ）：指胸骨劍突，俗稱蔽心骨。

（4）大頸：脖子較粗大。

（5）目下果大：果，通「裹」，即目下囊裹。目下果大，指下眼泡寬大。

（6）上下三等：指面部的上、中、下三部勻稱。

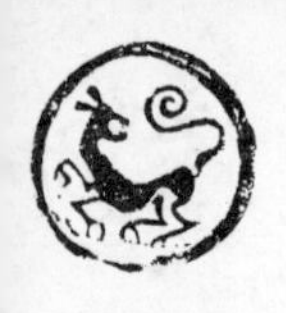

【白話詳解】

黃帝說：「《本臟》篇認為，根據人的形體、四肢、關節、肌肉等情況，可以測知五臟六腑的形態大小。但對於王公大人，他們想知道自己的身體狀況，而醫生又不能隨便檢查，該怎麼回答呢？」岐伯說：「人的身形肢節，覆蓋在五臟六腑的外部，觀察它們也能瞭解內臟情況，但它不像望面色那樣簡單。」

黃帝說：「五臟精氣的情況，可以由人的面部觀察得知，我已經懂得了這些道理。但從肢節身形而察知內臟的情況，該怎樣觀察呢？」岐伯說：「五臟六腑中，肺所處的部位最高，如傘蓋一樣。根據肩和咽喉的情況，就能測知肺臟是怎樣的。」黃帝說：「講得好。」岐伯繼續說：「五臟六腑，心是主宰。以缺盆作為血脈的通道，觀察兩肩端骨距離的遠近，再結合胸骨劍突的長短等，就可測知缺盆骨的部位，從而瞭解心臟的大小脆堅。」黃帝說：「很有道理。」岐伯說：「肝在五臟中，像位將軍，開竅於目，要從外面測知肝是否堅固，就應觀察眼睛的大小。」黃帝說：「很好。」岐伯說：「脾臟捍衛全身，接受水穀的精微，並輸送到身體各部，所以瞭解唇舌的好壞，就可知道脾病的吉凶。」黃帝說：「對。」岐伯說：「腎臟藏精而開竅於耳，能接聽外界的聲音，觀察耳的聽力的強弱，可以測知腎臟的虛實。」

黃帝說：「講得好，請再講講測候六腑的方法。」岐伯說：「六腑之中，胃為水穀之海，凡兩頰豐滿，頸部粗壯，胸部開闊的，說明胃容納水穀的量很大。如鼻道深長，就可測知大腸的狀況；如口唇厚而人中溝長，就可測知小腸的情況。下眼泡寬大的可知其膽氣剛強；鼻孔掀露於外而呼吸通暢的，可知其膀胱排泄正常。鼻柱中央高起的，可知其三焦固密。這就

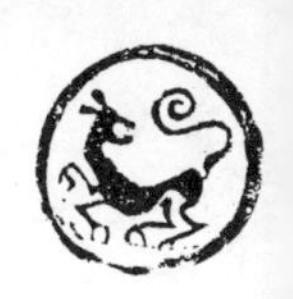

是用來測知六腑的一般方法。人體和面部的上中下三部勻稱，這樣臟腑就很安好。」

【按語】

本節介紹暸望肢體五官等的外候，測知五臟六腑的形態強弱及生理病理變化等，其中又以五臟為主。肺為華蓋，上緣（肺尖）與肩膀相靠近，肩膀的高度和疼痛情況都可能與肺相關。如久患哮喘者常有肩膀上聳的體徵。心居胸中，即缺盆下、腹之上，向前與胸骨相毗鄰，故胸骨又作「蔽心骨」，正常人胸部外形兩側對稱，胸骨不凹不凸。若胸部高突，尤以胸骨為明顯者，稱為「雞胸」，多因於先天不足。肝為將軍之官，開竅於目，故診目可作為肝病辨證的依據之一。如肝鬱化火、生風，在目可見紅腫疼痛，甚至出血；肝失疏泄以致膽道不利，膽汁外溢，則出現目黃。脾為倉廩之官，口為脾之外竅，唇為脾之華表，故有「口唇者，脾之官也」之說。正常口唇之色澤紅而明潤，若唇黃主脾虛有濕；環口黧黑，身出冷汗，黃疸者，為脾絕；人中短縮，唇蜷縮不能覆齒，稱為「唇反」，為脾敗之象。腎氣通耳，耳為腎之竅。正常耳，肉厚大而紅潤，乃先天腎氣充足。若色黑而痛者，主腎水不足或腎水寒極生火；純黑則係腎氣將絕，也可見腎病實證。

以上內容充分體現了「司外揣內」的診斷機理，是中醫診斷學的特色之一。

其中的「內」，是指機體內部臟腑器官、四肢百骸；「外」的涵義廣泛，可大概分為兩類：一是機體表像，包括從望聞問切對證、脈、舌及體質、氣質等進行分析後所獲得的全部資訊；二是機體的外在環境，如氣象、地理、季節、時辰等。「司外揣內」的診法應用，體現了因人、因地、因時制宜的靈活性和原則性。

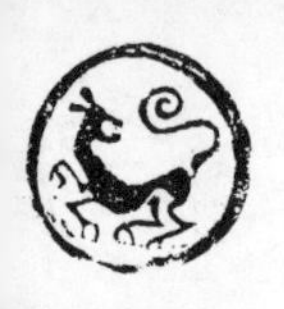

逆順肥瘦第三十八

【原文】

黃帝問於岐伯曰：余聞針道於夫子，眾多畢悉矣。夫子之道，應若失(1)，而據未有堅然者也。夫子之問學熟(2)乎，將審察於物而心生之乎？岐伯曰：聖人之為道者，上合於天，下合於地，中合於人事，必有明法，以起度數，法式檢押(3)，乃後可傳焉。故匠人不能釋尺寸而意短長，廢繩墨而起平水(4)也，工人不能置規而為圓，去矩而為方。知用此者，固自然之物，易用之教，逆順之常也。

黃帝曰：願聞自然奈何？岐伯曰：臨深決水，不用功力，而水可竭也；循掘決沖，而經可通也。此言氣之滑澀，血水清濁，行之逆順也。

黃帝曰：願聞人之白黑肥瘦小長，各有數乎？岐伯曰：年質壯大，血氣充盈，膚革堅固，因加以邪，刺此者，深而留之，此肥人也。廣肩腋項，肉薄厚皮而黑色，唇臨臨然(5)，其血黑以濁，其氣澀以遲。其為人也，貪於取與，刺此者，深而留之，多益其數也。

黃帝曰：刺瘦人奈何？岐伯曰：瘦人者，皮薄色少，肉廉廉然(6)，薄唇輕言，其血清氣滑，易脫於氣，易損於血，刺此者，淺而疾之。

黃帝曰：刺常人奈何？岐伯曰：視其白黑，各為調之，其端正敦厚者，其血氣和調，刺此者，無失常數也。

黃帝曰：刺壯士真骨者奈何？岐伯曰：刺壯士真骨，堅肉緩節，監監然(7)，此人重則氣澀血濁，刺此者，深而留之，多

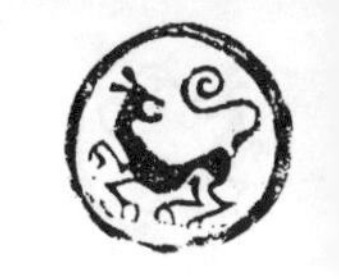

益其數；勁則氣滑血清，刺此者，淺而疾之。

黃帝曰：刺嬰兒奈何？岐伯曰：嬰兒者，其肉脆，血少氣弱，刺此者，以豪刺，淺刺而疾發針，日再可也。

黃帝曰：臨深決水，奈何？岐伯曰：血清氣濁(8)，疾瀉之，則氣竭焉。黃帝曰：循掘決沖，奈何？岐伯曰：血濁氣澀，疾瀉之，則經可通也。

【注釋】

（1）失：為「矢」之誤，箭矢的意思。

（2）熟：為「孰」之誤，誰的意思。

（3）檢押：規則。

（4）平水：即水平線，喻指標準。《太素》作「水準」。

（5）臨臨然：下垂的樣子。

（6）廉廉然：肌肉瘦薄，好像有皮無肉的樣子。

（7）監監然：堅強有力的樣子。

（8）濁：為「滑」之誤，滑利的意思。

【白話詳解】

黃帝問岐伯說：「我向先生求教針刺之道，許多道理已經瞭解了。根據先生的理論去治療，能使病痛祛除，就好像箭矢中的，從來沒有出現病邪頑固，堅不可破的情況。這些針刺理論，是先生從他人處繼承而來，還是從審察事物中而心有所得呢？」岐伯說：「聖人所作針刺的道理，在上與天文相配合，在下與地理相配合，在中與人事相配合，所以必然有明確的法則，以立尺度長短，模式規矩，並制定了防止錯亂的方法，然後才可傳於後世。所以匠人不能去掉了尺寸而隨意妄揣長短，放棄了繩墨而另立標準，工人也不能丟開了規而去畫圓形，丟開了矩而去畫方形。知道運用這一法則的，是順應了自然的規律，教導人們簡易而實用，也可以將它作為衡量逆順的常

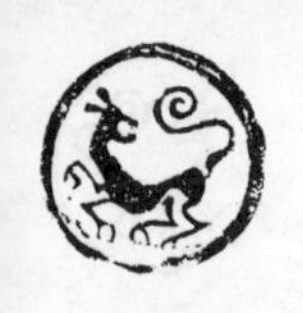

法。」

黃帝說：「希望聽你講講自然是怎樣的？」岐伯說：「到深河那裏放水，不必用許多力氣，就可以把水放完。循著孔道深掘，使水沖決而出，需要花許多力氣才可以把小路通開。這就說明人身的氣有滑有澀，血有清有濁，氣血的運行有逆有順，是應該順應它的自然之勢的。」

黃帝說：「我希望再聽你說明一下，由於一般人外貌有白有黑，體質有肥有瘦，年齡有少有長，在針刺時的次數和深淺，是否各有一定的標準呢？」岐伯說：「壯年而體質魁梧的人，血氣充足旺盛，肌表皮膚堅實固密，倘若由於感受病邪而來治療，針刺這種人，應該採用深刺和留針，這是刺肥壯的人的治療原則。另有一種人，肩腋項都很開闊，肉薄皮厚色黑，嘴唇肥厚，面色漆黑而渾厚重濁，氣行澀遲，其人生性好勝，勇於進取，又好贈與的。針刺這種體質特別健壯的人，不但要深刺還要長時間的留針，並且要增加針數和次數。」

黃帝說：「刺瘦人是用怎樣針法呢？」岐伯說：「瘦人皮薄血色不足，肌肉消瘦，嘴唇薄，語聲低，他的血行清淺，氣道滑利，導致氣容易虛脫，血容易耗損。針刺這種體質瘦弱的人，應該用淺刺和迅速出針的方法。」

黃帝說：「刺一般肥瘦適中的人是用怎樣的針法呢？」岐伯說：「觀察他的膚色白黑，分別給他配合針刺深淺的標準。若屬於端正純厚的人，他的血氣和調，針刺這樣的人，應該按照一般正常的針法標準。」

黃帝說：「刺年輕力壯而骨骼強固的人用怎樣的針法呢？」岐伯說：「骨骼堅壯的年輕壯士，肌肉豐厚，關節堅大。若屬於敦樸穩重而不好動的，那麼其氣道堅澀血液渾濁，針刺就當深刺和留針，並且增加針刺的針數和次數；若屬於活

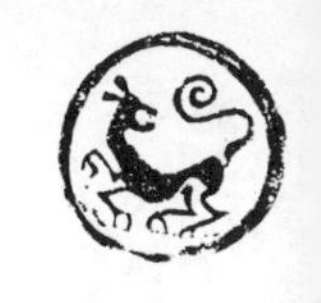

潑好動的，那麼其氣道滑利、血液清稀，針刺就當淺刺和迅速出針。」

黃帝說：「刺嬰兒是用怎樣的針法呢？」岐伯說：「嬰兒肌肉柔軟，血少氣弱，針刺這樣的人，應該用毫針淺刺，進針要快，一天針刺兩次就可以了。」

黃帝說：「你之前說的臨深決水，不需要用多少力氣就能打通壅塞之處，結合在針刺方面，是怎樣的呢？」岐伯說：「對於血清氣滑的人，用了疾瀉的針法，就會使他真氣衰竭。」黃帝說：「循掘決沖，需要花許多力氣才可以打通，結合在針刺方面，是怎樣的？」岐伯答說：「對於血濁氣澀的人，必須要多加力氣，用疾瀉的針法，才會使經脈得以疏通。」

【按語】

本節由自然之理比喻說明了因人制宜的治療原則。天有春夏秋冬，地有東西南北，天地變化時刻影響到人身的氣血運行，所以臨床治療唯有「上合於天，下合於地，中合於人事」做到因人制宜才能事半功倍。結合到具體的臨床針刺治療過程中，對待不同的人群，如肥人、瘦人、肥瘦適中的人，以及壯士、嬰兒等，就要根據他們不同的身體素質和情況，分別運用不同的針刺手法和標準。

對於肥人和身體結實的人，由於他們大多氣遲血滯，宜深刺和留針。對於瘦人，由於他們大多血清氣滑，宜淺刺而且出針要快。對於肥瘦適中的人，由於他們大多血氣和順，就可以按照一般的療法施治。對於嬰兒，由於他們肌膚脆薄，血少氣弱，宜用毫針淺刺，而且操作要快。

依照以上的法則去治療的，就是順應了自然之理，就能達到良好的功效，若違反了這些原則，就是違逆了自然之理，會產生嚴重的後果。

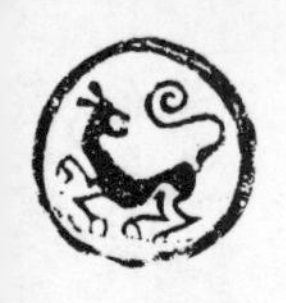

【原文】

黃帝曰：脈行之逆順，奈何？岐伯曰：手之三陰，從臟走手；手之三陽，從手走頭；足之三陽，從頭走足；足之三陰，從足走腹。

黃帝曰：少陰之脈獨下行，何也？岐伯曰：不然。夫衝脈者，五臟六腑之海也，五臟六腑皆稟焉。其上者，出於頏顙(1)，滲諸陽，灌諸精；其下者，注少陰之大絡，出於氣街，循陰股內廉入膕中，伏行骭骨(2)內，下至內踝之後屬而別。其下者，並於少陰之經，滲三陰；其前者，伏行出跗屬(3)，下循跗入大指間，滲諸絡而溫肌肉。故別絡結則跗上不動，不動則厥，厥則寒矣。黃帝曰：何以明之？岐伯曰：以言導之，切而驗之，其非必動，然後乃可明逆順之行也。黃帝曰：窘乎哉！聖人之為道也。明於日月，微於毫釐，其非夫子，孰能道之也。

【注釋】

（1）頏顙（ㄏㄨㄤˊ ㄙㄤˇ）：為咽上上腭與鼻相通的部位。

（2）骭（ㄍㄢˋ）骨：脛骨，小腿骨，亦指小腿。

（3）跗屬：跟骨結節上緣。

【白話詳解】

黃帝說：「十二經脈循行的逆順，是怎樣區別的？」岐伯回答說：「手三陰經，從胸部循臂下行走到手指尖端；手三陽經，從手臂上行走到頭部；足三陽經，從頭部下行走到足趾之端；足三陰經，從足上行到腹部。」

黃帝說：「足少陰腎經之脈單獨下行，是為什麼呢？」岐伯說：「這不是足少陰腎經，而是衝脈合少陰經趨入下肢的旁支。所謂衝脈，是五臟六腑十二經氣血之海，五臟六腑都受它的濡養。它上行的脈，出於咽上上腭骨的上竅，有滲灌諸陽精氣的作用；它下行的脈，流注於足少陰腎經的大絡，出於足陽

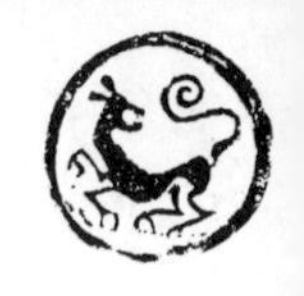

明胃經在腹股溝動脈的氣街（氣衝穴），沿著大腿內側，進入膝膕窩中，隱伏於小腿內側，下至內踝的脛骨和跗骨相連處又分出來。它的下行旁支，和足少陰腎經相並而行，滲注肝脾腎三條陰經；它前行的分支，伏行出於接近跟骨結節上緣，下沿足背，進入足大趾間，滲灌諸絡脈，以濡養肌肉。因此，衝脈在下分出的支絡，如有結而不通的現象，則足背的脈就不跳動，不跳動則衛氣不行而致厥逆，厥逆就會出現寒冷的證狀。」黃帝說：「怎樣能夠明白衝脈和少陰的逆順關係呢？」岐伯說：「首先勸導病人，其次是切按足背的動脈進行檢查，若不是由於病變引起的情況，足背上的脈是跳動的，然後就可以明白不動為逆，動者為順的氣行逆順關係了。」黃帝說：「真是一個疑難問題啊，聖人作的針刺理論，比日月還要光明，比毫釐還要精細，如不是先生，誰能說明白這個道理啊。」

【按語】

本段論述了十二經的走向交接規律和衝脈的運行與作用。十二經脈分為手足三陰三陽經，其總體的循行走向規律為：手三陰經都是從胸部行走到手，並交手三陽；手三陽經都是從手

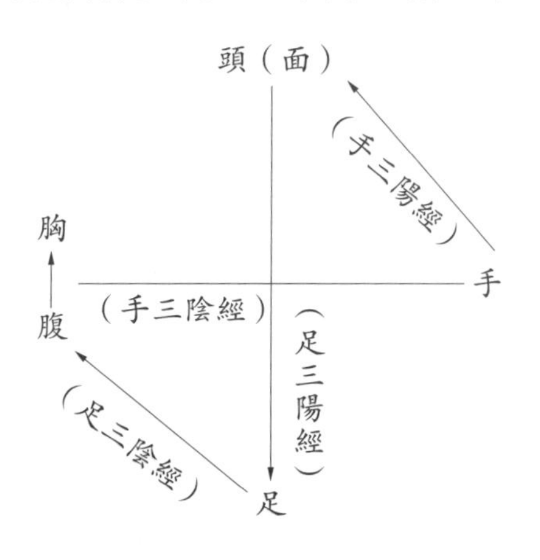

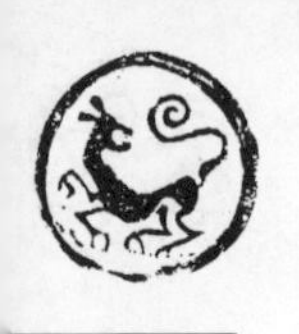

行走到頭，交足三陽；足三陽經都是從頭行走到足，交足三陰；足三陰經都是從足行走到腹部，再上行入胸交手三陰。這一論述概括地指出了經脈的走向與交接規律，說明經絡走向有「離中」和「向中」的不同走向循行特點，也說明了經脈的互相銜接，陰陽相隨，如環無端，構成了一個連貫的通路。

衝（沖），有要衝的意思，衝脈的循行部位是起於胞宮，下出於會陰，並在此分為二支。其上行支之前行者沿腹前壁挾臍上行，與足少陰經相並，散佈於胸中，再向上行，經咽喉，環繞口唇；其後行者沿腹腔後壁，上行於脊柱內。其下行支出會陰下行，沿股內側下行到大趾間。衝脈是五臟六腑、十二經脈之海，能調節十二經氣血。當經絡臟腑氣血有餘時，衝脈能加以涵蓄和貯存；經絡臟腑氣血不足時，衝脈能給予灌注和補充，以維持人體各組織器官正常生理活動的需要。故有「滲諸絡而溫肌肉」以及主生殖、調氣機升降等作用，是人體重要的奇經八脈之一。

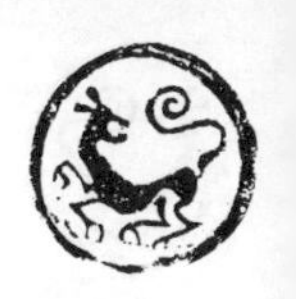

淫邪發夢篇第四十三

【原文】

黃帝曰：願聞淫邪泮衍[1]奈何？岐伯曰：正邪[2]從外襲內，而未有定舍，反淫於臟，不得定處，與營衛俱行，而與魂魄飛揚，使人臥不得安而喜夢；氣淫於腑，則有餘於外，不足於內；氣淫於臟，則有餘於內，不足於外。

【注釋】

（1）泮衍：泮，音義同「滂」，溶解流逸的意思。衍，滿溢的意思。泮衍，指邪氣彌漫。

（2）正邪：指有害於身心的內外各種刺激，不同於六淫和七情勞逸等發病因素，故稱正邪。

【白話詳解】

黃帝說：「我想聽聽邪氣彌漫體內的變化情況是怎樣的？」岐伯說：「正邪從外侵襲人體，並無固定的部位，流竄於內臟，也不固定處所，當它與營衛之氣並行時，就會導致魂魄遊蕩，使人坐臥不安而多夢。如果它侵擾到腑，則使在外的陽氣有餘，在內的陰氣不足；如果它侵淫到臟，則使在內的陰氣有餘，在外的陽氣不足。」

【按語】

本節論述了發夢的機理。中醫的夢學研究是始自於《內經》，本篇是論述發夢的專篇，除此以外，另有《素問・脈要精微論》和《素問・方盛衰論第八十》皆對發夢有所論及。對於病夢產生的原因和病邪致病的機理，認為主要是由「正邪」引起。「正邪」與「淫邪」是不同的，一般認為，「淫邪」是

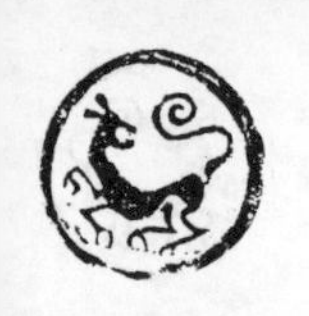

各種由於太過而侵襲人體的外界因素。而「正邪」，人們多遵從明代醫家張景岳的解釋「凡陰陽勞逸之感於外，聲色嗜欲之動於內，但有干於身心者，皆謂之正邪」，即由嗜欲所引起的病邪。對於致病機制，文章闡釋為「正邪從外襲內」，尤其是在睡眠之時，衛氣行於陰，其衛外功能有所減弱，邪氣易侵擾人體。襲入之後，病邪居無所定，而同行與營衛之氣，滋擾臟腑，使得分藏於五臟的魂與魄分離飛揚，進而使精神不安，而產生夢象。

需要注意的是，這一過程中所引起的魂魄飛揚，與由情志所致的魂魄飛揚是有區別的。後者主要是由於七情過度，五臟的精氣離開五臟，以致臟精耗失而出現的精神活動異常。

【原文】

黃帝曰：有餘不足有形乎？岐伯曰：陰氣盛，則夢涉大水而恐懼；陽氣盛，則夢大火而燔焫(1)；陰陽俱盛，則夢相殺。上盛則夢飛，下盛則夢墮；甚饑則夢取，甚飽則夢予；肝氣盛則夢怒，肺氣盛，則夢恐懼、哭泣、飛揚；心氣盛則夢善笑恐畏；脾氣盛則夢歌樂、身體重不舉；腎氣盛，則夢腰脊兩解不屬。凡此十二盛者，至而瀉之立已。

厥氣客於心，則夢見丘山煙火；客於肺，則夢飛揚，見金鐵之奇物；客於肝，則夢山林樹木；客於脾，則夢見丘陵大澤，壞屋風雨；客於腎，則夢臨淵，沒居水中；客於膀胱，則夢遊行；客於胃，則夢飲食；客於大腸，則夢田野；客於小腸，則夢聚邑(2)衝衢(3)；客於膽，則夢鬥訟(4)自刳；客於陰器，則夢接內；客於項，則夢斬首；客於脛，則夢行走而不能前，及居深地窌苑中；客於股肱，則夢禮節拜起；客於胞脯，則夢溲便。凡此十五不足者，至而補之立已也。

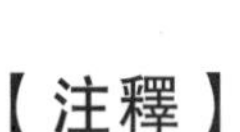

【注釋】

（1）燔焫：燒熾灼熱的意思。

（2）聚邑：人口稠密，貨物聚集的城市。

（3）衙衢（ㄑㄩˊ）：四通八達的交通要道。

（4）鬥訟：鬥毆爭辯。

【白話詳解】

黃帝說：「有餘與不足，其表現怎樣？」

岐伯說：「如陰氣盛，就會夢見趟渡大水而害怕；如陽氣盛，就會夢見大火而感到灼熱；如陰陽二氣俱盛，就會夢見相互格鬥殘殺。如上體的邪盛，就會夢見自己飛騰向上；如下體的邪盛，就會夢見自己向下墜墮。過度饑餓時，會夢見索取食物；過飽時，會夢見予他人食物。肝氣盛的人，會夢見發怒；肺氣盛的人，會夢見恐懼、哭泣；心氣盛的人，會夢見喜笑或恐怖畏懼；脾氣盛的人，會夢見歌唱、歡樂或身體沉重不能舉動；腎氣盛的人，會夢見腰和脊背分離不相連屬。這十二種因氣盛引起的病，治療時可分別根據夢境察知邪的所在，而用針刺瀉之，就能馬上好轉。

如邪氣侵犯到心臟，就會夢見山丘煙火；如侵犯到肺臟就會夢見飛揚騰越，或見金鐵製成的奇怪的東西；如邪氣侵犯到肝臟，就會夢見山林樹木；如邪氣侵犯到脾臟，就會夢見丘陵大澤和被風雨損壞的房屋；如邪氣侵犯到腎臟，就會夢見自己身臨深淵，或浸沒在水中；如邪氣侵犯到膀胱，就會夢見自己到處遊蕩；如邪氣侵犯到胃，就會夢見飲食；如邪氣侵犯到大腸，就會夢見廣闊的田野；如邪氣侵犯到小腸，就會夢見擁擠的交通要道；如邪氣侵犯到膽，就會夢見與人爭鬥訴訟，破腹自殺；如邪氣侵犯到生殖器，就會夢中性交；如邪氣侵犯到項部，就會夢見自己被斬首；如邪氣侵犯到足脛，就會夢見自己

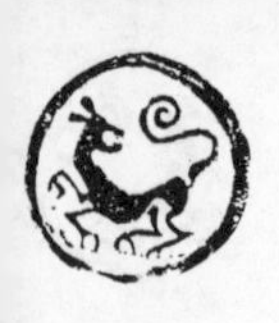

行而不前，以及被困於窖苑之中；如邪氣侵犯到大腿和肘臂，就會夢見行跪拜的禮節；如邪氣侵犯到膀胱和直腸，就會夢見自己小便和大便。根據上述15種因氣虛而導致的夢境，治療時可分別察知氣虛的所在而用針刺補之，也能立即有所改善。」

【按語】

本節論述了臟腑陰陽之氣有餘和不足所分別出現的夢境及其治療大法。夢是特殊的神志活動，與臟腑氣血、營衛運行密切相關。

人的生理要求，本能的慾望，可以表現在夢中，如「甚饑則夢取，甚飽則夢予」，因此，夢是人在睡眠過程中的一種正常的生理現象，做夢是人腦的正常活動，是人腦處於睡眠狀態下，一定時間一定部位的興奮活動，中醫將之歸結於五臟營衛氣血運動的正常反應，因而人體臟腑組織的病變也可以反映在夢境之中，這就是本篇「淫邪發夢」的主要原理所在。文中所提及的27種夢象，一方面是從臟氣有餘不足進行闡述，另一方面也結合臟腑不同的功能特點加以分析，雖與臨床實際未必完全符合，但也足以說明病夢的產生與臟腑的功能、屬性、氣之盛衰等情況有關，為臨床辨夢釋夢提供了理論基礎。

對於病夢的治療問題，古代醫家把病夢的成因歸結於體內陰陽失調，臟腑失和，故主張採用調和陰陽、調理臟腑的方法予以治療，強調將病夢作為一個症狀考慮，再結合其他體徵而辨證論治。後世醫家依此也發展與補充了許多治病方法與有效方藥，如心氣不足的益氣安神法，心血不足之養血安神法，心腎不交之交通心腎法，心虛膽怯的壯膽鎮驚、安神定志法，以及心火旺盛之清心瀉火法等，可參考運用。

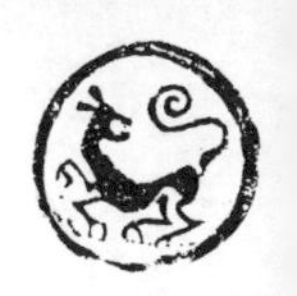

順氣一日分為四時第四十四

【原文】

黃帝曰：夫百病之所始生者，必起於燥濕寒暑風雨，陰陽喜怒，飲食居處，氣合而有形(1)，得臟而有名(2)，余知其然也。夫百病者，多以旦慧、晝安、夕加、夜甚，何也？岐伯曰：四時之氣使然。黃帝曰：願聞四時之氣。岐伯曰：春生，夏長，秋收，冬藏，是氣之常也，人亦應之。以一日分為四時，朝則為春，日中為夏，日入為秋，夜半為冬。朝則人氣始生，病氣衰，故旦慧；日中人氣(3)長，長則勝邪，故安；夕則人氣始衰，邪氣始生，故加；夜半人氣入臟，邪氣獨居於身，故甚也。

黃帝曰：其時有反者何也？岐伯曰：是不應四時之氣，臟獨主其病者，是必以臟氣之所不勝時者甚(4)，以其所勝時者起(5)也。

【注釋】

（1）氣合而有形：氣合，即邪氣犯人。指邪氣侵入人體出現相應的病形症狀。

（2）得臟而有名：得臟，即邪氣客於臟腑。指邪氣侵犯內臟而有一定的病名。

（3）人氣：指陽氣。

（4）臟氣之所不勝時者甚：根據五行相剋的規律，臟氣被時日的五行所克制，則病情轉重。

（5）其所勝時者起：指臟氣的五行能克制時日的五行，則病情好轉。

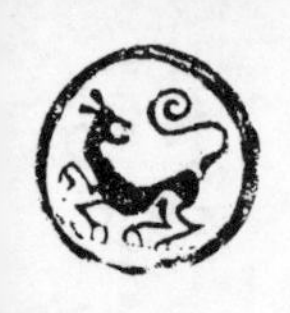

【白話詳解】

黃帝說：「一切疾病的發生，都是燥、濕、寒、暑、風、雨等外邪的侵襲，或情志失調，飲食不節以及起居不慎等內傷所引起。邪氣侵入人體後，必將會在形體上表現出來，邪居內臟，也各有一定的病名，這些道理我已經知道了。而疾病多半在早晨輕，白天安靜，傍晚逐漸加重，半夜以後就更加厲害，這是什麼道理呢？」岐伯說：「是因受到四時氣候和一日之中陰陽盛衰的影響所造成的。」

黃帝說：「願聽你講講四時之氣對人體的影響是怎樣的？」岐伯說：「春氣主生發，夏氣主生長，秋氣主收斂，冬氣主潛藏，這是四時正常氣候變化情況，人體也是和它相應的。如果把一天的時間分為四時，則早晨就是春天，中午就是夏天，日落就是秋天，夜半就是冬天。一歲之中陰陽有盛衰，一日之中也是如此。早晨陽氣生升，人體的陽氣亦應之而生，陽氣升則病氣漸衰，所以神情清爽病情輕微；中午陽氣旺盛，人體的陽氣亦應之而旺，陽氣旺則能勝邪，所以病人感覺安適；日落則陽氣下降，人體的陽氣亦應之而漸衰，陽氣衰則邪氣漸勝，所以病情加重；夜半則陽氣潛藏，人身的陽氣亦應之而潛伏於內，邪氣獨盛於身，所以病情嚴重。」

黃帝說：「也有病情變化和四時之氣不相應的，這是什麼道理呢？」岐伯說：「病若不和四時之氣相應的，是屬於臟腑本身單獨發病的緣故，這種情況下，單獨的病變，如病的臟氣受到『其所不勝』時氣的克制，病情就加重，若是等到『其所勝』時氣的時候，病情可以好轉。」

【按語】

本節論述了陽氣的生理及其疾病一般變化規律，指出人體陽氣隨自然界陽氣的盛衰而發生相應的變化。自然界的陽氣，

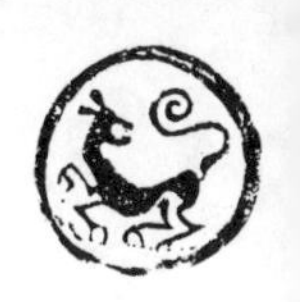

有生長盛衰的運動，也有一天之中晝夜消長盛衰的節律，人體為了維護生存，防止病邪的侵襲，就必須隨著自然界陰陽氣的消長運動，及時進行適應性的調整。

具體表現為：平旦陽氣始生，以應春生；日中陽氣盛，以應夏長；日入陽氣始衰，陰氣始盛，以應秋收；夜半陰氣盛，陽氣內斂，以應冬藏。

疾病是邪正鬥爭的過程，由於人體陽氣在一日中有消長盛衰之變化，因此，疾病的病情亦隨著陽氣的盛衰而表現出規律性的變化。「旦慧、晝安、夕加、夜甚」不但是疾病一般的變化規律，也說明了病邪與正氣交爭互有勝負的結果。這一觀點亦對後人臨證治療具有時間節律的疾病具有參考價值。

近年來，隨著中醫時間醫學研究的深入，發現許多疾病的發病、轉歸、病死的時間分佈有著明顯的規律性。就一日而言，大多疾病一般有旦慧、晝安、夕加、夜甚的變化規律，較符合《內經》相關論述。另有一些疾病則有特殊的變化規律，如哮喘發作的時間多在寅時，寅為肺經主時，此時足厥陰之氣交於手太陰肺經，又為少陰腎經對應時，肺腎氣虛，陽不能制陰，故哮喘患者多寅時發作或病情加重等，都為中醫臨床的發展提供了新的思路。

【原文】

黃帝曰：治之奈何？岐伯曰：順天之時，而病可與期[(1)]。順者為工，逆者為粗。

黃帝曰：善。余聞刺有五變，以主五俞[(2)]。願聞其數。岐伯曰：人有五臟，五臟有五變[(3)]，五變有五俞，故五五二十五俞，以應五時。黃帝曰：願聞五變。岐伯曰：肝為牡[(4)]臟，其色青，其時春，其音角，其味酸，其日甲乙；心為牡臟，其色

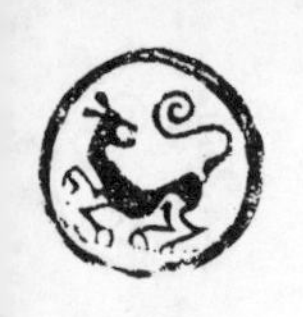

赤，其時夏，其日丙丁，其音徵，其味苦；脾為牝[5]臟，其色黃，其時長夏，其日戊己，其音宮，其味甘；肺為牝臟，其色白，其音商，其時秋，其日庚辛，其味辛；腎為牝臟，其色黑，其時冬，其日壬癸，其音羽，其味鹹，是為五變。黃帝曰：以主五俞奈何？臟主冬，冬刺井；色主春，春刺滎；時主夏，夏刺俞；音主長夏，長夏刺經；味主秋，秋刺合是謂五變，以主五俞。黃帝曰：諸原安合[6]，以致六俞。岐伯曰：原獨不應五時，以經合之，以應其數，故六六三十六俞。

黃帝曰：何謂臟主冬，時主夏，音主長夏，味主秋，色主春，願聞其故。岐伯曰：病在臟者，取之井；病變於色者，取之滎；病時間[7]時甚者，取之輸；病變於音者，取之經，經滿而血者；病在胃，及以飲食不節得病者，取之於合，故命曰味主合，是謂五變也。

【注釋】

（1）順天之時，而病可與期：謂順應時氣的盛衰，而施行恰當治療，可達到治療疾病之目的。

（2）刺有五變，以主五俞：指春刺滎，夏刺俞，長夏刺經，秋刺合，冬刺井之五種變化。

（3）五臟有五變：指五臟有色、時、音、味、日的之變異。

（4）牡：雄性的鳥獸稱牡。這裏指屬陽的意思。

（5）牝：雌性的鳥獸稱牝。這裏指屬陰的意思。

（6）諸原安合：即六腑之原穴與五臟之經穴合。

（7）間（ㄐㄧㄢˋ）：減輕的意思。

【白話詳解】

黃帝說：「應該怎麼治療呢？」岐伯說：「應該適應四時五行的盛衰，調節人體五臟的陰陽虛實，以達到治癒疾病的目

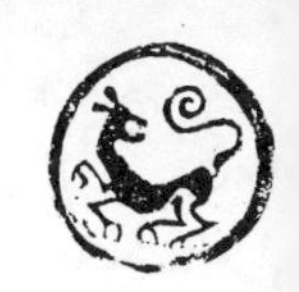

的，能這樣做的，就是良醫，否則就是庸醫。」

黃帝說：「你講得很對。我聽說刺法有五種變化，以五俞穴為主，願你說明它的法則。」岐伯說：「人有五臟，分別與五時、五日、五音、五色、五味相應。五臟有病，就要根據五臟有五變的道理，刺它的五俞穴，五臟各有五俞，共計二十五俞，這是和一年中的五個時令相應的。」

黃帝說：「希望你把五變的具體內容講解一下。」岐伯說：「肝屬木，是陰中之少陽，稱為牡臟，在色屬青，在時屬春，在音屬角，在味為酸，在日屬甲乙。心屬火，是陽中之太陽，也稱牡臟，在色屬赤，在時屬夏，在日屬丙丁，在音屬徵，在味為苦。脾屬土，為陰中之至陰，稱為牝臟，在色屬黃，在時屬長夏，在日屬戊己，在音屬宮，在味為甘。肺屬金，為陽中之少陰，也稱牝臟，在色屬白，在音屬商，在時屬秋，在日屬庚辛，在味為辛。腎屬水，是陰中之太陰，亦稱牝臟，在色屬黑，在時屬冬，在日屬壬癸，在音屬羽，在味為鹹，這就是五變。」

黃帝說：「五變應怎樣分主五俞呢？」岐伯說：「五臟主藏，其氣應冬，井穴氣深，亦應於冬，故凡病在臟者，當取各經的井穴。五色蕃華，其氣應春，滎穴氣微，亦應於春，故凡病見於色者，當取各經的滎穴。五時長養，其氣應夏，俞穴氣盛亦應於夏，故凡病發時作時止者，當取各經的俞穴。五音繁盛，其氣應長夏，經穴氣盛亦應於長夏，故凡病在聲音者，當取各經的經穴。五味成熟，以應秋收之氣，以養五臟，合穴氣斂，亦應於秋，故凡五味失調飲食內傷者，當取各經的合穴。這就是所謂五變分主的五俞，彼此相應配合的法則。」

黃帝說：「六腑陽經中各有原穴，又怎樣與五臟經穴相配合呢？」岐伯說：「六腑的原穴，不應五時，而以經穴合之，

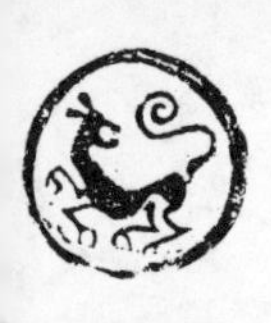

以成六俞之數。所以說六腑各有六俞，共36個俞穴，仍可配合進行治療。」

黃帝說：「什麼叫做五臟主冬，五時主夏，五音主長夏，五味主秋，五色主春呢？請你把其中的道理說明一下。」岐伯說：「病在五臟，與冬天的閉藏之氣相應，宜取用各經的井穴刺之；病變開始顯現在氣色方面的，像春天的生發顯露於外一樣，宜取各經的滎穴刺之；病情時作時止，時輕時重的，與夏令的盛長之氣相應，宜取用各經的俞穴刺之；病變表現在聲音方面的，經脈盛滿而有血瘀現象者，像長夏的化生一樣，取各經的經穴刺之。病在胃腑，由飲食不節而引起的疾病，與秋氣的收斂之氣相應，宜取各經的合穴刺之。因脈氣的所入為合，五味皆從口入，由脾胃而化生氣血，所以稱為味主合，這就是適應五變的治療法則。」

【按語】

本節論述了針刺施治「應天之時」的思想及「刺有五變以主五俞」的應用原則。原文所謂「五變主五俞」有兩種不同的提法：

一是按時序不同刺五俞，即「臟主冬，冬刺井……味主秋，秋刺合。是謂五變，以主五俞。」

二是按病變表現的不同特徵分刺五俞，如「病在臟者，取之井……病在胃，及以飲食不節得病者，取之合。」原文所論「五變主五俞」是《內經》「天人相應」整體觀的實際應用之例。

人們生活在自然界中，納天之氣，食地之味，自然界四時陰陽的盛衰變化，無不對人體生理病理產生直接或間接的影響，所以針刺時應遵循因時制宜的原則。

「刺有五變，以主五俞」指出春刺滎，夏刺俞，長夏刺

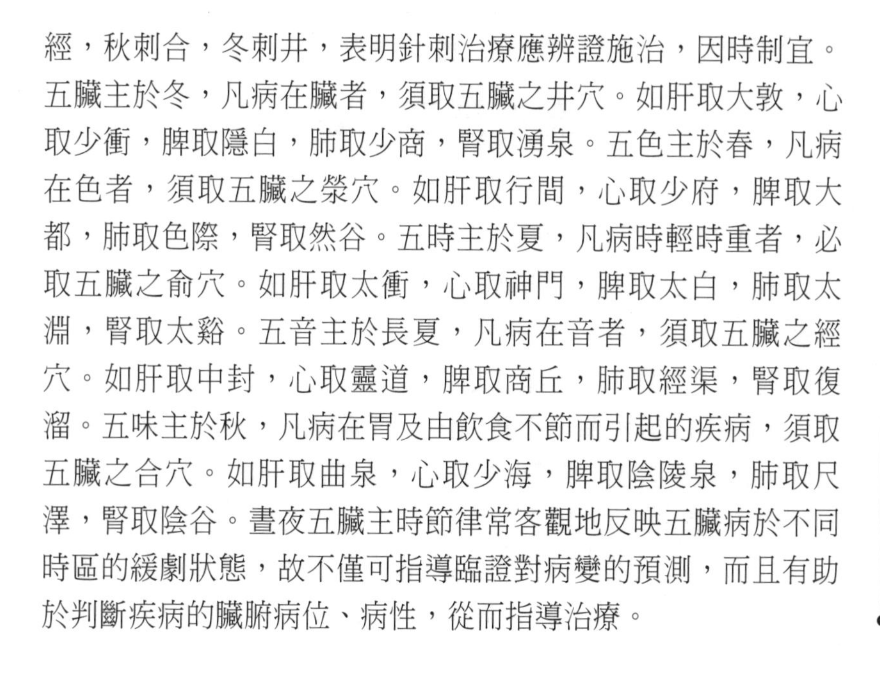

經，秋刺合，冬刺井，表明針刺治療應辨證施治，因時制宜。五臟主於冬，凡病在臟者，須取五臟之井穴。如肝取大敦，心取少衝，脾取隱白，肺取少商，腎取湧泉。五色主於春，凡病在色者，須取五臟之滎穴。如肝取行間，心取少府，脾取大都，肺取色際，腎取然谷。五時主於夏，凡病時輕時重者，必取五臟之俞穴。如肝取太衝，心取神門，脾取太白，肺取太淵，腎取太谿。五音主於長夏，凡病在音者，須取五臟之經穴。如肝取中封，心取靈道，脾取商丘，肺取經渠，腎取復溜。五味主於秋，凡病在胃及由飲食不節而引起的疾病，須取五臟之合穴。如肝取曲泉，心取少海，脾取陰陵泉，肺取尺澤，腎取陰谷。晝夜五臟主時節律常客觀地反映五臟病於不同時區的緩劇狀態，故不僅可指導臨證對病變的預測，而且有助於判斷疾病的臟腑病位、病性，從而指導治療。

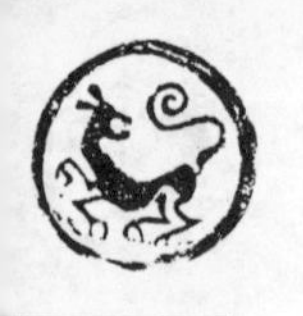

天年第五十四

【原文】

黃帝問於岐伯曰：願聞人之始生，何氣築為基[1]，何立而為楯[2]？何失而死，何得而生？岐伯曰：以母為基，以父為楯；失神[3]者死，得神者生也。

黃帝曰：何者為神？岐伯曰：血氣已和，榮衛已通，五臟已成，神氣[4]舍心，魂魄[5]畢具，乃成為人。

【注釋】

（1）基：即基礎，引申為事物的根本，此指生命的基質。

（2）楯（ㄕㄨㄣˇ）：楯，《說文》：「闌檻也」，即欄杆，此引申指保衛，護衛。

（3）神：此指廣義之神，係生命活動的總稱，包括精神、意識、思維、知覺和運動諸功能表現。

（4）神氣：此指狹義之神，包括精神、意識等。

（5）魂魄：乃神之一。

【白話詳解】

黃帝向岐伯問道：「請你給我講講，人在剛剛形成生命的時候，其稚嫩之身，是以什麼為基質又以什麼為衛護的呢？喪失了什麼就會死去，而獲得了什麼就能保持活力呢？」岐伯回答說：「人在剛剛形成生命的時候，其稚嫩之身，是以來自母親的陰血為基質，以來自父親的陽氣為衛護的。喪失了作為生機之本的神氣，人就會死去；獲得了作為生機之本的神氣，人就能保持活力。」

黃帝問道：「什麼是作為生機之本的神氣呢？」岐伯回答

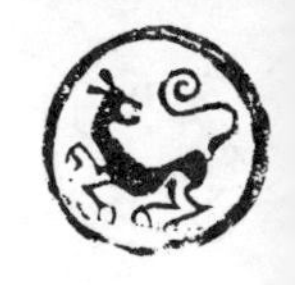

說：「當人體血氣和調、營衛貫通、五臟形成之後，又有精神藏守於心，魂魄意識也會隨之具備，這樣，一個健全完整的人就誕生了。」

【按語】

本節論述了人之始生賴父母之精合成的機理與形神產生的基礎。人之個體生命生成，也即為胚胎形成，必須有賴於父精母血的結合。以陰陽理論論之，則父母精氣陰陽交感，陰為體，陽為用，陰陽合和，胚胎乃成，而後產生形神合一的有機生命體，其中內涵有形與神的統一。所謂形，即人的形體，臟腑百骸，五官諸竅皆包括在內。所謂神，可分為 3 個層次：一是泛指人體生命活動的外在表現；二是指人的一切精神意識思維活動，三是專指心臟所藏之神，是諸種神志情緒變化的主宰。

本節所言之神即為前兩個層次之神。形與神的統一，是指形可寓神，神可依附於形，如本段指出「血氣已和，榮衛已通，五臟已成」，在此具備了形體的前提下，才有「神氣舍心，魂魄畢具，乃成為人」。因此，離開神的形體，即失去了生存的意義。由於形與神是生命存在不可分割的兩個方面，且其均源自胚胎時期，所以在《內經》理論體系中十分重視先天腎精的作用，為後世從腎氣培補與保養治療小兒先天發育不良等提供了理論根據，也為養生保健提供了理論指導。

【應用舉例】

人之生也，合父母之精而有其身。父得乾之陽，母得坤之陰，陽一而施，陰兩而承，故以母為基，以父為楯。譬之稼穡者，必得其地，乃施以種，種劣地優，肖由乎父；種優地劣，變成乎母；地種皆得而陰陽失序者，雖育無成也。故三者相合而象變斯無窮矣。夫地者基也，種者楯也，陰陽精氣者神也，知乎此則知人生之所以然矣。（《類經・藏象》）

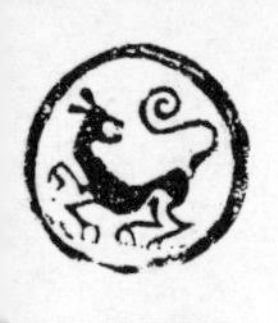

【原文】

黃帝曰：人之壽夭各不同，或夭壽，或卒死，或病久，願聞其道。岐伯曰：五臟堅固，血脈和調，肌肉解利[(1)]，皮膚緻密，營衛之行，不失其常，呼吸微徐，氣以度行[(2)]，六腑化穀，津液布揚[(3)]，各如其常，故能長久。

黃帝曰：人之壽百歲而死，何以致之？岐伯曰：使道[(4)]隧以長[(5)]，基牆[(6)]高以方，通調營衛，三部三裏[(7)]起，骨高肉滿，百歲乃得終。

【注釋】

（1）解利：此作通達流暢。解，通達。

（2）氣以度行：指氣血運行的速度與呼吸之間維持著正常的節律關係，一般為一呼一吸脈行六寸，一晝夜全力運行五十周。

（3）津液布揚：津液，代指水穀精氣。指水穀精微的正常吸收運行輸布而言。

（4）使道：一說指鼻孔，一說指人中溝。

（5）隧以長：深而長的意思。

（6）基牆：基，下巴。牆，面部四旁。

（7）三部三裏：三部即三裏，指面部的上、中、下三部，分別以額角、鼻頭、地角（下頜角）為標誌。

【白話詳解】

黃帝又問道：「人的壽命各不相同，有的短命，有的長壽，有的會突然死亡，有的則是患病之後久治不癒，希望聽你講講其中的道理。」岐伯回答說：「五臟強健，血脈和順，肌肉潤滑通利，皮膚腠理細密，營氣與衛氣的運行正常協調，呼吸舒緩自然而不急不粗，氣血運行能與呼吸保持正常節度，六腑能消化飲食水穀，水穀精氣亦運行輸布全身，總之，人體的

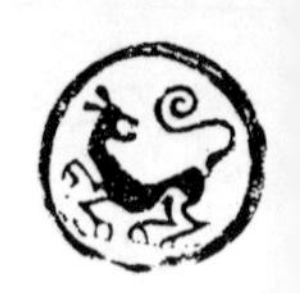

一切都能發揮其正常作用，人就能長壽。」

黃帝問道：「有的人會活到百歲然後才死去，憑什麼才會活到百歲呢？」岐伯回答說：「這種人的人中溝深而且長，下巴和臉部四旁肌肉高厚而方正，營氣與衛氣的運行通暢和諧，面部隆起，骨骼高大而肌肉豐滿，就會活到百歲，享盡天年。」

【按語】

本節論述了長壽的先天稟賦條件和特徵。先天稟賦，即遺傳體質，是決定五臟六腑的發育狀態及人之壽夭的關鍵。五臟發育良好，則精氣充沛；六腑發育良好，則水穀消化吸收排泄功能正常，生命活力自然強盛而長壽。

另一方面，遺傳因素亦決定了人的外貌特徵，因此從外貌特徵也可瞭解五臟強弱，推斷人之壽夭。如原文指出：「使道隧以長，基牆高以方，通調營衛，三部三裏起，骨高肉滿，百歲乃得終。」骨為腎所主，腎為先天之本，肉為脾所主，脾為後天之本，肉豐骨高提示先後天精氣皆旺盛，所以人能長壽。「使道隧以長」，鼻孔深長，反映肺能主治節，清濁之氣能和暢吐納；營衛通調，反映心能主血脈等，皆是五臟功能強健的表現，預示能健康長壽。因而由外部形體特徵的觀察，可以推斷生命機體的壽夭情況。當然，人之健康狀態還取決於後天水穀精氣的充養狀況。先天充足，後天得養，則臟腑功能正常。五臟堅固，血脈和調，六腑化穀，津液布揚，壽能長久。反之，五臟不堅，血氣虛，脈不通則夭壽。

關於頭面形態的長壽特徵，除本篇外，《靈樞》還有「五閱五使」、「五色」等篇可資參考。頭面形態是先天發育情況的標誌。方面大耳，五官端正，說明發育良好；反之，顏面狹小，頭部畸形，五官不正，是先天發育不良的表現。發育是否良好，是決定能否健康長壽的重要條件，這是古人經過長期觀

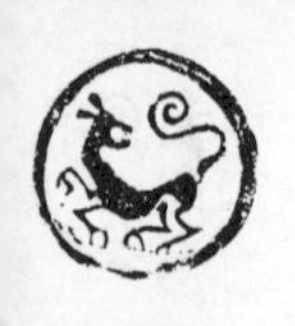

察之後獲得的認識，是有著客觀依據而合乎科學的結論，不應與預言窮通禍福的相面術等同看待。

【應用舉例】

土基高以方者，肌肉厚而充於四體也。脈道流長，肌肉高厚，則營衛通調矣。三部者，形身之上中下。三裏者，手足陽明之脈，皆起發而平等也。骨高者，少陰之氣足也。肉滿者，陽明之氣盛也。如此者，壽之徵也。（《靈樞集注》）

【原文】

黃帝曰：其氣之盛衰，以至其死，可得聞乎？岐伯曰：人生十歲，五臟始定，血氣已通，其氣在下，故好走(1)。二十歲，血氣始盛，肌肉方長，故好趨(2)。三十歲，五臟大定，肌肉堅固，血脈盛滿，故好步(3)。四十歲，五臟六腑，十二經脈，皆大盛以平定，腠理始疏，榮華頹落，髮頗(4)斑白，平盛不搖，故好坐。五十歲，肝氣始衰，肝葉始薄，膽汁始滅，目始不明。六十歲，心氣始衰，苦憂悲，血氣懈惰，故好臥。七十歲，脾氣虛，皮膚枯。八十歲，肺氣衰，魄離，故言善誤。九十歲，腎氣焦，四臟經脈(5)空虛。百歲，五臟皆虛，神氣皆去，形骸獨居而終矣。

黃帝曰：其不能終壽而死者，何也？岐伯曰：其五臟皆不堅，使道不長，空外以張(6)，喘息暴疾(7)，又卑基牆，薄脈少血，其肉不石(8)，數中風寒，血氣虛，脈不通，真邪相攻，亂而相引(9)，故中壽而盡也。

【注釋】

（1）走：跑。

（2）趨：快走。

（3）步：緩行。

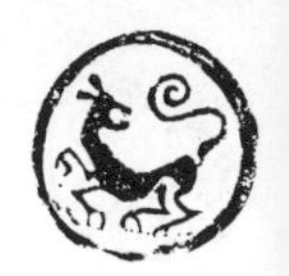

（4）頗：《太素》作「鬢」。

（5）四臟經脈：指肝心脾肺四臟經脈，即手少陰、足厥陰、足太陰與手太陰經。

（6）空外以張：空，同「孔」。指鼻孔向外張開。

（7）喘息暴疾：疾，急也。形容呼吸喘促急迫。

（8）其肉不石：石，《太素》作「實」，其肉不實，指肌肉虛鬆。

（9）亂而相引：亂，紊亂。指正氣紊亂而邪氣入侵。

【白話詳解】

黃帝問道：「人在生命的整個過程當中，血氣的盛衰變化情況以至最終死亡的原因，我能夠聽聽嗎？」岐伯回答說：「人長到十歲的時候，五臟剛剛定型，血氣也已貫通。這時人體的生氣主要處在下肢，所以喜歡跑動。長到二十歲的時候，血氣開始旺盛，肌肉正處在重要的發育生長時期，所以喜歡快步行走。到了三十歲的時候，五臟已經完全發育成熟，肌肉強健發達、腠理固密，血脈也已旺盛充盈，所以喜歡穩步行走，到了四十歲的時候，五臟六腑與十二經脈的狀態都達到了旺盛的頂點並且穩定了下來，皮膚腠理開始鬆弛，面部的光澤逐漸衰退，鬢髮也略微現出斑白之色，精力已經有所下降，所以喜歡安坐。到了五十歲的時候，肝氣首先開始衰弱，接著是肺葉開始萎縮，膽汁開始減少，眼睛開始昏花。到了六十歲的時候，心氣開始衰弱，會常常因為身體衰老而憂慮悲傷、歎息苦惱，血氣已顯無力，肢體困頓懶惰，所以喜歡躺臥。到了七十歲的時候，脾臟的功能已經衰弱，皮膚也變得乾枯而毫無光澤。到了八十歲的時候，肺氣已經衰弱，魂魄也已離開軀體，所以言談容易出現錯誤。到了九十歲的時候，腎氣已近枯竭，肝、心、脾、肺這四個臟器的經脈則都已空虛無物了。最後，

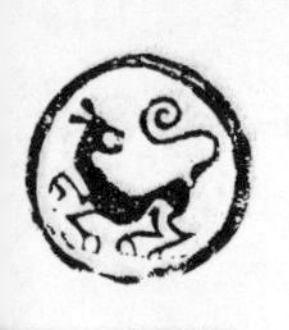

到了一百歲的時候，五臟的經脈血氣就全都空虛了，神氣也完全離開了軀體。這樣，人就只剩下一具空殼而獨自存在，於是生命就在享盡天年之後終結了。」

黃帝問道：「那些不能享盡天年而死去的人，其死亡的原因又是什麼呢？」岐伯回答說：「是由於他們的五臟都不強健，人中也不顯長，鼻孔向外張露，呼吸喘促急迫，地閣短而狹小，脈管薄而血液少，肌肉鬆弛，經常感受風寒邪氣，體內氣血虛弱，脈不通暢，正氣與邪氣相互交爭，正氣虛弱，邪氣外侵，所以活到中年就會死亡。」

【按語】

本節以 10 歲為一個階段，論述了人體生、長、壯、老、死的生命過程及各階段表現與生理特點。人的生命，本源於先天精氣，此精氣在人出生後即藏於腎，其自然盛衰的規律，制約著臟腑、經脈、氣血的盛衰變化，在生命過程中的表現是筋骨肌肉形體狀態、感覺、運動以及性情、思維由幼稚到成熟，由盛壯到衰竭，於是漸次表現為「好走」、「好趨」、「好坐」、「好步」與「好臥」的不同生理改變。說明人的生命活動，決定於五臟精氣的盛衰。因此，保養精氣神是保命長壽的重要關鍵，從而為攝生保健、防止早衰、維護健康等養生方法提供理論根據。

經文還論述了「中壽而盡」的原因與機理，與前文所述「故能長久，乃百歲而終」相對，中壽而盡的原因是先天稟賦薄弱，後天調養失當，以致邪氣犯正，精氣衰弱，臟腑空虛所致。其在頭面部的表現特徵為骨肉瘦薄甚至塌陷，面色枯萎無神，鼻孔外張，呼吸急促。故張志聰說：「此言人秉先天之氣虛薄，而後天猶可資培，更能無犯賊風虛邪，亦可延年益壽。若秉氣虛弱，而又不能調養，兼之數中風寒，以致中道夭而不能盡其天年矣。」

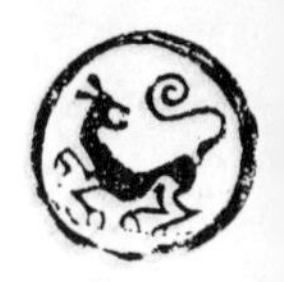

水脹第五十七

【原文】

黃帝問於岐伯曰：水[1]與膚脹、鼓脹、腸覃、石瘕、石水[2]，何以別之？岐伯曰：水始起也，目窠[3]上微腫，如新臥起之狀，其頸脈動，時咳，陰股間寒，足脛腫，腹乃大，其水已成矣。以手按其腹，隨手而起，如裹水之狀，此其候也。

黃帝曰：膚脹何以候之？岐伯曰：膚脹者，寒氣客於皮膚之間，𪔵𪔵然不堅，腹大，身盡腫，皮厚，按其腹，窅[4]而不起，腹色不變，此其候也。

鼓脹何如？岐伯曰：腹脹身皆大，大與膚脹等也，色蒼黃，腹筋起，此其候也。

【注釋】

（1）水：指水脹，即水腫。

（2）石水：下文未提及，原文脫漏。為陰盛陽虛，水液內聚所致的以少腹水腫為特徵的水腫病。

（3）目窠（ㄎㄜ）：即眼瞼，下眼瞼稱窠。

（4）窅（ㄒㄠˇ）：深陷。

【白話詳解】

黃帝問岐伯道：「對水脹與膚脹、鼓脹、腸覃、石瘕、石水，應該如何區別？」岐伯說：「水脹開始的時候，眼瞼上微腫，就像剛剛睡醒時的樣子，頸部動脈搏動明顯，不時咳嗽，兩大腿之間感到寒冷，足脛部腫脹，腹部脹大，若出現這些症狀，那麼水脹就已經形成了。用手按病人的腹部，放手後隨手而起，就像按壓充水的皮袋子一樣，這就是水脹的證候。」

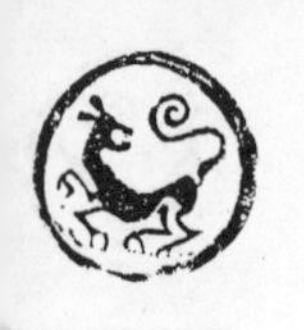

黃帝問：「膚脹又是怎麼樣的呢？」岐伯說：「膚脹的人，是由於寒邪侵入皮膚，腹部脹大，扣擊時發出鼓音，按壓時感覺空而不堅，全身浮腫，皮膚較厚，按壓腹部，放手後不隨手而起，留有凹陷，腹部膚色沒有變化，這就是膚脹的症狀。」

「鼓脹怎麼樣？」岐伯說：「鼓脹的病人全身腫脹，和膚脹差不多，膚色蒼黃，腹部經脈突起，這就是鼓脹的症狀。」

【按語】

本節論述了水脹與膚脹、鼓脹的臨床表現及其區別診斷。水脹是由陽氣不達，氣不行水，水停於內，泛溢於外所致，病重在水停，故治重在利水；膚脹是由寒客皮膚，阻礙氣機，氣停腹中，聚於肌膚所致，病重在氣滯，故治重在行氣；鼓脹是多由於酒食不節，情志刺激，蟲毒感染，病後續發引起，導致肝脾腎受損，氣滯血結，水停腹中，故治重在活血逐瘀，通脈行水。

水脹與膚脹的不同就病機而言，水脹是以水濕停聚為主，膚脹則以氣滯為主。歷代醫家多以本篇所提出的按之隨手而起者水，按之窅而不起者氣為其鑒別要點，如馬蒔即持此論。然張介賓結合《靈樞・論疾診尺》篇「視人之目窠上微癰，如新臥起狀，其頸脈動，時咳，按其手足上，窅而不起者，風水膚脹也」記載，以及臨床觀察，對此提出不同看法，云：「以手按其腹，隨手而起者屬水，窅而不起者屬氣，此因固然也。然按氣囊者，亦隨手而起。又水在肌肉之中，按而散之，猝不能聚，如按糟囊者，亦窅而不起。故未可以起與不起為水、氣辨。」（《類經・疾病類》）水脹病是水聚腹腔，故腹部有移動性濁音，如「裹水之狀」，而皮下水腫較輕，腹壁皮下無水，故按之隨手而起，不留壓痕。膚脹為全身高度水腫，水濕

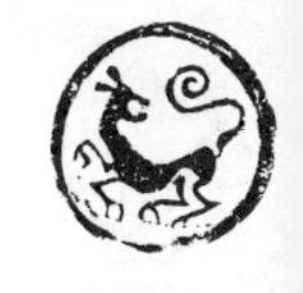

充斥皮下，腹壁亦然，但腹腔無水而有積氣，故按之必然窅而不起，腹部叩診呈鼓音。臨床上出現腫脹症狀的疾病較多，應當結合腫脹的性質、輕重、按壓的部位，以及患者的其他具體情況進行診斷。本篇所言的氣是指氣滯的病機，氣滯不能行水則水濕停聚。但水濕停聚也可阻遏氣機，兩者互為因果，相互影響。治療時當辨其何者為主。以氣滯為主者，當以行氣為先兼以利水；以水停為主者，當以行水利濕為要佐以理氣，不可將兩者斷然分開。

鼓脹病在歷代醫書中雖有諸如水蠱、蠱脹、蜘蛛蠱、單腹脹等不同名稱，但對其基本病機仍是在《內經》所論基礎上的發展，如張機將其歸類為肝水、腎水，從而突出肝、脾、腎三臟功能失常為本病主要機理。

本病主要是以肝氣鬱結，氣滯血瘀，遂致脈絡壅塞，為其形成的基本病機。其次是脾臟受損，運化失職，遂致水濕停聚，形成木土同病之勢，「色蒼黃」正體現了這一病機。肝脾損傷日久則腎臟氣化功能受傷，不能蒸化水液，更使水濕停聚中焦。喻昌概括地說：「脹病亦不外水裹、氣結、血凝。」（《醫門法律・脹病論》）

鼓脹的治療，辨明虛實最為要緊，初起者，多屬實證，根據病情可用行氣、利水、消瘀、化積等法以消其脹。若患者體質尚可，正氣未衰或虛之不甚者，可抽放腹水，以治其標，以緩其急，如葛洪在《內經》用筩針放水療法（《靈樞・四時氣》）啟迪下，就明確記載了抽放腹水方法，云：「若唯腹大，下之不去，便針臍下二寸，入數分，令水出，孔合，須腹減乃止。」（《肘後備急方・治卒大腹水病方》）

由於鼓脹病起於肝脾腎，一開始便是實中有虛，因此遣方用藥，勿求速效，不可攻伐過猛，要遵照「衰其大半而止」

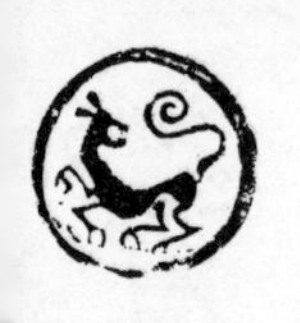

（《素問・六元正紀大論》）的原則，祛邪攻逐顧其虛。至其晚期，多已正虛，可據病情選用溫補脾腎，或滋養肝腎的治法以培其根，但因仍有氣、水、血瘀之實，故補虛時應兼顧祛邪。總之，治療本病要根據病情詳察細辨，審時度勢，或先攻後補，或先補後攻，或攻補兼施，只有如此，才能取得較為理想的效果。

【應用舉例】

腫者，皮膚腫大。古人有氣水之分，其實氣滯則水不行，水不行則氣愈滯，二者相因為病。水脹篇，以按其腹而不起者，為氣腫；按其腹隨手而起，如囊裹水之狀者，為水腫。景岳反其說，以水症按之而不起，此水在肉中，如糟如泥之象，未必如水囊之比；按之隨起，惟虛無之氣，其速乃然。余閱歷之久，知二說亦不必拘。大抵腫微則按之隨起，腫甚則按之不起。兩脇及轉動之處，按之即起；足面及膝股內側，按之不起。辨證不必以此為憑。當於小便之利與不利，以分陰陽。身之多熱與多寒，脈之洪大與細微，以分寒熱。病之起於驟然，與成於積漸，及年高多病，與少壯無病之人，分其虛實。以先腹而後四肢，或先四肢而後及於腹，分其順逆。景岳云：水氣本為同類。治水者當兼理氣，蓋氣化水自化也；治氣者亦當兼行水，以氣行而水亦行也。

此症當與癃閉症參看。初患腫病，氣喘不得臥，以五皮飲為第一方。蓋此方以皮治皮，不傷中氣，所以為妙。若腫而兼脹，小水不利，宜胃苓湯主之，或以四苓散，以半熟蒜搗丸服，極妙。（《醫學從眾錄・腫症》）

張某，男，39 歲。酒精性肝硬化病史 10 年，2002 年11月初診。腹脹 1 月餘，面色青晦，食少納呆，小便短赤，大便秘結，舌質紫黯，舌苔黃膩，脈弦滑。查：腹部臌隆，腹壁靜脈

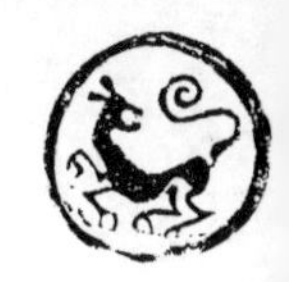

曲線，移動性濁音陽性，肝臟腫大質韌，略有觸痛，脾臟腫大。藥用：太子參30 g，黃耆30 g，茯苓30 g，白朮20 g，茵陳25 g，丹參25 g，鬱金15 g，豬苓20 g，大腹皮15 g，車前草20 g，厚朴15 g，大黃10 g，赤芍10 g。每日1劑水煎服。服藥 1 週後上症減輕，食少納呆症狀消失，去太子參，加黨參30g，繼服2 週後痊癒。（實用中醫內科雜誌，2005，2）

【原文】

腸覃何如？岐伯曰：寒氣客於腸外，與衛氣相搏，氣不得榮，因有所繫，癖而內著[(1)]，惡氣乃起，瘜肉乃生。其始生也，大如雞卵，稍以益大，至其成，如懷子之狀，久者離歲[(2)]，按之則堅，推之則移，月事以時下，此其候也。

石瘕何如？岐伯曰：石瘕生於胞中，寒氣客於子門，子門閉塞，氣不得通，惡血當瀉不瀉，衃以留止[(3)]，日以益大，狀如懷子，月事不以時下，皆生於女子，可導而下。

黃帝曰：膚脹、鼓脹，可刺邪？岐伯曰：先瀉其脹之血絡，後調其經，刺去其血絡也。

【注釋】

（1）癖（ㄆㄧ）而內著：指寒邪聚積，停留在體內。癖，積也。著，留也。

（2）離歲：超過一年。

（3）衃（ㄆㄟ）以留止：瘀血就留止在胞宮。衃，凝聚的死血，即瘀血。

【白話詳解】

「腸覃是怎麼樣的呢？」岐伯說：「寒氣侵入人體後，停滯於腸外，與衛氣相搏，衛氣不能正常運行，因此邪氣停滯，附著於腸外，日漸增大，使得息肉生長。才開始的時候，像雞

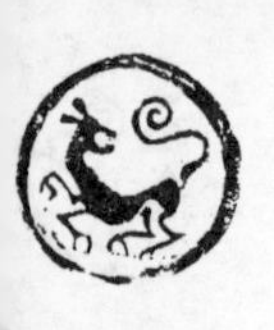

子大小，不久會慢慢長大，等到長成的時候就像懷了孩子那麼大，病程長的經歷數年，用手按壓則很堅硬，推它可以移動，但是月經還是按時到潮，這就是它的症狀。」

「石瘕是怎麼樣的呢？」岐伯說：「石瘕是生長於胞中，由於寒邪侵犯宮門，宮門閉塞，氣血凝滯不通成瘀，經血不能正常排泄，凝結成塊留在胞宮內，慢慢變大，腹部脹大好像懷了孩子，月經不能按時排泄，石瘕大都生長於女子，治療時可以活血化瘀，通導攻下，引瘀血下行。」

黃帝問：「膚脹和鼓脹可以用針刺治療嗎？」岐伯回答說：「可以先針刺瀉有瘀血的脈絡，然後按其虛實調節經脈，並刺其在的血絡去其邪。」

【按語】

本節論述了腸覃、石瘕的病因病機、症狀特徵、鑒別要點及治療方法。腸覃是由寒邪入侵腸外，衛氣與寒氣相互搏結，氣血積滯，日益滋生而成，初起像雞卵大小，漸漸長大，至病的後期，腹脹大如懷孕。若觸按腹部包塊，質地堅硬，可以移動。由於不在胞宮，故於女子月經仍能按時來潮。石瘕是寒邪侵犯子宮口，使子宮閉塞，氣血不通，惡血凝結成塊，留滯宮內而成。其病發展迅速，病之後期，腹部脹大如懷孕。因病在胞宮，故月經不能按時來潮。兩病均為積病，但一在腸外，一在女子胞宮，故月經能否按期來潮為鑒別要點。

腸覃病在腸外，其在女子月經不受影響，而石瘕病在子宮，故月經紊亂。兩病都是氣滯血瘀之證，都可採用通導攻下，行血逐瘀之法治療。

《內經》中的腸覃、石瘕，都屬積聚的範疇。積聚，是以腹內結塊，或脹或痛為主要特徵的一類疾病。《內經》認為積聚的主要病理變化是氣、血、水的結聚，因此，調氣、活血、

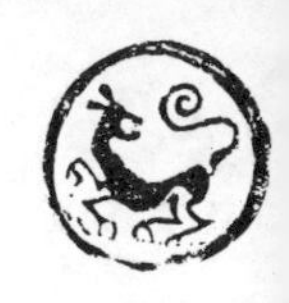

除濕就是這類疾病的基本治法。《素問・至真要大論》提出的「堅者削之」、「結者散之」、「留者攻之」等治法，均可根據具體病情選用。同時還應明辨積聚所在的部位。加強針對性治療。如《丁甘仁醫案》有經停四個月，忽然崩漏不止的石瘕案；《蒲輔周醫案》也有停經三個月後，連日流血不止的石瘕案，均以活血化瘀，通導攻下為主，並輔以針對性用藥而癒。

【應用舉例】

腸覃乃寒氣客於大腸，與胃相搏，大腸為肺傳送。肺主氣，氣得熱則行，得冷則凝凝則清氣散，而濁氣結為瘕。覃延日久不已，息肉乃生，始如雞卵，久如懷胎，按之堅，推之移，月事時下，或多或少，氣病而血未病也，宜二陳湯加香附以開之，或香粉丸。（《濟陰綱目・論腸覃》）

陳姓女，23歲，某年春三月，午後來蒲老處求診。自訴月經三月多未潮，漸漸腹脹疼痛，小腹硬，手不能近，連日流血，時多時少，墜脹難受，食慾減少……《靈樞・水脹篇》曰：「石瘕生於胞中，寒氣客於子門，子門閉塞，氣不得通，惡血當瀉不瀉，日以益大，狀如懷子，月事不以時下，皆生於女子，可導而下。」此女體素健壯，主以當歸飲、血竭散合劑：當歸二錢，川芎二錢，醋製鱉甲五錢，吳萸一錢五分，桃仁、赤芍各二錢，肉桂一錢，檳榔一錢，青皮一錢，木香、莪朮、三棱、大黃各一錢，延胡索二錢，血竭一錢。濃煎溫服。此方仍溫通破堅之劑，服一劑，下掌大黑血一片，痛稍減，墜脹不減，脈仍如故，乃以原方再進，並隨湯藥送化瘕回生丹一丸。（《蒲輔周醫案》）

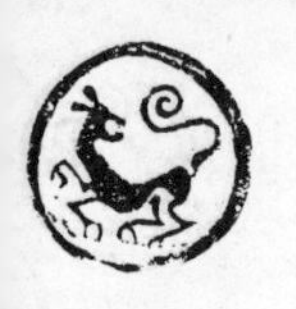

百病始生第六十六

【原文】

黃帝問於岐伯曰：夫百病之始生也，皆生於風雨寒暑，清濕喜怒。喜怒不節則傷臟，風雨則傷上，清濕則傷下。三部之氣(1)，所傷異類，願聞其會。

岐伯曰：三部之氣各不同，或起於陰，或起於陽，請言其方。喜怒不節則傷臟，臟傷則病起於陰也；清濕襲虛，則病起於下；風雨襲虛，則病起於上，是謂三部。至於其淫泆(2)，不可勝數。

黃帝曰：余固不能數，故問先師，願卒聞其道。岐伯曰：風雨寒熱，不得虛，邪不能獨傷人。卒然逢疾風暴雨而不病者，蓋無虛，故邪不能獨傷人。此必因虛邪之風，與其身形，兩虛(3)相得，乃客其形，兩實(4)相逢，眾人肉堅。其中於虛邪也，因於天時，與其身形，參以虛實(5)，大病乃成。氣有定舍(6)，因處為名，上下中外，分為三員。

【注釋】

（1）三部之氣：傷於上部的風雨之邪，傷於下部的寒濕之氣，以及傷於五臟的喜怒之氣。

（2）淫泆（ㄧㄣˋ）：淫，浸淫。泆，流行的意思。形容病邪逐步深入漫延，變生他病。

（3）兩虛：一指虛邪（即足以致病的不正常氣候），一指人體的虛弱。

（4）兩實：指正風（即外界正常的氣候）與人體正氣。

（5）參以虛實：參，合。虛，指正氣虛。實，指邪氣盛

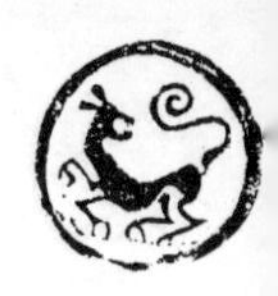

實。指參合正虛與邪實二種病機變化。

（6）氣有定舍：是內居之意。形容邪氣深入，留居體內，各有一定處所。

【白話詳解】

黃帝向岐伯問道：「各種疾病的開始發生，都是由於風雨寒暑，寒濕喜怒等內外諸因所致。喜怒不知節制而過分，就會傷及內臟；外感風雨之邪，就會傷及人體的上部；感受寒濕之邪，就會傷及人體的下部。三部邪氣，傷害人體的部位各不相同，想聽聽其中的道理。」

岐伯回答說：「三部的邪氣各不相同，有的病發於陰，有的病發於陽，讓我來談談其中的道理。喜怒沒有節制，就會傷及內臟，內臟屬陰，所以傷及內臟則病發於陰；寒濕之邪乘虛侵襲人體的下部，所以病發於下；風雨之邪乘虛侵襲人體的上部，所以病發於上。這就是百病初發的三個主要部位。待到病邪蔓延傳變，那就難以計數了。」

黃帝問道：「我確實不能一一歷數，所以向你請教，希望徹底瞭解其中的道理。」岐伯回答說：「風雨寒熱，如不遇見正氣虧虛，是不能單獨傷害人體的。有人突然遭遇到狂風暴雨而不生病的，就是因為他正氣不虛，故邪氣不能單獨傷害人體。疾病的發生，必因虛邪之氣與人體正氣虧虛，兩虛相互結合，外邪才能侵入人體而發病。如果四時氣候正常，而且人又身體強健，皮肉堅實，就不易發生疾病。人為虛邪所傷，是由於天時不正之氣與人體正氣虛弱，正虛與邪實相合，才能發生疾病。邪氣侵犯人體，由於性質不同各有一定的留止部位，按其留止部位而給以命名，上下內外，可分為三部。」

【按語】

本節從病因和正氣兩個方面論述了外感疾病發生的機理，

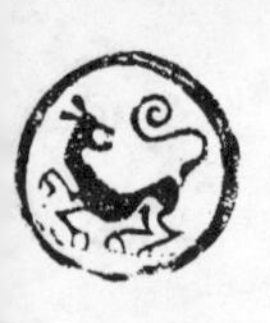

是中醫發病學的淵源之一。《內經》認為引起疾病的原因，涉及六淫外邪、居住環境、情志、外感六淫、情志所傷、飲食失宜、起居不慎、勞力過度及酒醉房勞等諸多方面。但總的概括來說又可分為三部之氣，即按病邪所傷部位區分之傷於上的風雨寒暑，傷於下的寒濕和傷於內的喜怒之氣，總屬陰陽二大類。這一病因分類方法，與《素問‧調經論》「夫邪之生也，或生於陰，或生於陽。其生於陽者，得之風雨寒暑；其生於陰者，得之飲食居處，陰陽喜怒」所論相同，是中醫學病因分類研究的濫觴，奠定了病因學說研究的基礎。

經文還由人體感受病邪病與不病的對比，說明了正氣不足是疾病發生的內在根據，外感病邪是發病的條件，兩者相合「兩虛相得」才能致病的發病機理。

認為一般情況下，正氣盛實，能抗禦邪氣，則不發病，人體感受一般外邪而致病者源於正氣不足，而感受疾風暴雨等強烈的致病因素卻不致病則是因為正氣充實，強調只要正氣不虛，病邪就不會侵犯人體而發病。同時也認為致病因素是發病的條件，當正氣虛衰，不能勝邪時就會內外合邪而發病。所以中醫發病觀強調正氣的強弱是疾病發生與否的關鍵，「正氣存內，邪不可干」、「邪之所湊，其氣必虛」，都突出了正氣在發病中的主導作用。這種強調正氣為主的發病觀，體現了古代樸素唯物辨證思想，有效地指導著中醫的預防、養生、治病等臨床實踐。而「兩虛相得，乃客其形；兩實相逢，眾人肉堅」也成為外感病發病機理研究的基本觀點。

【應用舉例】

六淫者，寒暑燥濕風熱是；七情者，喜怒憂思悲恐驚是。若將護得宜，怡然安泰；役冒非理，百病生焉。病疹既成，須尋所自，故前哲示教，謂之病源。……然六淫，天之常氣，冒

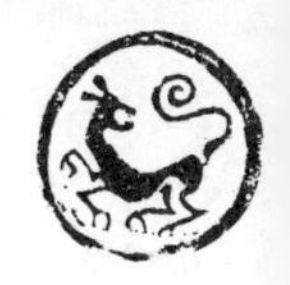

之則先自經絡流入，內合於臟腑，為外所因；七情，人之常性，動之則先自臟腑鬱發，外形於肢體，為內所因。其如飲食饑飽，叫呼傷氣，盡神度量，疲極筋力，陰陽迕逆，乃至虎野狼毒，金瘡踒折，疰忤附著，畏壓溺等，有悖常理，為不內外因。（《三因極一病證方論・三因論》）

【原文】

是故虛邪之中人也，始於皮膚，皮膚緩則腠理開，開則邪從毛髮入，入則抵深，深則毛髮立，毛髮立則淅然，故皮膚痛；留而不去，則傳舍於絡脈，在絡之時，痛於肌肉，其痛之時息，大經乃代；留而不去，傳舍於經，在經之時，灑淅(2)喜驚；留而不去，傳舍於輸，在輸之時，六經不通四支則支節痛，腰脊乃強；留而不去，傳舍於伏衝之脈，在伏衝(3)之時，體重身痛，留而不去，傳舍於腸胃，在腸胃之時，賁響腹脹，多寒則腸鳴飧泄，食不化，多熱則溏出糜；留而不去，傳舍於腸胃之外，募原(4)之間，留著於脈，稽留而不去，息而成積。或著孫脈，或著絡脈，或著經脈，或著輸脈，或著於伏衝之脈，或著於膂筋(5)，或著於腸胃之募原，上連於緩筋(6)，邪氣淫泆，不可勝論。

【注釋】

（1）淅（ㄒㄧ）然：怕冷的樣子。

（2）灑淅：怕冷的樣子。

（3）伏衝：即衝脈伏行於脊柱內的部分。

（4）募原：募，與「膜」通。泛指膈間及腸胃之外的脂膜部分。

（5）膂（ㄌㄩˇ）筋：即伏行於脊柱的筋膜。

（6）緩筋：即循行於腹內臍兩旁的筋膜。

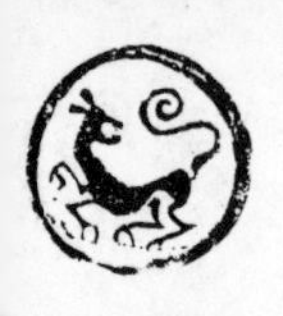

【白話詳解】

所以虛邪侵害人體，首先侵犯皮膚，使人皮膚弛緩，腠理開泄，腠理開泄則邪氣從毛孔而入，並漸向深部侵犯，遂使毛髮豎起，寒慄，皮膚疼痛。若邪氣留而不除，就會傳入絡脈，邪氣留止絡脈時，就會使肌肉酸痛。若疼痛時作時止，是邪氣將由絡脈傳到經脈，經脈代受邪害。邪氣滯留不除，就會傳入於經脈，邪氣留止經脈時，常寒慄惡寒，易驚。邪氣滯留不除，就會傳入輸脈，邪氣留止輸脈時，六經之氣鬱滯不通，四肢關節疼痛，腰脊不能屈伸。邪氣滯留不除，就會傳入伏衝之脈，邪氣留止伏衝之脈時，則見體重身痛之症。邪氣滯留不除，進一步傳入於腸胃，邪氣留止腸胃，則見腸鳴腹脹之症，若寒邪盛則腸鳴、泄瀉，進食不能消化；熱邪盛則便溏、瀉痢。邪氣再滯留不除，就會傳入腸胃外的脂膜之間，留著於募原脈絡之中，會與氣血相互凝結，結聚形成積塊。

總之，邪氣侵入人體後，或留著於孫絡，或留著於絡脈，或留著於經脈，或留著於輸脈，或留著於伏衝之脈，或留著於脊膂之筋，或留著於腸胃之募原，或留著於腹內之筋，至其浸淫氾濫，難以盡述。

【按語】

本節以四時不正之氣乘人體正氣虛弱之時傷人所致的外感病發病及其傳變為例，一方面說明了虛邪侵襲人體的傳變途徑，另一方面對「上部之氣」作了進一步論述。虛邪賊風侵入人體後，由淺入深地傳變，先皮膚，次絡脈，再次為經脈，再次為輸脈，再次為伏沖之脈，再次為腸胃，再次為募原。病邪每到一處，都會影響該部位的功能，產生相應的病證。由此可知，外邪傷人，一般是由淺入深，由表入裏，逐步深入，最後客留於腸胃之外，募原之間，而其外邪漸次內傳的內在機理則

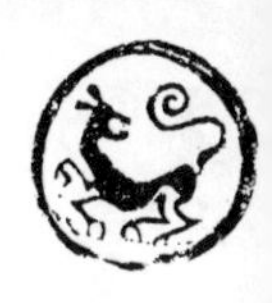

是正不勝邪，邪氣留而不去。在傳舍過程中，因邪氣益深，病情益重，傳變日久，病情也會隨著疾病的傳變日趨複雜，最終與氣血相互凝結形成積塊。提示應早期診治，防微杜漸，及時切斷傳變途徑，以取得滿意的療效。但正如原文所說邪氣傳變的層次並不是固定不變的，病邪表裏出入的變化也是很複雜的，故臨證還要根據證候表現具體分析。

【應用舉例】

病有積、有聚，何以別之？然。積者，陰氣也；聚者，陽氣也。故陰沉而伏，陽浮而動。氣之所積名曰積，氣之所聚名曰聚。故積者，五臟所生；聚者，六腑所成也。積者陰氣也，其始發有常處，其痛不離其部，上下有所終始，左右有所窮處；聚者陽氣也，其始發無根本，上下無所留止，其痛無常處，謂之聚。故以是別知積聚也。（《難經・五十五難七》）

【原文】

黃帝曰：願盡聞其所由然。岐伯曰：其著孫絡之脈而成積者，其積往來上下，臂手[(1)]孫絡之居也，浮而緩，不能句積[(2)]而止之，故往來移行腸胃之間，水湊滲[(3)]注灌，濯濯有音，有寒則䐜䐜滿雷引[(4)]，故時切痛。其著於陽明之經，則挾臍而居，飽食則益大，饑則益小。其著於緩筋也，似陽明之積，飽食則痛，饑則安。其著於腸胃之募原也，痛而外連於緩筋，飽食則安，饑則痛。其著於伏衝之脈者，揣之應手而動，發手則熱氣下於兩股，如湯沃之狀。其著於膂筋，在腸後者，饑則積見，飽則積不見，按之不得。其著於輸之脈者，閉塞不通，津液不下，孔竅乾壅。此邪氣之從外入內，從上下也。

【注釋】

（1）臂手：《甲乙經》作「擘手」；擘，通「辟」，聚

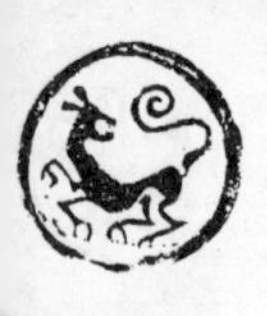

也。指積聚著於孫絡之處，即孫絡積。

（2）句積：應作「句稽」，是句留停滯的意思。

（3）湊滲：《說文》：「湊，聚也」。湊滲，指聚積下滲之水。

（4）䐜䐜滿雷引：䐜䐜，腹中脹滿。雷引，指腸鳴作響如雷且牽引作痛。

（5）發手：發，抬、舉。發手，指舉手、放手。

【白話詳解】

黃帝說道：「希望你詳盡地講講成積的緣由。」岐伯回答說：「邪氣留著於孫絡形成積證，所形成的積塊可以上下往來移動，因它聚著於孫絡之處，而孫絡浮淺弛緩，不能固定積塊，所以它可在腸胃之間往來移動。若有水聚滲注灌，則會有濯濯水鳴之聲；有寒則腹部脹滿，腸鳴如雷，並相互牽拉，時常急痛。邪氣留著於陽明經脈而形成積證的，則位於臍的兩旁，飽食後積塊顯大，饑餓時積塊變小。邪氣留著於緩筋形成積證的，病狀與陽明經的積證相似，飽食後則脹痛，饑餓時反覺舒適。邪氣留著於腸胃的募原形成積證的，疼痛時向外牽連於緩筋，飽食後感覺舒適，饑餓時則自感疼痛。邪氣留著於伏沖之脈形成積證的，用手觸按積塊，積塊應手而動，放手時則覺有熱氣下行兩股，好像熱湯澆灌一樣。邪氣留著於脊膂之筋形成積證的，饑餓時積塊可見，飽食後則積塊不顯，用手也觸摸不到。邪氣留著於輸脈形成積證的，其脈道閉塞不通，津液不能布散，則孔竅乾澀壅滯不通。這些都是邪氣從外入內，自上而下傷害人體的情況。」

【按語】

本節論述了積的各種不同表現。其初始生成之時，體積微小多不易覺察，至其腫塊漸大，則可觸摸探察。鑒別方法可從

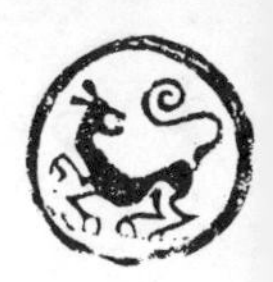

積的部位固定與否、活動度大小、搏動情況與進食關係以及是否有水液波動和伴隨兼症綜合判斷。一般而言，部位淺表的孫絡積，其活動度相對較大，可往來上下移行胃腸之間；陽明胃腸之積則與進食關係密切，或「飽食則安，饑則痛」，或「飽食則痛，饑則安」，或「飽食則益大，饑則益小」；伏衝之積類似於血管瘤，可「揣之應手而動」。這些論述為積的診斷提供了較好的方法和思路，對後世有較大的啟發。

【原文】

黃帝曰：積之始生，至其已成，奈何？岐伯曰：積之始生，得寒乃生，厥乃成積也。黃帝曰：其成積奈何？岐伯曰：厥氣[(1)]生足悗[(2)]，悗生脛寒，脛寒則血脈凝澀，血脈凝澀則寒氣上入於腸胃，入於腸胃則䐜脹，䐜脹則腸外之汁沫[(3)]迫聚不得散，日以成積。卒然多食飲則腸滿，起居不節，用力過度則絡脈傷。陽絡[(4)]傷則血外溢，血外溢則衄血；陰絡[(4)]傷則血內溢，血內溢則後血[(5)]。腸胃之絡傷，則血溢於腸外，腸外有寒，汁沫與血相搏，則併合凝聚不得散，而積成矣。卒然外中於寒，若內傷於憂怒，則氣上逆，氣上逆則六輸[(6)]不通，溫氣不行，凝血蘊裹而不散，津液澀滲[(7)]，著而不去，而積皆成矣。

【注釋】

（1）厥氣：寒邪從下上逆。

（2）足悗：指足部酸痛，行動不便。

（3）汁沫：指腸外之津液。

（4）陽絡、陰絡：指脈絡的部位而言，凡在上在表的脈絡為陽絡，在下在內的為陰絡。

（5）後血：即大便出血，此處泛指二便出血。

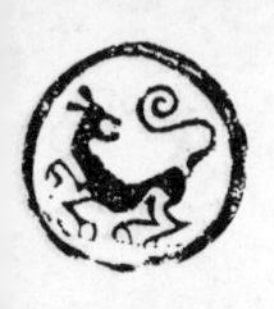

（6）六輸：指六經之輸脈。

（7）澀滲：指津液澀滯不行，不能滲灌周身。

【白話詳解】

黃帝問道：「積證從開始發生到成形，是怎樣的？」岐伯回答說：「積證的開始發生，是因為感受了寒邪由下厥逆上行，氣血鬱滯不行就會形成積證。」黃帝問道：「積證形成的過程是怎樣的？」岐伯回答說：「寒厥之氣，先使足部酸痛不適，再由此引起脛部寒冷，脛部寒冷則血脈凝澀，血脈凝澀就會使寒邪進而上犯腸胃，寒邪侵入腸胃，會導致腹部脹滿。腹部脹滿，則使腸胃之外的津液凝聚不能布散，日久便形成積證。又有因突然暴飲暴食，使腸內水穀過於充滿，再加之起居無常，勞累過度，使絡脈受傷。凡在上在表的陽絡損傷，血液就會外溢，由此導致衄血；在下在內的陰絡損傷，血液就會內溢，由此導致二便出血。若腸胃的絡脈損傷，則血液溢出於腸外，倘使腸外適有寒氣，則汁沫與外溢之血相搏聚，兩者相互凝結而不消散，積證就形成了。如果突然外感寒邪，內有憂鬱氣怒所傷，就會使氣機上逆，氣逆則六經氣血運行不暢，陽氣不能正常運行，血液凝結不散，津液澀滯不布，留著而不能消散，於是積證就形成了。」

【按語】

本節論述了積病的病因病機與臨床表現。積是腹內腫塊，或脹或痛的一種病證，相當於子宮肌瘤、肝硬化、脾臟腫大、腹腔腫塊等病，以其日積月累形成而得名，故原文在述及各部位的積時，均認為積塊可以用手觸及，是邪氣「稽留而不去」，「日以成積」而形成的，但不同原因引起的積證，其病理過程不同。本節將其概括為三個方面：

一為外感寒邪，清濕之氣傷下，寒起於足，血脈凝澀，脛

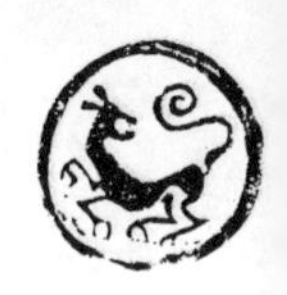

寒足悗，寒邪循脈上犯腸胃，腸胃寒凝氣厥，迫使腸外汁沫聚結，日久成積。二為飲食居處失節，勞力過度，即飲食居處失節，勞力過度可致腸胃絡傷出血，血溢遇寒，汁沫與血相摶，凝聚成積。三為憂思鬱怒情志太過，導致氣機紊亂，氣血凝滯，津液輸布失常，寒邪與水、瘀相互摶結而形成積證。

以上積證形成的三種機理，提示積證的主因是寒邪，但飲食、勞倦、情志、起居等致病因素均可影響津液、血液運行而久見積證。故其病機總不離「寒凝、氣滯、血瘀、津停」四個方面的綜合因素，四者互為因果。這對後世對腫瘤發病機理及治療方法的研究頗有啟發。積證的形成，是一個慢性病理過程，其形成頑固難癒，因此，治療應抓住上述「寒凝、氣滯、血瘀、津停」四大因素。一般認為體壯或病初起者，當以活血化瘀，行氣消積為主，兼化痰養血；體虛者或病之後期，則當養血活血，攻補兼施。可選桂枝茯苓丸、大七氣湯，或八珍湯合化積丸等方辨證治療。益氣健脾，理氣化痰，活血化瘀為法的中藥治療對腫瘤有一定的療效。

【應用舉例】

「腸胃之絡傷，則血溢於腸外，腸外有寒汁與血相摶，則併合凝聚不得散而積成矣。」此證常見於腸系膜淋巴腫瘤，餘用黃耆建中湯去桂枝、飴糖，加水蛭、肉桂、海藻、菝葜、常春藤、丹參、白朮、雞內金以治之，每收良效。

例如：患者游子福，男，45歲。病腹中腫塊，經省人民醫院剖腹探查，為腸系膜淋巴肉瘤，已轉移，閉腹出院。該院鄧健民介紹餘治，按上方給藥15劑，腫塊已穩定。復診，原方加楤木、半邊蓮以利尿消腫，繼服30劑。來省城復查，腫塊已消失，原方去水蛭、海藻、常春藤，仍以黃耆建中湯合白朮、雞內金暢通循環以助消化而癒。（《黃帝內經臨證指要》）

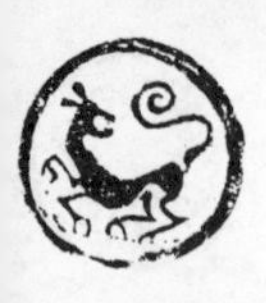

【原文】

黃帝曰：其生於陰者，奈何？岐伯曰：憂思傷心；重寒傷肺；忿怒傷肝；醉以入房，汗出當風傷脾；用力過度，若入房汗出浴，則傷腎。此內外三部之所生病者也。

黃帝曰：善。治之奈何？岐伯答曰：察其所痛(1)，以知其應，有餘不足，當補則補，當寫(2)則寫，毋逆天時(3)，是謂至治。

【注釋】

（1）痛：此指病候。

（2）寫：通「瀉」。

（3）毋逆天時：人體臟腑陰陽與自然界的陰陽消長是相適應的，在治療疾病時，必須順其四時以行補瀉。

【白話詳解】

黃帝問道：「病發於屬陰的內臟，是怎樣的？」岐伯回答說：「愁思憂慮過度則傷害心；形體受寒，再加飲食生冷，兩寒相合傷害肺；憤恨惱怒過度則傷害肝臟；酒醉後行房事，汗出又感受風邪，則傷害脾臟；用力過度，或房事後汗出洗浴，則傷害腎臟。這就是內外上下三部之氣造成的各種疾病。」

黃帝說：「講得好。這些病應怎樣治療呢？」岐伯問答說：「觀察疾病的症候表現，就可以測病變所在，瞭解其邪盛有餘和正虛不足的情況，當補的就補，當瀉的就瀉，不要違反四時氣候和臟腑相應的原則，這就是最好的治法。」

【按語】

本節論述了內傷五臟的常見病因與內外三部病的治療原則。「生於陰」即病發於五臟，其中憂思動神，故傷心；形寒飲冷則外內合邪而傷肺；憤怒能致肝氣逆亂傷肝；汗出當風則脾所主的四肢肌肉受傷，故傷脾；用力過度或入房則骨氣動，

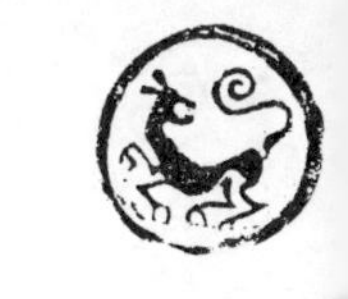

腎氣浮，此時汗出沐浴則水濕之氣傷腎。可見「病起於陰」的致病因素以情志為主，但也涉及到外邪之寒、飲食及勞傷入房汗出等，說明《內經》非常重視內外合邪發病。與篇首「喜怒不節則傷臟，風雨則傷上，清濕則傷下，三部之氣，所傷異類」相呼應，前面通過對虛邪發病的傳變和積證病因病機的論述，已分別就上部之氣和下部之氣做了進一步闡述，本節是對傷內之氣的再討論。強調五臟疾病的產生，常由內外合邪所致，而正氣虧虛為其內因，也是發病的主要根據，體現了人體正氣，特別是五臟精氣在發病中的重要性，說明正氣在外感病和內傷病的發病中均起著決定性的作用。這一五臟發病常由七情等病邪所致的觀點，為後世臟腑辨證提供了理論依據。

對疾病的治療，原文提出了一般的治療原則。一是「察其所痛，以知其應」，即根據疾病的臨床表現，以瞭解其所對應的疾病情況決定治療的部位。首先是所應之病因，「三部之氣，所傷異類」，不同性質的邪氣，傷人的部位不同，反過來，根據不同部位的疾病表現，便可以推知其相應病因，也即「審證求因」。再者是所應之病位，「氣有定舍，因處為名」，邪氣傷人有一定的部位，部位不同，病證不同，病名也不同。因此，確定病位不但可以幫助鑒別疾病，還可以瞭解疾病發展相傳變的程度。二是依據臨床表現確定病證虛實情況，即有餘不足，有餘者為實證，不足者為虛證，及時確定補瀉治法「有餘不足，當補則補，當瀉則瀉」。三是因時制宜，即原文所說「毋逆天時」，順應自然，根據時令季節確定治法。

做到以上三個方面的要求，就可以取得理想的治療效果，也即「至治」。這些治療原則至今仍有效地指導著臨床。

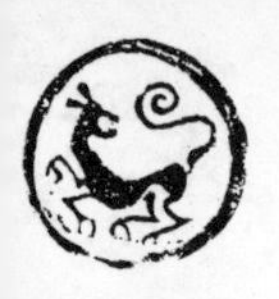

邪客第七十一（節選）

【原文】

黃帝問於伯高曰：夫邪氣之客人也，或令人目不瞑，不臥出者，何氣使然？伯高曰：五穀入於胃也，其糟粕、津液、宗氣，分為三隧[(1)]。故宗氣積於胸中[(2)]，出於喉嚨，以貫心脈，而行呼吸焉。營氣者，泌其津液，注之於脈，化以為血，以榮四末[(3)]，內注五臟六腑，以應刻數[(4)]焉。衛氣者，出其悍氣之慓疾[(5)]，而先行於四末分肉[(6)]皮膚之間而不休者也。晝日行於陽，夜行於陰，常從足少陰之分間[(7)]，行五臟六腑。今厥氣客於五臟六腑，則衛氣獨衛其外，行於陽不得入於陰。行於陽則陽氣盛，陽氣盛則陽蹻陷，不得入於陰，陰虛故目不瞑。

黃帝曰：善。治之奈何？伯高曰：補其不足，瀉其有餘，調其虛實，以通其道而去其邪，飲以半夏湯一劑，陰陽已通，其臥立至。黃帝曰：善。此所謂決瀆壅塞，經絡大通，陰陽和得者也。願聞其方。伯高曰：其湯方以流水千里以外者八升，揚之萬遍，取其清五升煮之，炊所葦薪，火沸，置秫米一升，治半夏五合，徐炊，令竭為一升半，去其滓，飲汁一小杯，日三稍益，以知為度。故其病新發者，覆杯則臥，汗出則已矣。久者，三飲而已也。

【注釋】

（1）三隧：張介賓注：「隧，道也。糟粕之道出於下焦，津液之道出於中焦，宗氣之道出於上焦，故分為三隧。」此指三種通道。

（2）胸中：這裏指上氣海。

（3）四末：統指四肢。

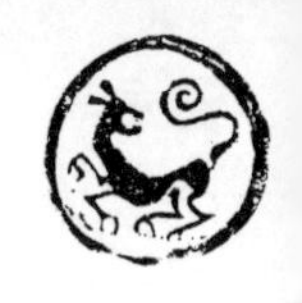

（4）以應刻數：古代銅壺滴漏計時，一晝夜為一百刻。營氣巡行於周身，一晝夜為五十周次，每周用時二刻，恰與百刻之數相應。

（5）悍氣之慓（ㄆㄧㄠˋ）疾：悍，剛猛的意思，指衛氣衛外的功能。慓，疾也。慓疾，形容衛氣運行急速。

（6）分肉：即肌肉。

（7）足少陰之分間：指足少陰腎經和足太陽膀胱經的交接處。衛氣晝行於人體肌表，從足太陽膀胱經開始；夜行於體內臟腑，從足少陰腎經開始。

【白話詳解】

黃帝問伯高說：「邪氣侵入人體，或使人不能合目而眠，一直出汗，這是什麼原因？」伯高說：「飲食物入胃後，經過消化吸收，其中糟粕出於下焦，津液出於中焦，宗氣出於上焦，分別為三條道路。宗氣積於胸中，出入於喉嚨，貫通於心肺，主司呼吸。營氣的功能，吸收水穀之津液，滲注入於脈中，變化為血液，外則以營養四肢，內而灌注於五臟六腑，它在全身循環流行與晝夜百刻之數相應。衛氣是一種比較滑利的水穀之氣，它乘著慓疾滑利的特性，故先運行於四肢分肉皮膚之間，而不休止的循行著，白天行於陽經，每至夜間則從足少陰腎經開始依次行於五臟六腑。如有邪氣侵入五臟六腑，則衛氣單獨捍衛著體表，使陽氣盛，陽氣盛就會使陽蹻脈的脈氣充滿，不得入於陰分，陰氣虛，所以不能合目而眠。」

黃帝說：「講得好，治療這不眠證應怎樣呢？」伯高說：「補其陰的不足，瀉其陽的有餘，調和它的虛實之偏，就可以使衛氣行陰之道通暢，而排除干擾的邪氣，同時再飲以半夏湯1劑。像這樣，陰陽之氣通暢後，就能躺下立即入睡了。」黃帝說：「你講得好，這種治法，就是所說的決開水道的壅塞，使經

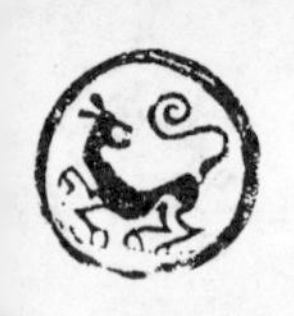

絡非常通暢，陰陽之氣得到調和的方法吧，希望聽一下半夏湯的情況。」伯高說：「半夏湯方用長流水 8 升，揚攪萬遍，取它沉澱後的清水 5 升煮藥，燒以葦薪，等到大沸，再放入秫米 1 升，半夏 5 合，慢火久煮，使藥汁濃縮為 1 升半，然後去掉藥渣，每次飲服 1 小杯，每天服 3 次，或稍為增加，以見效為度。如果病是初起，服藥後去睡眠，出了汗就會好的。如病程較長的，服 3 劑後也會好的。」

【按語】

本節論述了宗氣、營氣、衛氣的循行分佈和主要的生理功能。宗氣積於胸中，具有走息道、司呼吸、行氣血的功能。凡言語、聲音、呼吸的強弱、嗅覺的靈敏度，均與宗氣有關。還有協助心氣推動心脈的搏動、調節心律的作用，宗氣的這一作用影響著人體心搏的強弱、節律和血液的運行，並影響著肢體的寒溫和活動能力。臨床上，若宗氣不足，可出現氣短，喘促，呼吸急促，氣息低微，肢體活動不便，心臟搏動無力或節律失常等症。營氣行於脈中，是血液的組成部分，能內注五臟六腑，外濡四肢百骸。營氣出於中焦，經肺進入經脈，成為血液的重要組成部分而隨脈運行全身，為各臟腑組織器官的生理活動提供營養物質。因此，臨床上營氣不足，可導致營血虧虛，出現頭暈，目眩，唇甲色淡無華，婦女月經量少或經閉，舌淡，脈細澀等症狀。衛氣行於脈外，是人體陽氣的一部分，有溫熱肌肉，調節汗孔啟閉的作用。衛氣出於中焦，在肺的宣化作用下，運行於經脈之外，布散於全身，外而肌腠皮毛，內而胸腹臟腑。主要有護衛肌表，防禦外邪入侵，驅邪外出；溫養臟腑、肌肉、皮毛，保持體溫；調節肌腠的開合、汗液的排泄等作用。因此，當衛氣不足時，人體防禦功能低下，出現汗出、怕風，易患外感等症狀。

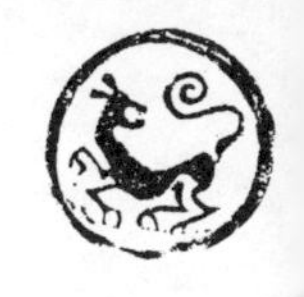

睡眠是重要的生理現象，與營衛之氣的正常運行密切相關。衛氣晝行於陽則寤，夜行於陰而寐。若衛氣受到邪氣的侵擾，則運行失序，當入陰不能則停留於陽分，令陽蹻脈盛滿，目張而不瞑，故不能入眠。這種用衛氣運行規律和陰陽盛衰來解釋睡眠機制的理論，為不寐與多寐證的治療提供了理論依據。

文中還提及用半夏秫米湯治療失眠的方法，這在《內經》十三方中是較有代表意義的方劑之一，驗之臨床適用於腸胃濕痰壅滯，營衛失調的失眠證治療，效果較好。後世醫家在此基礎上，也多有發揮；如《外台秘要》用千里水煎半夏、秫米、茯苓，以治傷寒虛煩不得眠，《集驗方》用半夏、竹茹、枳實、陳皮等，治驚悸不眠等，均是對經文旨意臨床運用的演繹，至今仍有實踐指導意義。

【應用舉例】

余嘗治一人患不睡，心腎兼補之藥，遍嘗不效。診其脈，知為陰陽違和，二氣不交。以半夏三錢、夏枯草三錢，濃煎服之，即得安睡，仍投補心等藥而癒。蓋半夏得陰而生，夏枯草得至陽而長，是陰陽配合之妙也。（《冷廬醫話》）

沈某，女，56歲，初診日期：1965年7月18日。失眠經久不瘥，已逾五載。轟熱上升，兩目乾澀，心悸不寧，脈虛弦。當以半夏、秫米、黃連阿膠合溫膽湯三方出入之。仙半夏6 g（杵），北秫米12 g（包），大生地12 g，杭白芍6 g，珍珠母30 g（先煎），靈磁石24 g（先煎），小川連1.5 g，藕粉炒阿膠9 g，朱茯苓 12 g，炒竹茹 6 g，小枳實 3 g，橘皮 4.5 g，柏子仁12 g。……嗣後，仍以上述方意，再適當配蒼龍齒、朱燈芯、柏子仁、合歡皮、血琥珀等，以加強養心安神作用，調治一月而收功。1975年3月隨訪，睡眠良好，十年來未復發。（《內科臨證錄・陳道隆醫案》）

黃帝內經白話詳解

主　　編｜鄭紅斌
責任編輯｜壽亞荷

發 行 人｜蔡森明
出 版 者｜大展出版社有限公司
社　　址｜台北市北投區致遠一路 2 段 12 巷 1 號
電　　話｜(02) 28236031 · 28236033 · 28233123
傳　　真｜(02) 28272069
郵政劃撥｜01669551
網　　址｜www.dah-jaan.com.tw
電子郵件｜service@dah-jaan.com.tw

登 記 證｜局版臺業字第 2171 號
承 印 者｜傳興印刷有限公司
裝　　訂｜眾友企業公司
排 版 者｜弘益電腦排版有限公司
授 權 者｜遼寧科學技術出版社
出版 1 刷｜2011 年 3 月
修訂 1 刷｜2016 年 2 月

定　　價｜550 元

國家圖書館出版品預行編目 (CIP) 資料

黃帝內經白話詳解／鄭紅斌　主編，
——初版——臺北市，大展出版社有限公司，2011.03
　面；21 公分——（中醫保健站；33）
ISBN 978-957-468-797-897-8（平裝）
1.CST：內經　2.CST：中醫典籍

413.11　　100000253